Physical Therapy Case Files®

Orthopedics

2nd Edition

骨科物理治疗

病例分析与临床决策

主编

［美］Jason Brumitt ［美］Erin E. Jobst

主译

马燕红　白定群

副主译

徐义明　姜　丽　宋振华

上海科学技术出版社

图书在版编目（CIP）数据

骨科物理治疗病例分析与临床决策 / （美）杰森·布鲁米特（Jason Brumitt），（美）艾琳·乔布斯特（Erin E. Jobst）主编 ; 马燕红，白定群主译. -- 上海 : 上海科学技术出版社，2025. 6. -- ISBN 978-7-5478-7105-8

Ⅰ. R680.5

中国国家版本馆CIP数据核字第2025HB4703号

封面图片由译者提供

骨科物理治疗病例分析与临床决策

主　编　［美］Jason Brumitt　［美］Erin E. Jobst
主　译　马燕红　白定群
副主译　徐义明　姜　丽　宋振华

上海世纪出版（集团）有限公司
上 海 科 学 技 术 出 版 社 出版、发行
（上海市闵行区号景路159弄A座9F-10F）
邮政编码201101　www. sstp. cn
南京展望文化发展有限公司排版
山东韵杰文化科技有限公司印刷
开本 890×1240　1/32　印张 12.75
字数 450千字
2025年6月第1版　2025年6月第1次印刷
ISBN 978-7-5478-7105-8 / R · 3238
定价：168.00元

本书简介

本书包含了33个关于常见骨骼肌肉疾病的病例：7个与上肢有关，8个与脊柱有关，18个与下肢有关。既结合过去10年中的新实践和证据，也对第一版中的26个病例进行了更新。例如，使用超声确认髌腱病（病例22）的诊断，以及利用干针疗法作为足跟痛的辅助治疗（病例33）。此外，7个新病例反映了物理治疗实践中的前沿技术和最新进展，包括使用血流限制训练治疗髌股疼痛（病例21），以及物理治疗师在基层医疗机构中的介入（病例15）。希望本书能够激励物理治疗师和相关专业医学生保持学习热情，提升实践技能，并帮助改善患者的生活质量。

致　谢

我们要感谢为本书第二版贡献病例的每一位作者，正是因为有大家的积极参与和鼎力支持，我们才能成功编写这本对学生、初级临床医生及资深专业人士而言都极具价值的参考书。我们很荣幸能够邀请到顶尖的物理治疗师来分享他们的专业知识和临床经验。

Jason Brumitt, Erin E. Jobst

对我来说，这本书能够收录 George Davies、Todd Ellenbecker、Rob Manske 和 Erik Meira 的病例，实属殊荣。这些治疗师不仅丰富了我的临床实践经验，还激发了我的创作灵感。同时，我也非常高兴能将自己在乔治·福克斯大学（George Fox University）的朋友和同事们的病例纳入其中。

接下来，我要感谢我的朋友和项目合作伙伴 Erin Jobst 博士，她也是本书的编辑。她以卓越的编辑工作和项目监督能力，提升了本书中每个病例的质量。

我也想感谢我的妻子 Renee，以及我的孩子们 Rex、Halsey 和 Stone，感谢他们的爱与支持。最后，我想感谢 Tom Petty 和 Heart-breakers 乐队、Pearl Jam 乐队、Slash featuring Myles Kennedy 和 Conspirators 乐队、Miles Davis 和 Buddy Guy，他们的音乐一直陪伴着我创作。

Jason Brumitt, PT, PhD, ATC, CSCS

感谢我所有的学生（无论是过去的还是现在的），你们让我保持投入并渴望持续学习。如果没有你们的提问和关注，就没有任何编写教科书的理由。最后，永远感谢亲爱的 Ken，谢谢你一直以来给予我的鼓励、无尽的爱与支持。

Erin E. Jobst, PT, PhD

译者名单

主　译

马燕红　白定群

副主译

徐义明　姜　丽　宋振华

秘　书

白晓晨　陈思韵

参译人员

（以姓氏笔画为序）

王　曼	王　银	王肖旋	付腾飞	白晓晨
冯宪煊	毕然然	朱冬奇	刘　坤	刘汉平
刘红玉	杨　正	杨怀春	杨佳佳	吴丹冬
宋　迪	宋海新	张　也	张敬军	陈　康
陈思韵	邰佳慧	纵　亚	林　强	周　璇
郑　智	赵华昆	俞莞琦	姜　丽	贾晋瑄
唐　兰	唐布和	浦煜琪	黄莉华	谢凌锋

编者名单

主 编

Jason Brumitt, PT, PhD, ATC, CSCS, CSPS
Associate Professor of Physical Therapy
School of Physical Therapy
George Fox University
Newberg, Oregon
Adjunct Faculty
Rocky Mountain University of Health Professions
Provo, Utah

Erin E. Jobst, PT, PhD
Clinical Associate Professor of Physical Therapy
Doctor of Physical Therapy Program
Oregon State University—Cascades
Bend, Oregon

编著者

Lane Bailey, PT, DPT, PhD, CSCS
Director of Sports Medicine and Research
Memorial Hermann Health System
Houston, Texas

David S. Bailie, MD
Orthopedic surgeon
Arizona Institute of Sports Knees and Shoulders (AZISKS)
Scottsdale, Arizona

Jolene Bennett, PT, OCS, Cert MDT
Physical therapist
Spectrum Health Rehabilitation Services
Grand Rapids, Michigan

Jake Bleacher, PT, MSPT, OCS, FAAOMPT, MTC, CSCS
Co-coordinator of the Orthopedic Manual Physical Therapy Fellowship Program
The Ohio State Medical Center Sports Medicine at Care Point in Gahanna
Ohio State's Wexner Medical Center
Gahanna, Ohio

Jason Brumitt, PT, PhD, ATC, CSCS, CSPS
Associate Professor of Physical Therapy
School of Physical Therapy
George Fox University
Newberg, Oregon
Adjunct Faculty
Rocky Mountain University of Health Professions
Provo, Utah

Michael R. Conway, PT, DPT
Sports Physical Therapist
Gundersen Health System

Onalaska, Wisconsin

Tyler Cuddeford, PT, PhD
Professor of Physical Therapy
School of Physical Therapy
George Fox University
Newberg, Oregon

Barry Dale, PhD, PT, OCS, SCS, CSCS, ATC (Ret.)
Professor and Chair
Department of Physical Therapy
University of Tennessee Health Science Center
Memphis, Tennessee

George J. Davies, DPT, MEd, PT, SCS, ATC, LAT, CSCS, PES, CSMS, FAPTA
Professor
Georgia Southern University
Savannah, Georgia
Assistant Director
Georgia Southern University Biodynamics & Human Performance Center
Savannah, Georgia
Sports Physical Therapist
Coastal Therapy & Sports Rehab
Savannah, Georgia
Sports Physical Therapist
Gundersen Health System
Onalaska, Wisconsin

Carl DeRosa, PT, PhD, FAPTA
Professor and Director
Physical Therapy Program
Rasmussen University
Eagan, Minnesota

Todd S. Ellenbecker, DPT, MS, CSCS, FAPTA
Board Certified in Orthopaedic Physical Therapy
Director of Shoulder Rehabilitation and Clinical Research
Rehab Plus Sports Therapy Scottsdale
Vice President Medical Services, ATP Tour
Scottsdale, Arizona

Charles Greene, PhD, PT, MS, ATC
Physical Therapist
Rocky Mountain University of Health Professions
Provo, Utah

Laurie Griffin, PT, DPT, OCS
Physical Therapist
Howard Head Sport Medicine
Vail, Colorado

Barbara J. Hoogenboom, PT, EdD, SCS, ATC
Professor and Associate Chair, Physical Therapy Department
Grand Valley State University
Grand Rapids, Michigan

Jeff Houck, PT, PhD
Program Director
School of Physical Therapy
George Fox University
Newberg, Oregon

Daniel Jenkins, PT, DPT
Physical Therapist & Assistant Department Manager
Lebanon Community Hospital
Lebanon, Oregon

Daniel Kang, PT, DPT
Dean, Interprofessional Education
Interim Dean, College of Allied Health
Associate Professor, School of Physical Therapy
George Fox University
Newberg, Oregon

Kristi Greene Kelch, PT, OCS, FAAOMPT
Physical Therapist
Agile Physical Therapy
Palo Alto, California

Marcey Keefer Hutchison, DPT, SCS, ATC, CMP
Clinical Associate Professor of Physical Therapy
Doctor of Physical Therapy Program
Oregon State University—Cascades
Bend, Oregon

Douglas Lauchlan, MCSP, MSc Physiotherapy
Senior Lecturer in Physiotherapy
Glasgow Caledonian University
Glasgow, Scotland, United Kingdom

Brianne Lewis, PTA
Physical Therapist Assistant

Rehab Plus Sports Therapy Scottsdale
Scottsdale, Arizona

Janice K. Loudon, PT, PhD, SCS, ATC, CSCS
Professor
Department of Physical Therapy Education
Rockhurst University
Kansas City, Missouri

Robert C. Manske, PT, SCS
Professor of Physical Therapy
Department of Physical Therapy
Wichita State University
Wichita, Kansas

Danny J. McMillian, PT, DSc, OCS
Clinical Professor
School of Physical Therapy
University of Puget Sound
Tacoma, Washington

Erik P. Meira, PT, DPT
Board Certified in Sports Physical Therapy
Director
PTSC Group, Inc.
Happy Valley, Oregon

Matt Mymern, PT, DPT, SCS, MHA, CSCS
Physical Therapist
Howard Head Sport Medicine
Vail, Colorado

Nathan R. Neff, PT, DPT, SCS, MTC, CSCS
Physical Therapist
Howard Head Sports Medicine
Vail, Colorado

Luke T. O'Brien, PT, M. Phty (Sports), SCS
Head of Physical Therapy
Milwaukee Bucks
Milwaukee, Wisconsin

Thomas J. Olson, PT, DPT, SCS
Physical Therapist
Vail, Colorado

Johnny Owens, MPT
Physical Therapist
Owens Recovery Science, INC
San Antonio, Texas

Mark V. Paterno, PT, PhD, MBA, SCS, ATC
Scientific Director
Division of Occupational Therapy and Physical Therapy
Cincinnati Children's Hospital Medical Center
Cincinnati, Ohio
Professor
Department of Pediatrics
University of Cincinnati
Cincinnati, Ohio

Li-Zandre Philbrook, PT, DPT
Assistant Professor of Physical Therapy
School of Physical Therapy
George Fox University
Newberg, Oregon

Laura S. Pietrosimone, DPT, PhD
Assistant Professor
Doctor of Physical Therapy Division
Department of Orthopedic Surgery
School of Medicine
Duke University
Durham, North Carolina

Paul Reuteman, PT, DPT, ATC
Board Certified Clinical Specialist in Orthopedic Physical Therapy
Clinical Professor
Program of Physical Therapy
University of Wisconsin—La Crosse
La Crosse, Wisconsin

Michael D. Rosenthal, PT, DSc, ATC
Associate Professor of Physical Therapy
College of Allied Health Professions
University of Nebraska Medical Center
Omaha, Nebraska

Michael D. Ross, PT, DHSc, OCS, FAAOMPT
Associate Professor
Daemen University
Amherst, New York

Ellen Shanley, PhD, PT, OCS
Sr. Director Care Delivery Optimization
Research Scientist—ATI Physical Therapy
Director, Athletic Injury Research, Prevention, and Education
SC Center for Effectiveness Research in Orthopedics
Greenville, South Carolina

Lyndsay Stutzenberger, PT, DPT, PhD
Assistant Professor of Physical Therapy
School of Physical Therapy
George Fox University
Newberg, Oregon

Christy Sweeney, PT
Senior Physical Therapist
Beacon Orthopaedics and Sports Medicine
Cincinnati, Ohio

Casey A. Unverzagt, PT, DPT, DSc
Board Certified in Orthopaedic & Sports Physical Therapy
Fellow, American Academy of Orthopaedic Manual Physical Therapists
Clinical Associate Professor
Academic Coordinator for Baylor Scott & White—Baylor University Orthopaedic Residency
Baylor University Doctor of Physical Therapy ProgramWaco, Texas

Charles Nathan Vannatta, PT, DPT, SCS
Sports Physical Therapist
Gundersen Health System
Onalaska, Wisconsin
Associate Program Director for Sports Physical Therapy Residency Program
Gundersen Medical Foundation
Onalaska, Wisconsin
Adjunct Graduate Faculty
La Crosse Institute of Movement Science
University of Wisconsin—La Crosse
La Crosse, Wisconsin

Shane A. Vath, PT, DSc, SCS
Physical Therapist
Physical Therapy Department
Naval Medical Clinic Annapolis
Annapolis, Maryland

Paul E. Westgard, PT, DPT, OCS, SCS, CSCS
Physical Therapist
Howard Head Sports Medicine
Vail, Colorado

Tyler Whited, PT, DPT
Assistant Professor of Kinesiology
Kinesiology Program
George Fox University
Newberg, Oregon

Brett Windsor, PT, MPA, PhD
Associate Professor of Physical Therapy
Physical Therapy Program
Rasmussen University
Eagan, Minnesota

Pedro Zavala, PT, DPT
Sports Physical Therapist
Twin Cities Orthopedics
Woodbury, Minnesota

Sadie J. Zebell, PT, DPT, ATC
Sports Physical Therapist
Gundersen Health System
Onalaska, Wisconsin

中文版前言

病例分析是学习如何将课堂知识与临床实践相结合的有效方法。当我们第一次阅读到这本书时，觉得该书内容对帮助物理治疗师建立起良好的临床思维非常有帮助，因此，决定翻译并推荐给国内同行。

本书英文原版由 McGraw Hill 出版社出版，是 *Physical Therapy Case Files® Orthopedics* 的第二版，编者来自美国不同地区的顶级物理治疗研究人员、教育工作者和临床专家，他们通过骨科临床康复病例呈现了不同骨科疾病物理诊疗的思路，病种多样，编排有序，内容实用，给人启迪。

原著第二版对第一版的 26 个病例进行了更新，纳入过去 10 年的新实践和新证据，共精选了 33 例在（美国）门诊临床环境中常见的肌肉骨骼疾病，其中上肢 7 例、脊柱 8 例、下肢 18 例。这些病例涵盖范围广泛，包括儿科疾病、运动损伤、过用综合征、癌症手术后和脊柱损伤等。在每一个病例中，都通过以下 7 个部分来为读者建立基于循证实践原则的完整物理治疗框架和思维体系，包括：① 关键术语、学习目标和物理治疗考虑事项；② 疾病概要；③ 物理治疗患者管理；④ 检查、评估和诊断；⑤ 治疗计划与干预措施；⑥ 循证医学建议；⑦ 复习题与参考答案。此外，本书病例分析所采用的编排方式重点突出，避免繁复，也值得借鉴。

本书的翻译团队主要由从事骨科康复临床工作的青年康复医师与康复治疗师组成，并由留学美国获得博士学位的物理治疗师参与校对。尽管我们的翻译是以忠于原著为基本原则，但难免有不足之处，欢迎同道评判指正。

本书中提供的当前研究证据有助于物理治疗从业者为患者选择合适的干预策略，非常适合作为物理治疗学和康复治疗学学生学习的入门级工具书，以及为治疗性运动设计寻找循证证据的物理治疗师提供有价值的参考。

马燕红

2025 年 3 月

英文版前言

随着物理治疗专业作为一种职业的不断发展，物理治疗师入学教育的严格程度也在不断提高。学生必须掌握基础课程，同时要将对物理治疗各个领域新研究的理解融入其中。循证实践是临床决策过程，它将当前最佳证据、临床医生的专业知识，以及患者的价值观和实际情况相结合。在物理治疗教育中，需要强调循证实践。然而，学生面临的最大挑战是从课堂上的理论知识过渡到制订物理治疗策略和实施适当干预措施时的实际应用。理想情况下，具有丰富经验和专业知识的老师应在“床边”指导学生，之后学生通过独立阅读文献来对知识点进行补充。虽然临床教学是不可替代的，但是临床轮转无法涵盖每个物理治疗环节的全部内容。此外，临床指导教师并不总是能抽出足够的时间来对学生进行循证测试、测量和干预的亲自指导。通过结构化病例研究进行教学或许是一种有效的方法。在撰写 *Physical Therapy Case Files*® 系列时，还没有基于文献论证的检查或治疗相关病例分析的物理治疗教科书。在教授物理治疗专业的学生时，笔者设计了一些病例情境，这些情境基于笔者个人的患者治疗经验、同事们分享的实践经历，以及查阅教科书、期刊和网站，寻找能够有效阐述特定概念的病例研究。这种方法存在两个问题。首先，笔者自己和同事们的经验无法涵盖患者诊断、检查和干预的多样性。其次，设计一个不基于单一患者治疗经验或专业知识的病例情境需要耗费大量时间。在笔者的经验中，在课堂上“即兴”设计出详细的病例研究并结合最佳证据进行应用是非常困难的。*Physical Theraphy Case Files*® 系列的目标是提供包含多个真实的病例研究，这些病例研究涵盖各个物理治疗实践领域，从而减少物理治疗教师自行创建病例情境的需求，并最大限度地提升学生将证据应用于个体患者治疗的能力。

Physical Theraphy Case Files® 系列中的病例都是经过精心组织的，读者可以选择“从前到后”阅读整本书，也可以根据特定兴趣选择病例。每个病例遵循统一结构化的格式，采用了世界卫生组织国际功能、残疾和健康分类（international classification of functioning, disability and health, ICF）框架 [1] 和美国物理治疗协会的《物理治疗师实践指南》（*Guide to Physical Therapist Practice*）

中的术语表达[2]。精心选择每个病例中的章节标题，旨在引导读者逐步了解患者或患者管理的各个环节。

每个病例以患者首次问诊开始，随后是一系列开放式问题。病例后的讨论分为以下 7 个部分。

1. 关键术语、学习目标和物理治疗考虑事项　为读者提供理解病例相关的术语。学习目标部分列出了教学和（或）实践目标，总结了读者在阅读病例后应能够展示的知识、技能或态度。物理治疗考虑事项部分总结了患者物理治疗计划、目标、干预措施、注意事项及潜在的并发症。

2. 疾病概要　提供了疾病诊断的简要解释。本节的目的不是追求全面性，而是通过详细介绍病因、风险因素、流行病学，以及该病症的医学管理，从而为读者提供必要的背景知识和相关信息。

3. 物理治疗患者管理　总结了物理治疗师在患者治疗中的角色。本节尽可能详细说明物理治疗师如何增强其角色，以及与其他医疗保健提供者的角色如何重叠。同时，还将讨论物理治疗师应向其他医疗保健提供者提供的转诊信息。

4. 检查、评估和诊断　指导读者如何组织和解释从病例回顾中收集的信息（在住院病例中），并识别可能影响患者表现的不良药物反应，同时构建主观评估和体格检查。并非所有可能应用于患者的评估工具和特殊检查都被包括在内。对于每个结果测量或特殊测试，探讨其可靠性、有效性、敏感性和特异性。当有数据支持时，还提供结果测量的最小临床重要差异（minimal clinically important difference, MCID），以帮助临床医生判断“使患者的功能或生存质量得以改善的最小干预”[3]。

5. 治疗计划与干预措施　详细阐述了一些针对患者病情的物理治疗干预措施。本节和前一节的优点在于，每个病例并不详尽展示所有可能的结果测量、特殊测试或治疗干预方法，而是专注于讨论经过选择的结果测量、检查技术和干预措施。这样的选择旨在模拟现实生活中的患者互动场景，在这些场景中，物理治疗师运用临床推理来确定在该治疗阶段最适合的测试和干预方法。对于每项干预措施，提供了相应的证据，支持其在具有相同诊断的患者（或在缺乏针对特定患者群体的直接证据时，支持其在类似诊断患者中）中的应用。

6. 循证医学建议　包括至少三项针对患者病情的诊断工具和（或）治疗干预的临床推荐。每项推荐都通过推荐强度分类法（strength of recommendation taxonomy, SORT）进行评级[4]。SORT 系统因其简明易懂且依据患者为导向的结果进行排名，被《美国家庭医生》（*American Family Physician*）、《美国家庭医学委员会杂志》（*Journal of the American Board of Family Practice*）、《家庭医学杂志》(*Journal of Family Practice*)和《体育健康》(*Sports Health*)等多家医学期刊采用。SORT 系统分为三个证据等级：A、B 和 C。A 级：基于一致的、高质量的以患者为导向的证据（如系统评价、高质量研究的荟萃分析、高质量的随机对照试验或高质量的诊断队列研究）。B 级：基于不一致或有限质量的以患者为导向的证据（如低质量研究或结果不一致研究的系统评价或荟萃分析）。C 级：基于共识、以疾病为导向的证据、惯例实践、专家意见或病例系列（如共识指南或仅使用中期结果或生理结果的以疾病为导向的证据）。本书作者根据 SORT 指南提供了证据等级。每个等级声明随后会由编辑进行审查，并在某些情况下进行调整。每个临床 SORT 推荐中的关键短语在病例中以粗体显示，使读者能够轻松定位引用证据的位置。

7. 复习题与参考答案 设计 2～4 个多项选择题，以帮助读者强化相关内容或阐明与患者病例相关的重要概念。必要时，将提供详细解释，说明为何其他选项不是最佳选择，以帮助读者深入理解和巩固学习内容。

笔者希望这些真实的病例研究能够成为帮助将证据融入日常实践的有价值资源。在持续推动基于证据的医疗保健以提升质量和效果的趋势下，随着基于证据的商业医疗保险报销指南逐渐普及，包含基于证据推荐的病例研究将为物理治疗师提供额外的支持。这些研究帮助他们在面对报销率下降的挑战时，有力地展示支持其服务的实证依据。笔者期望物理治疗教育工作者、物理治疗学生、物理治疗师，以及那些准备在临床专业领域获得委员会认证的专业人士，能够从这些书中受益，将课堂上的知识转化为基于证据的评估和干预。

Erin E. Jobst, PT, PhD
December 28, 2022

[1] World Health Organization. International Classification of Functioning, Disability and Health (ICF). Available at: https://www.who.int/standards/classifications/international-classification-of-functioning-disability-and-health. Accessed December 28, 2022.

[2] American Physical Therapy Association. *Guide to Physical Therapist Practice*. Available at: https://store.apta.org/guide-to-physical-therapist-practice-3-0.html. Accessed December 28, 2022.

[3] Jewell DV. *Guide to Evidence-Based Physical Therapy Practice*. Sudbury, MA: Jones and Barlett; 2008.

[4] Ebell MH, Siwek J, Weiss BD, et al. Strength of Recommendation Taxonomy (SORT): a patient-centered approach to grading evidence in the medical literature. *Am Fam Physician*. 2004; 69: 548–556.

专业术语缩写词英汉对照

1RM	one repetition maximum	一次重复最大重量
AAFP	American Academy of Family Practice	美国家庭医学学会
AAOPT	American Academy of Orthopaedic Physical Therapy	美国骨科物理治疗学会
AAROM	active-assisted range of motion	主动辅助关节活动度
ABI	ankle-brachial index	踝肱指数
AC	adhesive capsulitis	粘连性关节囊炎
ACL	anterior cruciate ligament	前交叉韧带
ACL-RSI	anterior cruciate ligament-return to sport after injury scale	前交叉韧带损伤后恢复运动量表
ACSM	American College of Sports Medicine	美国运动医学学院
ADL	activity of daily living	日常生活活动
AMB	anterior medial bundle	前内侧束
AP	anterior-posterior	前-后
AROM	active range of motion	主动关节活动度
ASSET	American Society of Shoulder and Elbow Therapists	美国肩肘治疗师协会
ATFL	anterior talofibular ligament	距腓前韧带
BFR	blood flow restriction	血流限制
BMI	body mass index	体重指数
BSI	bone stress injury	骨应力损伤
CAI	chronic ankle instability	慢性踝关节不稳
CAM	controlled ankle motion	控制踝关节运动
CBT	cognitive-behavioral therapy	认知行为疗法

续　表

CFL	calcaneofibular ligament	跟腓韧带
CKC	closed kinetic chain	闭链运动
CKCUEST	closed kinetic chain upper extremity stability test	闭链上肢稳定性测试
CLBP	chronic low back pain syndrome	慢性腰痛综合征
CPR	clinical prediction rule	临床预测规则
CPT	coracoid pain test	喙突疼痛测试
CROM	cervical range of motion device	颈椎活动度装置
CSA	cross-sectional area	横截面积
DASH	disabilities of the arm, shoulder and hand	上肢功能评定问卷
dMCL	deep medial collateral ligament	深层内侧副韧带
DOMS	delayed-onset muscle soreness	迟发性肌肉酸痛
ECRB	extensor carpi radialis brevis	桡侧腕短伸肌
EMG	electromyographic	肌电图
ER	external rotation	外旋
ESWT	extracorporeal shockwave therapy	体外冲击波治疗
FAAM	foot and ankle ability measure	足踝功能评估
FABQ	fear avoidance belief questionnaire	恐惧回避信念问卷
FACT-H&N	functional assessment of cancer therapy-head and neck	头颈肿瘤治疗功能性评估量表
FAI	femoroacetabular impingement	股骨髋臼撞击
FAIS	femoroacetabular impingement syndrome	股骨髋臼撞击综合征
FFI	foot function index	足部功能指数
FHSQ	foot health status questionnaire	足部健康状况问卷
GH	glenohumeral joint	盂肱关节
GH	growth hormone	生长激素
GIRD	glenohumeral internal rotation deficit	肩关节内旋受限
GRCQ	global rating of change questions	整体变化评级问卷
HEP	home exercise program	居家训练计划
HHD	hand-held dynamometry	手持式测力计

续 表

HHS	Harris hip score	Harris 髋关节评分
HVLAT	high-velocity low-amplitude thrust	高速低振幅推力
ICC	intraclass correlation coefficient	组内相关系数
ICD	international classification of diseases	国际疾病分类
ICF	international classification of functioning, disability and health	国际功能、残疾和健康分类
IGF-1	insulin-like growth factor-1	胰岛素样生长因子-1
IGHL	inferior glenohumeral ligament	盂肱下韧带
IKDC	International Knee Documentation Committee	国际膝关节文献委员会
IR	internal rotation	内旋
ITB	iliotibial band	髂胫束
ITBS	iliotibial band syndrome	髂胫束综合征
ITP	interval-throwing program	间歇投掷测试
KOOS	knee injury and osteoarthritis outcome scores	膝关节损伤和骨关节炎结果评分
LAS	lateral ankle sprain	外踝扭伤
LBP	low back pain	腰痛
LCL	lateral collateral ligament	外侧副韧带
LEFS	lower extremity functional scale	下肢功能量表
LEFT	lower extremity functional test	下肢功能测试
LESRI	lower extremity sports-related injuries	下肢运动相关损伤
LOP	limb occlusion pressure	肢体阻断压力
LSI	leg symmetry index	肢体对称指数
MCL	medial collateral ligament	内侧副韧带
MDI	multidirectional instability	多向不稳定性
MDT	McKenzie or mechanical diagnosis and therapy	麦肯基疗法或力学诊疗
MRI	magnetic resonance imaging	磁共振成像
MSK	musculoskeletal	肌肉骨骼
MSTN	myostatin	肌生成抑制素
MTSS	medial tibial stress syndrome	胫骨内侧应力综合征

续 表

NDI	neck disability index	颈椎功能障碍指数
NPRS	numerical pain rating scale	数字疼痛评定量表
NSAID	nonsteroidal anti-inflammatory drugs	非甾体抗炎药
OA	osteoarthritis	骨关节炎
OKC	open kinetic chain	开链运动
PA	posterior-anterior	后-前
PASS	patient acceptable symptom state	患者可接受症状状态
PCL	posterior cruciate ligament	后交叉韧带
PCP	primary care provider	初级保健医生
PFP	patellofemoral pain	髌股疼痛
PGE2	prostaglandin E2	前列腺素 E2
PLB	posterior lateral bundle	后外侧束
PLC	posterolateral corner	后外侧角
PNE	pain neuroscience education	疼痛神经科学教育
PNP	postural neck pain	姿势性颈痛
POD 1	postoperative day one	术后第 1 天
POL	posterior oblique ligament	后斜韧带
PRO	patient-reported outcome	患者报告结局评价
PROM	passive range of motion	被动关节活动度
PROMIS	patient reported outcomes measurement information system	患者报告结局测量信息系统
PSET	posterior shoulder endurance test	肩后侧耐力测试
PTFL	posterior talofibular ligament	距腓后韧带
PTOA	post-traumatic osteoarthritis	创伤后骨关节炎
QOL	quality of life	生存质量
RCT	randomized controlled trials	随机对照试验
RICE	rest, ice, compression, and elevation	休息、冰敷、加压包扎和抬高
ROM	range of motion	关节活动度
SAIS	subacromial impingement syndrome	肩峰下撞击综合征

续 表

SCFE	slipped capital femoral epiphysis	股骨头骨骺滑脱
SDT	scapula dyskinesis test	肩胛骨动力障碍试验
SEBT	star excursion balance test	星形平衡测试
SIRI	shoulder instability return to sport index	肩部不稳定恢复运动指数
SLAP	superior labrum anterior to posterior	从前到后的上盂唇撕裂
SLHT	single-leg hop test for distance	单腿跳远测试
SLRT	straight leg raise test	直腿抬高试验
sMCL	superficial medial collateral ligament	浅层内侧副韧带
SORT	strength of recommendation taxonomy	证据推荐强度分级
SPADI	shoulder pain and disability index	肩关节疼痛和功能障碍指数
TFL	tensor fasciae latae	阔筋膜张肌
THA	total hip arthroplasty	全髋关节置换术
TrA	transversus abdominus	腹横肌
ULTT	upper limb tension test	上肢张力试验
VISA-A	Victorian Institute of Sport Assessment-Achilles	维多利亚运动评估研究所跟腱评分
VISA-P	Victorian Institute of Sport Assessment-Patellar Tendinopathy	维多利亚运动评估研究所髌腱病评分
WOMAC	Western Ontario and McMaster Universities osteoarthritis	西安大略大学和麦克马斯特大学骨关节炎量表
YBT-LQ	Y-balance test-lower quarter	Y 平衡测试-下肢

目　录

肩峰下撞击综合征

Subacromial Impingement

Christy Sweeney

病例 1

男性，18 岁，右利手，在骨科医生为其开具了物理治疗处方后到访物理治疗诊所，以评估和治疗右肩肩峰下撞击综合征。患者陈述约 4 周前开始出现肩部疼痛，他将原因归咎于前一周打了 3 次网球，而在此之前的那个冬天他都没有进行这项运动。当他向前伸手、向后摸背、举起任何重物及打网球时，右肩的疼痛会加剧。他还提到自己无法将手伸到背后去系皮带或掖衬衫褶子，而这些活动，他以前可以毫不费力地完成。唯一能缓解他肩部疼痛的姿势是将手臂放在身侧。医生为他开具了非甾体抗炎药（nonsteroidal anti-inflammatory agent, NSAID），帮助其减轻疼痛。肩锁关节和盂肱关节的 X 线检查（在医生办公室进行）未发现任何骨骼异常或结构缺陷。患者的病史没有其他异常。

- 根据该患者的诊断，您认为导致其病情的可能原因是什么？
- 哪些检查体征可以验证该诊断？
- 最合适的物理治疗干预措施是什么？
- 哪些可能的并发症会影响物理治疗的效果？

关键术语

- **肩胛骨动力障碍**：肩胛骨位置和运动模式的明显改变。
- **肩峰下撞击综合征（subacromial impingement syndrome, SAIS）**：喙突肩峰弓下方的肩袖肌腱受到挤压、卡压或机械刺激。

学习目标

1. 描述 SAIS。
2. 识别肩峰下撞击的可能原因。
3. 根据检查结果讨论肩峰下撞击的体征和症状。
4. 为 SAIS 患者选择适当的关节活动度（range of motion, ROM）和（或）柔韧性训练。
5. 为 SAIS 患者选择合适的抗阻训练。

物理治疗考虑事项

在治疗诊断为 SAIS 的患者时，应考虑以下几个方面。

- **治疗计划与目标**：减轻疼痛；增加盂肱关节的 ROM；增加柔韧度；增加肩袖和肩胛肌肉肌力；改善日常生活活动（activity of daily living, ADL）的功能。
- **治疗措施**：对患者进行有关肩部解剖学和诊断的病理机制方面的宣教；按需使用物理因子治疗以减轻疼痛；采用手法治疗减轻疼痛并改善关节和肌肉的灵活性；进行 ROM 和柔韧性训练；进行抗阻训练以增强肌肉力量和肌肉耐力；进行本体感觉训练以促进关节和肌肉的控制能力。
- **注意事项**：监测生命体征；根据患者的原有病症确定运动的注意事项或禁忌证。
- **影响因素**：缺乏对运动计划的依从性。

疾病概要

每 5 名成年人中就有 1 人患有肩痛，而在所有导致肩痛的疾病中，SAIS 占了一半[1-3]。撞击综合征涉及软组织结构的退化和（或）机械性压迫[4]。在 SAIS 的病例中，肩袖、肱二头肌长头和肩峰下滑囊等结构会在肩峰、喙突肩峰韧带和肱骨头之间被挤压[4-6]。

SAIS 的病因是多方面的，由外在和（或）内在机制引起。外在压迫机制包括解剖学因素、生物力学因素或两者的结合[7]。可使肩峰下间隙变窄的解剖学变化包括肩峰形状的变化[7–11]、肩峰斜度或角度[7, 12–15]、肩锁关节或喙突肩峰韧带发生骨性变化[7, 11, 16, 17]。肩峰下和肩锁关节的骨刺是另外一种会导致肩袖撞击的解剖因素[7]。导致肩峰下撞击的生物力学因素包括：肩胛骨和肱骨运动学异常（特别是肱骨头相对肩盂朝前上移位[18, 19]和肩胛骨前倾[5, 20, 21]）、姿势异常、肩袖和肩胛肌无力，以及胸小肌或肩部后侧组织柔韧性降低[7]。可能导致 SAIS 的肩袖腱病的内在机制包括：自然老化过程导致的肌腱退化[7, 22–25]、血运差[7, 26–30]、生物学改变[7, 22, 31–33]，以及因拉伸或剪切负荷这一类机械性损伤[7, 34–37]。与正常肌腱相比，肩袖腱病患者的肩袖肌腱中胶原蛋白总含量减少，Ⅲ型胶原纤维比例增加，细胞死亡增多[7, 33, 38, 39]。这些因素会使肩袖肌腱变薄和变弱，从而导致撞击[7, 40, 41]。

SAIS 的非手术治疗方案包括物理治疗、口服和注射药物。一些研究表明，SAIS 患者在接受非手术康复治疗后，疼痛减轻，功能改善[42]。如果非手术治疗无法缓解症状，则应进行肩峰下减压术[4]。

物理治疗患者管理

根据患者的表现，有多种物理治疗干预方法可用于治疗 SAIS。干预措施可能包括物理因子治疗、手法治疗、治疗性运动（拉伸和抗阻训练）、姿势教育，以及关于如何预防问题复发的患者宣教[4, 7, 42]。有时患者可能无法从物理治疗干预中获益，那么就需要转诊给骨科医生进行手术相关的咨询。标准做法是，在考虑手术之前，先提供 3～6 周（6～12 次）的物理治疗[4]。

检查、评估和诊断

对 SAIS 患者进行评估时，首先要进行全面的主观评估。患者的病史中通常包括加重患者肩部疼痛的重复性的举过头顶的作业活动或涉及举过头顶的动作的体育活动[4]。患者可能会在完成某一动作时抱怨肩部前侧疼痛，因为该动作会缩小肩峰下间隙导致肩峰下滑囊、肱二头肌长头或肩袖肌腱受到撞击。需要考虑患者的功能限制，因为这些通常是患者寻求治疗的主要原因。除了客观评估的结果出现变化，功能性任务的改善（如能系皮带或将手背到背后塞衬衫）也可用于记录物理治疗的进展。此外，还应询问患者有关既往病史、当前用药和已有的任何影像学诊断的问题。

全面客观的评估首先要从颈椎检查开始，以排除由颈部相关症状引起的肩部疼痛。颈椎主动关节活动度（active range of motion, AROM）不受限制，同时上肢的神经系统筛查结果均无异常（皮节、肌节和 C5～C8 深腱反射测试），有助于排除颈椎受累的可能性[4, 43]。疑似 SAIS 患者的体格检查概要参见表 1-1。

表 1-1　疑似 SAIS 患者的体格检查概要

测　试	患者体位和动作	阳性结果
姿态观察	站立位后面观 站立位侧面观	后面观：冈下肌和冈上肌萎缩；翼状肩胛 侧面观：胸椎后凸、肩部前伸
AROM	站立位： • 肩关节屈曲 • 肩关节外展 • 肘关节屈曲 90° 时的 ER • IR：要求患者将手放在背后，测量拇指最高能触及的棘突位置	肩关节屈曲时出现疼痛弧（60°～120°） 肩关节屈曲和（或）外展末端疼痛 患侧肩关节内旋角度减小，表现为拇指无法触及与健侧相同的棘突水平
PROM	仰卧位： • 肩关节屈曲 • 肩关节外展 • 肩关节外展 90° 时的 ER • 肩关节外展 90° 时的 IR	患侧肩关节内旋角度减小
徒手肌力测试： • 小圆肌与冈下肌 • 肩胛下肌 • 冈上肌 • 前锯肌 • 斜方肌中束 • 斜方肌下束	治疗师施力的方向与肌肉动作相反 • 站立位，手臂置于身体一侧，肘关节成 90° 时肩关节 ER • 站立位，手臂置于身体一侧，肘关节成 90° 时肩关节 IR • 站立位，与额状面成 40° 时肩关节外展 • 坐位，肩关节屈曲 120° • 俯卧位，肩关节在外旋位时水平外展 90° • 俯卧位，手臂与身体平行，肩部水平外展 145°	所有被测试的肌肉都有可能被评定为薄弱，但最常见的薄弱肌肉是冈上肌（主要受到疼痛的影响）和肩胛肌群（前锯肌、斜方肌中束和斜方肌下束）

注：ER，外旋；IR，内旋；AROM，主动关节活动度；PROM，被动关节活动度。

物理治疗师从后面和侧面仔细观察患者的站立姿势。从后面观察时，注意冈下窝和冈上窝的肩袖肌群是否萎缩。比较双肩的高度，并在患者双臂放在身侧时观察是否存在翼状肩胛。由于斜方肌上束活动增加和前锯肌力量减弱，患者受累的肩部可能会抬高并出现翼状肩胛[44]。从侧面观察时，评估是否存在过度的胸椎后凸和肩部前伸[45]。SAIS 患者的胸椎后凸幅度通常会增加，而胸廓活动度通常会减少，从而导致运动模式的改变[44, 46]。由于胸椎后凸增加和胸小肌紧张，受 SAIS 影响的肩部通常处于前伸位置[21]。这两种姿态异常都会导致肩峰下间隙减少和肩峰下的组织受到撞击[7, 21]。

在对肩部进行 AROM 筛查时，SAIS 患者可能会表现出肩胛骨动力障碍。肩胛骨动力障碍是指肩胛骨位置和运动模式的明显改变[47]。动力障碍可能是由胸小肌的适应性缩短[44, 45, 48, 49]、肩部后侧关节囊紧张[7, 50]、肩胛骨周围肌肉和肩袖肌肉力量下降[7, 21]，以及胸椎后凸增加[7, 44, 46, 51]造成。一般来说，受影响的肩部会出现肩胛骨后倾减少、上回旋减少和内旋增加的情况[7, 44]。肩关节屈曲时，肩胛骨处于这个位置会导致肩峰前部无法远离肱骨头，从而造成肩峰下空间缩小和肩袖撞击[7, 44]。肩胛骨动力障碍试验（scapula dyskinesis test, SDT，图 1-1）是一种识别肩胛骨动力障碍的方法[47]。患者重复 5 次双侧肩关节负重屈曲，然后进行双侧肩关节负重外展，同时物理治疗师从后方和上方进行观察[47]。SDT 阳性患者的肩部会出现翼状肩胛、节律失调或两者兼而有之[4, 47, 52]。

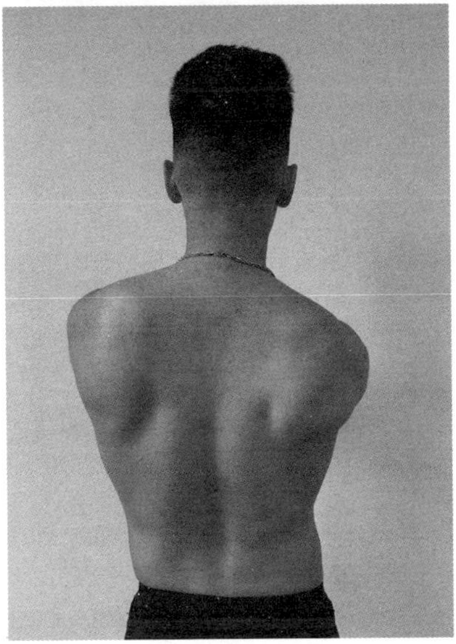

图 1-1 注意患者在进行 SDT 时，右侧肩胛骨出现明显的翼状肩

评估肌肉力量有助于进一步识别导致 SAIS 的原因。前锯肌、斜方肌下束和斜方肌中束的肌无力可导致 SAIS 患者肩胛骨运动学发生改变[4, 7, 44, 53]。前锯肌和斜方肌稳定肩胛骨，并使肩胛骨上回旋、外旋和（或）肩胛骨后倾，在手臂上抬时可以使肱骨头与肩峰分离[7, 54]。SAIS 患者通常会抱怨肩关节屈曲时疼痛加剧、力量减弱，这是由患侧肩胛肌无力和运动学改变导致的肩袖肌群在肩峰下间隙出现撞击。在 Tate 等进行的一项研究中[55]，手法整复肩胛骨（使用肩胛骨复位试验）可减少撞击测试时的疼痛，并增强撞击测试结果呈阳性的运动员的肌肉力量。肩胛骨复位试验包括徒手后倾、外旋和缩回肩胛骨，使手臂上抬时出现正常的肩胛骨运动机制，从而防止肩袖撞击（图 1-2）。除了肩胛稳定肌的肌力测试，还应对冈上肌、小圆肌、冈下肌和肩胛

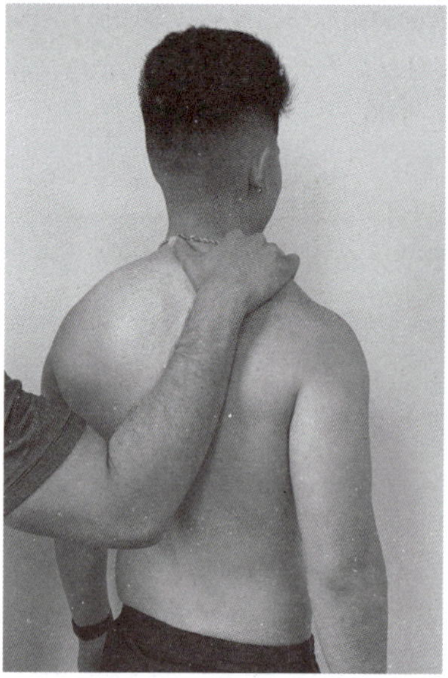

图 1-2 肩胛骨复位试验。物理治疗师在患者右臂上抬之前先通过手法调整肩胛骨的位置

下肌进行徒手肌力测试。这些肌肉经常出现无力，而肌力测试可能会加重 SAIS 患者的疼痛[4]。

肩关节的特殊检查（表 1-2）[56]在骨骼肌评定的最后进行。有助于确诊 SAIS 的特殊检查包括 Neer 试验、Hawkins 试验和空罐试验。Tate 等[4]报道，SAIS 患者有以下表现：① Neer 撞击试验、Hawkins 试验或空罐试验呈阳性；② 肩关节活动时存在疼痛弧；③ 手臂放在身体一侧肩关节外旋，出现疼痛或肌无力。Kelly 等[57]发现 Hawkins 试验对任一程度的 SAIS 诊断都最为准确。Calis 等[58]证实，Hawkins 试验对诊断肩关节撞击的敏感性最高，其次是 Neer 撞击试验。另外，应进行其他特殊检查以排除盂唇撕裂、肩关节不稳和肩袖撕裂。

表 1-2 肩峰下撞击综合征的特殊检查[60]

特殊检查	患者体位	结　果
Neer 撞击试验	患者取站立位或坐位，物理治疗师一手稳定肩胛骨，另一手使患者肩关节被动前屈	试验阳性：被动屈曲时出现疼痛（冈上肌撞击的阳性信号）
Hawkins 撞击试验	患者取站立位或坐位，物理治疗师将患者肩关节被动屈曲至 90° 后将肘关节屈曲至 90° 并内旋肩关节	试验阳性：出现疼痛（冈上肌腱炎症 / 损伤的阳性信号）
空罐试验	患者取站立位或坐位，在肩胛平面上主动将肩部屈曲至 90°，同时肩关节完全内旋（拇指朝下），并抵抗物理治疗师施加在手腕处的向下的阻力	试验阳性：疼痛和（或）肌无力（冈上肌腱炎症 / 损伤的阳性信号）
SDT	患者取站立位，手持重物（体重＞68.0 kg，2.3 kg；体重＜68.0 kg，1.4 kg）重复 5 次肩关节屈曲[3]	患者的肩胛骨运动分为正常、轻微异常或明显异常。异常是指翼状肩胛或节律不齐[3]

续　表

特殊检查	患者体位	结　果
肩胛骨重新定位试验	患者取站立位，物理治疗师对患者的肩胛骨施加中等程度的力量，以促进肩胛骨后倾和外旋	手法整复肩胛骨可减轻撞击综合征患者的疼痛，并增强手臂上抬的力量

注：SDT，肩胛骨动力障碍试验。

治疗计划与干预措施

对 SAIS 患者的物理治疗干预必须解决在体检中发现的缺陷和受限问题。治疗性训练在重新训练失衡肌肉和恢复正常运动模式方面具有积极作用[4, 20, 42, 59, 60]。手法治疗技术有助于减轻这些患者的疼痛，改善其 ROM，并增强其功能[4]。

一些研究已经评估了治疗性训练方案对 SAIS 的有效性。Tate 等[4]评估了针对 SAIS 患者的为期 6～8 周的三阶段干预措施。表 1-3 详细介绍了 Tate 等采取的干预措施，其中包括渐进式肌力训练（图 1-3）、手法牵伸、对肩部和脊柱进行关节松动术和手法整复、患者宣教、日常活动调整，以及包含拉伸和肌力训练的每日居家训练计划。完成治疗计划后，基于其症状和功能的改善情况，10 名受试者中有 8 名报告取得了成功的结果。用于定义成功与否的结果指标包括：美国宾夕法尼亚大学肩关节量表中疼痛分量表的 3 个问题、上肢功能评定问卷（disabilities of the arm, shoulder and hand, DASH），以及整体变化评级问卷（global rating of change question, GRCQ），受试者在训练计划开始后会根据自己感受到的肩部状况变化对这些问题进行回答。

表 1-3　SAIS 治疗计划示例

治疗技术	具体治疗方案
运动控制 / 肌力训练	第 1 阶段：在肱骨处于中立位的情况下加强肩袖肌肉力量 第 2 阶段：增加肩关节屈曲练习，重点加强前锯肌（图 1-3）和斜方肌的力量 第 3 阶段：在多个肩关节屈曲水平上进行更高水平的肌力和肌肉耐力训练；结合躯干肌力训练
手法治疗	徒手拉伸技术，重点是改善肩关节后部和盂肱关节囊下部的灵活性 针对胸椎的关节松动术和手法整复技术，以增加胸椎后伸的幅度

续 表

治疗技术	具体治疗方案
自我拉伸	由患者自行拉伸，以增加盂肱关节囊的活动度，以及胸部肌肉和胸椎肌肉的柔韧性
居家训练计划	有选择性地将肌力训练和自我拉伸结合起来，每天居家进行一次，重复次数和阻力大小与在诊所时相同

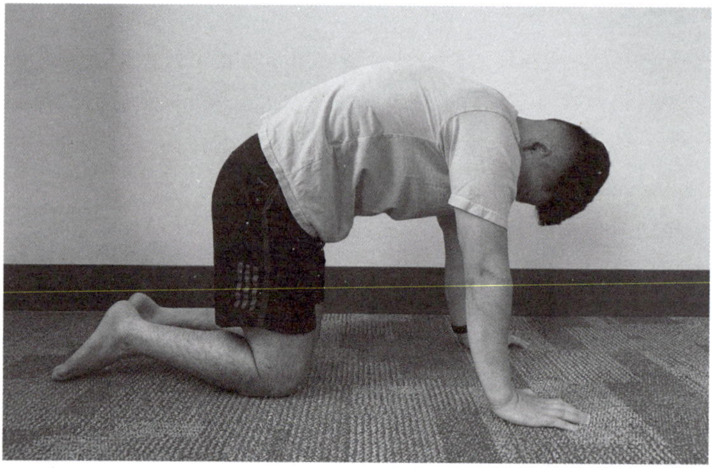

图 1-3 四点跪位时的前锯肌强化练习，通常称为肩带俯卧撑训练。患者从四点跪位移动到图中的肩带俯卧撑的位置

Bernhardsson 等 [59] 研究表明，为期 12 周的离心收缩肌力训练可减轻 SAIS 患者的疼痛并改善其功能。该训练方案针对冈上肌和冈下肌，强调这两组肌肉的离心收缩肌力训练，同时进行肩胛骨稳定练习，以促进正确的运动模式。

Turgut 等 [20] 评估了为期 6 周的拉伸计划对 SAIS 患者的影响。该训练计划针对胸小肌（图 1-4）、肩关节后囊（图 1-5）、肩胛提肌（图 1-6）和背阔肌（图 1-7），每天进行 3 组拉伸，每组重复 5 次，每次拉伸保持 30 秒 [20]。在为期 6 周的训练计划结束后，患者的柔韧性得到增强，疼痛和活动受限程度有所减轻 [20]。增加胸小肌和肩关节后侧关节囊的柔韧性可改善姿势，帮助调整肩胛骨位置，并优化上肢动态运动时的盂肱关节运动——这些都能减少肩峰下撞击。

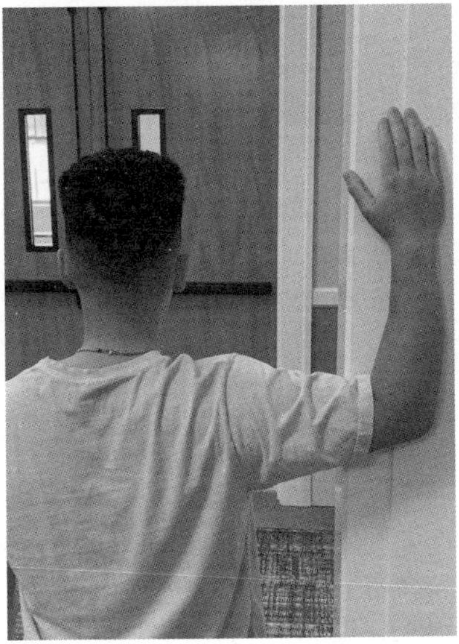

图 1-4　胸小肌静态拉伸，通常称为单臂门框拉伸

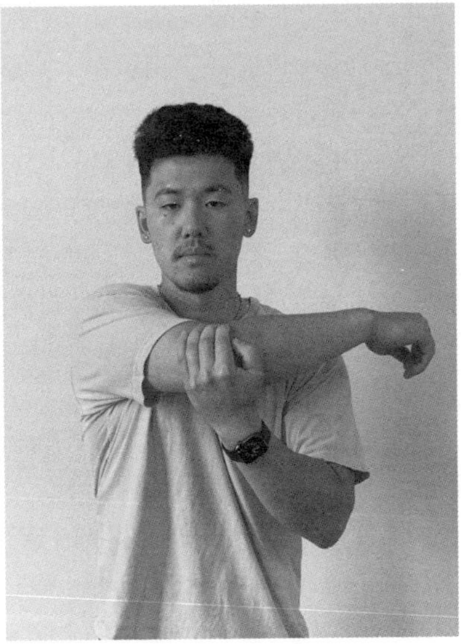

图 1-5　后侧关节囊拉伸，通常称为肩关节单臂交叉拉伸

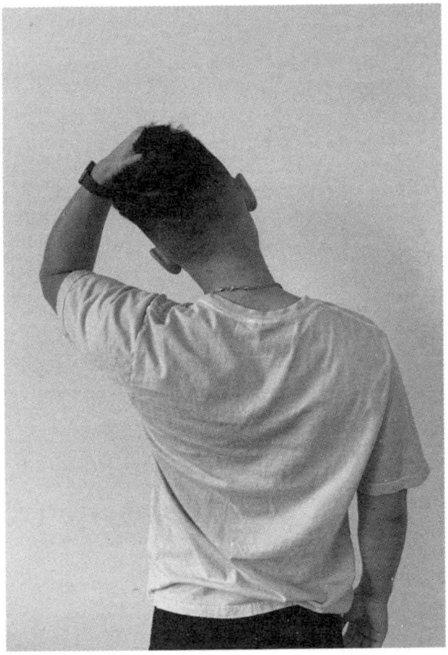

图 1-6　右肩胛提肌拉伸

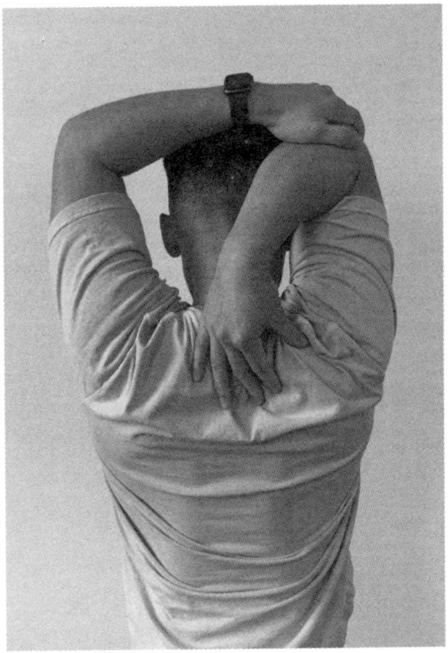

图 1-7　右背阔肌拉伸

Tate 等[4]、Bernhardsson 等[59]和 Turgut 等[20]的研究重点是治疗 SAIS 的专项运动项目和运动类型。在一项系统性综述中，Pieters 等[60]评估了 16 项研究，以确定运动训练、手法治疗、电疗和多模态疗法在治疗 SAIS 中的有效性[60]。多模态疗法包括多种非手术疗法的结合，如物理因子治疗、运动训练、手法治疗、贴扎、糖皮质激素疗法和电疗。虽然作者总结提到越来越多的证据支持将运动训练作为治疗 SAIS 的主要干预措施，但具体的运动方式和剂量仍不明确[60]。笔者的评估结果还强烈支持采用与运动训练相结合的手法治疗，包括肩胛带和颈椎的关节松动术和手法整复、软组织技术、神经松动术，以及肩部或脊柱动态关节松动术。

值得一提的是，Roddy 等[1]发现在物理治疗师指导下的训练比只给患者提供训练手册更能改善疼痛和功能。因此，以改善患者特定的客观症状和功能限制为重点的治疗计划可能更为有效，这一点在任何情况下都是适用的。对于本病例中的 SAIS 患者，在治疗 2 周后，物理治疗师应重新评估患者向不同方向伸手和举起物品时的疼痛程度，以及系皮带和从后背将衬衫塞进裤子的功能改善情况。如果患者的症状没有变化，可能需要改变治疗策略和训练重点。

循证医学建议

证据推荐强度分级（SORT）

A 级：一致的、高质量的以患者为导向的证据。

B 级：不一致或质量有限的以患者为导向的证据。

C 级：共识、以疾病为导向的证据、惯例、专家意见或病例系列。

1. 内在和外在因素导致 SAIS 的发生。（A 级）
2. SAIS 患者表现为肩胛骨动力障碍。（B 级）
3. 治疗性训练有助于重新训练失衡肌肉、恢复正常运动模式并减轻 SAIS 患者的疼痛。（B 级）

复习题

1.1 门诊物理治疗师对右侧 SAIS 患者进行评估，在观察患者的 AROM 时，物理治疗师注意到患者右肩胛骨运动发生了改变。哪些肌肉薄弱最有可能导致这种肩胛骨动力障碍？

A. 冈上肌、冈下肌、小圆肌

B. 冈上肌、前锯肌、斜方肌下束

C. 前锯肌、斜方肌下束、斜方肌中束

D. 斜方肌中束、胸小肌、肱二头肌

1.2 SAIS 涉及以下哪种软组织结构的退化和（或）机械性压迫？

A. 肩袖　　B. 肱二头肌长头

C. 肩峰下滑囊　　D. 以上都是

1.3 肩胛骨动力障碍可由以下哪些原因引起？

A. 胸小肌适应性缩短和肩关节后侧关节囊紧张

B. 肩胛骨周围肌肉和肩袖肌群的肌肉力量下降

C. 胸椎后凸

D. 以上都是

参考答案

1.1 C。前锯肌、斜方肌下束和中束肌无力会导致 SAIS 患者肩胛骨运动学的改变[23–25, 40, 44]。前锯肌和斜方肌可稳定肩胛骨，并使肩胛骨上回旋、外旋和（或）后倾，从而使肱骨头在上臂抬高时不会撞击肩峰[29, 40]。

1.2 D。撞击综合征涉及软组织结构的退化和（或）机械性压迫[44]。在 SAIS 患者中，肩袖、肱二头肌长头和肩峰下滑囊在肩峰、喙突肩峰韧带和肱骨头之间受到压迫[27, 31, 44]。

1.3 D。肩胛骨动力障碍可能是由胸小肌适应性缩短[44, 45, 48, 49]、肩关节后侧关节囊紧张[7, 50]、肩胛骨和肩袖力量减弱[7, 21]，以及胸椎后凸增加造成的[7, 44, 46, 51]。

肩关节盂唇撕裂

Shoulder Labral Tear

病例 2

Lane Bailey Ellen Shanley

女性，16 岁，高水平排球运动员，在参加一场地区比赛试图扣球时，导致其主力击球手左手受伤。患者左肩疼痛、感觉左肩“滑进滑出”及扣球力量减弱的情况下继续比赛。比赛结束后，她立即寻求家庭医生的帮助，进行了 X 线检查，结果显示没有肩关节脱位和骨损伤。这位运动员的病史显示，在过去的赛季中，她的左肩隐隐作痛，并且有饮食失调，目前正在接受运动精神科医生的治疗。受伤 3 天后，她来到物理治疗诊所，诊断为“SLAP 撕裂”。患者的目标是安全地重新进行排球运动。

- ▶ 优先考虑的检查项目是什么？
- ▶ 应进行哪些特殊试验以识别特定的病理和功能障碍？
- ▶ 最合适的物理治疗干预措施是什么？
- ▶ 在物理治疗期间应采取哪些预防措施？
- ▶ 哪些可能的并发症会影响患者在物理治疗中的进展？

关键术语

- **肱二头肌-盂唇复合体**：肱二头肌长头肌腱与肩胛盂上部盂唇的结合。
- **凹陷压缩**：旋转袖肌肉施加的压缩力，可以使凸面的肱骨头压入凹面的肩胛盂，从而抵抗平移力。
- **肩关节不稳**：肱骨头在肩胛盂上过度平移，可能导致半脱位或脱位。

学习目标

1. 了解肩关节和肱二头肌-盂唇复合体的功能解剖。
2. 提出相关的病史问题，以阐明预后和治疗计划。
3. 识别可靠且有效的检查手段，以帮助患者诊断和预后。
4. 提供适当的干预措施，使患者安全地重新进行运动。
5. 通过功能性恢复运动测试，确定运动员何时准备重返排球赛场。

物理治疗考虑事项

在治疗诊断为盂唇撕裂的运动员时，应考虑以下几个方面。

- **治疗计划与目标**：保护患者免受后续损伤；识别病理的解剖来源；改善肌肉平衡和柔韧性，以恢复肩关节稳定性。
- **治疗措施**：向患者进行局部解剖学、病理机制和调整活动量的教育；使用各种方式和手法治疗减少疼痛；利用手法治疗和选择性拉伸以改善活动受限；通过加强肩袖肌和肩胛周围的肌肉来增加关节稳定性。
- **注意事项**：避免在治疗早期阶段进行过度的上举活动，这会对盂唇造成过大的压力；随着力量和症状的改善，逐渐地从中立位置逐步过渡到完全的上举姿势。
- **影响因素**：患者当前和过去的病史（如饮食失调、营养不良 / 饮食）可能影响治疗计划和预后；患者与其治疗团队沟通困难。

疾病概要

肩关节灵活性高，肩部活动范围大的运动。因此，由于缺乏骨性一致性，关节的自然稳定性降低。肩关节的稳定性依赖于被动结构和主动肌的平衡。被动约束包括肩胛盂和肱骨头之间的骨性一致性及关节囊、韧带结构。肩袖肌通过肌肉收缩紧张关节囊，使肱骨头压入肩胛盂，从而提高关节的动态稳定性。肩胛位置是影响肩关节稳定性的外在因素，通过在动态运动期间定位肩胛盂来最大化骨性的一致性。肩胛位置异常与姿势异常和肩部病理相关。

肩胛盂覆盖肱骨头的20%～30%，作为肩关节的“窝”[1]。纤维软骨性肩胛盂唇可将“窝”的深度增加高达50%来增强关节的一致性[2, 3]。盂唇沿着梨形肩胛盂的边缘附着，通过提供一个侧向的“缓冲”，使肱骨头保持在肩胛盂的中心，从而提高关节的稳定性。盂唇还可以通过增加高达10%[4]的凹陷压缩和保持关节内负压来提高肩部稳定性。关节表面之间包含的滑液薄膜在封闭的关节囊内产生负压。这种负压可以抵抗肱骨的牵引力，从而维持正常的关节运动学。盂唇受损可使关节和邻近组织之间进行液体交换，导致关节内负压和关节不稳。

盂唇还能够作为肩关节囊和稳定肩关节韧带的附着点，尤其为极端范围的运动提供稳定性。肩关节韧带是关节囊的纤维带，抵抗反向的平移力。肩袖肌腱在附着于肱骨之前与肩关节囊融合，通过在收缩期间紧张关节囊，使肱骨头接近肩胛盂，从而增加稳定性。肩袖肌的肌肉维持前–后（anterior-posterior, AP）和上–下力的微妙平衡，负责肩关节的共轴。任何这些关系的缺陷都可能危及肩关节的稳定性。

1985年，Andrews等首次描述了肱二头肌近端止点从前向后延伸的上盂唇损伤[5]。随后Snyder等提出了“SLAP撕裂”的概念，描述了从前到后的上盂唇撕裂（superior labrum anterior to posterior, SLAP）[6]。研究表明，SLAP损伤的发病率[7]和患病率[8]在活动频繁的个体中更高，尤其是那些从事过顶活动的个体[9, 10]。有研究使用尸体模型研究SLAP损伤的力学机制，结果提示，与完整盂唇相比，SLAP损伤会显著增加肱骨头的平移[3, 11]。多种机制可能导致上盂唇损伤，包括：在投掷的减速阶段，肱二头肌的过度牵拉[5]；在投掷最大摆动阶段时，肱二头肌–盂唇复合体的剪切力[12]；肩后部紧张[13]及因跌倒时手部支撑导致的压缩剪切[14]。SLAP损伤可导致疼痛和功能受限，并可能导致严重的残疾和功能下降。

根据解剖特点，有4种基本类型的SLAP损伤[6]，尽管还提出了其他分类[15, 16]。Snyder等[6]提出的Ⅰ～Ⅳ型SLAP损伤是文献中最常用的。Ⅰ型SLAP损伤指的是上肩盂唇内缘的磨损。由年龄增加导致的血供减少，这种类型的损伤被认为是退行性的[17]。Ⅱ型SLAP损伤是最常见的，并且具有临床意义，大部分从事过顶活动的运动员的损伤都属于这一类型[18–21]。当上盂唇与上肩胛盂结节处的肱二头肌止点分离时，就会发生Ⅱ型SLAP损伤。这些撕裂可进一步分为前撕裂、后撕裂，或相对于肱二头肌肌腱长头的前撕裂和后撕裂的组合[22]。由于肱二头肌施加的牵引力（如在投掷活动中的减速期间），这些损伤通常导致盂唇从关节窝上抬离。SLAP 损伤可能还伴有肩关节不稳和肩袖肌病变，需进行全面的检查。Ⅲ型 SLAP 损伤是上盂唇从前到后延伸的“桶柄”样撕裂[17]。单独这些损伤不会导致盂唇从肩胛盂上抬离，但如果损伤严重，可能会出现卡压和关节“铰锁”。Ⅳ型 SLAP 损伤也被归类为“桶柄”样撕裂，这些损伤延伸到肱二头肌肌腱，导致近端附着点的撕裂。Ⅲ型和Ⅳ型 SLAP 损伤通常由创伤引起[23, 24]。其他类别还包括与肩关节不稳[15]、游离体和关节损伤相关的病变[25]。有关其他种类 SLAP 损伤的详细信息，鼓励读者查阅其他相关资源[15, 16]。

对于高水平的排球运动员来说，在一个赛季中可能会产生多达 4 万次的扣球动作[26]。考虑到这种大量的重复性应力，62% 的运动员主诉在击球区域（运动员用来击球的运动弧）内感到肩痛不足为奇[27]。此外，在排球运动中，由于过度使用导致的肩部损伤，会使训练和（或）比赛中断约 6.5 周[28]。这些因素表明运动员需要解决功能障碍并恢复正确的机制以安全地恢复运动。功能上，理想的扣球动作起始于躯干，躯干负责施加给球的大部分力量。这些力量通过动力链传递到手上。因此，上肢依靠足够的核心肌肉力量来产生所需的力量，以产生预期的表现结果。肩胛骨充当“漏斗”，将这种动能从躯干有效地传递到上肢，并负责提供稳定的支撑基础，使手能够在击球时正确定位[29]。

各种过顶运动（如排球和棒球）之间存在生物力学的相似性。然而，排球扣球运动中的接触点远高于棒球投手的释放点，这导致了排球运动员的肩关节外展幅度更大[30]。扣球的加速阶段，躯干展开，肩关节抬高和外旋，这在肩关节囊下部产生了高张力[30]。盂肱下韧带（inferior glenohumeral ligament, IGHL）在这种抬高的位置上受力最大，这增加了因重复性微创伤导致的关节囊撕裂的可能性[30]。

功能上，排球运动员的主力击球手外旋力量比另一侧手的外旋力量弱[27]。这些运动员中有 30% 在体格检查中显示出冈下肌萎缩[27]。肩胛上神经病变（如盂唇旁囊肿、神经失用）是导致这些不对称的原因，这是由在冈盂切迹处的重复性神经牵拉和（或）压迫所致[31]。足够的外旋力量对于过顶投掷和扣球的减速阶段至关重要。外旋肌力量减弱是这类人群中肩部损伤高发的原因。治疗干预应首先针对已识别出的功能障碍进行处理，然后再允许患者恢复比赛。

物理治疗患者管理

肩部疼痛的保守治疗必须根据个体的症状、临床表现和功能目标进行调整。对于 SLAP 损伤的非手术治疗，被证明有益的治疗干预包括肩胛稳定训练、肩袖肌力训练和后下关节囊拉伸等 [8]。根据软组织和关节炎症的程度，患者也可能受益于医生开具的 NSAID 和（或）关节内糖皮质激素注射。预测哪些患者会对保守治疗产生积极反应常常很困难，且理解有限。如果物理治疗干预未能改善患者的症状、力量、关节稳定性和肩部功能，则需要进行手术干预。手术治疗的选择通常由整个骨科团队集体决定，但最终决定通常由患者和医生共同做出。

检查、评估和诊断

详细的病史是临床检查的基础，其提供了有关损伤机制、可能的功能障碍和康复预后的宝贵信息。SLAP 损伤的患者往往主诉弥漫性肩痛、不稳定感，以及在过顶活动中加剧的“咔嗒”或“弹响”声 [23]。在评估疑似 SLAP 损伤的患者时，应该意识到活动量较大 [24] 和过顶项目运动员 [32] 是这类损伤的高发人群。根据损伤机制，物理治疗师还可以了解特定组织受累情况。例如，跌倒时的手部支撑（falls on outstretched hands, FOOSH）损伤可能是由肱骨下方半脱位或脱位导致的肱二头肌-盂唇复合体牵拉损伤 [33]。相反，在投球过程中施加在肱二头肌上的偏心负荷通常是剪切或牵拉损伤，导致上盂唇从肩胛盂上“剥离”（Ⅱ型撕裂）[13]。肩关节创伤性不稳事件、严重的无力和（或）剧烈疼痛可能提示存在并发症。与 SLAP 损伤相关的其他损伤已被广泛记录 [23, 24, 32]。这些损伤包括部分和全层肩袖撕裂，以及 Bankart 和 Hill-Sachs 损伤。如果怀疑有其他损伤，物理治疗师应检查这些特定组织的完整性。患者的主诉对于指导临床检查非常有用，通过揭示潜在的损伤，减少了不必要的检查。

对于竞技和业余运动员来说，SLAP 损伤的唯一功能体征可能是身体表现突然下降，如击球力量、投球速度、目标精度或一致性受限。其他相关的问题包括饮食和是否存在全身性疾病。这些因素可能显著影响组织愈合速度和预后，从而要求修改康复时间表。根据合并症的严重程度，患者可能需要转诊到其他医疗学科（如医生、精神科医生、注册营养师）进行物理治疗范围之外的服务。在本病例中，患者的饮食失调可能会延缓组织愈合，并显著影响整体预后，延长安全恢复运动所需的时间。访谈应根据收集此类相关信息进行调整，这有助于指导体格检查并制订治疗计划。

体格检查首先要仔细观察患者的姿势、肩胛骨的位置和肌肉体积。检查方法包括浅表触诊，为治疗师的临床观察提供反馈和支持（或反驳）。虽然冈盂切迹囊肿很少会引起冈下肌萎缩，但由于囊肿在冈盂切迹处施加神经压迫，也有可能引起严重的冈下肌萎缩。可进行磁共振成像（magnetic resonance imaging, MRI）检查，以确认囊肿的存在。仔细的神经血管和颈椎检查有助于明确颈椎和上胸椎的受累情况。

体格检查还包括评估主动和被动活动范围、柔韧性、PROM、力量、组织易激惹性和恐惧感。治疗师应仔细观察肩部 AROM 完成的数量和质量。对于正常运动学，还要观察胸椎、肩胛胸壁关节和盂肱关节的参与。对于单独的 SLAP 损伤，大部分 AROM 通常得以保留[33]。然而，疼痛通常出现在肩袖撞击和肱骨旋转末端的位置。以往的研究人员发现，胸椎姿势影响肩胛骨位置，从而导致肩部抬高期间上肢运动模式的改变[34]。肩胛骨位置异常（如内侧缘凸出和下角凸起）是肩胛骨动力障碍的表现，可能与盂唇病变相关[35]。目前尚不清楚肩胛骨动力障碍是原发性损伤还是盂唇病变的后果。这些损伤的存在提示肩胛骨不稳和（或）过度肌肉紧张[36]。尽管推荐的治疗认为，患者的肩胛骨动力障碍可能受益于改善肩胛骨的位置并降低损伤风险，但没有研究证实这一假设。据报道，肩胛骨动力障碍的定性观察评估与运动学分析非常相关[37–39]。

肩部的 PROM 受限也可能导致运动模式的改变，并产生代偿策略。过顶运动员中常见的限制包括肩关节内旋受限（glenohumeral internal rotation deficit, GIRD）、肩水平内收活动受限和肩胛骨动力障碍[13]。包括排球运动员在内的过顶运动员[40]，在主力臂中显示出更高概率的 GIRD。GIRD 和肩水平内收受限是肩后部紧张的临床指标，这与受伤的高发病率[41]和患病率[42]相关。这些受限可能通过对盂唇施加过度压力来影响 ROM 和功能。影响这些运动的因素包括姿势、后下关节囊紧张和肱骨旋转[13, 33, 43, 44]。如果这些限制没有得到识别和解决，患者可能无法达到最佳的运动水平，后续可能面临更高的受伤风险[41]。

接下来，物理治疗师应使用关节滑动技术来评估肱骨头在肩胛盂中的静息关系及关节囊的伸展度。肩后部紧张的个体表现出肱骨在肩胛盂上的过度前移[45, 46]。位置改变可能是由盂肱下韧带和后关节囊的僵硬增加所致。

由于 SLAP 撕裂可能导致关节内负压和肱骨头的过度平移，肩关节的被动稳定性可能因此受损。表 2–1 列出了常见的特殊检查，以帮助诊断 SLAP 损伤或肩关节不稳[47]。应使用诊断测试的敏感性和特异性原则，以准确识别特定的受限和病变。例如，应首先进行敏感性较高的特殊试验，以避免执行不必要的检查程序。

根据 Richards 等[48]建立的标准，负荷和轴移测试及凹陷体征在 0～Ⅲ级范围内分级。对于前 / 后平移：Ⅰ级为相对于肩胛盂表面 0～1 cm 的平移；Ⅱ级为 1～2 cm 的平移，或相对于肩胛盂边缘；Ⅲ级为超过肩胛盂边缘 2 cm 的平移[49]。对于凹陷征，0 级等于没有平移；Ⅰ级等于 0～1 cm 的平移；Ⅱ级等于 1～2 cm 的平移；Ⅲ级等于超过 2 cm 的平移。

详细的肌肉力量和耐力测试至关重要，因为有盂唇病变、肩痛和肩关节不稳的个体通常表现出肌无力，特别是肩胛稳定肌（如菱形肌、前锯肌）和肩袖肌[33]。应将神经肌肉控制和耐力测试纳入肌肉完整性检查中。在最大等长收缩期间未显现的缺陷可能在疲劳任务后显现。手持测力计是一种客观的测量工具，可以有效地将力量不足传达给患者。根据经验，除了肌力减弱外，如果伴随夜间疼痛，通常不是单纯的 SLAP 撕裂，可能提示肩袖损伤的可能[23]。如果存在这种临床表现，则需要进一步的诊断测试。

在诊断测试期间，组织的激惹性和患者的运动恐惧可能会对其他测试的结果产生负面影响。作为一般规则，选择性组织测试应从刺激较小的检查开始，将刺激较大的检查留到最后。例如，SLAP 损伤和伴随肩关节不稳的患者在进行"恐惧测试"时可能会非常害怕和反应剧烈（表 2-1）。在检查早期引发这些症状可能导致过度保护，并无法充分检查患者的全部病理。这些指南还有助于获得患者的信任和参与依从性。

治疗计划与干预措施

SLAP 损伤患者的康复计划应集中于恢复和增强肩关节的动态稳定性。重点应放在改善肩胛动力学和解决动力链中的不足（如核心稳定性、平衡和下肢力量）。在制订康复计划之前，应清晰地理解病理和损伤机制。例如，压缩性损伤（如 FOOSH）的治疗应避免过度的关节负荷，而牵拉性损伤的治疗应避免二头肌的激活，以防止上盂唇的牵移。

一些研究人员报道了 SLAP 修复术后成功恢复的病例[19, 50–53]。然而，关于这些损伤保守物理治疗的有效性证据有限。Edwards 等[8]记录了 49% 的 SLAP 损伤患者在接受非手术物理治疗后取得成功的结果，这些结果通过主观评估和功能性恢复运动来确定。在接受非手术治疗的过顶运动员中，约有 67% 能够恢复相同或更高水平的比赛。这些发现很难与手术干预研究中报道的结果相一

表 2-1 肩关节不稳和 SLAP 损伤的体检测试

测试（目的）	患者体位	测试动作	敏感性	特异性
凹陷征（关节稳定性）	坐位或站位	治疗师抓住肘部并施加向下牵引力	17%	93%
二头肌负荷Ⅰ（SLAP撕裂）	仰卧，肩外展 90°，肘屈曲 90°	治疗师在肩关节最大外旋时抵抗肘屈曲	91%	97%
二头肌负荷Ⅱ（SLAP撕裂）	仰卧，肩外展 120°，肘屈曲 90°	治疗师在肩关节最大外旋时抵抗肘屈曲	90%	97%
Speed 测试（盂唇撕裂）	站立，肘完全伸直，前臂完全旋前	治疗师抵抗肩关节从 0° 到 60° 的屈曲	9%～18%	74%～87%
负荷和轴移测试（关节稳定性）	仰卧，检查者稳定锁骨和肩胛上缘	治疗师将肱骨头稳定在肩胛盂中央，然后对其施以前后向的应力	无数据	无数据
恐惧测试（关节稳定性）	仰卧，肱骨悬挂在治疗床边缘，肩关节 90° 外展位最大外旋	治疗师通过肩后部施加向前的力	30%～40%	63%～87%
意外测试（关节稳定性）	仰卧，肩在治疗床边缘	治疗师一只手抓住患者的前臂，将肩移动到 90° 外展并外旋至终末范围；另一只手通过肱骨头施加向后的力。然后，治疗师释放对肱骨头向后的力	64%～92%	89%～99%
挤压测试（盂唇撕裂）	仰卧或坐位，肩在肩胛平面内抬高 160°	治疗师在轴向给关节盂施加压缩力，然后内旋和外旋肩关节	58%～91%	72%～93%
Clunk 测试（盂唇撕裂）	仰卧，肩最大外展	治疗师对肩施加后向前的力，同时保持肱骨外旋	44%	68%

致。这项研究中的治疗干预措施包括选择性拉伸后下关节囊。对于过顶运动员，推荐使用“睡眠者”和“肩水平内收交叉”拉伸，以改善在这一人群中常见的后肩紧张的临床问题[54]。研究表明，在经过一个疗程（约7周）的拉伸运动后，过顶运动员的肩痛得到了缓解[55]。表2-2描述了几种为SLAP损伤开具的柔韧性练习方案。

表2-2 后肩紧张的软组织柔韧性干预

干 预	患者体位	练习动作
肩水平内收交叉拉伸	患侧卧，肩屈曲90°。如果需要，可以使用楔形垫固定肩胛（图2-1A）	患者施加被动压力，使肩水平内收，直到感到轻微拉伸。保持该位置30秒，进行3组
“睡眠者”拉伸	患侧卧，肩屈曲90°。如果需要，可以使用楔形垫固定肩胛（图2-1B）	患者施加被动压力，使肱骨内旋，直到感到轻微拉伸。保持该位置30秒，进行3组
婴儿式背阔肌拉伸	四点支撑，双手置于头上方（图2-1C）	患者坐回脚后跟，直到感到轻微拉伸。保持该位置30秒，进行3组
使用泡沫滚轴进行背阔肌和肩胛下肌的活动	患侧卧，泡沫滚轴置于腋下囊处。上方腿交叉在前方以提供活动度（图2-1D、E）	患者使用上方腿在泡沫滚轴上上下移动，以提供被动活动。在肩胛下肌的上方进行肱骨内旋和外旋

除了拉伸，软组织和关节松动技术可能有助于恢复肩后部的被动活动度。向后和向下的关节滑动可以有效改善后关节囊和盂肱下韧带的活动度。对于有过度僵硬或不对称的组织，关节松动术和选择性拉伸肩后部软组织可能有益。肩后部肌群（如小圆肌、背阔肌和冈下肌）的紧张会导致运动受限[13, 56]。使用泡沫滚轴活动可以有效地延长这些肌群。

过顶运动对肱骨施加了巨大的牵引力。由于上肢反复承受如此大的应力，运动员必须具备足够的柔韧性、力量和稳定性，以便在受伤后安全地恢复运动。**肩胛稳定性练习、肩袖肌力训练和运动链激活已被有效用于SLAP损伤的过顶运动员中。**表2-3列出了针对SLAP损伤的肌力训练方式。最初，肌肉功能目标应集中于改善肩胛控制和肩袖力量，训练时肘靠近体侧，然后逐渐过渡到更高的位置。随着力量的增加，患者抗阻练习量也需随之增加，从而为后续重复性的过顶运动做好准备。一旦建立了足够的肩袖力量和肩胛稳定性，治疗计划应推进到超等长和闭链运动训练，以促进关节和核心的稳定性。闭链

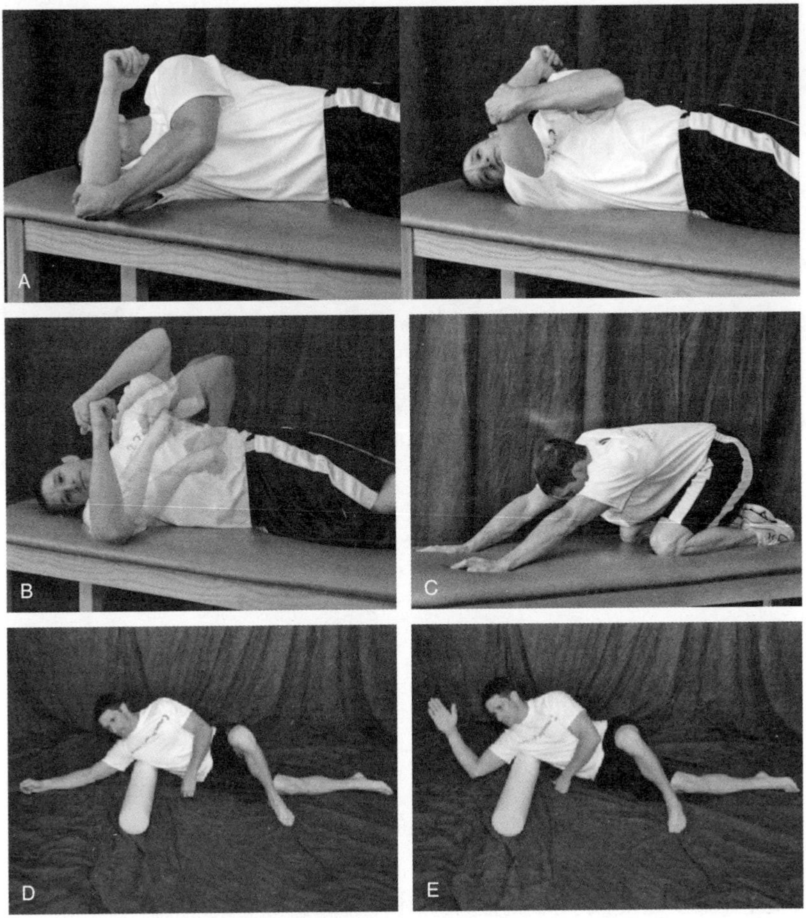

图2-1 针对肩关节后侧紧张的软组织柔韧性训练

A. 交叉牵伸；B. 睡眠者拉伸；C. 婴儿式背阔肌拉伸；D. 泡沫轴：背阔肌；E. 泡沫轴：肩胛下肌

上肢稳定性测试（closed kinetic chain upper extremity stability test, CKCUEST）最初是作为一项现场测试而开发的，旨在确定上肢损伤患者能否恢复运动[57]。同时，这项活动也可以作为一种临床治疗工具，以增强核心和肩胛稳定性。最后，应将渐进式体育训练计划应用于运动员，为他们安全地恢复运动做好准备。当患者完全无症状并表现出足够的力量、耐力和动态关节稳定性时，他们就可以恢复运动。

表 2-3 针对 SLAP 损伤个体的肌力训练干预

干 预	患者体位	练习动作
肱骨内旋和外旋	站立，肘屈曲 90°，握住阻力带，毛巾卷置于肘和躯干之间 • 内旋从肱骨在中立位置开始（图 2-2A） • 外旋从手臂贴近腹部开始（图 2-2B）	肩关节主动内旋至腹部为内旋，主动外旋超过中立位置为外旋。这些活动的进展应在肘屈曲 90° 时进行
肩胛稳定：I、T 和 Y	趴在地板、桌子或稳定球上，上肢在冠状面内 • I：双臂在约 30° 肱骨外展处保持在身体两侧（图 7-13） • T：双臂在 90° 水平外展处保持在身体两侧（图 7-14） • Y：双臂在 150°～160° 屈曲处保持在身体两侧（图 7-15）	I：肩关节后伸（10°～20°），同时完全肩胛内收和下压 T：肩关节水平外展（10°～20°），同时完全肩胛内收和下压 Y：肩关节屈曲和外展（10°～20°），同时完全肩胛内收和下压
闭链上肢稳定性训练	平板支撑（俯卧撑）姿势，双手相距 15 in（小个子）或 36 in（大个子）（图 2-2C）	在保持肩胛前伸的同时，患者交替用一只手轻拍对侧手。该练习从 15 秒一次进行，逐步增加至 1 分钟

注：1 in ≈ 2.54 cm。

循证医学建议

证据推荐强度分级（SORT）

A 级：一致的、高质量的以患者为导向的证据。

B 级：不一致或质量有限的以患者为导向的证据。

C 级：共识、以疾病为导向的证据、惯例、专家意见或病例系列。

1. 非手术治疗对于恢复运动的 SLAP 撕裂运动员来说效果适中。（B 级）
2. 肩后部拉伸可减少过顶项目运动员肩部疼痛。（B 级）
3. 肩袖和肩胛稳定性肌力训练可改善过顶运动员的功能并减少 SLAP 损伤的疼痛。（B 级）

复习题

2.1 一名高中排球运动员在进行“最大角度发力”时出现左肩疼痛。患者最可能的 SLAP 损伤分类是什么？

A. Ⅰ型　　B. Ⅱ型

C. Ⅲ型　　D. Ⅳ型

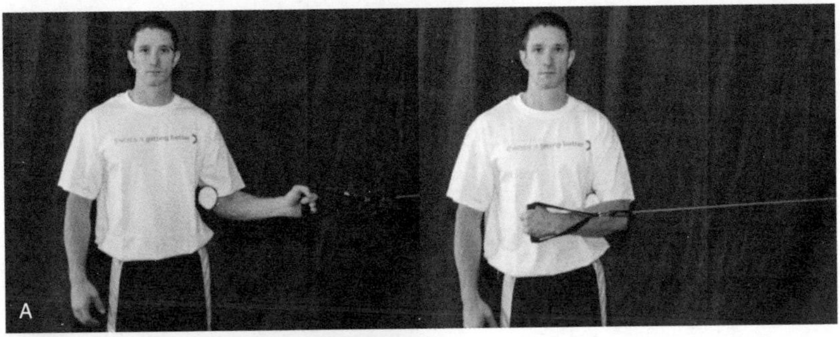

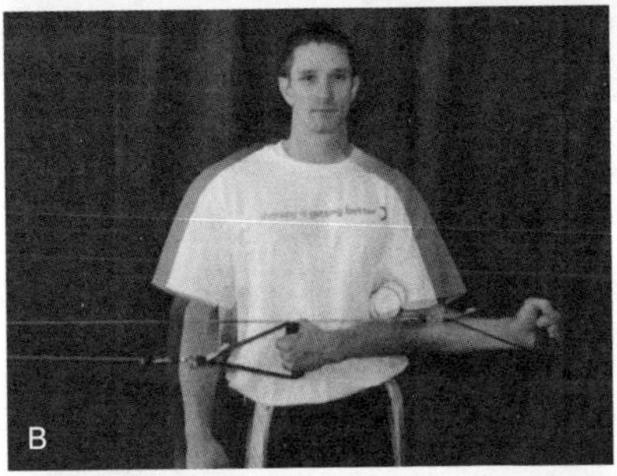

图 2-2　SLAP 损伤患者的肌力训练

A. 内旋；B. 外旋；C. 闭链上肢稳定性运动

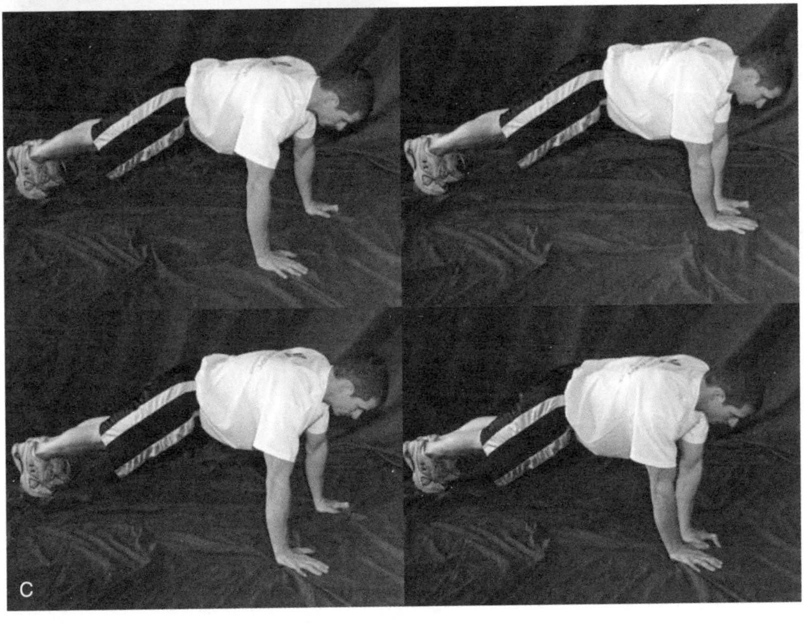

2.2 以下哪种伴随病变在年轻过顶运动员的Ⅱ型 SLAP 损伤中最有可能存在?

A. 肩袖撕裂　　B. 肱骨头缺血性坏死

C. 肩关节前侧不稳　　D. 肩胛盂囊肿

参考答案

2.1 B。Ⅱ型损伤是运动员群体中最常见的 SLAP 撕裂类型。最大角度发力期间施加在二头肌上的偏心负荷会导致上盂唇的剥离性损伤，从而形成Ⅱ型缺损。Ⅰ型损伤与盂唇内缘的退化有关，不常见于年轻人群（选项 A）。Ⅲ型和Ⅳ型 SLAP 损伤是跌倒时手部支撑（FOOSH）导致的“桶柄样”撕裂，而不是由于二头肌-盂唇复合体的牵拉（选项 C 和 D）。

2.2 C。过度的肩关节前侧关节不稳或松弛及后关节囊的紧缩是重复过顶投掷活动导致。在最大角度发力期间，肱骨头前移，导致前关节囊受力。由于这种活动的关节运动学和重复性，有学者认为肩关节前侧不稳可能会随着时间的推移而产生。年轻过顶运动员中的肩袖撕裂发生率较低（选项 A）。肱骨头缺血性坏死是严重供血不足引起的，与创伤性肩关节脱位相关，可破坏环绕肱骨的动脉（选项 B）。肩胛盂囊肿是隐匿的，由肩胛上神经麻木而发现（选项 D）。

急性肩关节不稳

Acute Shoulder Instability

Nathan R. Neff Thomas J. Olson
Paul E. Westgard

病例 3

女性，22 岁，单板滑雪教练，右肩疼痛，从一家医疗中心转诊到物理治疗门诊。3 天前，她在单板滑雪时不慎摔倒，她说自己的肩膀“弹了出来，又弹了回去”。她今天去上课，但由于疼痛无法继续，而且当她试图帮助一名摔倒的学员站起来时，肩膀就会有“再次弹出”的感觉。在诊所拍摄的平片图像显示没有明显的骨骼异常，也没有进行其他影像学检查。患者的病史没有其他异常。体征和症状与肩关节前脱位一致。患者的目标是在本赛季剩余的时间里继续单板滑雪和教学。

- 这种诊断可能与哪些检查体征有关？
- 最合适的检查测试是什么？
- 在物理治疗检查和干预过程中应采取哪些预防措施？
- 最合适的物理治疗干预措施是什么？
- 根据她的情况，哪些转诊是合适的？
- 她的康复预后如何？

关键术语

- **ALPSA 损伤**：前盂唇韧带骨膜袖套撕脱的缩写；前下侧盂唇连同连续的骨膜的剥脱。
- **BANKART 损伤**：盂唇和盂肱下韧带从关节盂前下缘撕脱[1]。
- **HAGL 损伤**：前盂肱韧带肱骨撕脱的缩写。
- **关节血肿**：关节内出血。
- **Hill-Sachs 损伤**：由肱骨头在关节盂边缘上的移位引起的肱骨头后上方关节面的凹陷性骨折[2]。
- **肩关节脱位**：由于肱骨头受到的外力超过了关节的静态、盂唇-关节囊复合体和动态限制，肱骨头从关节盂中完全脱出[3]。
- **肩关节半脱位**：肱骨头在关节盂上的偏移增加，但没有完全移位，也称为不完全脱位或部分脱位[3]。
- **SLAP 损伤**：从前方到后方的上唇撕裂。

学习目标

1. 描述肩关节前脱位的损伤机制及病理解剖。
2. 识别原发性和继发性脱位的危险因素。
3. 描述首次肩关节前脱位后保守治疗和手术干预的益处和风险。
4. 为首次肩关节前脱位后选择保守治疗的患者制订适当的运动计划。

物理治疗考虑事项

在对诊断为急性肩关节前侧不稳的患者进行治疗时，物理治疗应考虑的事项如下。

- **治疗计划与目标**：减轻疼痛；尽量减少神经肌肉控制和力量的丧失；恢复关节功能稳定性。
- **治疗措施**：对患者进行有关功能解剖学和损伤病理机制的教育；对患者进行有关治疗选择的教育；提供舒适的吊带；减少疼痛的方式和手法治疗；肩胛周围和肩袖神经肌肉再训练；增加肌肉耐力和力量的抗阻训练；恢复活动的功能性支具。
- **注意事项**：最初应避免肩关节外展和外旋，以防止前侧持续性不稳。
- **影响因素**：神经血管受损；脱位再次发生。

疾病概要

肩部的设计旨在最大限度地增加活动度，因此肩部ROM是人体所有关节中最大的[2]。然而，这种高活动度是有代价的。盂肱关节也是人体最常见发生脱位的关节[4, 5]。每年约有70 000例肩关节脱位患者在医院急诊科就诊，而更多的肩关节脱位患者是由初级保健医生和骨科专家诊治。总体而言，肩关节脱位发生率占总人口的1.7%[7]，但在运动员和军人中的发生率要显著增高[8, 9]。肩关节脱位可以是创伤性的，也可以是非创伤性的，可以发生在前方，也可以发生在后方，但创伤性、前方脱位最为常见，分别占所有病例的96%和98%[10]。

在美国，与运动和娱乐相关的损伤占肩关节脱位总数的近一半[6, 7, 11–14]。在所有报道的上肢损伤中，1/4～1/3发生在橄榄球、足球、篮球和摔跤运动的肩关节脱位[6, 15]。冲浪、滑雪和单板滑雪等非传统运动也导致大量肩关节脱位[16, 17]。75%的肩关节脱位是由运动员之间的接触及与比赛场地的接触造成的，典型的受伤机制是手臂在肩部或肩部以上位置用力扭转外展和外旋[15]。然而，运动员伸直手臂摔倒，肩关节被迫末端屈曲或直接撞击也是造成肩关节前脱位的原因[3, 9, 11, 13, 18]。男性发生肩关节脱位的概率是女性的2～3倍[6, 7, 10]，而年轻运动员风险最高，20%～27%的脱位发生在20岁之前[10, 13]。大学生运动员也有很大风险：47%的肩关节脱位发生在15～29岁的人群中[6]。

盂肱关节内在的不稳定性是由缺乏骨性一致性，以及大肱骨头与小而浅的盂窝之间的关节面大小差异造成的。因此，该关节依赖于静态和动态要素的支持，这些要素共同作用，提供了肩关节功能所需的稳定性[19]。

肩部的静态稳定结构包括肩胛盂、盂唇、关节囊和韧带。盂唇是一个纤维软骨环，可加深盂窝并提供真空密封，帮助肱骨头保持在关节窝的中心[2, 3]。此外，盂唇还是关节囊和盂肱韧带的附着点。盂肱韧带是关节囊的增厚部分，分为单独的上、中和下三级韧带，每条韧带的稳定作用略有不同[20]。盂肱上韧带起于盂上结节、盂唇上部和喙突基部，止于肱骨小结节和解剖颈之间。当上肢处于中立位时，它有助于防止肱骨头向下移位。盂肱中韧带是位于肩胛下肌肌腱下方的宽韧带。它起源于前关节盂边缘，并向外侧走行，附着于肱骨的解剖颈和小结节。盂肱中韧带与肩胛下肌腱一起加固前盂肱关节，并限制肱骨外展中段的外旋。最后，下盂肱韧带由被称为腋囊的关节囊褶皱分开的前后束形成，加强关节囊的前部和下部，特别是在肩关节外展的后期起限制作用[2, 3]。喙肱韧带增加了关节的稳定性。它起源于喙突，向外延伸至肱骨，与冈上肌和关节囊融合。它分为两条束，分别连接到肱骨的大结节和小结节上，为肱二头肌的长头肌腱提供了一个隧道。它加强了上关节囊，并稳定了肱二头肌长头肌腱[2, 3]。

盂肱关节的动态稳定性由肩袖肌肉共同收缩时产生的压缩力提供。冈上肌、肩胛下肌、冈下肌和小圆肌共同收缩产生的力偶将肱骨头压缩到关节盂窝中，在激活肩部的主要运动肌（包括三角肌、胸大肌和背阔肌）时稳定关节。在上肢抬高时，由斜方肌上部、中部和下部及前锯肌组成的第二力偶组合的激活可产生肩胛胸壁关节的上旋。这种激活还有助于将肱骨头保持在关节窝内的更中心位置，进一步增加肩部高度以上的功能性运动期间盂肱关节稳定性[21]。

急性肩关节前脱位是由关节静态和动态稳定结构被强力破坏引起的，可以通过影像学诊断或关节镜评估观察到。前脱位引起的肱骨头剧烈前下平移可能导致盂唇、关节囊和韧带，以及肱骨和关节盂表面损伤。当这些损伤发生时，90% 以上的情况会出现关节血肿，并可能妨碍愈合[11, 22–25]。

有几种常见的骨和软组织损伤与肩关节前脱位有关。在急性前脱位中最常见的损伤（68%～100% 的病例）是 Bankart 损伤[9, 11, 14, 18, 22–24, 26]。Bankart 损伤也是复发性脱位患者的主要病变[27]。ALPSA 损伤涉及前下盂唇和关节囊韧带复合体。在这种损伤中，盂肱下韧带的前带、盂唇和肩胛前骨膜在关节盂窝颈内侧被剥离并以套筒型方式移位。在 Antonio 等的一项研究中[28]，ALPSA 损伤在所有前下盂唇撕脱中约占 40%。下盂肱韧带前带与肱骨颈侧向分离称为 HAGL 损伤。

20 世纪 90 年代末，Taylor 等[23] 报道称，HAGL 损伤仅与 1.6% 的急性肩关节前脱位相关。然而，Liavaag 等认为 HAGL 损伤更为常见，几乎 1/4 的前脱位患者都会发生 HAGL 损伤。除了软组织损伤，前盂肱关节断裂也可能发生骨损伤。"骨性 Bankart 损伤"是指前下关节盂的撕脱，发生在 11.4% 的创伤性前脱位中[5]。这种损伤可导致肱骨头在关节盂上前移的阻力减小，就像高尔夫球试图停靠在破损的球座上一样[29]。最常见的骨骼损伤是 Hill–Sachs 损伤。肱骨头移位后停留在喙突下位置时，肱骨头与关节盂前缘发生碰撞，造成肱骨头后端压痕骨折。Hill–Sachs 损伤发生在 38%～100% 的创伤性肩关节前脱位中[9–11, 14, 18, 22–24, 26]。尽管 Hill–Sachs 损伤是盂肱关节前脱位的一个近乎特征性的指标，但由于该病变发生在肱骨头的后上方，因此不是损伤后通常出现的关节不稳的主要原因。然而，当盂肱关节处于外展合并外旋的末端范围时，肱骨头的后上部与前关节盂接触；如果前关节盂的骨丢失大于或等于下关节盂直径的 25%，则 Hill–Sachs 损伤可能成为"卡入"或"偏离轨道"的病变，从而导致肩关节前侧不稳[30]。

与肩关节急性前脱位相关的其他病变包括SLAP损伤、盂缘骨折、大结节骨折、肩袖撕裂、肱二头肌长头撕裂、关节囊撕裂和神经损伤。这些损伤不太常见，发生率不到所有病例的1/4，但前下盂唇存在损伤的情况下，会显著增加盂肱关节不稳[10, 11, 14, 18, 22–24]。

物理治疗患者管理

肩关节前脱位后复发不稳很常见。未接受稳定手术的患者中，年龄小于20岁者复发率为66%～95%，年龄在20～40岁的患者复发率为40%～74%[7, 8, 10, 13, 14, 18, 22–24, 26, 27, 31–35]。此外，对于20岁以下参加体育运动时发生初次脱位的人群，复发率可跃升至80%以上[36]。与非运动员相比，这些人第一次和第二次脱位之间的间隔时间也更短[5]。**年龄和活动水平是预测复发的两个重要因素**：首次脱位时年龄小于30岁的运动员风险最大[5, 13, 31, 32]。显然，肩关节前脱位后的主要目标是降低复发的可能性，同时尽可能减少患者恢复正常活动的限制。

传统上，急性肩关节不稳后的保守治疗包括脱位复位、吊带固定和物理治疗以恢复ROM和力量[37, 38]。鉴于复发率高，这种方法并不特别成功。因此，**手术干预是首次脱位者合适的选择**。大约30年前，Jobe等建议，即使只有一次脱位史的投掷运动员也应该接受手术修复，以恢复正常的解剖结构[39]。在2004年的Cochrane综述中，Handoll等[40]对5项研究进行了比较，对急性肩关节前脱位的手术治疗和保守治疗进行了研究，结果表明手术治疗的患者肩关节不稳复发的相对风险降低了68%～80%。此外，他们注意到，最初接受非手术治疗的患者中有一半最终寻求手术干预。他们得出的结论是，对于初次创伤性肩关节脱位的年轻、活跃人群，手术稳定是有必要的[40]。这一结论得到了2009年发表的一篇综述的支持。Brophy和Marx[41]描述了在2年随访时，与接受非手术治疗的患者（46%）相比，手术治疗患者的肩关节不稳复发率（7%）显著降低。在10年随访中，这一趋势是一致的，复发率分别为10%～58%[41]。基于这些发现，提出了一种治疗算法，其中提倡对15～25岁的患者进行手术，并建议对25～40岁的患者进行试验性物理治疗，保留手术干预以解决复发性脱位。最后，由于40岁以上患者的复发率较低，该年龄段的患者的选择非手术治疗[37]。

尽管采用了这种循证算法，但对于首次脱位者是否应立即进行手术治疗仍存在争议。Hovelius等[42]的研究表明，在对229例肩关节前脱位患者长达25年的随访中，49%的肩关节没有发生第二次脱位，而在发生初次脱位时年龄为 12～22 岁的患者中，20% 的患者发生过一次或少于一次的半脱位或脱位。因此，如果遵循所提出的治疗算法，30%～50% 的患者将承受不必要的手术。Aronen 和 Regan[43] 的一项经常被引用的研究报道称，在患者完成了一套规范的保守治疗方案，包括活动调整和肩关节内旋肌和内收肌的重点强化训练后，3 年随访的稳定率达到了 75%。

虽然 Aronen 和 Regan[43] 方案的结果尚未被重复，而且复发率似乎对早期手术干预反应良好，但关于首次创伤性肩关节脱位采用手术或非手术稳定的争论仍在继续。因此，向患者提供关于手术与保守干预的成本 / 效益比的教育是物理治疗师在管理急性肩关节前侧不稳发作后患者的重要组成部分。了解患者的生活方式，包括工作职责、娱乐追求和功能目标，并结合肩关节脱位后的风险因素和预后，才能使物理治疗师准确地为患者提供咨询，并制订适当的个性化治疗计划。

检查、评估和诊断

对盂肱关节前脱位患者的检查取决于损伤发生的时间。如果物理治疗师为体育赛事提供医疗保障，并且运动员表现出明显疼痛，手臂保持轻微外展和中立旋转，则诊断相对明确，检查可能很简短，在运动员喙突下方的前外侧胸部可以看到和触摸到明显的畸形。三角肌的变形或“变平 / 塌陷”也可以被理解为肩峰突成为肩部最外侧的结构。前脱位后，胸部和肩部软组织的牵拉和压迫可损害上肢的神经血管状态。对感觉和运动功能进行快速而彻底的评估是必要的。应该检查桡动脉和肱动脉脉搏 [44, 45]，评估皮节的轻触或尖锐 / 钝感分辨感觉，特别注意经常受影响的腋神经支配的 C5 区域 [3, 44, 46]。同时应进行腕部和手指内在肌的远端肌节力量评估，并进行双侧对比。然后，医生应尝试进行关节复位 [18]。应在脱位后 1 小时内恢复正常解剖力线，以减少神经失用或血管损伤的概率 [16]。复位后，应重复进行神经血管检查 [44, 45]，使用吊带固定手臂，并将患者转诊给医生进行明确治疗，包括平片成像以评估骨和关节囊损伤。如果当时无法成功进行肩关节复位，则应将肩部稳定在所发现的位置，并迅速将患者送往急诊室接受进一步的医学评估和治疗。

偶尔，脱位的肩关节会自发复位，患者可能不确定到底发生了什么。如果患者在创伤发生数天后出现肩关节自发移位的情况，通过全面的主观病史和体格检查有助于鉴别诊断肩关节前脱位或半脱位 [1] 与肩关节分离或肩锁关节破坏。当患者描述的损伤机制包括外展和外旋的激发位置，以及施加于上肢远端的间接力增加了肩关节的扭矩 [3, 16] 和（或）报告“断臂”、广泛性肩痛，以及由恐惧导致的活动受限，物理治疗师应强烈怀疑肩关节前侧不稳[3, 47]。体格检查时，三角肌胸肌间隙和结节间沟触诊时有压痛，屈曲和外展超过 90° 时主动运动减少，加上肩旋转肌测试时疼痛和（或）无力，进一步提示前脱位。

可以选择一些特殊检查来帮助确认脱位或半脱位后是否存在肩关节前侧不稳。首先，物理治疗师在上肢中立位时评估双侧沟槽征的存在，以评估盂肱上韧带和喙肱韧带的总体松弛度和能力（图 3-1）。为了评估盂肱中韧带、肩袖间隙和盂缘的完整性，治疗师进行前 / 后负荷和移位测试[48]。此时，治疗师施加力以使肱骨头在关节窝中居中。然后，治疗师在稳定肩胛骨的情况下对肱骨头施加前内侧和后外侧方向的压力，记录位移量并再次进行双侧比较。肩关节前侧不稳的患者可能会表现为患侧前移增加[49]。最后，对患肢进行牵拉、复位和前侧释放试验。表 3-1 介绍了三种最常见的测试方法及其相应的诊断准确率统计，以帮助区分肩关节脱位 / 半脱位和撞击。

表 3-1 中列出的心理测量学性能代表了当“阳性”测试被操作性地定义为恐惧时的测试结果。恐惧可通过口头上承认肩关节“移位、移动、脱位”[54]，以及面部表情或不愿采取测试位置来定义[55]。重要的是要注意，单独存在或不存在疼痛并不能准确预测肩关节前侧不稳[50, 51, 54]。单独而言，恐惧和前侧释放试验似乎对于诊断肩关节前脱位或半脱位最有效。物理治疗师必须小心，因为前侧释放测试可以通过复制原始损伤机制使盂肱关节脱位。如果治

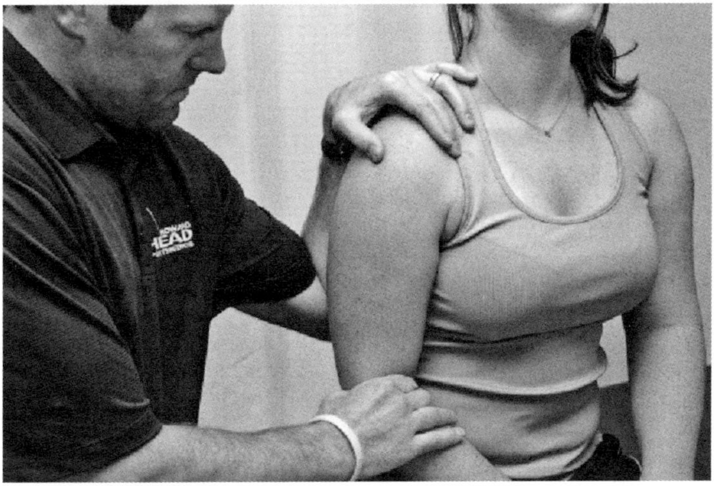

图 3-1 沟槽征用于评估盂肱上韧带和喙肱韧带的总体松弛度和能力。治疗师抓住肘部近端，给予向下的牵引力。该评估也可以在仰卧位时进行

疗师选择进行前侧释放试验，则应在恐惧和复位测试之后进行，以便治疗师对患者的肩关节不稳和脱位的可能性有了解[50]。然而，当连续进行恐惧和复位测试并且其结果聚集时，报道的敏感性为68%，特异性增加到100%，阳性预测值为100%[54]。因此，该试验的结果使得额外纳入前侧释放测试难以证明其合理性。

表 3-1 特殊测试和心理测量学性能

测试	体 位	结 果	心理测量学[50, 51]
恐惧测试（图 3-2）	患者取仰卧位（或坐位），使肩胛骨在治疗床上保持稳定。被动移动上肢至90°外展和最大外旋。治疗师对肱骨头后部施加向前的力[39, 47, 52]	恐惧：脱位 / 半脱位阳性[39] 疼痛：撞击阳性[39]	Sen：53%～72% Spec：96%～99% PPV：98% NPV：73% +LLR：20.2
复位测试（图 3-3）	患者取仰卧位，使肩胛骨在治疗床上保持稳定。上肢被动移动至90°外展和最大外旋。治疗师对肱骨头前部施加向后的力[52]	如果通过后向力缓解了由外旋增加引起的恐惧：脱位 / 半脱位为阳性[52] 如果通过后向力缓解了由外旋增加引起的疼痛：撞击为阳性[52]	Sen：32%～81% Spec：54%～100% PPV：44% NPV：56% +LLR：10.4
前侧释放或意外测试（图 3-4）	患者取仰卧位，肩胛骨放在治疗床上以稳定。上肢被动移动至90°外展和最大外旋状态。治疗师向肱骨头前部施加向后的力。外旋被动地达到最大范围，然后将压力从肱骨头释放[53]	恢复恐惧：脱位 / 半脱位阳性[50]	Sen：64% Spec：99% PPV：98% NPV：78%

注：Sen，敏感性；Spec，特异性；PPV，阳性预测值；NPV，阴性预测值；LLR，似然比。

如果物理治疗师怀疑创伤后肩关节前脱位 / 半脱位的诊断，则需要转诊给医生进行影像学检查。平片图像包括3个前后位视图：其中1个为中立位（Grashey 视图），内旋和外旋各1个。此外，通常还可获得经肩胛骨（肩胛骨Y形视图）和腋窝视图。这些图像有助于确认脱位并识别肱骨头或关节盂边缘是否存在骨性异常[2, 56]。Striker 切迹视图也有助于明确诊断通常伴随前脱位的 Hill-Sachs 损伤和骨性 Bankart 损伤[56]。通常进行 MRI 以确定与73%的盂

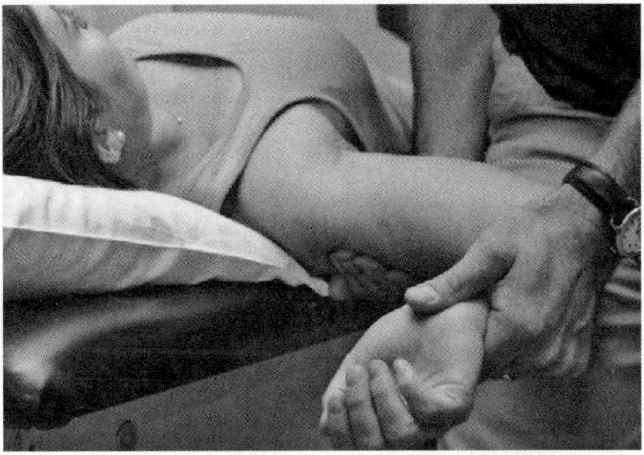

图3-2 肱骨后头前方施力的恐惧测试。在进行该测试时，必须注意保护患者的肩部，以免再次脱位；因此，如果仅通过位置摆放就能产生恐惧，治疗师可以放弃施加前向力

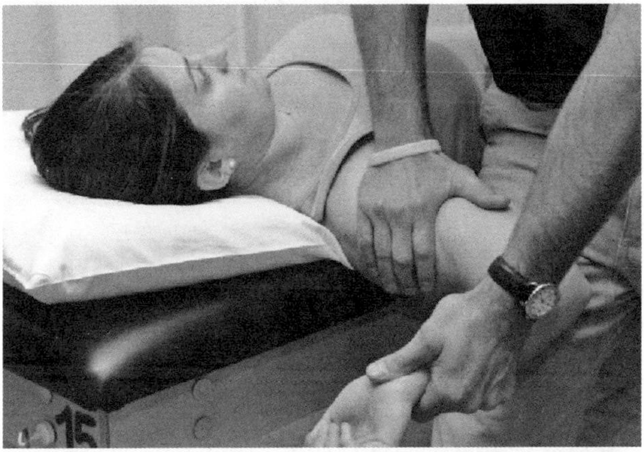

图3-3 复位测试

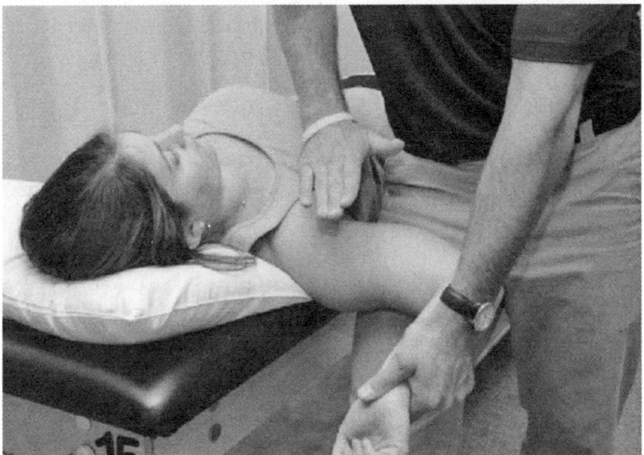

图3-4 前侧释放测试。该试验应在恐惧测试和复位测试（如果有的话）后进行，以避免再脱位的可能性

肱关节脱位相关的前下盂唇损伤的存在和程度[1, 28]。MRI 图像还可以检查肩袖肌群的完整性，40 岁以上有前脱位病史的患者肩袖肌损伤较为常见[3, 28]。影像学检查和报告可以帮助物理治疗师为患者提供咨询参考，并制订适当的治疗计划。

治疗计划与干预措施

如果患者在急性肩关节前侧不稳发生后选择保守治疗，物理治疗师的首要目标是保护愈合组织。这通常通过吊带固定来实现，吊带通常将肩部置于内旋位置。对于脱位后上肢制动的合适持续时间和位置，目前还没有达成共识。根据软组织的生理性愈合时间，通常建议固定时间为 6 周，但有证据表明这一时间可能过长。Hovelius 等[35]比较了一组在首次脱位后内旋位固定 3～4 周的患者与一组根据需要佩戴吊带最多 1 周的患者。在 2 年和 5 年随访时，两组的复发性脱位相同。一项Ⅰ级和Ⅱ级证据的荟萃分析比较了 30 岁以下患者固定≤ 1 周和固定≥ 3 周的脱位复发率，并得出结论，传统吊带固定超过 1 周没有益处[38]。

就制动体位而言，肩关节内旋通常是为了患者的舒适和依从性。然而，一项尸体研究、几项 MRI 研究和一项初步临床试验表明，肩关节外展和外旋 10°的肩关节固定姿势可为前部软组织结构提供张力，减少关节积血，并增加盂唇和关节囊与关节盂边缘的贴近度[25, 57–61]。一项荟萃分析和一项随机对照试验对内旋位和外旋位制动进行了比较，结果表明，在减少脱位复发方面，外旋位比内旋位制动更有优势[38, 62]。2009 年，McNeil 等[63]建议，将外旋固定纳入首次创伤性肩关节前脱位的治疗计划中。然而，Finestone 等在同年进行的一项临床研究[46]却与这一建议相矛盾，报道显示，外旋固定患者的复发率与内旋固定患者相似。2019 年的一项 Cochrane 综述得出结论，目前的证据不足以为选择外旋固定还是内旋固定预防复发性肩关节前脱位提供参考[64]。无论固定的时间和位置如何选择，物理治疗师都必须解决肩关节前侧不稳患者在固定后的 ROM 和力量损伤问题。盂肱关节的动态稳定结构（包括肩袖和肩胛周围肌群）的重新激活至关重要[3, 43, 52, 65, 66]。最初，可在肩部抬高 90° 以下进行单独的次极量等长运动和闭链活动，以促进肩袖和肩胛周围肌肉的共同收缩[65, 67]。治疗师需要密切监测患者在这些运动中的表现。在患者形成适当的神经肌肉控制之前，治疗师需要提供语言和触觉反馈，以尽量减少可能导致关节进一步失稳的主要动力源（胸大肌、背阔肌、上斜方肌）的肌肉募集（图 3–5 和图 3–6）。早期强调姿势和肩胛骨定位对于促进上肢运动时的正常肌肉发力方式也很重要。

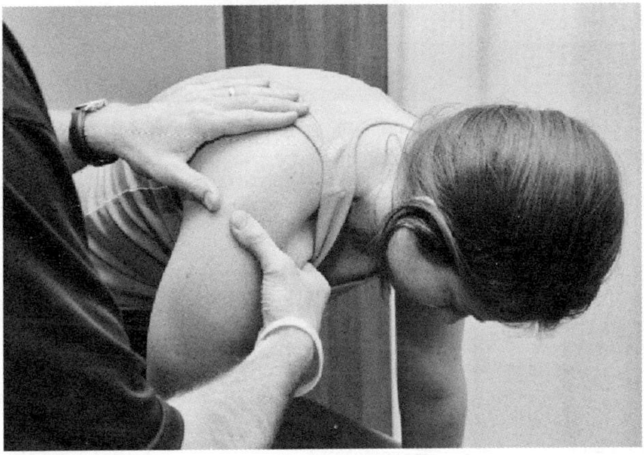

图 3-5 等长闭链肩前伸法激活前锯肌。提示患者延长肩胛骨，同时治疗师提供触觉提示以防止代偿性胸大肌收缩

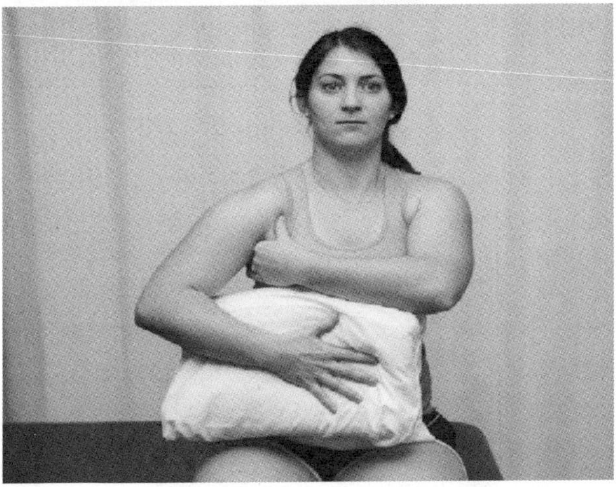

图 3-6 等长肩胛下肌激活。患者进行等长肩部内旋，同时应用触觉提示以防止胸大肌代偿

随着 ROM 的恢复，患者可以进行渐进式等张抗阻训练。一些治疗师可能会倾向于重点加强肩胛下肌的力量，以加强前下盂肱关节盂唇复合体的稳定性，并防止复发性脱位。然而，Werner 等[68]的一项尸体研究表明，尽管肩胛下肌主要通过将肱骨头压向关节盂窝来产生稳定力，当上肢外展和外旋时，该肌肉的下部产生的张力反而使一些标本的关节脱位。因此，应重点加强动态稳定肌和肩胛周围肌肉，以实现稳定性和功能恢复。表 3-2 描述了导致肩部主要动态稳定肌产生明显肌电活动的运动。针对这类患者的运动处方应强调高重复次数，以建立稳定肌肉的耐力，并避免主要动力源对过度负荷的补偿[65]。

表 3-2 肩袖和肩胛周围肌激活的练习

目标肌肉	练　习
中 / 下斜方肌	俯卧位：水平外展伴外旋 [69, 70]（图 3-7）
前锯肌	站立：肩关节屈曲≥ 90° 时，弹力带抗阻前推 [69, 71] 俯卧撑 + 位置：从垂直方向（即直立壁上推位置）到水平（即传统的俯卧撑姿势）[71]
冈上肌	俯卧位：水平外展伴外旋 [72]（图 3-7） 俯卧位：外展 90° 时外旋；由于需要刺激性体位，该练习必须仅在康复后期进行 [72, 73]
冈下肌 / 小圆肌	侧卧位：肩外旋 [72]
肩胛下肌	侧卧位肩关节内旋，逐渐变为站立位，肩关节在肩胛平面内抬高至 90°，用弹性带抗阻内旋 俯卧撑 + 位置：从与地面垂直到与地面平行 [71]

应继续进行肌肉共同收缩的本体感觉训练，不仅可以促进关节压缩和稳定性，还可以解决与肩关节前侧不稳相关的运动学缺陷。Smith 和 Brunolli[74] 证实，关节脱位后，关节位置觉和关节运动觉会受损。造成这些损伤的原因可能与关节周围肌肉和关节囊的感受器受损有关，也可能与松弛度增加导致张力感受器传入减少有关。无论原因如何，这些缺陷的存在都可能导致神经肌肉控制

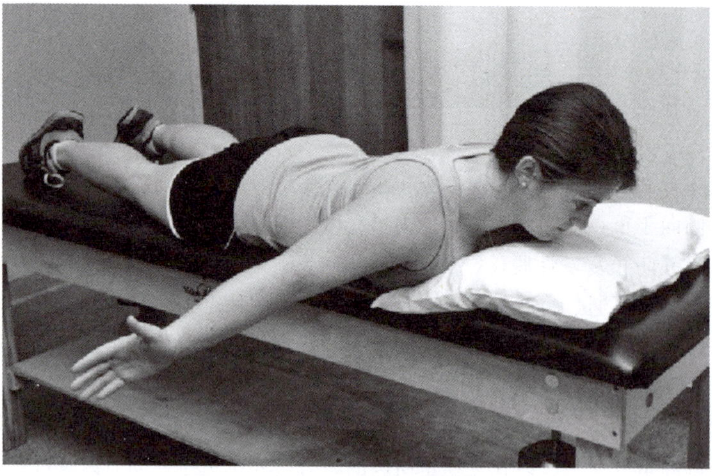

图 3-7 俯卧水平外展，肩部外旋，以激活和加强中、下斜方肌和冈上肌

异常，并增加复发性不稳定的风险[74]。通过不稳定表面进行上肢负重的闭链练习，促进反射性神经肌肉控制，改善关节位置感[65]。上肢控制振荡装置的练习（如 Bodyblade、Thera-Band FlexBar）可能对刺激肩部动态和静态稳定结构中的机械感受器有益处[75]。应避免需要肩部过度伸展的运动，如全俯卧撑、俯卧撑、下拉阔肌和卧推，以减少对前关节囊和盂唇的压力[52]。

当对称运动和力量恢复后，可以开始运动专项训练，预计在受伤后 3～4 个月恢复运动[43]。运动员在比赛期间受伤可能不愿意或不能在这段时间推迟重返比赛，将物理治疗与使用功能性支具相结合，可以防止上肢运动到外展和外旋的激发位置，通常可以让他们完成赛季任务。Buss 等[76]采用这种方法，在 2 年时间里，让 87% 的高中和大学运动员在 0～30 天内重返赛场。尽管取得了成功，但复发脱位的风险仍然很高，37% 的运动员在剩余赛季中至少又经历了一次肩关节不稳。几乎一半的运动员在休赛期接受了稳定性手术治疗[76]。

盂肱关节前侧不稳的手术整复方法分为两种：解剖重建和非解剖重建。解剖重建侧重于恢复肩关节的正常解剖结构，而非解剖重建涉及创建新结构以容纳肱骨头[77]。非解剖重建手术通常适用于需要二次稳定手术的患者。对于首次稳定手术最常选择的解剖重建术是 Bankart 修复术，其目的是解决前侧不稳患者常见的 Bankart 损伤。该修复术通过使用缝线锚钉将前下盂唇和关节囊韧带组织重新固定到关节盂上，从而恢复前下关节囊和下盂肱韧带复合体的张力[78]（图 3-8）。研究表明，开放性修复术和关节镜入路的效果相

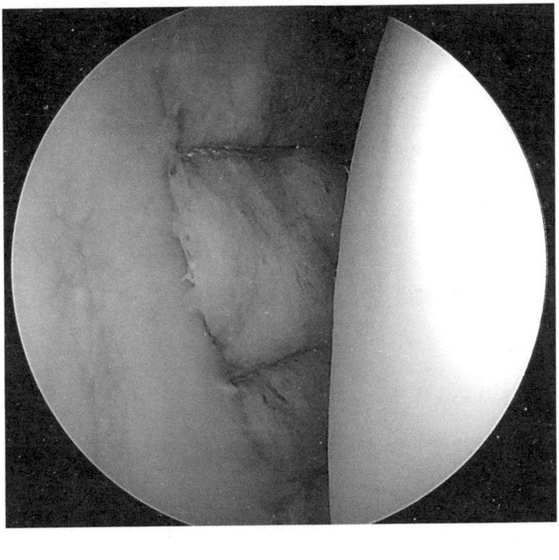

图 3-8　使用 3 个缝合锚技术的关节镜 Bankart 修复术（经允许引自 Dr. Peter Millett MD, MSc; The Steadman Clinic, Vail, Colorado）

似[41]。在关节囊过度松弛的患者中，关节囊移位或肩袖间隙闭合术也可与标准 Bankart 修复术联合进行。

Bankart 修复术后的治疗因所用手术技术、外科医生的偏好和患者的目标而异。Bottoni 等[24]描述了一个三阶段、12 周的术后方案。第一阶段包括 4 周的制动，并在治疗师指导下进行钟摆运动和等长运动。第二阶段强调渐进式被动运动，然后是助力运动。第三阶段侧重于完全主动运动和渐进抗阻训练。在术后 4 个月之内，接触性运动、过顶和举重都是受到限制的。Wang 等[79]描述了一种稍微保守的 6 周制动方案。第 6～12 周期间强调 AROM。术后约 12 周，即患者达到完全无痛 ROM 后，开始进行抗阻训练。在第 16～20 周开始专项训练，患者有望在术后 20～24 周恢复接触性运动[79]。这两个方案与美国肩肘治疗师协会（American Society of Shoulder and Elbow Therapists, ASSET）发布的术后指南类似，其中包括 4 周的绝对固定期、3 个月的分阶段的全活动范围恢复期、第 6 周开始的力量进展期，以及 4～6 个月的运动功能恢复进展期[80]。

从历史上看，Bankart 修复术后的康复方案和进展时间表都是通过预先确定的、以时间为基础的康复阶段来实现的。两项近期发表的术后康复方案将初始固定及外科医生的 PROM 和 AROM 限制方案与基于标准的指标相结合，以帮助物理治疗师在肩关节不稳手术后做出决策[81, 82]。康复的每个阶段都有特定标准和相关的通过评分，作为适当地进入下一阶段的依据（表 3-3）。

表 3-3　进展到 AROM 和肌肉耐力练习的标准

标准项目	通　过　分　数
疼痛	休息时＜ 3/10
快速 DASH[a] 评分	＜ 60%
PROM	屈曲 120°，外展 90°，外旋 30°
肩胛骨控制	能够完成肩胛钟
允许进阶到初级抗阻训练的标准	
疼痛	主动活动时＜ 3/10
快速 DASH 评分	＜ 40%
AROM	屈曲 120°，外展 120°，外旋 45°
肩胛骨运动障碍	肩胛骨运动正常

续 表

标准项目	通 过 分 数
重复性 AROM 的疲劳	能够进行 20 次重复：肩胛平面抬高至 90°，外展至 90°，侧卧位外旋至 0°
允许进阶到强化抗阻训练的标准	
快速 DASH	＜20
AROM	屈曲、外展、外旋＞对侧的 90%
力量	MMT 或手持式测力计：4/5 或更大或所有平面＞80%
允许进阶到爆发力训练的标准	
力量	MMT 或手持式测力计：所有平面均为 5/5 或＞90%，90° 时外旋强度 / 内旋强度＞70%
恢复运动的标准：功能性测试	
各种测试	在健身墙球增强式弹跳期间，以 165 次 / 分的速度完成 60 秒的 2 lb 健身球弹跳[b] 完成 6 lb 单臂铅球投掷[c]＞对侧距离的 90% 完成 15 秒内闭链上肢测试＞21 次接触[d] 上肢 Y 平衡测试中得分＞对侧距离的 90%[e]

注：[a] 快速 DASH 是主观结果测量，其评定患者肩部症状的严重程度和执行功能任务的能力。
[b] 健身墙球增强弹跳测试可评估头顶肩部稳定性和耐力。
[c] 单臂推铅球评估患者产生过顶力量的能力。
[d] 闭链上肢测试评估闭链耐力。
[e] 上肢 Y 平衡测试通过测量患者的最大可及范围来评估闭链状态下的控制能力。
1 lb ≈ 0.45 kg。

循证医学建议

证据推荐强度分级（SORT）

A 级：一致的、高质量的以患者为导向的证据。

B 级：不一致或质量有限的以患者为导向的证据。

C 级：共识、以疾病为导向的证据、惯例、专家意见或病例系列。

1. 年龄小于 30 岁的男性运动员发生急性和复发性肩关节前侧不稳的风险最大。（A 级）
2. 对首次发生创伤性肩关节前脱位的年轻运动员进行手术干预，可显著降低肩关节前脱位的复发率。（A 级）

3. 对于有损伤病史和损伤机制的患者，恐惧测试和复位测试对确认急性肩关节前脱位有最佳的诊断准确性。(A 级)
4. 急性盂肱关节脱位后在外旋位进行肩关节固定可增加关节囊盂唇复合体与关节窝的接近度，并降低复发性脱位的发生率。(B 级)
5. 非手术干预的重点是重建肩关节动态稳定的神经肌肉控制和力量，这为急性肩关节前侧不稳患者提供了限制复发性脱位的最佳机会。(C 级)

复习题

3.1 一位物理治疗师对一位年轻且活跃的单板滑雪教练进行了检查，该患者在 3 天前经历了急性肩关节前脱位。治疗师查看了 X 线和 MRI 报告，以确定可能存在的潜在病理学。在该患者中最有可能出现以下哪种病理改变？

A. 肩袖损伤　　B. Bankart 损伤

C. Hill-Sachs 损伤　　D. 骨性 Bankart 损伤

3.2 一位单板滑雪教练因经济原因无法接受急性肩关节前脱位的手术干预。为了尽快重返工作岗位，她选择了保守治疗。帮助她实现这一目标的最适当的治疗计划是什么？

A. 制动 1 周，肩关节水平以下的整体肩袖和肩胛周围肌肉强化，开链闭链位置的本体感觉训练，功能性支具以防止工作期间的外展和外旋，关于复发性脱位的预后的教育

B. 制动 1 周，ROM 达到最大范围，肌力训练，包括弯腰、卧推和颈后阔肌下拉，恢复无限制活动

C. 固定 3 周，肩关节水平以下的单独强化肩胛下肌肌肉力量，仅在开链位置进行本体感受训练，功能性支具以防止工作期间的外展和外旋，对复发性脱位的预后进行教育

D. 固定 3 周，外展和外旋时加强肌肉，以增加稳定性并防止复发性脱位，再次保证脱位通常是一次性的，并且在未来不会成为问题

3.3 一位单板滑雪教练决定对急性肩关节前脱位进行手术干预。在前盂唇修复术后 10 周，患侧肩关节 AROM 是健侧的 95%，物理治疗师未观察到肩胛骨运动障碍。肩关节外展、肩胛骨、内旋（0° 外展）和外旋（0° 外展）的手动肌肉测试被评定为 4+/5 级。哪种类型的治疗性运动最适合下一个康复阶段？

A. 激进的末端拉伸　　B. 高级俯卧撑

C. 恢复雪上训练　　D. 亚极限等长强化训练

参考答案

3.1　B。Bankart 损伤是急性肩关节前脱位的基本病变，可导致肩关节前侧不稳的复发。这种损伤的特征是盂肱前韧带和盂唇与前下关节盂颈的关节面分离，并可能导致肱骨头向前平移增加，特别是当手臂处于外展和外旋位置时。

3.2　A。初期保护关节以尽量减少炎症和疼痛至关重要，但在位置和持续时间方面仍存在争议。Paterson 等 [38] 认为，如果选择内旋位，固定时间超过 1 周没有任何益处。但如果选择外旋体位，3 周似乎更为合适。仅针对肩胛肌力训练可能会使盂肱关节在外展和外旋位置上不稳（选项 C）。因此，建议采用针对所有肩袖和肩胛周围肌群的均衡肌力训练。虽然开链本体感受训练有利于恢复运动知觉，但闭链练习也有利于通过盂肱动态稳定器的共同收缩来促进关节稳定性。

3.3　B。目前的时间框架和客观测试表明，患者已经准备好进入康复的进阶过顶强化阶段。此时，激进的末端范围拉伸、重返工作岗位及在雪地上进行专项运动训练都过于激进（选项 A 和 C），而亚极限等长强化训练则过于保守（选项 D）。

肩关节不稳的手术治疗：恢复运动的康复技术

Surgical Stabilization for Shoulder Instability: Return-to-Sport Rehabilitation

病例 4

Laura S. Pietrosimone　Ellen Shanley

男性，16 岁，于 4 个月前在一场橄榄球比赛中受伤，一名防守球员在其肩关节处于极限位置时（外展和外旋 90°）撞到了他的肩部，导致他的肩关节脱位。他无法继续比赛，随后在急诊进行了手法复位。这是他肩关节的第二次脱位。他被诊断为右肩（优势侧）的 Bankart 损伤伴 Hill-Sachs 损伤。脱位后 10 天，他在关节镜下行 Bankart 损伤缝线铆钉固定、前侧关节囊褥式缝合和 Remplissage 修补术（后方关节囊、冈下肌肌腱填塞修补 Hill-Sachs 损伤）。患者在术后第 1 天（postoperative day one, POD 1）由他的骨科医生转诊到康复科进行物理治疗。患者希望能为大学棒球队的赛季做好准备。他是先发游击手和替补投手（右手投球，左右手都能击球）。然而，他的主要目标是在即将到来的橄榄球赛季中获得四分卫的首发角色。患者现在是术后 4 个月，能够开始进行专业运动的恢复性康复训练。

- 根据患者的诊断和手术方式，哪些康复目标对其恢复棒球运动至关重要？
- 有什么检查技术可以用来明确运动员对这项运动任务的准备程度？
- 在康复计划的这个阶段，最合适的物理治疗干预措施是什么？
- 有哪些可能的并发症会延迟运动员全面重返赛场？

关键术语

- Bankart 损伤：由 Bankart 在 1923 年首次报道[1]，是肩关节的“基础损伤”；包括关节盂附着的前下唇撕脱，通常由肩关节前脱位引起。
- 应力生产的关键时刻：投掷运动中需要肌肉产生最大收缩力以抵抗盂肱关节的分离力矩。
- Hill-Sachs 损伤：肱骨头后外侧的撞击性压缩性骨折通常由盂肱关节前脱位引起，这种骨折可能导致复发性肩关节不稳[2]。
- 褥式缝合：手术收紧肩关节软组织结构，目的是减少关节体积和松动，使关节更紧。
- Remplissage 修补术：手术技术包括将后囊和冈下肌腱转移到 Hill-Sachs 损伤处，当手臂外展并向外旋转至 90° 时防止骨缺损处与关节盂碰撞[3]。

学习目标

1. 确定与运动和复发性肩关节不稳相关的会导致肩关节脱位的危险因素。
2. 在常规康复治疗结束后，恢复专业运动前，制订适当的运动计划，以恢复运动员的上肢最大活动度、力量、耐力和关节本体感觉。
3. 根据运动员参加的每项运动的要求，确定恢复运动的适当标准。

物理治疗考虑事项

运动员肩关节稳定术后的物理治疗应考虑以下事项。

- 治疗计划与目标：恢复无痛 ROM；增加肩胛带肌群的动态肌肉力量和耐力；运动相关功能生物力学评估；让运动员重返赛场。
- 治疗措施：对患者进行有关肩部解剖学和手术相关方面的宣教；手法治疗恢复 ROM 和关节活动能力；进行柔韧性练习；抗阻训练增加肩袖和肩胛骨的稳定性力量以增加关节的动态稳定性；核心和下肢力量和耐力训练增加关节和肌肉的控制能力。
- 注意事项：根据术后不同时间点组织愈合的特性选择合适的运动计划和强度。
- 影响因素：缺乏对运动计划的依从性，训练进程过快，组织愈合不良，以及社会心理压力等。

疾病概要

肩胛带的解剖结构（锁骨、肩胛骨和肱骨）允许肩关节在多个平面活动，因此，需要通过被动和主动结构的协调运动在稳定性和活动度之间取得平衡来实现肩关节的正常功能（表 4-1）。盂肱关节不稳传统上分为两类：创伤性和复合多向不稳。不稳定是一个用于描述关节内异常和不受控制位移的术语，通常继发于肩部创伤。关节松弛是关节囊完整性的非病理性客观表达，用于评估关节的被动移动程度，但通常无症状[4, 5]。

表 4-1　维持肩关节稳定性的解剖结构

静态 / 被动	动态 / 主动
骨性结构 关节盂 关节囊性结构 关节内负压 摩擦系数	骨性结构 肱二头肌长头肌腱 肩胛骨的位置 关节面压力 神经肌肉控制

创伤性肩关节损伤可导致肩胛带周围多个结构的损伤，包括软组织（肌肉-肌腱单元）撕裂、关节囊撕裂，以及肩关节和（或）肱骨头骨折（图 4-1）。**患者的年龄是复发性肩关节不稳的首要风险因素**，25 岁以下个体的复发率高达 85%～95%[6-9]。**此外，较高的运动水平也是高危因素**。Simonet 等的研究显示，82% 的年轻运动员反复脱位，而年龄相近的非运动员只有 30%[10]。有趣的是，接受肩关节稳定手术的年轻运动员中，超过 90% 的人希望恢复运

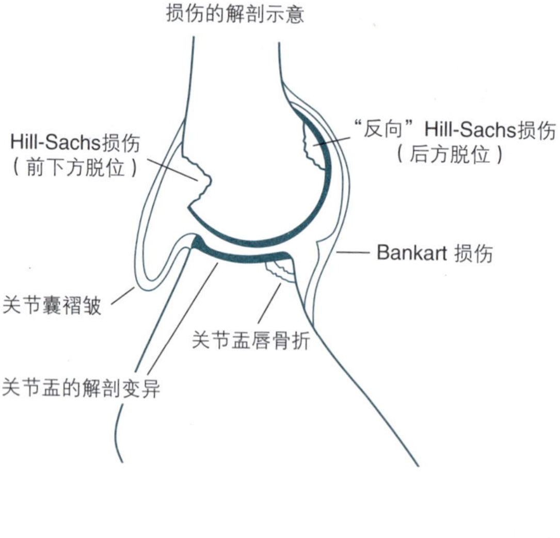

图 4-1　导致肩关节不稳的解剖损伤（经允许引自 Skinner HB.Current Diagnosis & Treatment in Orthopedics, 4th ed. NY: McGraw-Hill; 2006）

动，而大多数抱有这种高期望的患者参加的是高风险运动（即碰撞运动）[11]。因此，系统和详细的治疗和恢复运动计划是改善患者预后的关键。

急性创伤性肩关节脱位比创伤性后脱位更常见[4, 12]。当前下肩关节囊撕裂合并肱骨头骨损伤（Hill-Sachs 损伤）时，建议立即进行手术干预以恢复肩关节的解剖稳定性和运动功能。

物理治疗患者管理

肩关节镜手术后，康复计划应围绕重返运动的目标进行有计划的安排，并明确推进的时间表和标准，物理治疗师在制订康复计划时，应充分考虑相关组织的愈合时间特点及专项运动的具体要求。表 4-2 列出了该运动员从事每项运动的具体要求。

表 4-2　康复过程中对不同运动的特殊考虑

运动类型（位置）	特殊考虑
橄榄球（四分卫）	投球 接触碰撞 防守：核心收紧
棒球（先发游击手，替补投手）	传球 投球 击球

目前已经完善了针对职业运动员的肩部活动度和力量的必要循证医学建议。对于术后运动员，获得和保持适当的肩胛带激活应该是整个康复过程的重点。在橄榄球运动员中，关节镜治疗前向肩关节不稳后，运动员可在手术后 1 年内恢复比赛[13]。在本研究中，恢复比赛的运动员中，肩外旋角度减少均未超过 15°，平均肩外旋角度减少仅为 5°[13]。

在投球过程中力产生的关键时间点是在球即将脱手时，此时肩关节正处在最大外旋位[14]。据报道，在成年投手中，投球时的最大外旋角度达到 165°～180°[15]。约 180° 总弧度是从最大外旋角度移动到最大内旋角度所必需的。投手肩关节内旋能力减弱与后下囊增厚、潜在的肩袖、肱二头肌肌腱和关节盂唇完整性的病理学损伤有关[17]。物理治疗师的主要任务之一是帮助运动员成功地恢复运动能力，其中肩关节旋转活动范围的恢复是恢复运动能力的关键。

检查、评估和诊断

考虑到手术后患者恢复关节稳定性需要一定时间，我们建议采用相对保守的康复方案。手术后的前 4 个月，患者在指导下进行前两个阶段的康复。第一阶段强调疼痛控制，保护手术部位以促进组织愈合，以及活动度和神经肌肉控制的恢复。第二阶段的重点是重新建立协调的上肢运动模式和恢复肌肉耐力。

在术后 4 个月的保护期，物理治疗师指导患者进行无痛范围内的无代偿活动，强调在运动和强化活动中肩胛骨的控制，能够在轻微或没有疼痛的情况下进行所有规定的肌力训练（视觉模拟量表评分≤ 2/10）[18]。下一阶段的康复应强调增强肩胛带肌和肩袖肌的耐力，以及在特定运动模式和位置中肩胛带的整体神经肌肉控制。物理治疗师必须仔细考虑、修改和监测施加在每个重建组织上的应力，以确保在促进功能恢复的同时保护手术修复的组织。在前侧稳定手术后，当肩关节处在外旋外展超过 90° 时，前下方关节囊受到的压力最为明显 [18]。因此，外旋运动必须在专项训练之后系统地恢复，特别是对于从事过顶运动的患者。在早期康复阶段，运动员需要恢复基础的运动能力，包括功能性运动、肌肉力量和耐力，以及适当的身体控制能力。现在，当运动员准备重返赛场时，可以开始在过顶活动范围内对修复的组织进行压力性训练。

在为这名运动员设计复出计划时，有必要利用客观、有效的测试来评估心理和身体准备情况，以应对每项运动的要求并将未来受伤的风险降到最低。2022 年，Otley 等 [19] 介绍了一个标准的连续测试方案，为肩部稳定手术后的康复和恢复运动测试提供了循证指南。在恢复运动的康复阶段，有选择性地使用心理准备和表现测试是非常必要的，以与手术前检查结果对比并评估不稳定的解决程度。表 4–3 提供了确定肩关节不稳的 3 种常用测试 [19, 20]。

表 4–3　与肩部不稳相关的特殊检查 [2]

测　试	不稳定的方向	技　术	结　果
恐惧	前侧	患者仰卧在检查床边缘；治疗师站在检查侧。治疗师将肩膀置于外展 90° 位置，抓住前臂和手腕向外旋转肱骨	阳性结果为患者恐惧和（或）疼痛
复位	前侧	在恐惧测试呈阳性后进行。如果患者表现出恐惧或肱骨外旋位疼痛，治疗师在肱骨近端施加向后的作用力	阳性结果为当施加向后的压力时，恐惧和（或）疼痛减轻
沟槽征	前侧 后侧 或下侧	患者坐位，治疗师站在患者旁边。治疗师在患者肘关节处施加向下拉力，测量肩峰下与肱骨头之间的距离（cm）。罗式改良法：患者站立并微微前倾，手臂两侧放松。治疗师重新评估	肱骨头平移距离 [21] 1 级：＜ 1.5 cm 2 级：1.5～2 cm 3 级：＞ 2 cm

在决定是否恢复比赛前，需评估肩关节被动活动范围，包括外旋、内旋和水平内收等。Myers 等[22]在测量肩关节 ROM 时证明了仰卧位比侧卧位具有更高的信度和效度。仰卧位可以更敏感地判断从事过顶运动员的情况，他们往往比非过顶运动员表现出更明显的后肩部紧绷。

治疗师应该利用客观的基于表现的测试来确定恢复运动的准备情况。对于投手和四分卫，**运动能力测试是为了评估肩关节功能，包括在过顶运动中肩袖的耐力和肩胛骨的稳定性**（表 4–4）。

表 4–4　参加专业运动前的肩袖和肩胛骨耐力测试

测　试	目　标	技　　术	重回专业运动标准
ER ＞ 90°	评估专项运动训练前后的后肩袖肌耐力	患者面墙站立。将阻力带固定在与头等高的墙壁上患者在肩外展 90° 位拉住阻力带，在保持外展位置的同时将阻力带旋转至最大外旋位并维持（图 4–2）	投掷前训练：用中等强度的弹力带维持 1 分钟 投掷后训练：用中等强度弹力带维持 30 秒。在维持的过程中不应该放松或失去控制
CKCUEST；敲击[23]	通过以耐力为基础的闭链运动评估肩关节、肩胛骨和核心的稳定性	在地板上间隔 3 ft（1 ft ≈ 30.48 cm）画两条线。患者采取俯卧撑姿势，双手交替在两线之间快速来回移动。记录 15 秒和 30 秒的触摸次数（图 4–3）	15 秒：触摸 18 下（男性）；20 下（女性） 60 秒：触摸 90 下
PSET[24, 25]	评估后肩带肌群的耐力	患者俯卧位，手臂远离治疗床边缘，手持等于体重 2% 的重物。将手臂移动至水平外展 90° 并重复此动作，直到无法完成动作 改进版：患者保持外展位姿势直到无法维持	双侧对称指数（LSI）在 10% 以内 改进版：女性：46 秒；男性：47 秒
肩胛骨运动障碍[26, 27]	评估过顶运动时肩胛骨的位置	患者双手各持 5 lb 哑铃，肩胛骨平面做抬举过顶动作重复 10 次	投掷后正常或只有轻微的肩胛骨动力障碍

注：ER，外旋；CKCUEST，闭链上肢稳定性测试；PSET，肩后侧耐力测试。

治疗计划与干预措施

应该制订一个训练计划来获得肩袖肌肉的动态稳定性。肩袖有三个主要的生物力学功能：下压肱骨头，旋转肱骨头，提供肌肉平衡以限制施加在肩关节

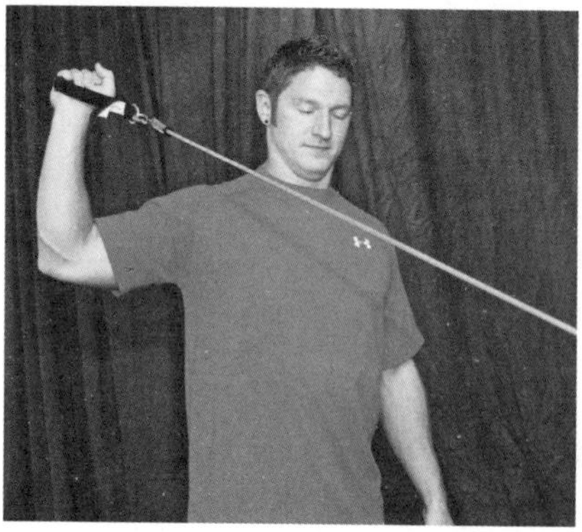

图 4-2 评估右后肩袖肌耐力。患者将肩关节外展 90°，保持外展位置的同时将肩关节旋转至外旋最大角度

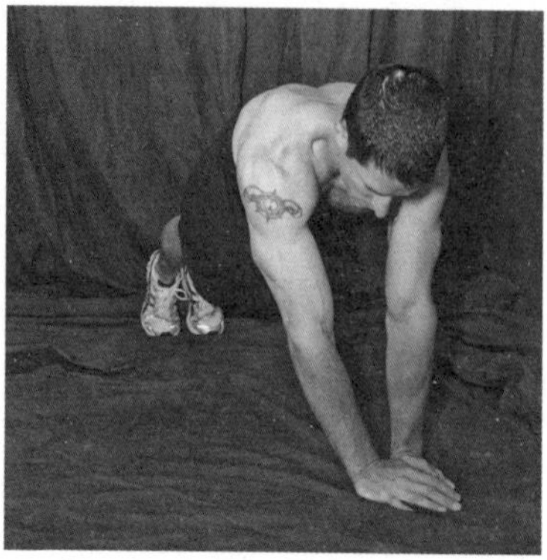

图 4-3 CKCUEST 评估耐力训练中肩关节、肩胛骨和核心的稳定性。在地板上间隔 3 ft（约 1 m）画两条线。患者采取俯卧撑姿势，双手交替地在相隔约 3 ft（约 1 m）的两条线之间来回移动。治疗师记录 15 秒和 30 秒的触摸次数

静态稳定结构上的压力。肩袖是肩关节内、外旋的主要肌群，同时在运动中提供肱骨头向肩关节窝内的向心力。当进行靠近身体平面的肌力训练时，在患者躯干和肱骨之间放置一个毛巾卷，可以最大限度地激活肩袖肌和肩峰下间隙以避免撞击并最大限度地减少肌肉-肌腱连接处的血运不足[28]。Reinold 等[29]证明，当健康受试者在躯干和肱骨之间放置毛巾卷时肩外展 0° 位外旋，冈下肌 / 小圆肌复合体的最大自主收缩力增加 10%。随着运动员的进步，肩袖肌应该在更高的外展和上举平面上进行训练，以模拟运动员需要更高动态稳定性才能完成的特定专项动作。

在进行上肢阻力带练习时，治疗师可以通过改变许多变量来改变活动的要求，包括阻力水平、重复次数、速度和肌肉收缩类型（等长、向心、离心）。对于过顶运动来说，加强训练应该主要针对肩袖肌和肩胛骨的稳定性，以及腰椎骨盆稳定或“核心”力量。Ellenbecker 等[30]建议将等速肩关节外旋与内旋的力量比从 66% 提高到 76%，以增加肩关节不稳患者的外旋力量。这种外旋偏倚将有助于形成“后侧优势”肩，以增加动态稳定性，并有助于防止投掷和球拍运动运动员的再次损伤[30]。

对于肩后侧紧张和存在体态缺陷的个体，内旋和后肩拉伸训练的效果已经得到了充分证实。这些训练可以改善体态和肩胛骨运动轨迹，减轻疼痛，减少运动缺勤天数[31-33]。2003 年，Kibler 等[34]证实，在年轻网球运动员进行内旋

拉伸训练后，最容易受伤的区域活动度增加。Shanley 等 [35] 证实，在一个赛季中，优势肩内旋活动度减少≥ 25°（与非优势肩相比）的棒球运动员上肢受伤的风险是优势肩内旋活动度减少＜ 25° 的棒球运动员的 4 倍 [35, 36]。在参加肩后侧拉伸训练的患者中，肩峰撞击症状可以得到有效缓解 [37]。

从事过顶投球运动的运动员需要通过间歇投掷测试（interval-throwing program, ITP）来恢复运动能力。这是一种在适当的时候设计和实施一个单独的棒球和橄榄球项目的训练方式。ITP 的目标是通过一个循序渐进的过程使运动员恢复到受伤前的状态，同时要注意防止过度训练。虽然这些项目的具体设计还没有统一标准，但有几个训练项目是必须包括在内的 [38-42]。首先，必须教育运动员遵守规则的重要性，并以可理解的方式概述不遵守规定的风险。运动员应该了解投掷过程中或投掷后疼痛的含义。要执行酸痛原则：每个运动员对酸痛的主观报告决定了 ITP 方案的调整 [41]。例如，如果运动员在热身或投掷过程中出现突发或逐渐加重的手臂酸痛，或者在训练后酸痛持续超过 1 小时，运动员应该休息 1～2 天，不要进行 ITP 的下一个步骤。ITP 应该包括一个具体的和统一的热身程序，应该强调完成质量而不是数量。这些参数（投球数、场次和出场数 / 周）应该根据个人的投球角色（如先发投手和中继投手）和年龄来确定 [41]。每次出场应该记录运动强度、投掷距离和投掷持续时间 [43]。在表 4-5 中建议的恢复比赛标准是根据文献记载的临床规范和同行评议推荐确定的 [18, 27, 35, 38, 39]。

表 4-5　恢复专项运动的标准

评价指标	预期结果
疼痛	休息时无疼痛
ROM	达到全范围 ROM 且没有疼痛
肌力	徒手肌力测试在所有运动平面达到 5/5 手持肌力测定仪：投掷训练后大于未进行训练侧上肢肌力的 90%
肌肉运动表现	外旋 / 内旋为 2∶3（单位：lb） （肩关节外旋肌的强度应至少为同一上肢肩关节内旋肌强度的 2/3） 90–90 位外旋 / 内旋，中等弹力带强度坚持 1 分钟
肩胛骨稳定性	开链：3 lb 哑铃重复 10 次过肩上举动作时肩胛骨轨迹正常或轻微的肩胛骨动力障碍 闭链：CKCUEST，1 分钟内重复 90 次
主观问卷调查	DASH：＜ 5% DASH–运动障碍指数：＜ 10%

如果运动员在重返赛场时遇到困难，治疗师应该为其提供咨询。许多运动员在长时间离开比赛环境后进行恢复性训练时会经历肌肉酸痛。每个康复阶段的训练计划和恢复性训练的强度均应以疼痛的主观报告为参考。必须告知运动员，出现持续性肩痛是重新评估的标志，应该暂停训练。然而，每次训练的体力需求增加时，运动员应该预料到会出现肌肉酸痛。治疗师应该指导运动员使用适当的方法来缓解酸痛。Yanagisawa 等[44, 45]研究表明，投球后立即冰敷和24 小时后冰敷都可以减轻肩部肌肉酸痛。运动员在恢复专项运动的过程中也可能会遇到心理上的挑战。使用经典的患者报告调查问卷如肩关节不稳恢复运动指数（shoulder instability return to sport index, SIRI）可以很好地收集有关恢复运动心理准备方面的信息[19]。运动心理学家能针对患者运动表现、期望值和实际成绩等方面的焦虑进行适当的心理辅导，有效缓解心理障碍。

循证医学建议

证据推荐强度分级（SORT）

A 级：一致的、高质量的以患者为导向的证据。

B 级：不一致或质量有限的以患者为导向的证据。

C 级：共识、以疾病为导向的证据、惯例、专家意见或病例系列。

1. 青年患者（＜ 25 岁）、运动水平增加与复发性肩关节不稳风险增加呈正相关。（B 级）
2. 开链和闭链专项测试对从事过顶运动的运动员受伤后的运动能力能提供最全面的评估。（C 级）
3. 对从事过顶运动的运动员来说，内旋和肩后侧拉伸可以改善姿势和肩胛骨的运动轨迹，减少疼痛和受伤的风险，减少运动缺勤的天数。（A 级）

复习题

4.1 物理治疗师正在治疗一位肩关节前侧不稳手术后 4 个月的从事过顶运动的运动员。以下哪一种体位只应在康复计划的最后阶段纳入？

A. 外展 0° 位内旋

B. 肩胛骨平面肩上举

C. 外展 90° 位外旋

D. 外展 90° 位水平内收

4.2 以下哪一种测试组合能让治疗师对运动员是否完全恢复过顶运动的准备情况做出**最完整**的评估？

A. 60 秒内中等阻力下 0° 外展位肩关节连续内外旋的重复次数

B. 无疼痛、安全专业地完成 ITP；CKCUEST

C. 完成投掷训练后做俯卧撑和引体向上的次数

D. 完成投掷训练后所有肩胛带肌肉的徒手肌力测试得分为 5/5

4.3 物理治疗师要使用患者报告结局评价（patient-reported outcome, PRO）量表来评估恢复运动的患者心理准备情况，哪种 PRO 最适合肩关节前侧稳定术后的运动员？

A. 疼痛量表：比运动功能综合评价量表使用更容易，是可以单独使用的量表

B. SIRI：可作为一种有效和可靠的工具来评估准备恢复专项运动的患者心理情况的量表

C. DASH：用于评估身体和心理功能的变化

D. 患者报告结局评价量表不能提供有用的信息，不应该使用

参考答案

4.1 C。肩关节外展和外旋会对肩关节下韧带复合体造成最大的压力，这种关节囊和韧带的复合结构刚通过手术修复。因此，必须避免在至少 12 周内做可能增加组织张力的动作来保护它。因此，这种训练动作应该保留到康复的后期阶段。

4.2 B。ITP 和 CKCUEST 为治疗师提供了最好的循证信息，是做出恢复专项运动的最好评估。这两项测试也与棒球和橄榄球运动员的运动能力最为相关，因为它们直接评估投掷的生物力学，以及整体上肢力量、稳定性和耐力。

4.3 B。SIRI 可以量化恢复运动的患者心理准备情况并提出与接受肩部稳定手术的运动员相关的具体问题。它包括对专项运动所需的特殊要求如站位、动作要求和运动类型等的评估，可以很好地反映运动员对专项运动的生理和心理准备程度。将 PRO 与运动能力量表相结合，可为运动员提供健康状况和进行专项训练的准确且全面的评估报告。

肩袖修复术：第 1～4 周康复治疗

Rotator Cuff Repair: Rehabilitation Weeks 1 to 4

Todd S. Ellenbecker　Brianne Lewis
David S. Bailie

病例 5

女性，55 岁，于 2 周前接受了关节镜下肩袖修复术，之后被转诊到物理治疗中心。3 个月前，患者在网球比赛中做反复发球动作后，肩部逐渐出现疼痛。比赛结束后，疼痛并没有减轻，反而加剧，并且在休息、睡眠和 ADL 中都会出现疼痛。患者咨询了一名骨科医生，该医生发现患者的右肩（优势肩）在外旋和抬高时有明显的无力感，并且肩峰的前缘和外侧缘有疼痛感。增强 MRI 扫描显示，冈上肌肌腱存在 2 cm 的全层撕裂，并向后方延伸至冈下肌肌腱，但未伴有盂唇撕裂。患者的手术采用缝合锚钉进行肩袖修复，并对肩峰进行了Ⅱ型肩峰成形术。术后立即给予患者宣教，包括 Codman 钟摆运动、耸肩和肩胛骨回缩、握力增强练习，以及佩戴吊带保护肩部的说明。手术后 2 周，外科医生检查了切口，拆除了外部缝线，并将患者转诊至物理治疗中心。患者就诊时，右肩吊带固定，吊带同时配置了垫子，垫子将肩关节固定在肩胛平面外展约 20° 位。她没有右侧上肢远端放射性症状的主诉，并且在静息时右肩疼痛等级为 2/10，在尝试移动右肩时为 5/10。患者的病史中无心血管疾病、糖尿病或神经系统疾病的异常记录。

- ▶ 基于患者的诊断和手术情况，您预计哪些因素可能导致她的活动受限？
- ▶ 最合适的物理治疗干预措施是什么？
- ▶ 她的康复预后如何？

关键术语

- **肩峰成形术**：外科医生通过手术切除Ⅱ型或Ⅲ型肩峰的前下方部分，使其更接近于扁平的Ⅰ型肩峰。
- **肩袖撕裂**：肩袖肌腱（主要是冈上肌和冈下肌肌腱）的撕裂；撕裂可以是全层的（涉及整个肩袖厚度）或部分的。部分撕裂可以影响肌腱的上部（滑囊面）或下部（关节面）一侧。上部部分肩袖撕裂是由肩袖肌腱在喙肩弓处的摩擦和撞击引起的，而关节面部分肩袖撕裂通常是由肌肉肌腱的拉伸超负荷引起的。
- **Ⅱ型肩峰**：肩峰从前方到后方（矢状面）呈屈曲状，导致肩峰下间隙狭窄。

学习目标

1. 描述在关节镜下肩袖修复后，可以安全应用于患者的关键和特定活动范围，以及盂肱关节活动干预措施。
2. 描述肩袖修复术后应为患者制订安全的肩胛骨稳定初始干预措施。
3. 确定肩袖修复术后早期康复中的循证物理治疗干预措施。
4. 列出肩袖修复术后早期康复的注意事项。

物理治疗考虑事项

在管理手术修复肩袖撕裂后早期（1～4周）的患者时，应考虑以下几个方面。

- **治疗计划与目标**：减轻疼痛；增加 AROM 和 PROM；增强上肢肩袖和肩胛部肌肉力量。
- **治疗措施**：对患者进行功能解剖学、损伤病理机制，以及保护愈合肌腱的一般预防措施方面的教育；减少疼痛的疗法和手法治疗；关节活动和被动拉伸，以改善 ROM，预防 / 减少关节囊限制；次极限抗阻练习，以增强肩袖和肩胛稳定肌肉的力量和耐力，居家锻炼指导。
- **注意事项**：监测神经体征和症状。
- **影响因素**：撕裂大小；组织质量；影响组织最佳愈合的医疗或生活方式问题（如吸烟）；限制患者 ROM 或参加物理治疗的能力，如某些健康状况可能导致患者无法保持正确的体位进行治疗。

疾病概要

肩袖病变的病因可以描述为一个连续体，从过度使用引起的微创伤性肌腱病到退行性或大创伤性全层肩袖撕裂。第二个连续体包括盂肱关节不稳和原发性撞击或压迫性疾病，这些疾病会导致肩袖功能障碍[1]。处理肩袖损伤患者所面临的临床挑战首先是进行具体评估，以清楚地了解盂肱关节各组成部分，以及整个上肢运动链的稳定性和完整性。

全层肩袖撕裂可由肩袖长期退化及肌腱反复应力引起（如反复抬肩过顶的运动员）。在创伤事件中遇到的应力大于正常肌腱所能承受的力量。单次创伤可导致肩袖全层撕裂，大结节骨质撕脱。根据 Cofield 的说法[2]，肌腱必须有 30% 或更多的部分受损才能导致强度大幅下降，因此轻微的肌腱损伤在功能下降上可能并不明显。在主观检查中，患者通常会报告导致肌腱损伤的单一创伤事件。然而，随着时间的推移，反复的微创伤和退化可能会大大削弱肌腱强度，最终导致肌腱在患者所处的重负荷下失效。全层肩袖撕裂可能需要手术治疗和积极的康复治疗，才能达到良好的功能效果[3, 4]。

肩袖撕裂有几个重要的病因。人们对肩袖，特别是冈上肌的血管进行了广泛的研究。在 1934 年关于冈上肌腱断裂的经典专著中，Codman 描述了位于大结节肌腱止点近端 0.5 in（约 1 cm）处的临界血供不丰富区[5]。同时发现肱二头肌长头肌腱在距止点 2 cm 处的深面也有类似的血供不丰富区域[6]。Rathbun 和 MacNab[7] 报道了位置对肩袖肌腱微血管的影响。在盂肱关节处于内收位置时，他们发现冈上肌腱止点附近有一个恒定的血供不丰富区域。与此相反，在手臂处于外展位置时，却没有观察到相似的血管不足区域。这些研究人员将这一观察结果称为“拧出现象”，在肱二头肌长头肌腱中也发现了这种现象。这种体位对肩袖肌腱血流及固定和运动摆位都有影响。20 多年后的定量组织学分析，Brooks 等[8] 报道了冈上肌和冈下肌腱止点处的低血管区或临界区。Swiontowski 等[9] 通过激光多普勒血流测量仪测量了肩峰下撞击引起的肩袖肌腱炎患者的血管情况。在这一人群中，与肌腱的其他部位相比，先前确定的血管不足区域的血流量最大。

文献中通常描述了几种主要的肩袖撕裂类型。全层撕裂包括肩袖肌腱的整个厚度（从上到下）的撕裂。全层撕裂通常始于冈上肌腱的临界血供不丰富区，并可延伸至冈下肌、小圆肌和肩胛下肌肌腱[10]。肩胛下肌肌腱撕裂通常与肱二头肌长头肌腱从结节间沟脱位或肱二头肌肌腱部分或完全撕裂有关。从组织学角度看，全层肩袖撕裂会出现各种不同的结果，从几乎完全无细胞和无血管的边缘到有细胞浸润的新生血管各异[10]。

在尸体研究中，Loehr 等[11]通过选择性分割冈上肌腱或冈下肌腱，评估了全层肩袖撕裂对盂肱关节稳定性的影响。冈上肌或冈下肌的单肌腱损伤不会影响盂肱关节的运动模式，而双肌腱损伤则会引起与盂肱关节不稳相适应的明显变化[11]。因此，全层肩袖撕裂者可能会因为肱骨头平移的增加，以及由此导致的不稳定性，而对剩余肩袖肌腱的动态稳定功能造成额外的压力。

Miller 和 Savoie[12]对肩袖全层撕裂的患者进行了检查，以确定相关关节内损伤的发生率。100 名患者中有 74 人合并一种或多种关节内异常：62 人出现前部盂唇撕裂，16 人出现肱二头肌肌腱撕裂。这些结果清楚地表明了对肩袖损伤患者进行全面临床检查的重要性。

物理治疗患者管理

行关节镜下肩袖修复术后，患者可从控制疼痛的理疗中获益。除了治疗性运动，手法治疗对恢复 ROM、增加力量和改善肩部功能也大有裨益。了解肩袖修复术后的组织所承受的应力有助于物理治疗师在术后康复的早期阶段改善患者肩部 ROM，同时不影响其组织愈合。

检查、评估和诊断

肩关节术后检查的重点包括神经系统筛查、患侧肢体 PROM 测量和健侧肢体的主动活动范围测量。这些参数是为受伤肩部设定目标的重要基准参数。物理治疗师应从后方观察患者，检查肩胛部肌肉和肩袖肌肉是否萎缩，当患者双手叉腰时，更容易观察到肌肉萎缩[13]。Ellenbecker 等[14]注意到，在精英网球运动员中，优势臂的冈下窝普遍存在萎缩现象，这可能表明了肩外旋无力和冈下肌无力的程度。在检查肩胛骨的静止位置时，治疗师应评估肩胛骨下缘或内缘是否突出，这提示是否需要进行肩胛骨稳定性干预[15, 16]。在初次检查中，由于是术后急性期，不建议对主动活动时的盂肱关节进行评估。然而，静态肩胛骨姿势可显示受伤肢体和未受伤肢体之间的不对称，并可作为肩胛骨动力障碍的早期预警信号，这些动力障碍可能会在后期康复过程中进行更深入的主动活动评估时显现出来[15, 16]。

盂肱关节的稳定性检查是必需的。应进行双侧负荷移位试验[17]和多向不稳定性（multidirectional instability, MDI）沟槽征[18]等测试（参见病例 2，表 2-1），并进行比较。在这一初始阶段，识别过度活动或关节囊过度紧张对治疗计划有至关重要的影响。该病例中的患者有明显的冈下肌萎缩，表现为冈下窝萎缩及右肩胛骨下角突出，在静止状态和双手叉腰时都是如此。在负荷和移位测试中，没有发现Ⅰ级前–后移位的不稳定迹象。双侧 MDI 沟槽征测试呈阴性。

治疗计划与干预措施

手术后初期康复的重点是增加肩关节 ROM，以防止关节囊粘连，同时保护修复的组织。术后康复方案规定在康复的前 6 周内限制关节活动度，盂肱关节在安全范围被动活动，同时允许关节偏移、关节囊延展的安全运动（保护修复肌腱的内在张力）。

Hatakeyama 等[19]在人体尸体上修复了 1 cm×2 cm 的冈上肌肌腱撕裂，并研究了肱骨旋转对在冠状面、肩胛面和矢状面手臂抬高 30° 时，对冈上肌张力的影响。与中立旋转位置的张力相比，外旋 30° 和 60° 会降低冈上肌肌腱单元内的张力。相反，内旋 30° 和 60° 会增加冈上肌腱内的张力。这项研究为肩袖修复术后进行早期 PROM 外旋的安全性提供了重要依据。在手术后的固定期间，大多数患者都处于内旋体位。这项研究表明，这种手术后固定姿势会增加修复后冈上肌腱的张力。我们提倡在修复中控制张力，以提高肌腱强度和愈合能力，同时又不影响愈合或肌腱与骨骼的一致性。根据 Hatakeyama 等的研究[19]，物理治疗师应该明白，在肩胛面或冠状面抬高 30° 的情况下，将肩部外旋至 60°，所产生的组织张力比典型的固定位置（内旋 30°～60°）要小。

从 Hatakeyama 等的研究[19]，即在肱骨旋转过程中，对修复后的冈上肌腱在冠状面、肩胛面和矢状面之间的内在拉伸负荷的比较，还可以得出具有临床意义的另外一方面结论。与冠状面和肩胛面相比，在矢状面上旋转肱骨时冈上肌腱的负荷明显更高。因此，根据这项研究，早期 PROM 应在肩胛平面向肱骨外旋和内旋方向进行，以尽量减少修复肌腱的拉伸负荷[19]。图 5–1 显示了将盂肱关节置于肩胛平面上进行肱骨旋转 ROM 训练的技术。使用平台或治疗师的腿可在肩胛平面上提供一个支撑位置，使治疗师的双手可以自由地提供肩胛稳定支撑和活动肱骨头。

另一项尸体研究为术后早期 ROM 的应用提供了指导。Muraki 等[20]研究了上肢被动运动对冈上肌腱拉伸负荷的影响。他们发现，在肩关节屈曲 60° 的水平内收运动中，冈上肌腱或冈下肌腱的应力都没有明显增加。然而，与静止或中立位相比，在屈曲 30° 和 60° 时进行内旋会增加冈下肌腱最下部的张力。这项研究为我们提供了更多指导，即在进行内旋和交叉臂内收运动时，可以将修复后的冈上肌腱所承受的负荷降至最低。这项研究还说明了了解肌腱受累和修

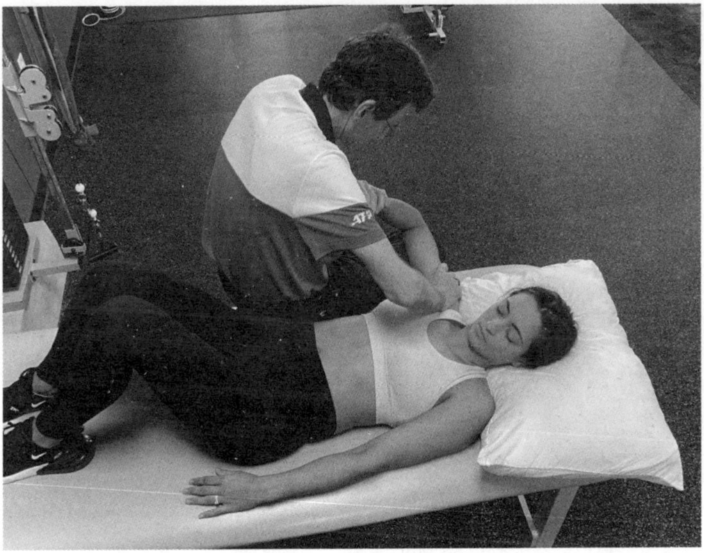

图 5-1　右侧盂肱关节在肩胛平面旋转活动度训练

复程度的重要性，因为如果在术后康复过程中过早地进行内旋，以后方为基础的肩袖修复（涉及冈下肌和小圆肌的修复）可能会承受更大的拉伸负荷。因此，外科医生和物理治疗师之间的沟通对于确保修复后达到最佳 ROM 至关重要。

Muraki 等 [21] 研究了在盂肱关节 30° 外展位进行盂肱关节前、后和下滑行活动时修复的冈上肌腱的应力情况。尸体标本显示，在这种姿势下进行这些盂肱关节活动时，冈上肌腱没有受到任何负荷。因此，医生可以在肩袖修复后，在盂肱关节外展约 30° 的范围内进行早期关节活动（图 5-2）。

肩袖修复术后早期的一个关注点是何时从 PROM 过渡到主动辅助关节活动度（active-assisted range of motion, AAROM），并最终达到 AROM。McCann 等 [22] 通过对无肩部病史的成年人进行肌电图（electromyographic, EMG）记录，比较了在使用滑轮进行仰卧辅助屈曲运动和坐位抬高时冈上肌的激活程度。虽然两种活动都能产生低水平的冈上肌激活，但坐姿直立滑轮活动产生的 EMG 活动明显多于仰卧位。这项研究清楚地证明了患者体位对冈上肌激活的影响，并提供了在肩袖修复术后早期使用仰卧位主动辅助肩关节屈曲运动以保护肌腱愈合的治疗原理。

Ellsworth 等 [23] 测量了有肩部病变和无肩部病变的成年人的肩部 EMG 活动，发现在进行常用的 Codman 钟摆运动时，肩袖肌肉的 EMG 活动极少。在

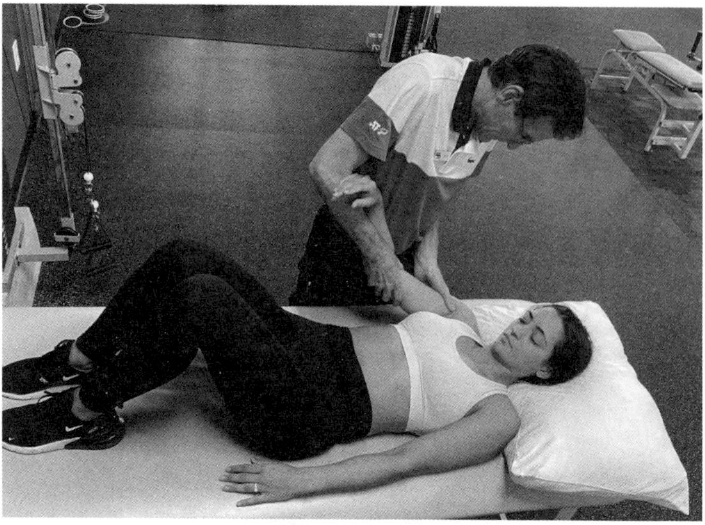

图 5-2 在肩胛骨平面和 20° 外展位进行盂肱关节活动（前 / 后），以减少修复后肩袖肌腱的张力

进行钟摆练习时，无论是否施加重量，肌肉活动都没有变化。不过，在进行 Codman 钟摆运动时，肩袖肌肉仍会被激活，尤其是肩部有病变的人。许多治疗师（包括本病例的作者）都不建议在钟摆练习中使用手部负重，因为这有可能导致不必要的盂肱关节前移。由于钟摆练习（有重量或无重量）会激活肩袖肌肉，因此在术后早期只适合被动运动的情况下，是否应开具该运动处方仍存在争议。

在肩袖修复术后的康复治疗中，早期 ROM 与延迟 ROM 可能是最具争议和差异的话题之一。鉴于关节镜下肩袖修复术的数量不断增加，康复专业人员和外科医生对这一特殊问题的研究已有一段时间。2009 年，一项系统性综述发现，关于肩袖修复康复中固定与早期 PROM 的证据不足，无法提供基于证据的结论或建议[24]。2011 年，Koo 等[25]从大量人群中发现了肩袖修复术后特别容易出现 ROM 损失的患者：同时接受了 SLAP 修复术、术前有粘连性关节囊炎、钙化性肌腱炎和（或）只进行了单肌腱肩袖修复术的患者。对于存在上述风险因素的患者，笔者为他们开出了一种名为“桌面滑动”的主动辅助运动处方（图 5-3）。在术后康复方案的第 1 周，每天进行这项锻炼，最终防止了这一脆弱亚组中所有患者的肩关节活动受限。根据这项研究，在早期康复阶段，可以通过躯干启动运动，有控制地将肩部抬高，以防止肩关节活动受限，

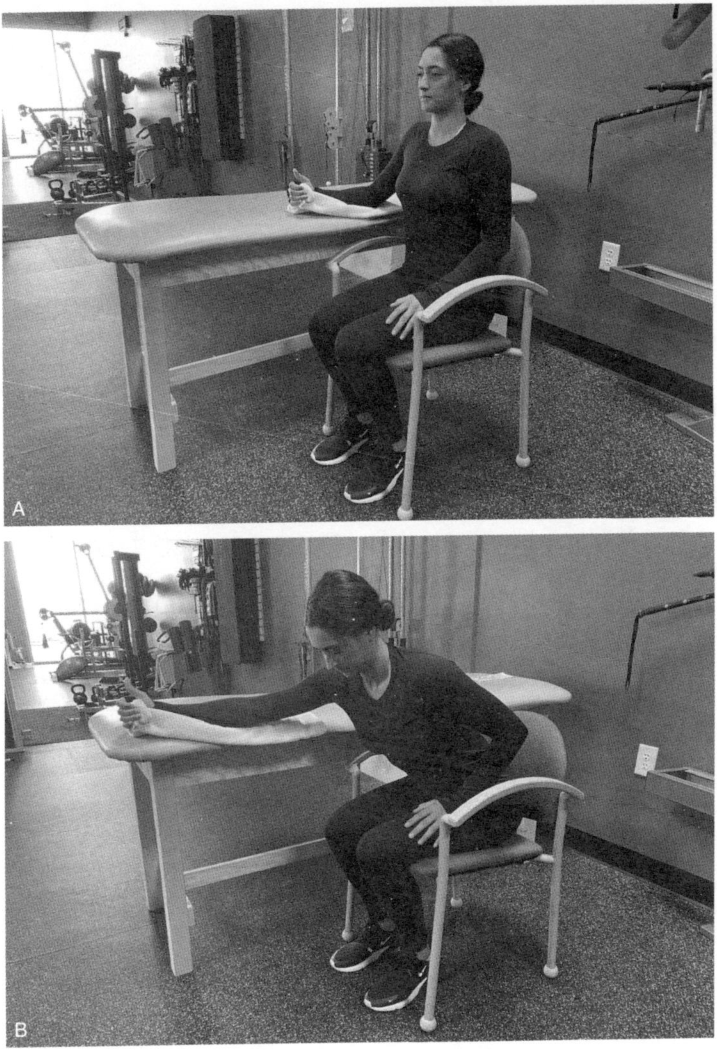

图 5-3　早期主动辅助闭链肩关节屈曲活动范围的桌上滑动练习。从起始位置 A，患者向前屈髋至结束位置 B

尤其是对容易发生肩关节活动受限的患者。

5 项随机对照试验（randomized controlled trials, RCT）对关节镜下肩袖修复术后早期 PROM 与吊带固定进行了比较[25-29]，随后的一项荟萃分析对研究结果进行了综合分析[30]。手术后早期 PROM 的支持者将术后僵硬（关节镜下肩袖修复术后最常见的并发症）作为早期活动和运动的主要理由[31, 32]，而反对者则认为再次撕裂的发生率很高[33, 34]。荟萃分析得出的结论是，术后早期 PROM（起初 4～6 周）与固定相比，可显著增加术后 3 个月、6 个月和 12 个月的肩关节屈曲活动度[30]。虽然早期 PROM 组的外旋 ROM 均有所增加，但这一增加仅在术后 3 个月时显著。也许最重要的是，在至少 1 年的随访中，早期 PROM 并未导致肩袖再次撕裂率的增加。这项荟萃分析所包含的研究排除了肩袖大面积撕裂的情况。

有研究进行了早期运动，包括钟摆练习和由物理治疗师进行的徒手 PROM，结果表明，早期 PROM 并不是关节镜肩袖修复术后再次撕裂率增加的重要风险因素。2013 年的一项研究表明，由治疗师进行的 PROM 不会使冈上肌和冈下肌的 EMG 活动超过基线水平（静止时的姿势站立）[35]。这一发现，加上荟萃分析中显示的前屈和外旋 ROM 增加[30]，支持了在肩袖修复术后使用早期 PROM。

这些研究为 PROM 和 AAROM 的应用提供了客观指导，这些活动可以安全地应用于肩袖修复术后的早期康复。随着研究的进一步深入，物理治疗师将能够根据特定康复锻炼的内在肌肉激活情况，就其适当性做出循证决策。肩袖修复术后前 2～4 周的康复训练通常包括真正意义上的被动运动，以及几种微主动或主动辅助的肩袖运动，如使用高架滑轮进行主动辅助屈曲运动和钟摆运动。为了募集肩袖和肩胛肌肉，患者可以采用仰卧位的“平衡点”姿势（肩关节屈曲 90°）；在提示下，患者从 90° 的起始姿势开始做屈曲 / 伸展的小幅度主动运动。在进行这些练习的同时，还应在早期通过徒手抗阻技术稳定肩胛骨，用手直接接触肩胛骨，以避免肩袖受力，并优化斜方肌、菱形肌和前锯肌的激活（图 5-4）。Kibler 等[36]测量了低水平闭链运动时的 EMG 活动，如在摇板上进行重心转移（患者处于站立姿势，上肢放在桌面上的摇板上）。他们的研究表明，这种活动对肩袖和肩胛部肌肉的激活程度较低（$< 10\%$）。Kibler 等[37]提出的一种名为“抢劫”的开链运动是一种主动上肢运动。这种练习涉及的盂肱关节运动量最小，但强调肩胛骨回缩，并募集肩胛部稳定肌进行早期肩胛骨稳定（图 5-5）。

一项基于尸体的研究比较了经骨隧道和缝合锚两种术式后模拟肩关节主动活动对冈上肌修复完整性的影响[38]。研究结果表明，这两种类型的手术修复在重复负荷后没有区别，这表明基于关节镜的缝合锚固定方法能够承受与小开放和开放肩袖修复中使用的经骨修复方法类似的主动负荷。未来的研究可能会确定模拟次最大负荷对不同肩袖修复结构的影响，从而优化抗阻训练的应用顺序。

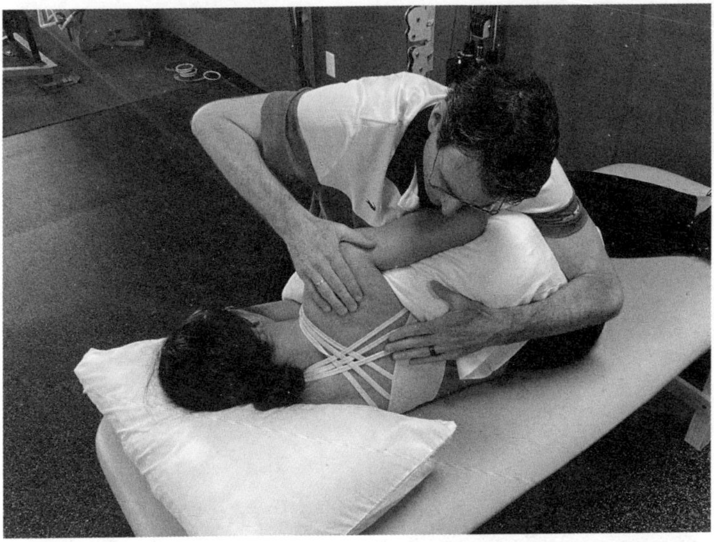

图 5-4　治疗师对患者肩胛骨施加阻力，以促进斜方肌、菱形肌和前锯肌的激活

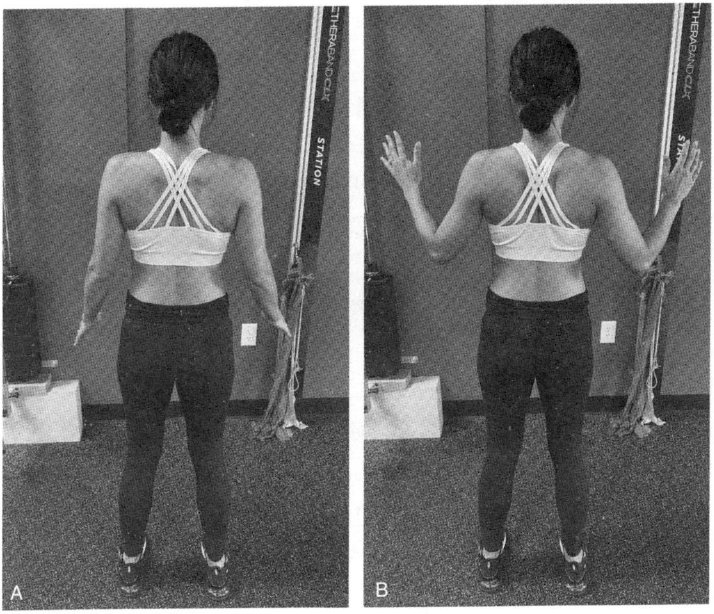

图 5-5　用于稳定肩胛骨的“抢劫”练习

A. 患者开始时双手下垂；B. 在进行肩胛骨回缩的同时将双手上举至末端位置

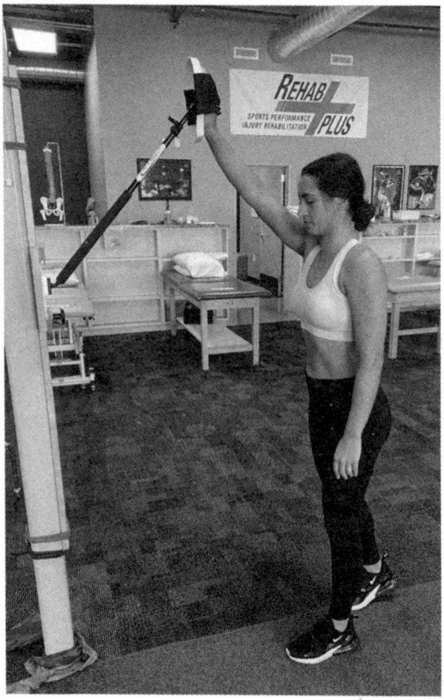

图 5-6 患者使用上肢 Ranger 设备帮助肩部屈曲

2021 年，Silveira 等[39]对 8 项研究中的 756 名接受肩袖修复的参与者进行了系统回顾和荟萃分析，得出结论认为，在屈曲（抬高）、外展和外旋运动方面，**相比延迟 AROM，强有力的证据更支持早期 AROM**。伴随 ROM 的增加，研究一致发现早期 AROM 并未影响其手术修复的完整性。来自一家机构的两项 RCT 研究[40, 41]表明，早期主动活动也不会影响术后力量、生存质量或修复的完整性。当适宜进行可达到活动范围内早起主动运动时，辅助抬高技术可作为从 PROM 到 AROM 过渡的桥梁。在肩袖修复术后康复的第一阶段，使用上肢 Ranger 设备，通过杠杆作用提供帮助，加强治疗师在肩袖修复术后康复初期获得的被动活动（图 5-6）。

在康复的初始阶段（术后 1～4 周），由于首要任务是优化肩关节 ROM、保护修复部位和启动肩胛骨稳定，因此必须注意加强锻炼。可以进行 AROM 锻炼，如侧卧位抗重力外旋，只施加少量或不施加重量，以开始激活肩袖后部肌群（图 5-7）。EMG 研究证实，这种练习可激活冈下肌和小圆肌[42, 43]。在侧卧时还可进行其他动作，如主动肩关节屈曲，以减轻肩部负荷[44]（图 5-8）。随着康复进阶，重点将转移到加强整个肩袖复合肌群。在这一早期阶段，还可使用弹性阻力管进行练习，通过一种通常称为“动态等长”或“向外跨步”的练习，对肱骨内外旋肌（肩袖）进行等长收缩（图 5-9）。练习时，在腋窝下放置一个小毛巾卷，使肩部置于肩胛平面上[7]。使用弹力带或阻力管可使物理治疗师确保患者的运动负荷不会超过其目前的承受能力，因为彩色阻力管的伸长参数是标准化的。弹性阻力管与其他使用墙壁或枕头进行等长运动的方法相比更为可取，因为在使用其他等长运动时物理治疗师较难控制或监测患者运动强度。

肩袖修复术后第 1 个月康复治疗的主要内容包括早期恢复肩关节 ROM、盂肱关节活动、肩袖肌群的主动运动，以及轻柔的抗阻训练。基础科学研究可

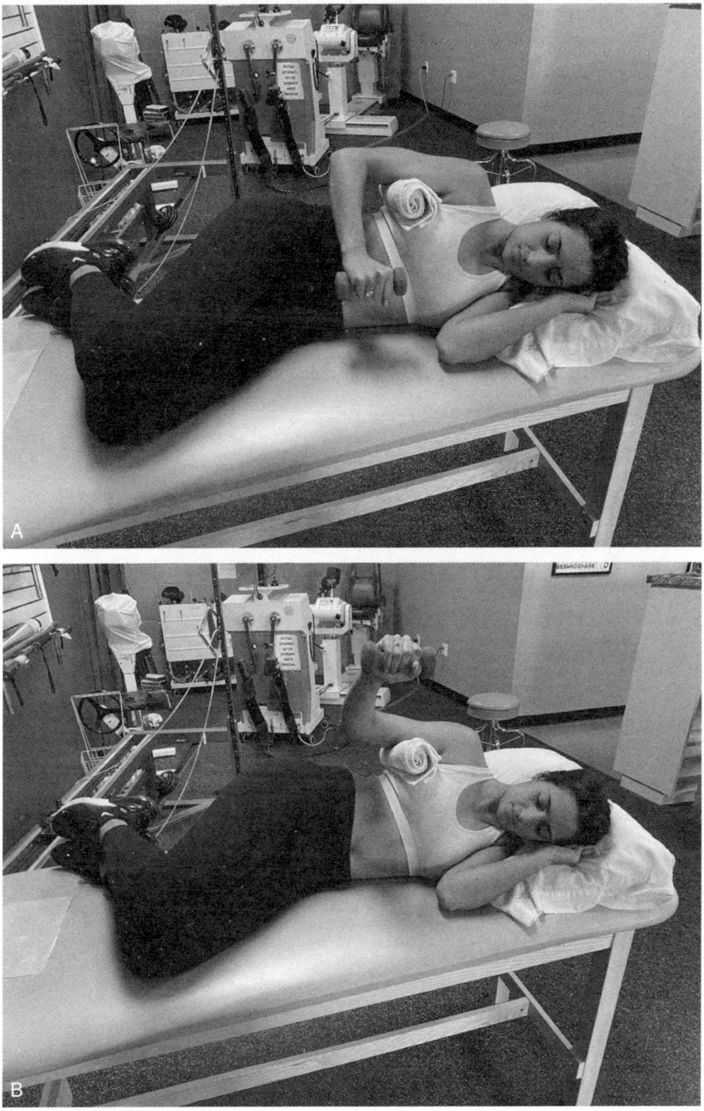

图 5-7　用小哑铃负重进行侧卧位抗重力外旋，开始激活肩袖后部肌肉
A. 开始姿势；B. 结束姿势

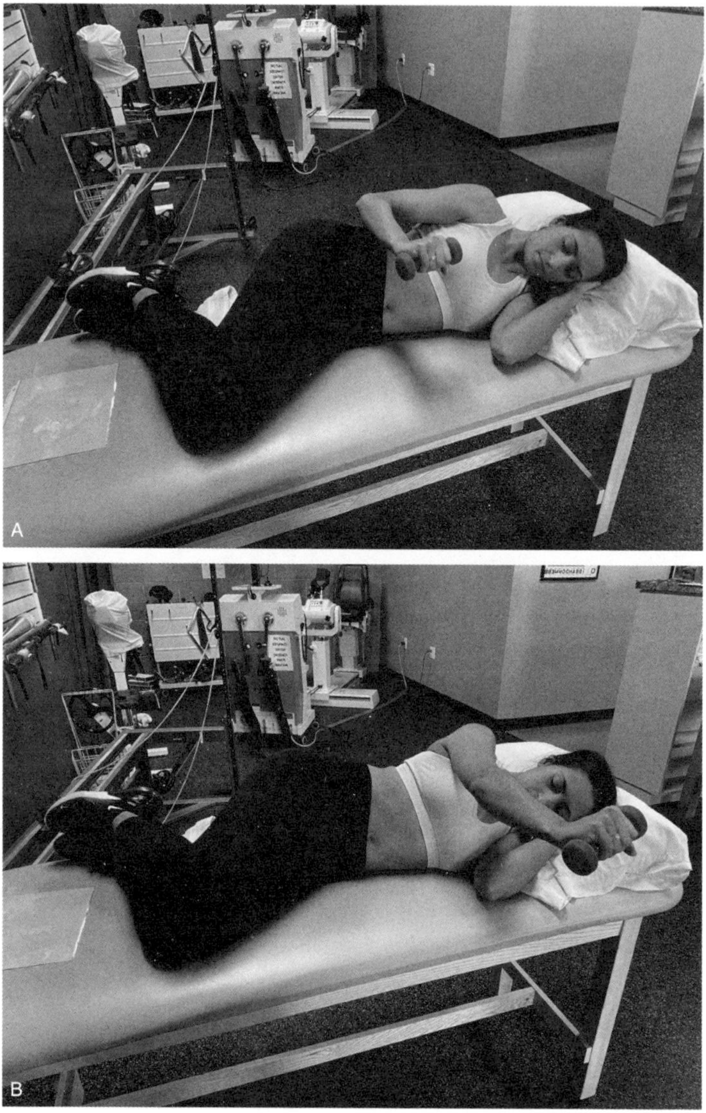

图 5-8 侧卧位肩关节屈伸练习
A. 开始姿势；B. 结束姿势

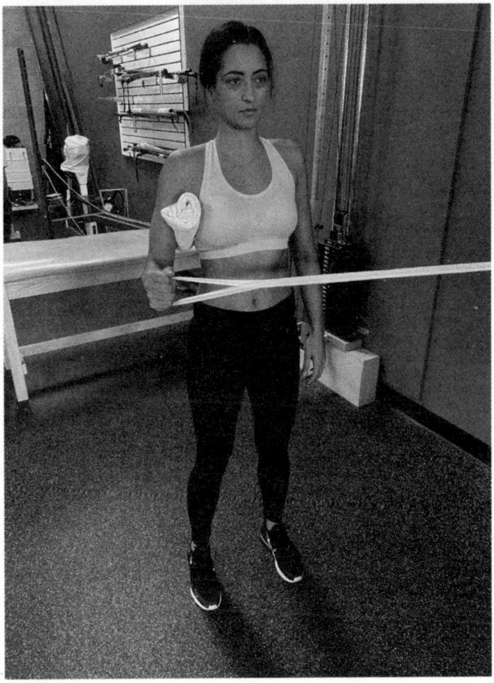

图5-9　右肱骨肩袖复合体抗阻训练。在腋窝下放置一个小毛巾卷，使肩部保持在肩胛平面上，患者向弹力带连接锚点反方向移动（或"跨出"一步），同时保持上肢位置不变

应用于这一初始阶段，为术后组织提供适当的负荷，从而在康复后恢复关节活动度和肌肉力量。未来的研究将进一步阐明肩袖手术修复后的最佳负荷期和固定期。

循证医学建议

证据推荐强度等级（SORT）

A级：一致的、高质量的以患者为导向的证据。

B级：不一致或质量有限的以患者为导向的证据。

C级：共识、以疾病为导向的证据、惯例、专家意见或病例系列。

1. 通常在术后早期禁忌主动运动时进行的Codman钟摆运动（有重量或无重量）可能并不适合，因为这种运动仍会激活肩袖肌肉。**（B级）**
2. 肩袖修复术后的前4周，康复计划应强调早期恢复肩关节ROM、盂肱关节活动、肩袖肌群的主动运动，以及轻柔的抗阻训练，这对患者的ROM、肌肉力量和肩关节功能都能产生良好的效果，且不会损害修复组织的完整性。**（A级）**

复习题

5.1 肩袖修复术后最初 4 周内，肱骨旋转 ROM 应在以下哪个平面内进行，以最大限度地减轻修复部位的负荷和张力？

A. 矢状面 B. 肩胛面 C. 冠状面 D. 横断面

5.2 以下哪项不是肩袖修复术后早期康复的组成部分？

A. 肩胛骨稳定练习 B. 盂肱关节活动

C. 积极强化冈上肌 D. 后肩袖的最大限度下激活

参考答案

5.1 B。在人体尸体研究中，Hatakeyama 等 [19] 发现，与在矢状面上进行类似范围的运动相比，在肩胛面上进行的肱骨旋转运动产生的拉伸负荷较小。

5.2 C。在术后早期对手术修复后的肩袖实施负荷策略时必须小心谨慎 [38]。在传统的经骨修复，以及单排和双排缝合锚固定方法中，已证明肩袖的剧烈负荷会导致修复失败。

粘连性肩关节囊炎

Adhesive Capsulitis

Jason Brumitt

病例 6

女性，44 岁，因右肩（惯用肩）疼痛已有 5 个月的病史，被骨科医生转诊到门诊物理治疗诊所。她自述第一次感到疼痛是在系胸罩时。患者否认有任何创伤。自患者发病以来，疼痛强度逐渐增加，常常影响她向右侧睡觉。除了疼痛，她还无法做家务、举手过头或将手伸到背后，因为她的肩膀“根本动不了”。患者的病史、症状和检查结果与原发性（特发性）粘连性肩关节囊炎的诊断一致。她右肩 PROM 受限，具体为：屈曲 100°、伸展 40°、外展 85°、外旋 10° 和内旋 50°。她左肩（健侧肩）的 PROM 正常：屈曲 170°、伸展 40°、外展 170°、外旋 90° 和内旋 70°。触诊右肩时，在大结节（肩袖附着部位）、结节间沟和喙突处发现压痛［喙突疼痛测试（coracoid pain test, CPT）阳性］。

- ▶ 根据患者的疑似诊断，您认为可能导致其病情的因素是什么？
- ▶ 最合适的检查测试有哪些？
- ▶ 描述基于健康状况各个阶段的物理治疗计划。
- ▶ 根据患者的诊断，合适的物理治疗干预措施有哪些？

关键术语

- **腋窝皱襞**：腋窝区域，其中前边界包括胸大肌的一部分，后边界包括背阔肌和大圆肌的一部分。
- **Kaltenborn 松动分级标准**：由 3 个等级组成的松动标准。Ⅰ级是牵引松动，用于减轻疼痛；Ⅱ级是滑动或牵引松动，用于减轻疼痛和增加 ROM；Ⅲ级是在关节活动范围的末端进行松动，以增加 ROM[1]。
- **Maitland 松动分级标准**：松动分级标准包括 5 个等级，在Ⅰ～Ⅳ级别进行振荡运动，而Ⅴ级则包括高速低幅度推力。Ⅰ级和Ⅱ级松动的目的是减少疼痛，而Ⅲ～Ⅴ级松动的目的是增加 ROM。
- **关节松动术**：由临床医务人员进行的专业的被动关节运动，旨在减少疼痛和（或）改善 ROM。
- **Mulligan 动态关节松动术**：患者在医务人员提供的松动力作用下进行主动运动的关节活动技术。
- **原发性（特发性）粘连性肩关节囊炎（adhesive capsulitis, AC）**：不明原因的肩关节的肌肉骨骼疾病，主要特征是肩部主动和被动活动范围显著受限[3, 4]。
- **肩袖间隙**：是指肩关节前侧的三角形区域，其中包含喙突、冈上肌和冈下肌肌腱、肱二头长头肌腱，以及盂肱上韧带和喙肱韧带。

学习目标

1. 描述原发性（特发性）和继发性 AC 的区别。
2. 描述与原发性 AC 相关的病理生理学和临床表现。
3. 描述有助于排除原发性 AC 的适当临床检查测试。
4. 描述治疗原发性 AC 的适当物理治疗干预措施。
5. 评估原发性 AC 不同治疗方法的报告结果。
6. 描述可由骨科医生处方或实施的原发性 AC 的治疗方法。

物理治疗考虑事项

对疑似原发性 AC 患者进行检查时，应考虑以下几个方面。

- **治疗计划与目标**：减轻疼痛；增强柔韧性；增加 ROM 或防止肩关节活动受限；增强上肢及上部躯干力量；防止或尽量减少有氧运动能力受限。
- **治疗措施**：观察上肢及上部躯干；AROM 和 PROM 测试；被动附属关节

活动测试；CPT、触诊；有关功能解剖学和损伤病理机制的患者教育；用于减轻疼痛的物理治疗和手法治疗；用于增加ROM的柔韧性和自我松动练习；增加肩胛稳定结构耐力和增加上肢肌肉力量的抗阻训练；有氧运动计划。

- **鉴别诊断：** 肩袖损伤、肩袖腱病、肩峰下撞击、骨关节炎（osteoarthritic, OA）、肿瘤、骨折。
- **注意事项：** 监测生命体征；如果患者接受过手术松解或麻醉操作，应遵守术后限制；监测患者对治疗师实施的拉伸和（或）手法治疗的反应。

疾病概要

AC（也称为冻结肩）影响高达5%的普通人群和高达30%的糖尿病人群[4, 5]，主要影响40～65岁的女性[6, 7]。AC的发病与多种内分泌、神经和心血管疾病有关，包括糖尿病、脑血管意外、杜伊特伦挛缩、缺血性心脏病、心脏手术后、高脂血症、帕金森病和甲状腺疾病[4]。AC是一种自限性疾病，有些人可能会在没有治疗的情况下逐渐缓解症状。AC分为原发性（特发性）和继发性两种类型。原发性AC以疼痛和僵硬为特征，没有创伤或手术史，而继发性AC之前有肩部区域有创伤或手术史。目前认为这两种类型是独立的病症，仅在疼痛和肩关节活动受限方面有相似之处[4]。

三阶段模型和四阶段模型可用于评估原发性AC相关的临床表现和病理解剖特征[4, 8–13]。两种模型描述的阶段长度不同，可能与其他阶段重叠[8–13]。三阶段模型强调了疼痛程度、运动受限和功能恢复等临床特征（表6–1）[9, 10, 14]。① 冻结期（疼痛期），与肩部潜伏的、逐渐发生的疼痛和僵硬相关，患者可能描述疼痛在夜间加重，特别是在试图使用患侧肩部侧卧位时。② 冻结期（粘连期），患者肩部疼痛减少，但在可用运动末端范围内疼痛强度增加。③ 解冻期（恢复期），患者可能会渐进、自发地恢复无痛运动。更常用的四阶段模型由Neviaser和Hannafin研制[11–13]，该模型将临床特征与关节镜检查中观察到的病理解剖学及组织活检中观察到的组织病理学结果结合起来（表6–2）[11, 12]。这些AC模型帮助物理治疗师了解疾病进展的阶段，这些阶段随着临床表现的变化而变化。然而，需要注意的是，对患者AC阶段的评估可能无助于指导治疗，因为目前缺乏根据疾病进展阶段精确指导有效干预的证据。

原发性AC的病理机制已经从Codman（1934年）和Neviaser（1945年）早期有所发展[15, 16]。基于早期的手术发现，认为肩关节运动受限是由腋下褶皱与自身及肱骨解剖颈粘连所致[4, 16]。然而，现在认为AC的发生

表 6-1 原发性 AC 的三阶段模型

阶段	持续时间（月）	临床特征
冻结期（疼痛期）	2.5～9[9, 10]	持续性疼痛；夜间疼痛加剧 逐渐活动受限
冻结期（粘连期）	4～12[9, 10]	关节僵硬（活动受限） 疼痛可能减轻，但在活动范围末端加剧
解冻期（恢复期）	5～26[9] 12～42[10]	恢复活动度和功能

表 6-2 原发性 AC 的四阶段模型

阶段	症状	体征	关节镜表现	活组织检查
阶段 1	疼痛牵涉至三角肌附着点 夜间疼痛	深部触诊时出现关节囊疼痛 活动末端时有空虚感 麻醉下完全运动	纤维素性滑膜炎症反应 无粘连或关节囊挛缩	罕见的炎性细胞浸润 血管增生性肥大性滑膜炎 关节囊组织正常
阶段 2	严重的夜间疼痛 僵硬	前屈、外展、内外旋运动受限 麻醉下部分活动受限	“圣诞树”滑膜炎 部分腋窝褶皱丧失	肥厚性、血管增生性滑膜炎 血管周围、滑膜囊下瘢痕
阶段 3	极度的僵硬；只有在终末端 ROM 内感到疼痛	活动度明显受限 活动末端的牵拉感 麻醉下无改善	腋窝褶皱完全丧失 轻微滑膜炎	多细胞胶原组织，滑膜层薄 与其他纤维化疾病相似的特征
阶段 4	严重僵硬 疼痛轻微	活动明显受限 活动度逐渐改善	完全成熟的粘连 难以识别关节内结构	无数据

注：经允许引自 Neviaser AS, Hannafin JA. Adhesive capsulitis: a review of current treatment. Am J Sports Med. 2010; 38(11): 2346-2356。

是滑膜炎症和关节囊纤维化的结果[4, 13, 17]。细胞因子，即参与调节炎症的蛋白质，可能在 AC 的发展中起着作用[18-20]。过度的细胞因子活性已被证明可以增加成纤维细胞的活性，可能导致肩部前囊的增厚和挛缩[21]。研究人员正在探讨生长因子、免疫细胞和基质金属蛋白酶在 AC 发病中的作用[20]。可能还存在遗传易感性，但需要更多的研究来确认初步发现[22, 23]。识别与 AC 相关的病理解剖因素可能有助于未来的治疗选择。肩关节运动受限是由于喙肱韧带、旋转间隙，以及前、下囊的挛缩[4]。在糖尿病患者中，AC 的发病机制可能包括独特的生化因素[4]。

检查、评估和诊断

诊断基于患者病史和肩部运动测试[7, 14, 24]观察可能会发现三角肌的失用性萎缩。患者可能会将手臂放在身体侧面以获得舒适的位置。美国骨科物理治疗学会（American Academy of Orthopaedic Physical Therapy, AAOPT）发布的临床实践指南建议在治疗开始时和出院时进行功能结果评估[10]。推荐的三种具体工具包括 DASH、美国肩肘外科医生标准化肩部评估表、肩关节疼痛和功能障碍指数（shoulder pain and disability index, SPADI）[7]。

AC 患者表现为肩部 AROM 和 PROM 显著受限。经典的盂肱关节活动受限机制是外旋表现为最大受限（相对于对侧未受影响的肩部的百分比），其次是外展受限，最后是内旋受限[25, 26]。然而，最近的报道表明，没有一致的活动受限机制；但外旋活动受限是所有患者的主要表现[24, 26–28]。评估盂肱关节（glenohumeral joint, GHJ）PROM 时，患者应取仰卧位。物理治疗师支撑患侧上肢（图 6–1），以评估 GHJ 的被动外旋。与 AC 相关的终末感觉是可复现的坚实的（囊性）终点。应对所有主要方向的被动运动进行测试并用量角器测量。

Carbone 等[29]提出了一种用于诊断 AC 的临床测试。CPT 通过手指按压喙突进行（图 6–2）。阳性测试与喙突处的疼痛有关，该处的疼痛程度大于在施加指压到同侧肩锁关节和肩峰下前外侧区域时所感受到的疼痛则为阳性（在 0～10 分视觉模拟量表上差异≥ 3 分）。与无症状的成年人相比，CPT 的敏感性为 99%（95% *CI*=0.99～1.00），特异性为 98%（95% *CI*=0.97～0.99）。与其他常见肩部疾病（如钙化性肌腱炎、肩袖撕裂、肩锁关节炎、盂肱关节炎）的成年人相比，CPT 的敏感性为 96%，

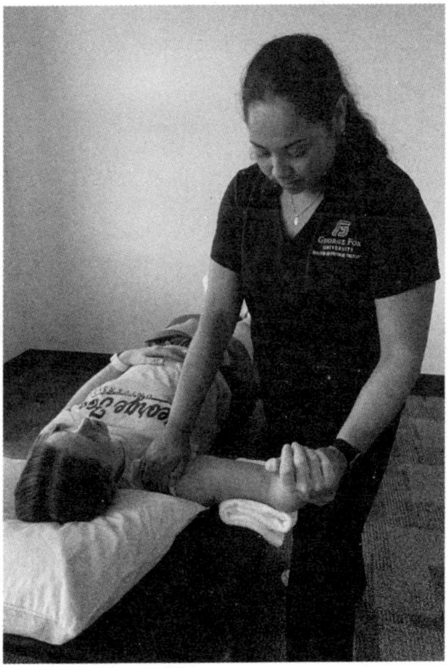

图 6–1　物理治疗师评估盂肱关节外旋的 PROM

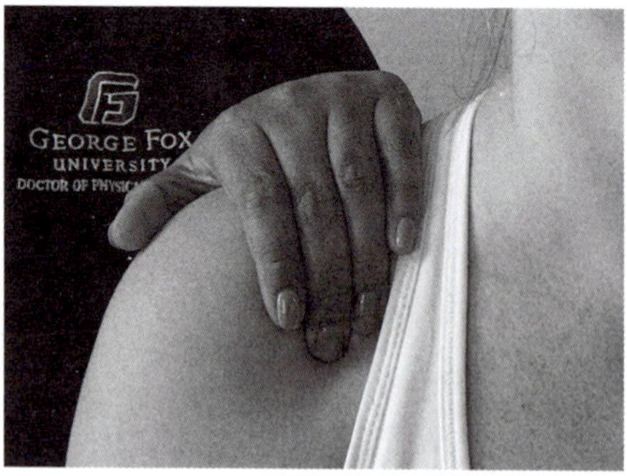

图 6-2 CPT

特异性为 87%～89%。自 2010 年首次报道以来，CPT 的诊断准确性尚未重新评估。

治疗计划与干预措施

AC 患者通常由其首诊医生或骨科医生推荐进行物理治疗。非手术治疗包括物理治疗（运动、手法治疗、理疗）、NSAID、口服或注射糖皮质激素及透明质酸钠注射[4, 7, 10, 13, 24, 30–41]。通常情况下，患者同时接受一种以上的非手术治疗。如果患者通过保守治疗未能改善，骨科医生可能会考虑在麻醉下进行手法松解或手术松解[4, 10, 13, 42]。

物理治疗（如超声波、湿热疗法、冷疗法、电刺激）经常作为治疗性运动和手法治疗技术的辅助手段使用[43]。例如，在手法治疗或进行治疗性锻炼之前，可以使用热疗来增加胶原蛋白的延展性[44, 45]。在治疗结束后，可使用冷疗法和电疗法来帮助减少疼痛[36]。

关节松动技术历来被纳入 AC 患者的治疗计划中。人们认为，关节松动技术有助于粘连囊的分离。表 6-3 介绍了已证明可改善 AC 患者肩关节 ROM 的手法治疗技术（表 6-3）。

在对 AC 患者的研究中，手法治疗技术包括低等级和高等级盂肱关节松动（Maitland 等级 Ⅰ ～ Ⅳ）、持续终末范围活动（Kaltenborn 等级 Ⅲ）、动态松动（Mulligan），以及抚触和其他软组织动员技术[44, 46–50]。Johnson 等[44]将原发性 AC 的患者随机分为两组：一组接受盂肱关节前向滑动松动（n=10），另一组接受盂肱关节后向滑动松动（n=8）。治疗方案包括肩关节囊的热超声治疗，随后进行肩关节活动和 3 分钟上肢功率自行车。牵伸松动（Kaltenborn 等级Ⅲ）分为前向（图 6-3）或后向（图 6-4）方向（肩关节置

表 6-3 以手法治疗为基础的治疗原发性 AC 的研究

作者（年）	研究设计	患者（症状持续时间）	手法治疗（及其他附加治疗）	结果
Vermeulen 等（2000）	病例系列	7 名患者（3 名女性，平均年龄 50.2 ± 6.0 岁），由骨科医生诊断为 AC 症状持续时间：平均 8.4 个月；范围 3～12 个月	盂肱关节末端关节松动（Ⅲ级和Ⅳ级）	盂肱 AROM 和 PROM 的改善
Wies（2005）	病例系列	8 名患者（6 名女性），由风湿病学家诊断为 AC；症状持续时间≥ 3 个月	软组织松动：抚触、持续的软组织接触、横向摩擦、持续压力；HEP：拉伸和肌力训练	AROM 显著改善（屈曲、外展、ER 及总的复合运动）
Vermeulen 等（2006）	RCT	100 名患者：HGMT 组（*n*=49，平均年龄 51.6 ± 7.6 岁）；LGMT 组（*n*=51，平均年龄 51.7 ± 8.6 岁）；症状持续时间：HGMT 组 8 个月（范围 5～14.5 个月）；LGMT 组 8 个月（范围 6～14 个月）	HGMT（Ⅲ级和Ⅳ级）和 LGMT（Ⅰ级和Ⅱ级）用于盂肱关节	HGMT 组在被动外展范围、主动和被动 ER 方面显著改善
Johnson 等（2007）	RCT	18 名患者（14 名女性），由骨科医生诊断为 AC；症状持续时间（中位数和范围）：第 1 组：8.4 个月（2～12 个月）；第 2 组：10.9 个月（4～60 个月）	第 1 组：GHJ 前部松动；第 2 组：GHJ 后部松动（两组在松动前都进行了超声波治疗，松动后进行了 3 分钟的 UBE）	第 2 组（后部松动）肩关节 ER 显著增加
Yang 等（2007）	RCT，多重治疗试验	28 名原发性 AC 患者：第 1 组：平均年龄 53.3 ± 6.5 岁；第 2 组：平均年龄 58 ± 10.1 岁；症状持续时间：第 1 组：18 ± 8 个月；第 2 组：22 ± 10 个月	ERM、MRM 及 MWM	ERM 和 MWM 技术在活动度改善方面统计学上显著优于其他技术
Agarwal 等（2016）	RCT	30 名原发性 AC 患者：第 1 组（*n*=15）：平均年龄 48.7 ± 6.4 岁；第 2 组（*n*=2）：平均年龄 52.5 ± 9.6 岁；症状持续时间（范围）：第 1 组：4.6 个月（2.9～6.2 个月）；第 2 组：5 个月（3～7 个月）	第 1 组：反向牵引技术；第 2 组：Kaltenborn 的尾向和后向滑动松动（Ⅲ级和Ⅳ级）。两组在治疗前肩部使用热敷 15～20 分钟，并进行包括钟摆运动和肩关节屈曲、ER、IR 和水平内收拉伸的 HEP	两组在 ER 和 AROM 和 PROM、疼痛和功能性结果评分上均有显著改善。第 1 组在疼痛、外展活动度和功能评分方面显著优于第 2 组

缩写词：ER，外旋；IR，内旋；GHJ，盂肱关节；HEP，居家训练计划；HGMT，高等级松动技术；LGMT，低等级松动技术；RCT，随机对照试验；UBE，上肢功率自行车；ERM，末端范围松动；MRM，中间范围松动；MWM，动态松动；AC，粘连性肩关节囊炎；AROM，主动关节活动度；PROM，被动关节活动度。

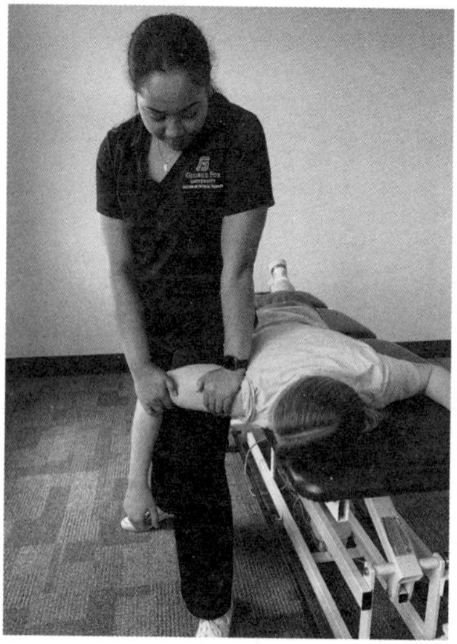

图 6-3 盂肱关节前向松动

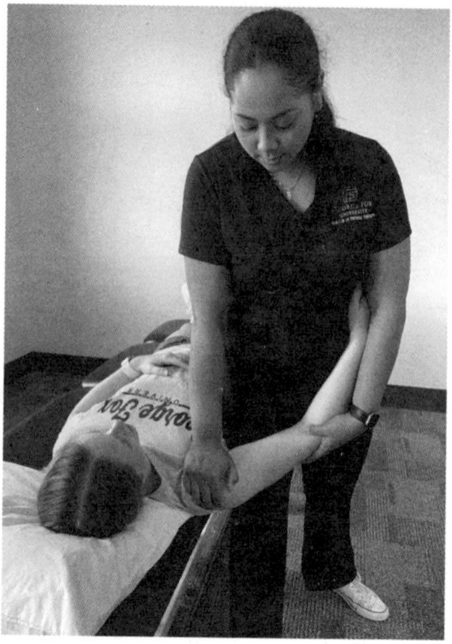

图 6-4 盂肱关节后向松动

于终末位外展和外旋位置)。每次持续松动保持 1 分钟。每个治疗阶段共进行 15 次松动重复。虽然前向松动理论上能够提供更好的活动范围改善(因为前向施加的力量应对纤维化的前囊有更大影响),但后向松动组的受试者在肩关节外旋的平均改善具有统计学显著性(31°),而前向松动组的肩关节外旋改善不显著,仅为 3°。还有研究报道称振荡松动技术也能改善 AC 患者的活动范围。Vermeulen 等 [46] 对盂肱关节进行了每周 2 次、每次 30 分钟的Ⅲ级和Ⅳ级(Maitland)松动,持续 3 个月。在 3 个月治疗期结束时,观察到 AROM、PROM 和盂肱关节容量(通过关节造影测量)均有改善。随后的一项研究比较了基于松动强度的不同组之间的结果 [47]。一组使用高级松动技术(HGMT:Maitland Ⅲ级和Ⅳ级)进行治疗,另一组则使用低级松动技术(LGMT:Maitland Ⅰ级和Ⅱ级)进行治疗。患者每次治疗 30 分钟,每周 2 次,持续 12 周。HGMT 组的受试者在肩关节主动和被动外旋及被动外展方面有显著改善。尽管 HGMT 组在这些动作的活动度改善方面优于 LGMT 组,笔者建议,对于希望避免与 HGMT 相关的疼痛的患者,LGMT 方法仍然可以改善活动度 [47]。Agarwal 等 [50] 将 50 名 AC 患者随机分配到反向牵引松动技术组或 Kaltenborn 松动(尾部和后部滑动)组。受试者在 6 周内参加了 18 次治疗,每次治疗包括“常规物理治疗”(肩部热敷 15～20 分钟和治疗性训练),以及反向牵引松动或 Kaltenborn 松动。受试者还进行了治疗性训练项目，包括钟摆运动和肩部拉伸（4 个位置：屈曲、外旋、内旋和水平内收），每天进行 2～3 次，每次拉伸持续长达 5 秒。两组在疼痛、主动和被动外旋及外展 ROM，以及功能性结果评分方面均有显著改善。然而，反向牵引组在疼痛评分、外展活动度和功能性结果评分方面的改善显著优于 Kaltenborn 松动组。AAOPT 的临床实践指南建议使用关节松动技术（尽管未推荐任何特定技术）来增加 AC 患者的 ROM 并减少疼痛 [7]。

基于证据，手法治疗技术应包括在原发性 AC 患者的治疗计划中。然而，这些研究存在两个主要局限 [51]。第一个限制是受试者的症状持续时间并不统一。原发性 AC 有 3 个（或 4 个）阶段：冻结期、僵硬期和解冻期。每个阶段的持续时间不同，并且可能与其他阶段重叠。这些研究无法得出手法治疗对某一特定阶段 AC 患者影响的结论。处于冻结期或僵硬期的受试者可能在治疗期间未发生 AROM 或 PROM 的变化，而处于解冻期的受试者可能由于病情的自然进程而发生 ROM 增加，而非手法技术所致。第二个限制是这些研究缺乏非手法治疗对照组或安慰剂组。缺乏对照组无法验证在综合治疗计划中这些治疗的有效性；缺乏安慰剂组则限制了研究对于手法治疗效果是否仅仅是疾病自然恢复过程的一部分的解释能力。

AC 患者经常接受治疗性运动，特别是拉伸和自我松动 [4, 13, 24, 34, 40, 45, 52, 53]。Miller 等 [45] 报道称，两阶段保守治疗计划成功恢复了大多数 AC 患者的活动范围。第一阶段包括休息和使用吊带、湿热疗法，以及处方抗炎药物和（或）阿片类药物。第一阶段的目的是在开始第二阶段的运动之前减轻疼痛。第二阶段的运动包括 PROM 和 AAROM 练习（如爬墙、后囊拉伸、钟摆运动、头顶滑轮和用于屈曲、伸展、内旋和外旋的手杖练习）。Griggs 等 [52] 评估了一项拉伸计划在被诊断为Ⅱ期 AC（僵硬期）患者中的效果。75 名成年人（58 名女性）平均疼痛持续时间为 9.2 个月（范围 1.3～47 个月），接受了以下 4 种肩部拉伸：仰卧位的屈曲、外旋和水平内收拉伸，以及站立位的背后内旋拉伸。大多数患者（90%）报告了令人满意的结果（主动和被动活动度显著改善），仅有 5 名患者需要通过关节镜下关节囊松动或麻醉下手法松动来恢复活动范围。

这两项研究证明了 AC 患者进行拉伸运动的潜在价值。然而，它们在内部效度上面临着与手法治疗研究类似的威胁。迄今为止，只有一项研究将拉伸计划与更“激进”的物理治疗方案进行了比较。Diercks 等 [53] 比较了“监督性忽略”方案和“标准化治疗方案”的效果。监督性忽略组的受试者接受有关 AC 的自然病程和进行无痛范围内的被动钟摆运动和主动运动的教育，并被建议在可能的情况下继续参与所有其他活动。标准化治疗组的受试者则由物理治疗师对患侧盂肱关节进行被动拉伸和操作。所有受试者都被规定了一个在其疼痛阈值以上进行的主动运动计划。笔者得出结论，监督性忽略方案优于标准治疗方案。一年后，监督性忽略组中有 64% 的受试者取得了良好的结果（Constant 评分测试得分为 80 分），而标准化治疗组中没有任何受试者达到这一目标。两年后，监督性忽略组中 89% 的受试者达到了这一目标，而标准化治疗组中仅有 63% 的受试者达到了这一目标。Diercks 等 [53] 的研究似乎是首次将无痛的自我拉伸计划与密集的、诱发疼痛的物理治疗方案进行比较。尽管该研究具有优势（如纵向研究、组间比较），但内部效度的问题可能引入了偏见。首先，这是一项连续队列的准实验研究，而不是随机对照试验。其次，笔者没有提供有关所使用的松动技术或等级的详细信息，也没有充分描述所开具处方的运动。再次，两组的治疗次数均未报道。最后，笔者根据需要为每组的患者处方了抗炎药物和（或）镇痛药物；然而，没有提供有关有多少受试者接受处方药物或实际服用剂量的详细信息。

需要进行更多的研究来确定对原发性 AC 患者最好的治疗或治疗组合。一个需要回答的主要问题是，是否有基于病情阶段的特定治疗策略。Kelley 等 [24] 提出了一种基于关节刺激性（高、中、低）的治疗策略。他们建议，对于高度易激惹的关节，应采用物理治疗，进行无痛的 PROM 和 AAROM 训练（图 6-5～图 6-8，表 6-4），以及低级别（Ⅰ级和Ⅱ级）的松动技术进行治疗。

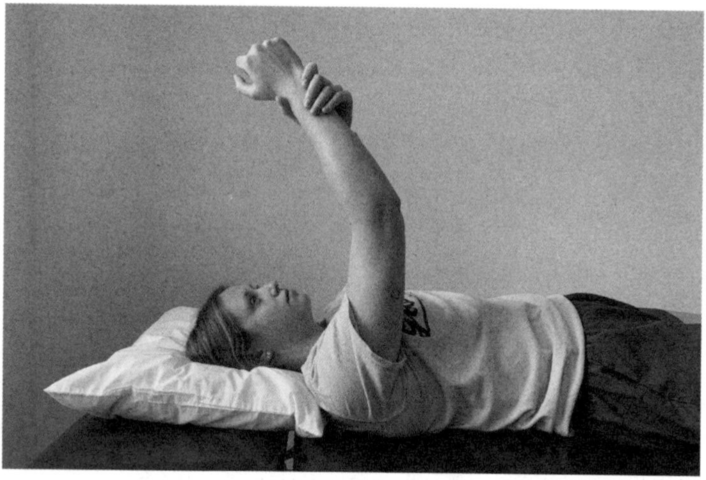

图 6-5 仰卧位用对侧手臂进行过顶拉伸

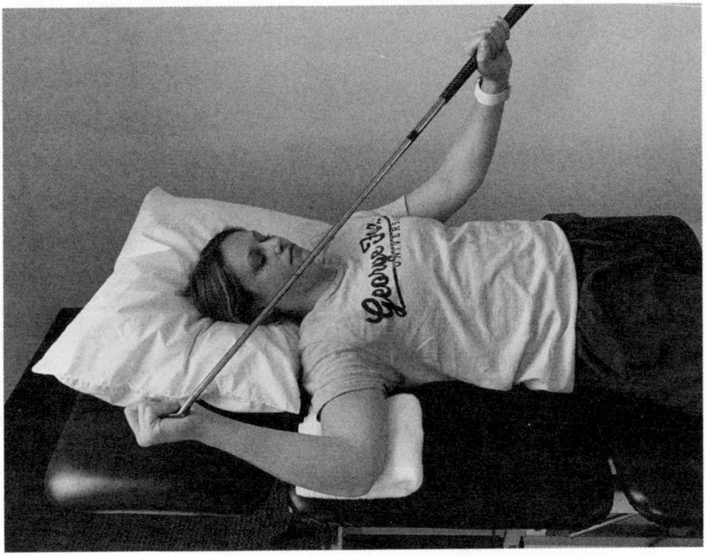

图 6-6　仰卧位使用棍棒进行外旋拉伸

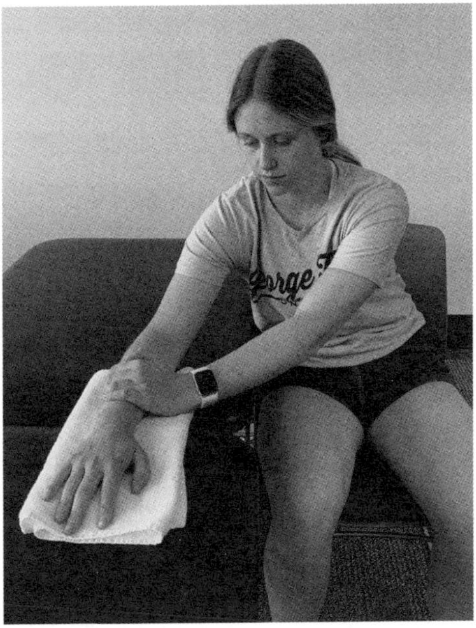

图 6-7　坐姿下手臂放在桌子上进行肩关节屈曲的被动活动度练习

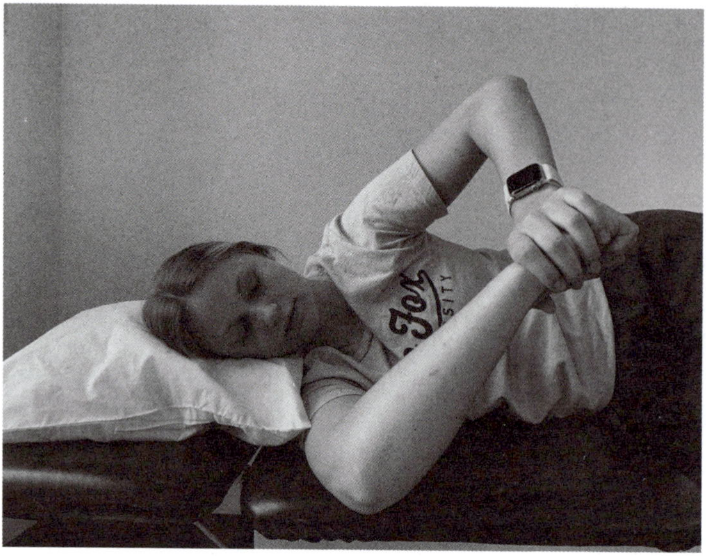

图 6-8 “睡眠者”拉伸

表 6-4 原发性 AC 患者常用的拉伸 / 活动度练习

练　　习	替代姿势 / 策略
钟摆运动	患侧肩在健身球上承重的手部钟摆练习
仰卧位用对侧手臂进行头顶拉伸（图 6-5）	1. 坐姿：手臂放在桌子上（图 6-7） 2. 站姿：手臂放在健身球上进行肩关节屈曲
仰卧位使用棍棒进行外旋拉伸（图 6-6）	坐姿：手臂支撑在桌子上，用棍棒辅助肩关节外旋
头顶滑轮	爬墙
“睡眠者”拉伸（图 6-8）	1. 交叉手臂内收拉伸 2. 手臂置于背后拉伸

随着组织变得不那么易激惹（中等阶段），可以逐步增加活动度训练 / 拉伸运动的强度，同时从低级松动（Maitland Ⅰ级和Ⅱ级）逐步过渡到高级松动（Maitland Ⅲ级和Ⅳ级）。最后，在低激惹阶段，可以加入高级松动（Maitland）和持续牵引（Kaltenborn）[24]。这一建议结合了使用无痛活动度练习或手法治疗技术的成功治疗方案。为了确定分阶段治疗方案的有效性，研究人员需要根据特定的诊断标准对患者进行治疗。这样，治疗师可以基于循证标准而非对患

者阶段的印象来实施治疗。

循证医学建议

证据推荐强度分级（SORT）

A级：一致的、高质量的以患者为导向的证据。

B级：不一致或质量有限的以患者为导向的证据。

C级：共识、以疾病为导向的证据、惯例、专家意见或病例系列。

1. 与AC相关的肩关节ROM受限机制相同。（C级）
2. CPT能够准确识别AC患者。（B级）
3. 使用理疗可以增加肩关节ROM和（或）减轻AC患者的疼痛。（C级）
4. 持续的牵拉或振荡松动技术可以增加AC患者的肩关节ROM。（B级）
5. 拉伸运动（自我松动）在增加肩关节ROM和改善AC患者的功能方面优于手法整复技术。（B级）

复习题

6.1 在AC中，哪种主要的肩关节运动的被动活动受限最明显（占对侧肩关节的百分比）？

A. 外展　B. 外旋　C. 内旋　D. 屈曲

6.2 以下哪项陈述正确辨别了原发性和继发性AC？

A. 原发性AC是由创伤引起的，而继发性AC是由手术引起的

B. 一般来说，继发性AC患者的疼痛强度大于原发性AC患者的疼痛强度

C. 原发性AC是特发性的，而继发性AC是由手术或创伤引起的

D. 继发性AC患者的外旋显著减少，而原发性AC患者的外旋无明显减少

6.3 关节松动技术用于增加AC患者肩关节PROM和AROM。Johnson等的哪项技术显著增加了肩关节的外旋?

A. 前向滑动末端松动（Kaltenborn Ⅲ级）

B. 后向滑动低级松动（Maitland Ⅰ级和Ⅱ级）

C. 前向滑动低级松动（Maitland Ⅰ级和Ⅱ级）

D. 后向滑动末端松动（Kaltenborn Ⅲ级）

6.4 原发性AC患者表现出显著的活动范围受限，特别是肩关节外旋。在第一次治疗时，物理治疗师想要开具一种拉伸练习来增加肩关节的外旋。

患者由于既存的腰部损伤而无法采取仰卧位。在以下四个练习中，哪一个最适合解决肩关节外旋不足的问题？

A. 患者取坐位，患侧上肢支撑在桌子上（肘部成 90°），使用棒子被动进行肩关节外旋

B. 头顶滑轮

C. 侧卧位内旋拉伸

D. 爬墙

参考答案

6.1 B。在 AC 中，最大比例的运动受限发生在肩关节的外旋运动中，这是由肩关节前部和下部结构（喙肱韧带、肩袖间隙，以及前部和下部关节囊）的挛缩引起的。关节镜手术松解肩袖间隙可能有助于迅速恢复外旋的 ROM。

6.2 C。原发性 AC 是特发性的，病因不明，与创伤无关。

6.3 D。

6.4 A。其他位置的练习主要用于增加肩关节的抬高 / 屈曲（选项 B 和 D）或内旋（选项 C）。

慢性颈部疼痛

Chronic Cervical Spine Pain

Jake Bleacher

病例 7

女性，43 岁，被家庭医生转诊到慢性颈痛的门诊进行物理治疗。患者是一名有 20 年工龄的行政助理，两年前首次出现颈痛，在过去 6 个月内疼痛明显加剧。根据数字疼痛评分量表（numerical pain rating scale, NPRS），她在早晨的疼痛评分为 2/10，晚上加重至 10/10。她的主诉为“紧绷”和“疼痛”，疼痛感从肩胛骨上方和肩关节向上延伸到颈部和枕部区域。最近，在一天结束的时候，她出现了头痛和右上肢的放射痛感。她全天有 75% 的时间坐在电脑前，50% 的时间使用电脑鼠标。由于过去 6 个月的人手短缺，她的工作量每天增加了 2～3 个小时（加班时间）。她否认有任何重要的病史或颈椎创伤，颈椎 X 线检查无特殊。服用 NSAID 和家庭医生开处方的肌肉松弛剂后症状略有改善。由于工作节奏紧凑，她认为自己在过去 2 年里运动的频率减少了。

- ▶ 根据该患者的诊断，您认为导致其病情的可能原因是什么？
- ▶ 颈痛合适的物理治疗结局指标是什么？
- ▶ 放射至患者手臂和肩关节的疼痛原因是什么？
- ▶ 最合适的物理治疗干预措施是什么？
- ▶ 该患者是否可能从疼痛神经科学教育（pain neuroscience education, PNE）中受益？

关键术语

- **中枢敏化：**中枢神经系统对正常或阈下疼痛刺激的反应增加。
- **肌肉拉长：**肌肉在长时间内处于持续拉长状态后产生的拉长。
- **人体工程学干预：**通过工作站评估以确定损伤的风险或程度，随后实施工作站干预以减少肌骨症状。
- **头前伸姿势：**头部的位置明显位于盂肱关节二等分虚拟线的前方，导致中、下颈椎屈曲，以及上颈椎伸直。
- **神经肌肉控制：**整合与关节位置相关的外周感觉以产生有效的运动传出反应。
- **PNE：**一种告知患者疼痛的潜在机制，减少疼痛的感知威胁，并提供更好的应对策略的教育方法。
- **姿势性颈痛：**在职业或休闲活动中出现的与颈椎和肩胛带持续静态负荷相关的疼痛。
- **姿势：**身体在休息时或在外力作用下保持平衡时的节段性排列。
- **触发点：**在紧张的肌肉带或肌腱连接处形成的结节或节点。
- **触发点干针治疗：**将单丝细针插入骨骼肌内紧张肌肉带中并进行操作，目的是治疗肌肉骨骼疼痛和运动障碍。
- **瓦氏试验：**一种用于诊断神经根型颈椎病的试验，通过对关闭的声门强制呼气使椎管内压力轻微增加，如果神经撞击相关症状加剧，表示是阳性。

学习目标

1. 描述姿势性颈痛及其影响因素。
2. 描述有助于判定姿势性颈痛并排除颈椎和（或）肩部疾病的肌肉骨骼检查。
3. 给予姿势性颈痛患者适当的干预。
4. 确定使姿势性颈痛患者治疗复杂化的因素。
5. 描述为姿势性颈痛患者设计工作方式干预的关键元素。
6. 列出姿势性颈痛的相关危险因素。

物理治疗考虑事项

在治疗姿势性颈痛的患者时，应考虑以下几个方面。

- **治疗计划与目标：**减轻疼痛；增加肌肉的灵活性和力量；提高姿势意识和矫正策略。

- **治疗措施**：手法治疗，包括使用干针，以减少疼痛，减少循环阻滞，改善肌肉和关节的灵活程度；关于慢性持续姿势与症状的因果关系的患者教育；为了减少姿势压力的纠正性训练；提高颈部和肩胛带稳定肌肉的力量和耐力训练；压力管理；工作和计算机环境优化以最大限度地减少姿势疲劳。
- **注意事项**：排除严重颈椎病变的可能性，包括颈椎间盘突出、颈椎病、胸廓出口综合征、椎管狭窄和非肌肉骨骼来源的疼痛；监测生命体征；阐明运动注意事项或禁忌证；淤血、出血、感染和迷走神经反应是干针治疗的风险。
- **影响因素**：患者无法减少在电脑前的持续时间或进行足够的休息；潜在发展的慢性疼痛。

疾病概要

姿势性颈痛（postural neck pain, PNP）与几乎很难得到放松的肌肉骨骼组织承受的低水平静态压力有关[1]。PNP主要见于经常使用计算机或视频显示终端的人。根据澳大利亚和瑞典的研究，PNP患病率为20%～63%，女性办公室职员的患病率更高[2]。颈部和肩部肌肉骨骼疾病相关风险的流行病学研究发现，较长的计算机使用时间与较高的颈部和手臂症状发生率之间存在强相关[3-5]。在一项针对1 000多名高中电脑用户的研究中发现，频繁接触电脑是可靠的颈痛预测指标[5]。造成PNP发展的其他危险因素是：心理社会压力、佩戴双光镜片、长时段内不间断使用电脑鼠标[4]。最近的系统回顾发现，女性或颈痛史是办公室职员和普通人群中新发颈痛的最强和最一致的危险因素[6, 7]。McClean等[6]确定了非特异性颈痛的其他危险因素，包括高工作要求、吸烟史和低社会支持。

计算机工作的身体需求包括低水平的静态运动，过程中相关肌肉几乎没有放松阶段。PNP患者通常疼痛的肌肉包括头夹肌、上斜方肌、肩胛提肌、胸锁乳突肌和斜角肌。长期使用电脑时采用的头颈部姿势通常会影响这些肌肉，因为它们横跨肩胛带、颈椎和胸椎区域。持续的低负荷会导致蠕变，即软组织随时间变化的变形[5, 8]。这种低水平的机械性组织变形可能导致炎症、刺激组织中的痛觉感受器，以及肌筋膜触发点的形成[1]。长时间施加这些低水平的压力会导致关节面过度磨损、韧带拉伸，以及骨赘和骨刺的形成[9]。一段时间后还会产生中枢敏化。在中枢敏化过程中，下行限制性疼痛通路的功能障碍会造成对（疼痛）刺激存在高度警觉反应[10]。在慢性疼痛（如 OA、纤维肌痛）及有明显颈肩痛的电脑使用者中可以观察到中枢敏化现象[11]。

慢性症状也会改变 PNP 患者肌肉的神经肌肉募集和激活机制。Szeto 等[12]发现，相对于对照组，有使用计算机相关颈痛的人，其上斜方肌的肌肉激活机制存在异常，并常伴肩胛骨前伸。当使用电脑鼠标时，有症状者的姿势肌肉会工作得更辛苦，同时工作时间更长。Szeto 等[12, 13]通过 EMG 研究发现，与使用计算机工作的无症状者相比，PNP 患者的上斜方肌和竖脊肌的肌肉收缩水平明显更高，放松时间更少。Falla 等[14]发现，在功能前伸试验时，慢性 PNP 患者的颈深屈肌（颈长肌和头长肌）在关节支撑和控制所必需的前馈收缩中存在明显的延迟。此外，PNP 患者的浅表肌（斜角肌和胸锁乳突肌）表现出活动和疲劳增加，但缺乏与颈深屈肌的协调激活[14]。

慢性 PNP 患者也会出现较差的姿势和动觉意识。Edmondston 等[15]发现慢性 PNP 患者对“良好姿势”的感知与无症状者不同。与无症状组相比，PNP 患者表现为头部位置伸直和较多的上颈椎伸直。Falla 等[16]证明了类似的结果：PNP 患者在执行打字任务时维持脊柱中立位的能力下降。

造成慢性姿势性颈痛持续存在的主要**内因**包括神经肌肉控制的不同和姿势意识的下降[17]，**外因**包括工作站设置（如座位、键盘、显示器、鼠标）、使用电脑的频率和持续时间，以及社会心理因素（如较高的工作要求和有限的休息时间所带来的精神压力）[18–20]。

物理治疗患者管理

慢性 PNP 患者的物理治疗管理，可能包括运动模式的调整、软组织和关节松动、治疗性训练、姿势纠正策略和人体工程学干预[2, 4, 6]。2017 年，美国骨科物理治疗协会修订了慢性颈痛的临床实践指南[21]，推荐了一种多模式治疗方法，包括颈椎和胸椎的关节松动和手法整复、颈椎和肩胛骨区域的神经肌肉锻炼、干针、姿势教育和认知情感训练[21]。

在疗程开始时，被动治疗（如电刺激、超声波、软组织和关节松动和干针）常被用于减少疼痛和肌肉紧张。治疗性训练起初应集中在颈深屈肌和姿势肌的再教育，随后进行一般的肌力训练[16]。这种治疗手段与腰痛患者的治疗手段类似，起初重点是激活局部稳定肌（腹横肌和多裂肌），然后进行功能性肌力训练[17]。也需要实施适当的管理策略来预防 PNP 的复发。包括如何设置适当的人体工程学工作站，执行休息时间和预防性训练[17, 22]。为了减轻压力和监控在计算机上工作的总时间，行为改变是必需的[14, 19, 23]。

检查、评估和诊断

PNP 患者有低到中等程度的症状，这些症状不妨碍他们执行与功能和与工作相关的任务。PNP 的症状通常是慢性的，缺乏急性起病史或严重创伤史。由于症状发生隐匿，治疗师必须通过全面的病史排除系统病理性疾病，包括最近任何的健康状况变化（如不明原因的体重减轻）、非机械性疼痛和（或）恶性肿瘤史[24]。PNP 的症状在持续使用电脑工作活动时会加重，而在暂停这些活动时症状会减轻[24]。建议在初次检查时和治疗计划期间，每隔一段时间**使用颈椎功能障碍指数（neck disability index, NDI）等自我报告结果问卷**来确定预后和变化。Schellingerhout 等[25]发现 NDI 具有合格的测量属性，是颈痛结局最常用的评估手段之一。

当 PNP 症状辐射到手臂时，需要排除更严重的病理情况，包括但不限于颈椎间盘突出、退行性关节疾病或椎间孔狭窄。必须进行神经查体，包括深肌腱反射测试、颈椎肌节的徒手肌力测试和皮节变化的感觉测试。治疗师必须排除的鉴别诊断之一是颈椎神经根病（表 7–1）。目前已经建立了可靠的用于诊断椎神经根病的临床预测规则（clinical prediction rule, CPR）[26]。诊断神经根型颈椎病的 CPR 包括以下几项测试的阳性发现：同侧颈椎旋转＜ 60°，颈椎压顶和牵引试验呈阳性（图 7–1 和图 7–2），Spurling 试验阳性（图 7–3），上肢张力试验（upper limb tension test, ULTT）阳性（图 7–4）。最新的 2017 年版临床实践指南也推荐使用瓦氏试验来检查神经根型颈椎病，因为其特异性高（0.94）[21]。在慢性 PNP 患者中，因为慢性 PNP 的来源是肌筋膜而非神经血管，所以这些检查在再现外周症状方面通常为阴性[26, 27]。

表 7–1　神经根型颈椎病的特殊检查

测　试	患者体位和动作	阳性结果
颈椎压顶试验	患者坐位。治疗师站在患者身后，双手交叉放在头顶上，轻轻向下施加轴向负荷（图 7–1）	手臂或肩部疼痛复现
颈椎牵引试验	患者坐位。治疗师站在患者身后，将手掌根部置于下颌骨下方，对头部和颈部施加向上垂直的牵引力（图 7–2）	肩部或上肢疼痛缓解
Spurling 试验	患者坐位。治疗师站在患者身后，患者头部主动向患侧侧倾，治疗师在侧屈位对患者头部施加轴向负荷（图 7–3）	在受压同侧重现手臂或颈痛

续 表

测 试	患者体位和动作	阳性结果
上肢张力试验	患者仰卧位。治疗师站在与患者肩同水平的位置。治疗师压低肩胛带，外展盂肱关节至 110°。患者肘部屈曲 90°，前臂中立位，手腕略微伸展，治疗师支撑前臂的同时轻轻伸展肘关节、腕关节和手指（图 7-4）	上肢症状的复现

观察患者的自然姿势对于收集典型的姿势意识和习惯信息至关重要。通过在候诊区观察患者，以及在病史采集时，患者不太意识到自己的姿势在被评估的情况下，可以收集到有价值的信息。

详细的站立姿势评估应从前、后和侧位角度进行来观察姿势偏离和肌肉不对称。在理想的姿势下，耳朵应位于肩峰和颈椎椎体的正中间。PNP 患者常见的一种姿势是头部向前，即头部位于肩峰前方，肩部向前呈圆形，肩胛骨前

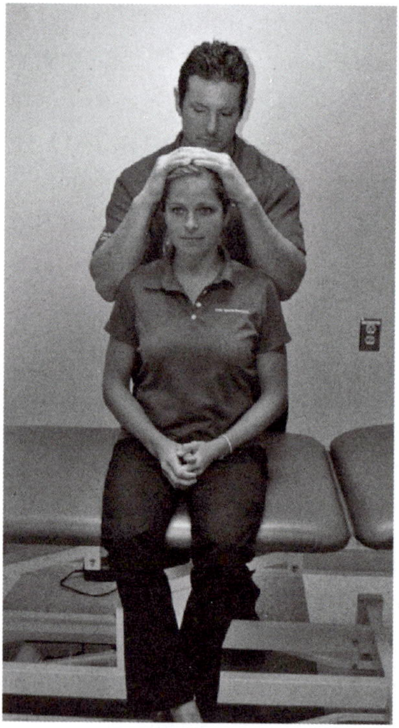

图 7-1 颈椎压顶试验

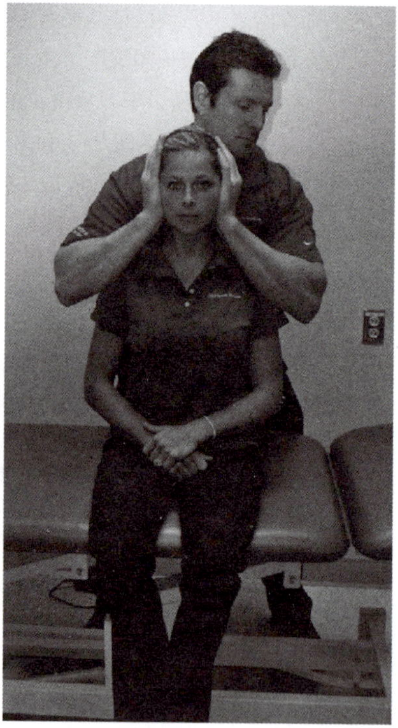

图 7-2 颈椎牵引试验

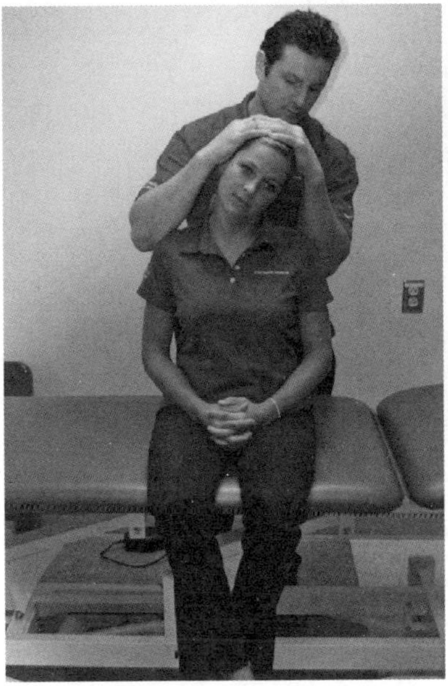

图 7-3 Spurling 试验

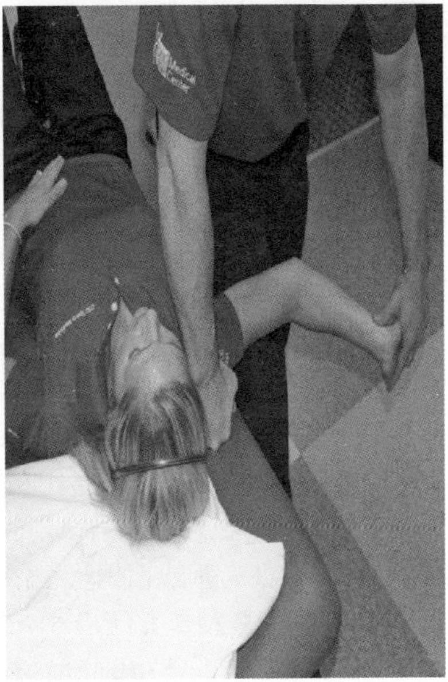

图 7-4 上肢张力训练

伸，中下颈椎屈曲，上颈椎代偿性伸展（图 7-5）。

颈椎的 AROM 是在所有方向上测量的，需要观察到任何受限和疼痛反应。颈椎活动度装置（cervical range of motion, CROM）是一种由患者佩戴的装置，有一个头部和眼镜架和一个肩关节部件。它由三个重力驱动的表盘组成，用于测量颈椎在 3 个轴向的活动度[26]。在有或无症状个体颈椎 ROM 测量中都有良好的信度和效度[21, 26]。

为了确认是否存在适应性缩短或拉长的肌肉和肌肉触发点，需要进行肌肉长度或柔韧性测试及触诊测试。由于长期保持头前伸姿势习惯，通常

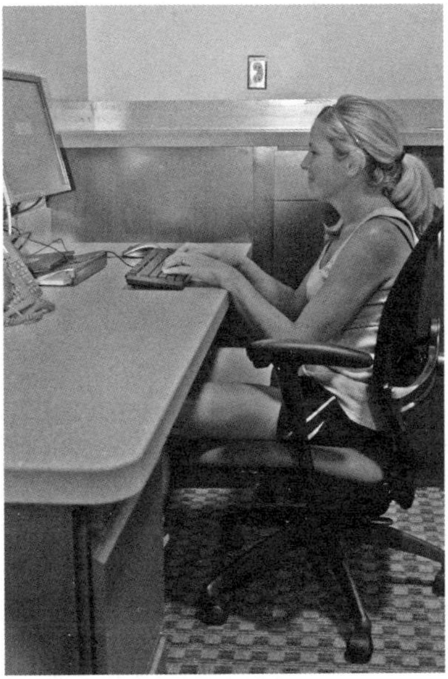

图 7-5 头前伸坐姿

存在肌肉的柔韧性下降（适应性缩短），如肩胛提肌、胸锁乳突肌、斜角肌、枕下肌、上斜方肌和胸大肌和胸小肌。长期保持头前伸姿势通常也会拉长下颈段、胸段竖脊肌、中下斜方肌、菱形肌和颈深屈肌。当肌肉处于持续拉伸状态时，由于收缩因子（肌动蛋白和肌球蛋白）的关系发生了变化，拉长的肌肉肌力通常较弱[28]。这种对立的肌肉紧张和无力被称为“上交叉综合征”。头前伸姿势的习惯性“伸出”下巴会导致上颈段紧张，颈深屈肌无力，前胸和肩部紧张，肩胛骨稳定肌无力（图 7–5）[8, 9, 26]。对于长期保持头前伸姿势的患者，我们需要进行徒手肌力测试来明确被拉长的肌肉（中下斜方肌、菱形肌和颈深屈肌）是否存在无力的情况。

由于颈深屈肌在保持理想颈椎姿势中非常重要，因此应该对其力量和耐力进行评估。颈部屈肌耐力测试是让患者仰卧，抬起头离治疗床约 2 in（5 cm），同时保持下颌收起。治疗师计算她能够将下颌保持在收起位置的时间[22, 29]。Jull 等[30]对该试验进行了改进，当患者收下颌时，在枕下放一个压力传感器（稳定器或血压袖带），并分 5 个渐进阶段保持该姿势 5～10 秒，从基线 20 mmHg 开始，最终到 30 mmHg（颅颈屈曲试验，图 7–6）。如果患者无法在压力增加的情况下进行颈部屈曲，并在规定的时间内保持姿势而不发生颈浅屈肌的代偿（借助回缩），则表明神经肌肉控制和颈深屈肌的耐力下降。

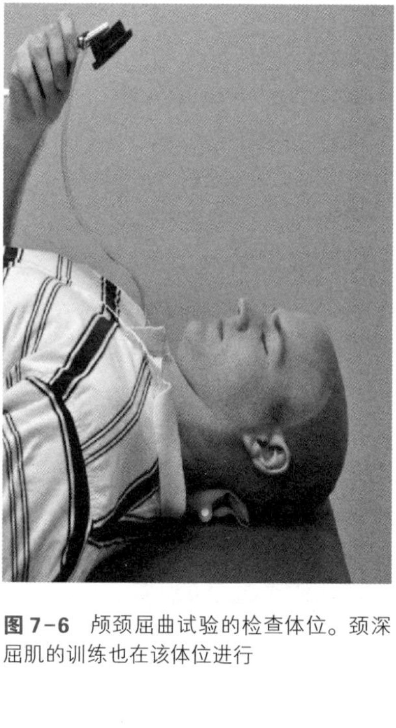

图 7–6 颅颈屈曲试验的检查体位。颈深屈肌的训练也在该体位进行

必须进行 ROM 评估来明确颈椎和胸椎运动能力下降的区域。在长期保持头前伸姿势的患者中，上颈椎、上胸椎和中胸椎活动受限非常常见[31, 32]。Fernandez-de-las-Penas 等[31]发现，与对照组相比，头前伸患者平均颅颈角显著减小，颈椎几乎各个方向的活动度都有受限。一般来说，患侧关节节段的触诊和弹簧试验活动度下降，并可以通过辅助运动试验引起疼痛反应。Jull 等[33]发现，经验丰富的治疗师在识别颈椎中关节功能紊乱的症状具有良好的检查者间信度。

建议通过触诊肩胛提肌和上斜方肌来确定是哪些肌肉导致了患者的颈

部疼痛。更新的慢性颈痛临床实践指南发现，压力测痛仪具有极好的评价者内可靠性（$ICC_{2,1}$=0.96），推荐使用它对疼痛进行分类[21]。如果临床医生无法使用压力测痛仪，则可以进行压力分级触诊来确定肌肉受累的范围。

最后，治疗师需要评估患者如何完成自己的工作。工作方式评估包括观察影响办公室职员肩颈疼痛发展和持续的人体工程学和社会心理风险因素的相互作用。由不良人体工学引起的生物力学压力源与大工作量相关社会心理压力源之间存在着复杂的相互作用。

治疗计划与干预措施

建议采用为期4～6周，共12次的标准化物理治疗方案来治疗肌骨损伤，纠正错误姿势，并进行适当的人体工程学干预[33-38]。

可以通过使用物理治疗手段、AROM训练、干针、颈椎和胸椎关节松动来恢复无痛性ROM，从而缓解疼痛、肌肉紧张和循环阻滞[37]。在PNP患者中常见颈椎AROM受限，尤其是回缩和旋转。上述活动度受限是由长期保持头前伸姿势和颈浅肌与中轴骨骼肌紧张导致的。在脊柱中立位频繁进行轻柔的颈椎回缩和旋转训练（每日最多5次）有助于恢复颈椎的AROM[23]。如果过度疼痛或肌肉紧张使患者无法在负重位进行上述锻炼，则可以从仰卧位开始逐步过渡到坐位。为了恢复正常的姿势控制和协调性，出现适应性缩短的中轴骨骼肌和上颈椎肌肉需要有足够的灵活性。表7-2展示了PNP患者的静态拉伸训练。一般来说，每次拉伸应进行30秒，重复2次，每天进行3次。干针是一种新兴的物理治疗手段，可缓解肌肉紧张引起的颈痛。Cerezo-Tello等[39]将130例慢性非特异性颈痛患者随机分配到两个治疗组。在为期2周的疗程中，试验组进行伸展运动并接受4次干针治疗，而对照组只进行拉伸运动。在疗程结束后的15天、30天、90天和180天，试验组在ROM、机械性痛觉过敏、颈部肌肉力量和残疾评分方面的改善显著大于对照组。

PNP患者表现出颈深屈肌的激活不足和耐力下降，类似于腰痛患者的腹横肌的功能障碍。Jull等[30]已经证明了在执行伸手动作和上肢任务时，**改善颈深屈肌的神经肌肉控制和耐力对于维持颈椎姿势和稳定颈椎**很重要。训练计划包括使用压力计（稳定器，查塔努加集团公司，田纳西州希克森）对颈深屈肌进行低负荷激活。每次保持10秒，以增加颈深屈肌的耐力，避免激活颈浅肌。压力计的压力设置为20 mmHg，保持10秒，并以2 mmHg逐步增加，用彩色编码条纹进行视觉反馈[30]（图7-6）。

表 7-2 姿势性颈痛患者的姿势训练

训练	起始体位	训练技术
颈椎回缩	坐位，指尖放在下颌（图 7-7）	头部向后推直到颈部和胸部上段有拉伸感。保持 5～10 秒
颈椎旋转	头保持中立的姿势坐着（不是头前伸的姿势）	朝一个方向尽量旋转头部但不产生疼痛，并在无痛范围内用手稍微施加压力，保持 5 秒。另一边重复
枕下拉伸	仰卧位，枕骨底部放一个 2～3 in 的毛巾卷（图 7-8）	向上滑动枕部，保持头部与治疗床接触。保持 10 秒
墙角胸肌拉伸	站在墙角，手肘与肩齐高（图 7-9）	身体缓慢向墙角倾斜，直到前胸有拉伸感。保持 30 秒
上斜方肌拉伸	把一只手臂放在背后，稍微下压肩膀，对侧的手放在头的一侧（图 7-10）	用放在头顶那只手，轻轻向侧面拉动头部，同时下压对侧肩膀，直到有斜方肌拉伸感。保持 30 秒
肩胛提肌拉伸	一只手臂放在背后，另一只手臂放在枕部（图 7-11）	轻轻地将头部往腋窝方向推动，直到肩胛提肌有拉伸感。保持 30 秒
上肢滑墙	背靠墙站立，双臂接近 90°/90° 位置（图 7-12）	手臂尽可能向上滑动，并始终保持手臂与墙面接触

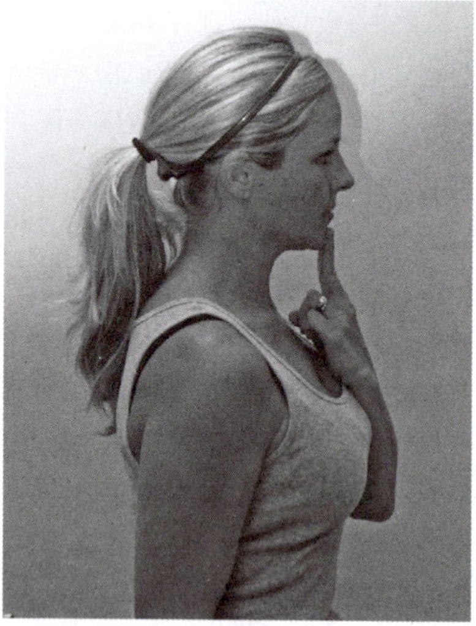

图 7-7 颈椎回缩（收下颌）

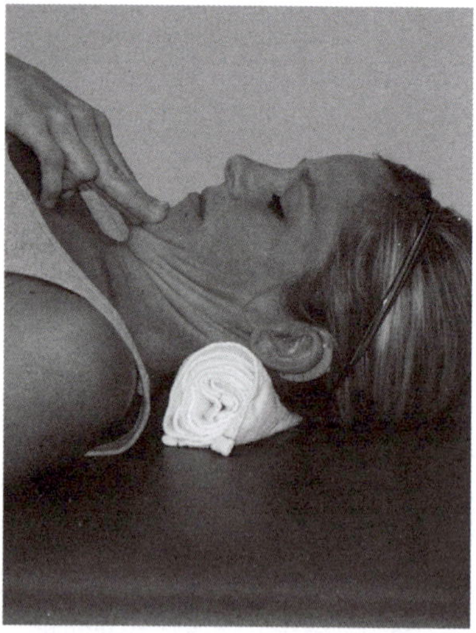

图 7-8 枕下拉伸

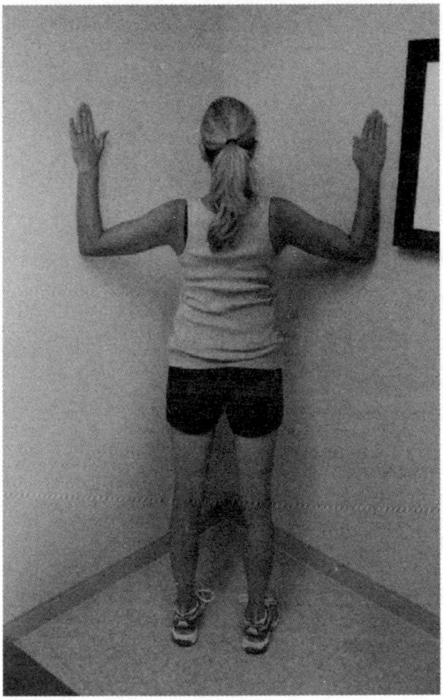

图 7-9 墙角胸肌拉伸

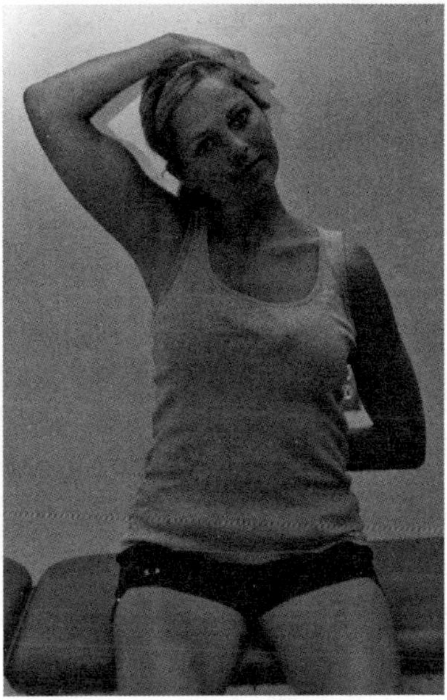

图 7-10 上斜方肌拉伸

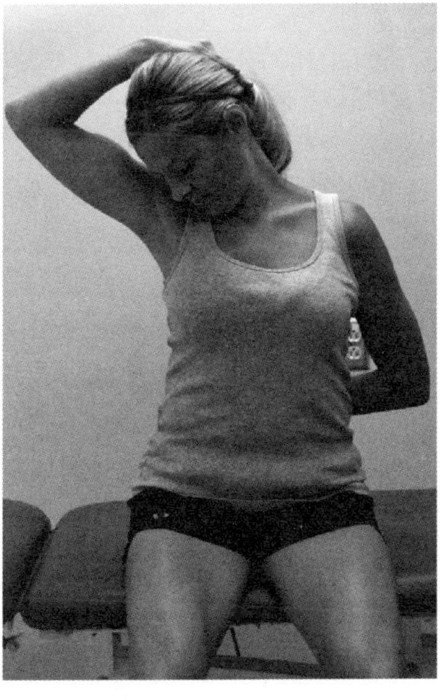

图 7-11 肩胛提肌拉伸

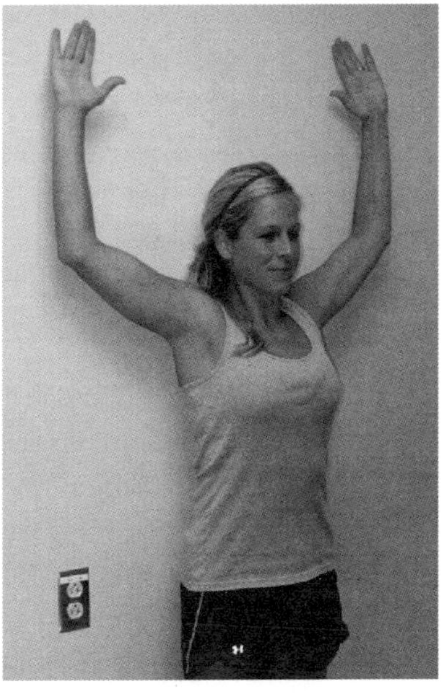

图 7-12 上肢滑墙

在 PNP 患者中应该进行改善肩胛骨位置和加强肌肉力量的训练。由于肩胛骨的位置偏离中线，长期保持头前伸姿势会减弱肩胛骨稳定肌肉的激活程度。一般来说，在颈椎和肩部疼痛的患者中会出现中下斜方肌、菱形肌和前锯肌激活模式的降低[12, 38]。通过低负荷运动和视觉或口头提示，可以充分训练肩胛骨的稳定肌肉，改善其位置（表 7–3）。Wegner 等[38]表明，通过 EMG 可以记录到慢性 PNP 患者在打字任务中表现出的肩胛骨激活模式改变，而通过遵循简单的提示和反馈将肩胛骨定位在中线，中斜方肌的激活可以得到显著改善。例如，提示出现肩胛下旋的患者“轻轻抬起你的肩膀尖部”来改善肌肉激活和肩胛骨位置。

表 7–3　肩胛骨稳定强化练习

肩胛骨训练	起始体位	训练技术
俯卧肩胛骨收缩	俯卧位，额头下放一小卷毛巾，双臂放在身体两侧，手掌朝下	先向内挤压肩胛骨，然后向外旋转并略微伸展肩关节。保持 5～10 秒（图 7–13）
俯卧中斜方肌训练	俯卧位，额头下放一小卷毛巾，双臂成 90°（T 位），拇指朝上	先向内挤压肩胛骨，然后抬起双臂平行于身体位置。保持 5～10 秒（图 7–14）
俯卧下斜方肌训练	俯卧位，额头下放一小卷毛巾，双臂成 135°（Y 位），拇指朝上	先向内挤压肩胛骨，然后抬起手臂与身体位置平行。保持 5～10 秒（图 7–15）
坐姿划船	坐姿双手握住弹力带，手臂紧贴身体	双臂前伸至胸部水平。先向内挤压肩胛骨，然后将手臂向两侧拉
前锯肌滑墙训练	站立位，前臂中立位，停在胸部水平靠墙的泡沫轴上	重心前移，利用肩胛肌将泡沫轴滑滚至头顶（图 7–16）

在 PNP 患者中，颈椎关节松动和胸椎手法整复也能改善颈椎 ROM 并减轻疼痛[22, 31, 36, 40]。一项系统的 Cochrane 综述对比了颈痛患者的手法整复与关节松动，结论是在 6 个月的随访中，有中等质量的证据表明两种治疗方法在疼痛、功能和患者满意度方面产生了相似的改善[41]。

发现和解决导致慢性 PNP 的危险因素是维持长期治疗效果的重要部分。一旦结束了物理治疗，大多数患者会恢复之前的活动，可能会继续保持错误姿势看视频等[4, 19]。需要进行人体工程学的评估和干预来解决工作站设置不当的问题。一把合适的可调节椅子可以显著减轻颈部和肩部疼痛[2]。适当的座位高度有助于

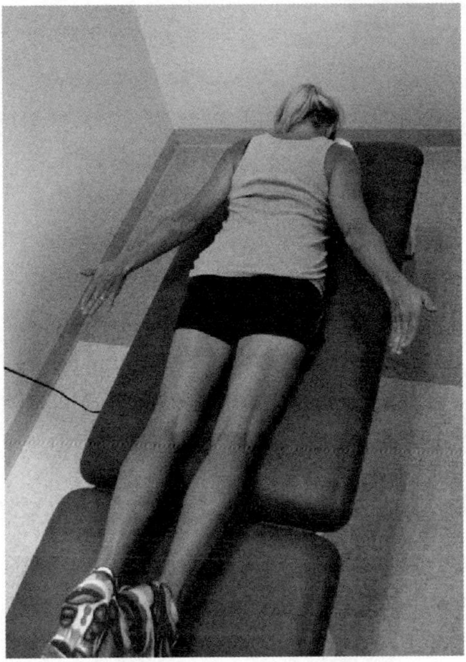

图 7-13　俯卧肩胛骨收缩

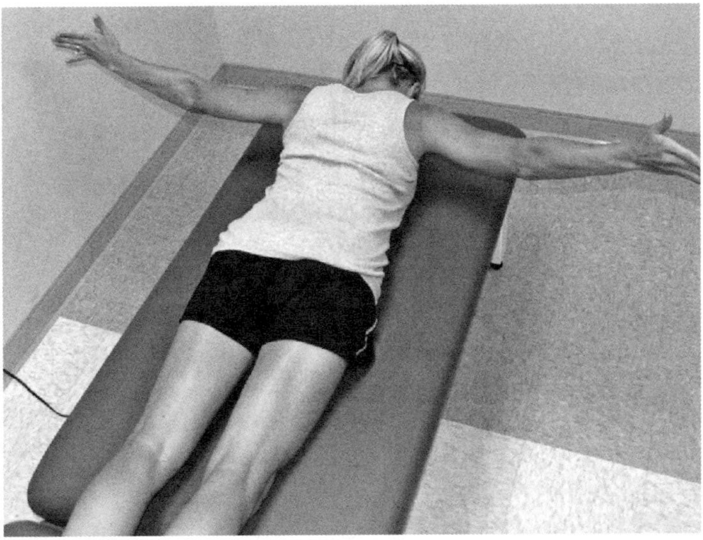

图 7-14　俯卧中斜方肌训练

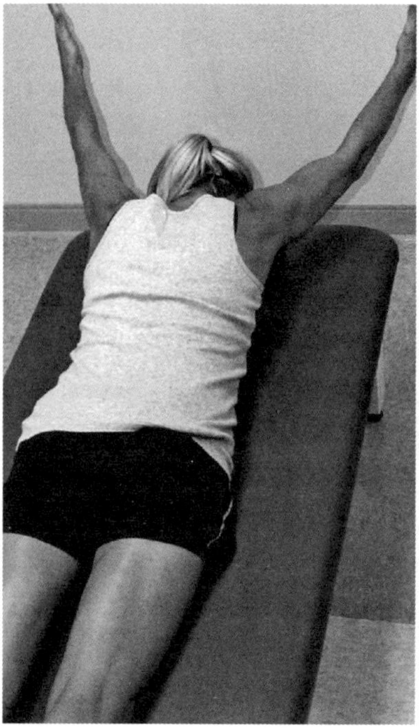

图 7-15 俯卧下斜方肌训练

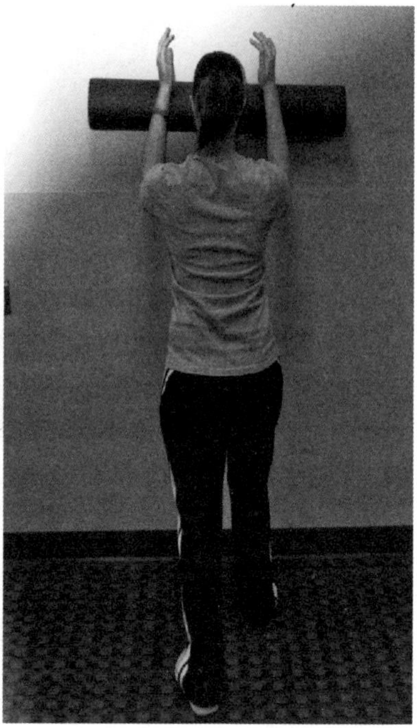

图 7-16 前锯肌滑墙训练

保持腰椎前凸，从而使脊柱和下肢处于舒适的休息位置。髋关节应略高于膝关节，双脚踩在地板上[2]。键盘应该放在肘部或肘部以下的高度。前臂应放在治疗床或椅子的扶手上，使肩膀、肘部和手腕的姿势保持中立。这种中立位上肢姿势一贯代表了较少的上肢肌肉活动，降低肌骨疾病的发生风险[4, 19]。鼠标的位置应避免肩关节外展和肩胛骨前伸。显示器应该直接放在个人的面前（距离 66 cm），顶部应调整到同眼睛水平来保证头部的中立位置[38]。头部从中立位置向上或向下倾斜小于 3° 对减轻头颈部症状有显著影响[1]。

姿势教育和再训练是 PNP 患者治疗成功的必要组成部分。有症状的受试者在电脑上打字和操作鼠标时，通常表现为头前伸和肩部前倾增加[1]，颈椎肌肉负荷增加[12]。取得脊柱的中立姿势有助于平衡负荷的分配。这样可以减少对疼痛敏感结构的压力，并改善维持颈椎曲度和姿势所需的深颈屈肌的激活[30]。为抵消长时间使用电脑的不良影响，应建议患者每 30 分钟休息 20～30 秒，并且在电脑前工作时不要超过 2 小时。在休息期间，患者应进行基本的活动，如颈椎和肩胛骨回缩、胸廓伸展和上肢伸展运动，以放松肌肉和关节[23]。

Falla 等[16]报道了当受试者以中立位姿势笔直坐着时，脊柱稳定肌的激活程度比瘫坐时有所改善。相较于让受试者在没有提示的情况下“坐直”，采用特定的口头和手动提示使其挺直且保持中立位脊柱姿势效果更好。与“坐直”的指示相比，实现脊柱中立位姿势的提示会带来腰椎多裂肌和颈深屈肌更明显激活[16, 39]。为了达到直立的中立位姿势，可以先提示受试者通过将骨盆轻轻前倾以靠在坐骨结节上来达到理想的腰椎骨盆坐姿，然后轻微抬起胸骨，避免过度的胸腰椎伸展。最后，提示受试者最小限度地抬起枕部，使头部处于中立位，并减少上颈椎的伸展。对照组仅被要求尽可能坐直，这样会造成颈椎和腰椎稳定肌的活动明显减少。在长时间的姿势活动中保持一个中立位的脊柱姿势，不仅可以减少对肌肉骨骼结构的有害压力，而且还可以使脊柱处于最佳状态，以激活颈深屈肌和腰椎多裂肌，从而保持理想的姿势。

近年来，治疗手段不仅集中在慢性颈痛的生物力学方面，而且还聚焦在长期管理压力源上。**工作方式**考虑了由工作量和能力之间的不平衡导致慢性颈痛长期存在的生物力学和社会心理危险因素。一项分析工作方式干预效果的长期研究表明，结合**人体工程学和行为改变，显著减少长期颈肩疼痛并提高恢复率**。行为改变包括适当休息以应对高工作要求的教育，以及增加保持良好姿势的意识教育[18, 19]。在一项旨在解决人体工程学和社会心理问题的研究中，Bernaards 等[18, 19]发现，当人体工程学干预与行为改变的咨询相结合以应对高工作要求时，办公室职员的颈部和肩部疼痛得到了长期改善。最近有证据表明，**为表现出中枢敏感化征象（如疼痛灾难化或高度自我报告症状）的患者提供 PNE** 是有益的。在一项针对慢性脊柱疼痛成人的多中心随机对照试验中，Malfliet 等[34]在 3 个疗程中比较了 PNE（试验组）和颈 / 背部教育（对照组）。尽管两组在疼痛障碍（主要结局测量）方面没有差异，但只有 PNE 组在运动恐惧症（次要结局测量）方面有显著改善。在 PNE 组中，自我报告了高中枢敏感化症状患者的疼痛灾难化显著降低。

慢性 PNP 的发展是多方面的，包括造成持续性症状的内在和外在因素。为了取得长期成功，治疗应通过传统的物理治疗干预解决肌肉骨骼损伤，同时也要关注常常导致病情持续的人体工程学和社会心理问题。

循证医学建议

证据推荐强度分级（SORT）

A 级：一致的、高质量的以患者为导向的证据。

B 级：不一致或质量有限的以患者为导向的证据。

C 级：共识、以疾病为导向的证据、惯例、专家意见或病例系列。

1. 颈椎和肩胛肌肉控制异常、姿势觉和本体感觉的降低等内在因素可导致姿势性颈痛的发生。（B 级）
2. 外在因素（如不良的工作站设置和在视频显示器上花费过多的时间）会加重姿势性颈痛。（B 级）
3. 足够精确的测量工具（如 NDI），有助于判定颈痛患者的预后和随时间的变化。（A 级）
4. 练习加强颈深屈肌的力量，提高其维持颈椎姿势的能力，并在进行伸展和上肢任务时稳固颈椎。（B 级）
5. 改善个人“工作方式”的干预可以提高治疗姿势性颈痛的长期成功率。（C 级）
6. 纳入 PNE 的综合治疗方案可减少颈痛患者的运动恐惧症。（C 级）

复习题

7.1　慢性姿势性颈痛患者通常表现为肩部和颈部的哪一种姿势？

A. 圆肩，肩胛骨内收，中下颈椎伸展，上颈椎屈曲

B. 圆肩，肩胛骨前伸，中下颈椎屈曲，上颈椎屈曲

C. 肩膀凹陷，肩胛内收，中下颈椎伸展，上颈椎伸展

D. 圆肩，肩胛骨前伸，中下颈椎屈曲，上颈椎伸展

7.2　当对慢性姿势性颈痛患者开始运动计划时，早期应关注以下哪一项？

A. 常规心血管训练

B. 颈肩等长训练

C. 颈深屈肌的加强和再训练

D. 低负荷高重复的颈部伸展训练

7.3　以下哪项代表了慢性姿势性颈痛的个体危险因素？

A. 女性，戴双光眼镜，长时间使用电脑鼠标，心理社会压力源

B. 男性，心理社会压力源，使用电脑鼠标，座椅较低

C. 女性，戴隐形眼镜，右利手，不常休息

D. 男性，心理社会压力源，戴双光镜，不常休息

7.4　以下哪些患者最有可能从 PNE 中获益？

A. 38 岁女性，办公室职员，有 3 周隐匿的颈部和肩部疼痛，在工作日结束时疼痛评分为 9/10

B. 45 岁女性，办公室职员，3 年颈痛病史，焦虑病史，颈部和肩部疼痛

评分为 8/10，并在电脑前工作时放射至手臂

C. 22 岁女性，行政助理，颈肩疼痛 3 个月，疼痛评分为 4/10

D. 60 岁男性，信息技术员，每日在长时间工作后出现头痛和颈痛（疼痛评分 4/10），病史长达 5 个月，但未发生工作差错

参考答案

7.1 D。经常使用电脑的人的姿势适应通常是圆肩和肩胛骨前伸、中和下颈椎屈曲，以及代偿性的上颈椎伸展。这些姿势是由工作站设置不当和对保持中立脊柱姿势的注意力下降导致的。

7.2 C。研究表明，训练颈椎深屈肌对保持姿势控制和对齐是很重要的，以便在使用上肢时实现颈椎的前馈稳定 [2, 9]。

7.3 A。办公室工作人员发生姿势性颈痛的危险因素包括女性、频繁使用电脑鼠标、眼镜和社会心理社会压力源 [14]。

7.4 B。症状的慢性化（3 年）、持续的高水平疼痛（9/10）和较低的疼痛刺激（坐在桌前）是中枢敏化患者的特征，已被证明可从 PNE 中获益。

机械性颈痛：胸椎手法

Mechanical Neck Pain: Thoracic Spine Manipulation

病例 8

Dan Kang　Jason Brumitt

男性，34 岁，农民，在初级保健医生（primary care provider, PCP）的推荐下来到门诊物理治疗诊所评估和治疗颈椎与胸椎疼痛。患者诉 3 天前使用耕犁时突发一阵剧痛，随后感觉“中段背部绞锁感”。患者主诉颈痛、僵硬且偶尔头痛。当患者抬起手臂、低头或转头向旁边看时中背部疼痛加剧。自症状恶化后，患者中断了工作。仰卧在冰袋上可以缓解疼痛。患者说这是他首次出现颈、背部疼痛。PCP 诊断为颈、胸椎拉伤，并没有开具影像学检查。PCP 医嘱：布洛芬片 2 片（每片 200 mg），口服，每天 2 次，直到症状消退或服用 3 周后随访。

- 根据该患者的诊断，您认为导致其病情的可能原因是什么？
- 哪些检查体征可能与该诊断有关？
- 最合适的物理治疗干预措施是什么？
- 在物理治疗干预中应该采取哪些预防措施？

关键术语

- **关节弹响**：脊柱手法整复操作过程中，似气泡破裂的声响。
- **高速低振幅推力（high-velocity low-amplitude thrust, HVLAT）**：另一种手法整复的术语表达方式。
- **关节活动受限**：关节的活动范围减少。
- **手法整复**：在生理解剖限制范围内对关节复合体施加被动的快速小范围推动，目的是恢复最佳活动度、功能和（或）减轻疼痛。
- **关节松动术**：以不同的速度和幅度对关节复合体进行连续的有技巧的被动活动的手法治疗。
- **拉伤**：肌肉损伤导致肌肉–肌腱单位的撕裂，通常伴有疼痛和功能受限。

学习目标

1. 定义拉伤。
2. 对颈胸椎进行肌肉骨骼评估。
3. 描述 HVLAT 技术在胸椎的应用。
4. 识别胸椎 HVLAT 手法的适应证及禁忌证。
5. 制订运动治疗方案以恢复 ROM。

物理治疗考虑事项

在治疗颈椎和胸椎拉伤的患者时，应考虑以下几个方面。

- **治疗计划与目标**：减轻疼痛，提高灵活度。
- **治疗措施**：关于功能解剖和损伤病理机制的患者教育；缓解疼痛的手法及物理因子治疗；改善肌肉柔韧性的治疗性运动；居家锻炼计划。
- **注意事项**：监测生命体征；注意脊柱手法或治疗性运动的注意事项和禁忌证。

疾病概要

颈椎和胸椎损伤属于常见病，颈痛年发病率可高达 50%，终生患病率超过 60%[1-4]，而胸椎疼痛的终生患病率超过 30%[5]。颈椎由 7 块椎骨及相关肌肉组成，主要功能是支撑和维持头部位置，并且保护脊髓腔。胸椎位于颈椎和腰椎之间，由 12 块椎体、12 对肋骨和相关肌肉组成。胸椎和肋骨为心脏和肺部提供保护，并且是呼吸肌的附着点，辅助颈椎和上肢活动并维持姿势。尽管颈椎和腰椎损伤的检查和治疗受到了更多的关注，但胸痛也可能很严重，导致就医和需要物理治疗的干预，影响工作和运动[6-9]。

肌肉拉伤是一种导致肌肉–肌腱单位部分或完全撕裂的损伤。肌肉拉伤分为三个等级。一级拉伤表现为受累肌肉在运动时疼痛，伴有一些肌纤维的轻微撕裂。可能会有轻微肿胀，但很少或没有力量或 ROM 受限。二级拉伤在运动时疼痛加剧，肌纤维的断裂（即撕裂）更严重。这种损伤会伴随中度肿胀、ROM 受限和部分力量丧失。三级拉伤是指肌腹、肌腱交界处和（或）腱骨交界处的断裂。三级拉伤患者在受伤时会感到剧烈疼痛，如果相关神经纤维也损伤，初次受伤后疼痛可能会减轻。三级拉伤的患者会出现严重肿胀，ROM 受限和力量明显丧失。颈椎和（或）胸椎拉伤可能会引起肌肉痉挛[10]。通常认为肌肉痉挛是为了保护受伤区域免受进一步损伤；然而，痉挛本身也会引起显著的疼痛，并进一步限制 ROM。

疼痛通常是颈部和（或）胸部区域拉伤患者的主诉。抬起手臂或移动颈部（如低头或左右旋转头部）可能会加剧疼痛。轻微的拉伤（如一级拉伤）会引起疼痛，但患者仍然能够正常工作和进行 ADL。二级或三级拉伤的患者会感到疼痛加剧，这可能会限制其正常工作和 ADL。

物理治疗患者管理

在进行彻底评估以排除鉴别诊断后，对于颈胸椎拉伤的患者，采取的保守治疗方式包括手法治疗，其中包含 **HVLAT 技术、治疗性运动和减轻疼痛及恢复功能的理疗**。

检查、评估和诊断

体格检查通常从回顾患者的主观病史开始。病史为物理治疗师提供了患者相关的医疗历史信息，包括之前的颈部或背部疼痛发作情况、当前损伤的机制及物理治疗的禁忌证。在本病例中，患者没有特别需要引起关注的病史记录。

在主观和客观检查过程中，物理治疗师必须排除可能导致疼痛的非肌肉骨骼原因。肌肉骨骼检查应发现与颈椎和（或）胸椎拉伤相关的阳性体征。与颈椎疼痛相关的鉴别诊断包括：脊髓损伤、脊髓型颈椎病、椎动脉夹层、肿瘤、骨折、系统性疾病和感染。与胸椎疼痛相关的鉴别诊断包括：心肌缺血、胸主动脉夹层动脉瘤、消化性溃疡、胆囊炎、肾脏感染、肾结石、骨折、肿瘤病变、炎症性疾病（如强直性脊柱炎、骶髂关节炎）和系统性疾病。

观察患者的姿势也是体格检查的重要部分。暴露躯干，分别从前面、后面和矢状面进行观察。患者可能会表现出头前伸姿势（即头部前伸，特征是上颈椎伸展和中下颈椎屈曲）和胸椎后凸。虽然与理想姿势有偏差，但头前伸姿势普遍存在于一般人群中[11-15]。通常与姿势相关的疼痛容易被忽视，但在拉伤后患者通常会寻求治疗。患者的姿势可能提供关于肌肉紧张（如上斜方肌、肩胛提肌、胸大肌和胸小肌、枕下肌和胸锁乳突肌）的线索，这些紧张与肌肉痉挛的存在无关[11, 12]。

颈椎和胸椎的 ROM 测试可以提示肌肉拉伤的严重程度。颈椎 AROM 的正常范围：屈曲（45°～50°）、伸展（85°）、旋转（90°）和侧屈（约 40°）；胸椎 AROM 的正常范围：屈曲（30°～40°）、伸展（20°～25°）、侧屈（25°）和旋转（30°）[16]。这些测试应在患者坐位时使用量角器完成[17, 18]。颈椎和（或）胸椎 ROM 可能因反射性痉挛中的肌肉拉伤而受限。颈椎和（或）胸椎 ROM 也可能因关节活动不足（无论是否伴有肌肉痉挛）而受限。

盂肱关节和腰椎 AROM 评估也是十分必要的，以排除来自这些部位的疼痛。治疗师首先需要评估患者双肩前屈和外展能力。接下来，治疗师需要评估腰椎的 AROM。如果患者主诉在这些活动出现疼痛，治疗师必须确定疼痛的位置。如果在颈椎或胸椎重现疼痛，治疗师可以排除盂肱关节和腰椎的参与。在所有脊柱损伤病例中，都需要进行包括肌节、皮节和反射测试在内的系统筛查。

接下来需要进行特殊检查，以帮助排除颈椎或胸椎区域的神经损伤。为了评估颈椎，本病例适用的特殊测试包括 Spurling 试验、颈椎牵引试验和 ULTT（参见病例 7 和病例 10 中的测试描述）。表 8-1 描述了胸椎的特殊测试及其报告的诊断准确性。尽管据报道胸椎压顶试验和胸部牵引试验可以评估神经根压迫，但这两项测试的诊断准确性尚未确定。如果患者抱怨肩部或手臂疼痛、上肢感觉受损或上肢“针刺感”和（或）对冷敏感，应进行胸廓出口综合征的测试（如 Adson 试验、Roos 试验、过度外展试验）[19, 20]。本病例的患者没有报告需要进行胸廓出口综合征测试的症状。对于肌肉拉伤没有特殊测试。

表 8-1　胸椎特殊检查及诊断准确性

特殊查体	患者体位和动作	诊断准确性
胸椎压顶试验	患者坐位。治疗师站在患者身后，将双手放在双侧上斜方肌 / 肩部区域，并施加向下的压力。如果患者的疼痛再次出现表明神经根的孔隙空间减少或组织损伤	未知

续 表

特殊查体	患者体位和动作	诊断准确性
胸椎牵引试验	患者坐位，双臂在胸前交叉。治疗师站在患者身后，抓住患者的前臂，向后倾斜并抬起患者。疼痛减轻表明牵引正在缓解神经根的压迫	未知
Adson 试验	患者坐位，双臂水平外展 15°。治疗师从后方站立，触诊单侧桡动脉脉搏。要求患者吸气、屏住呼吸、伸展并旋转颈部朝向被评估的一侧。桡动脉脉搏减弱或消失，以及患者报告感觉异常为阳性，提示胸廓出口综合征	敏感性： 0.50～0.79 [21, 22] 特异性： 0.16～1.00 [21–25]
Roos 试验	患者坐位，手臂外展 90° 并外旋 90°。患者持续张开并握拳 1 分钟。症状重现为阳性，提示胸廓出口综合征	敏感性： 0.82～0.84 [21, 26] 特异性： 0.30～1.00 [21, 25, 26]
过度外展试验	患者坐位，治疗师触诊桡动脉。患者将双肩外展外旋至 90° 并保持此姿势 1 分钟。脉搏减弱或消失，以及患者报告感觉异常为阳性，提示胸廓出口综合征	敏感性： 感觉异常：未知 脉搏改变：0.52 [22] 特异性： 感觉异常： 0.64～0.90 [22–24] 脉搏改变： 0.38～0.90 [22–24]

接下来，治疗师对患者的颈椎和胸椎进行关节活动度（即关节松动）测试，患者交替采用仰卧和俯卧姿势。拉伤的患者在测试过程中常见疼痛和（或）活动受限。患者仰卧时，物理治疗师评估颈椎的生理性侧向滑动。治疗师的一只手对颈椎某一节段施加平移力，而另一只手对下一节段提供阻力。患者俯卧时，治疗师对颈椎进行中央和单侧后–前（posterior-anterior, PA）测试，以评估疼痛诱发和（或）活动降低。治疗师仅用拇指对椎体棘突两侧施加 PA 向力，以进行中央 PA 测试，或对关节突施加力，以进行单侧 PA 测试。

胸椎的关节活动度测试应在患者俯卧位进行。PA 测试可以在节段中央或单侧进行。中央 PA 技术是通过一只或两只手对每个椎体节段施加力量进行的。单手方法是用小鱼际施加应力，而双手方法是通过豌豆骨在棘突两侧施加应力（图 8–1 和图 8–2）。正常的关节活动表现为椎体节段有弹性运动，而活动受限的区域缺乏这种运动。在进行关节活动度测试时，可能出现疼痛和肌肉防卫。作为全面检查胸椎疼痛患者的一部分，治疗师还必须通过肋骨弹簧测试

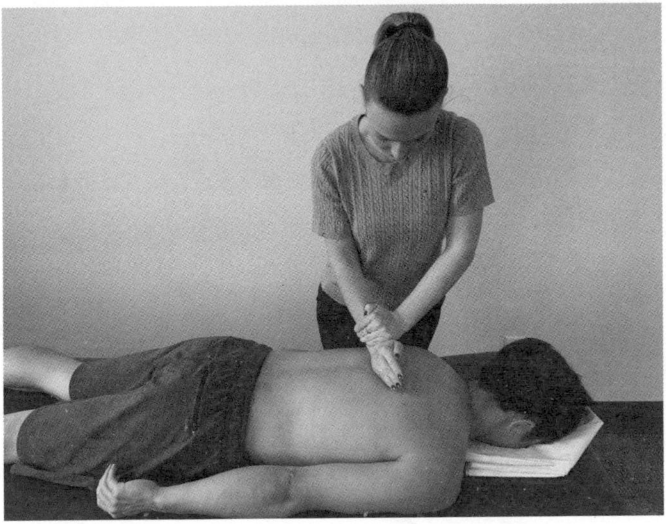

图 8-1 胸椎中央 PA 关节活动度测试，单手技术

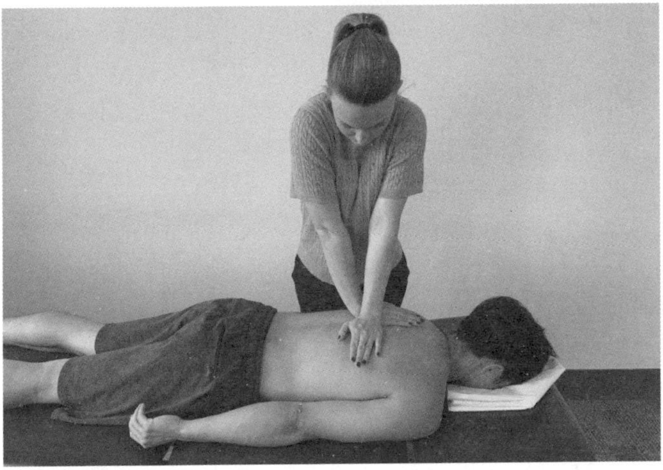

图 8-2 胸椎的中央 PA 关节活动度测试，使用双手技术。这种方法也用于胸椎的 HVLAT 手法治疗

评估肋椎关节的疼痛和（或）活动下降。治疗师的手与患者的垂直轴成 45°。治疗师评估每根肋骨的正常、活动下降或（不太可能）过度活动。颈椎和胸椎区域的触诊留在体格检查的最后部分，因为受伤组织的触诊可能会引发症状，从而限制患者对上述某些测试的耐受性。触诊软组织使治疗师能够识别痉挛的

肌肉，并确定哪些组织疼痛。

治疗计划与干预措施

对于胸椎拉伤患者有两种主要治疗方法：手法治疗，包括关节松动和手法整复（即 HVLAT），以及治疗性运动。**其他治疗方法，如湿热疗法或冷疗也可能适用，但其疗效缺乏证据支持。**

手法治疗技术可用于减轻疼痛和肌肉痉挛，并使关节活动恢复正常。尽管按摩的有效性存在争议[27–29]，但在治疗开始时进行软组织松动可能有助于在脊柱手法治疗前减轻疼痛和痉挛。

针对颈椎和胸椎的手法治疗能有效减轻疼痛并使关节活动恢复正常。对胸椎的手法治疗也可能改善与颈椎和腰椎相关的疼痛[30–40]。Gonzalez Iglesias 等[36]将机械性颈痛的患者随机分配到试验组或对照组进行 5 次治疗。试验组在 3 次治疗中接受了胸椎手法整复，颈部接受 15 分钟的红外线灯治疗（250 W），以及在 C7 水平进行 20 分钟的经皮神经电刺激（100 Hz，250 毫秒脉冲），而对照组仅接受物理因子治疗。试验组在第五次治疗后，以及 2 周和 4 周的随访中，疼痛（视觉模拟评分）、颈椎 ROM 和残疾（Northwick 颈痛问卷）均显著改善。

研究人员试图制定 CPR，以识别哪些颈痛患者将从胸椎手法治疗中受益[37, 38]。Cleland 等[37]报道了下述 6 个项目中符合 3 个的患者在接受胸椎手法治疗后更有可能获得积极结果。这 6 项为：症状持续时间少于 30 天；仰头时无症状加重；恐惧–回避信念问卷（fear-avoidance beliefs questionnaire）体力活动分量表得分低于 12 分；颈部伸展活动范围小于 30°；肩部以下无症状；上胸椎曲度减小。然而，后续的两项研究并未验证这一 CPR[38, 39]。

为了确定颈椎与胸椎手法治疗对成人颈痛患者的影响，Puentedura 等[39]招募了符合 Cleland 等[37]描述的 CPR 中 4 项的患者。患者被随机分配到胸椎手法整复加运动组或颈椎手法整复加运动组。两个组都进行了两次手法治疗，并接受了相同的治疗性运动计划。接受颈椎手法治疗的患者在颈部功能障碍指数、恐惧–回避信念问卷体力活动分量表得分和数字疼痛评分方面显著改善[39]。这项研究强调了将颈椎手法治疗纳入颈痛患者手法治疗计划的潜在益处。Dunning 等[40]报道对于机械性颈痛患者，采用颈椎和胸椎的 HVLAT 技术的治疗方案在减轻疼痛和残疾评分方面优于使用非推冲关节松动技术的治疗方案。

对于因拉伤导致颈椎和（或）胸椎疼痛的患者，有多种类型的 HVLAT 技术可以应用于胸椎。选择 HVLAT 技术通常基于物理治疗师对手法治疗方法的熟悉程度，以及患者对治疗姿势（即俯卧、仰卧、坐姿）的耐受性。如果患者最初无法耐受 HVLAT 技术的应用，治疗师可以选择以不同速度和幅度进行关节松动技术。

HVLAT 技术可以做到安全有效。然而，物理治疗师必须筛查患者是否有禁忌证[41]。脊柱手法治疗的绝对禁忌证包括：近期骨折或脱位、节段不稳定、骨恶性肿瘤、骨感染、中枢神经系统疾病、骨质疏松症和活动性感染。脊柱手法治疗的相对禁忌证包括：腰椎滑脱、关节过度活动、良性骨肿瘤、关节术后、神经根压迫和妊娠。

患者取俯卧、仰卧和坐位，都可以对胸椎中段的活动降低节段进行手法治疗。患者俯卧在治疗床上，可以进行 PA-HVLAT 手法治疗（图 8-2）。物理治疗师的手放在活动降低节段的水平。在进行手法治疗之前，治疗师将手放在活动降低节段的水平并进行“皮肤锁定”。皮肤锁定是通过施加力量于软组织的同时，治疗师的上肢做扭转运动来完成的。如果治疗师站在治疗床的左侧，左手放在活动受限节段的右侧，右手放在节段的左侧。用左手进行皮肤锁定时，手掌放在活动降低节段平面，手指指向髋关节。在身体的后部解剖结构上想象一个钟表，头部在 12 点位置，髋关节在 6 点位置，这有助于引导治疗师的手在进行皮肤锁定时的运动。接下来，左手逆时针旋转，手指指向 3 点位置。右手的皮肤锁定是将手掌放在活动降低节段的平面，手指指向 9 点位置。然后，右手顺时针旋转，手指指向头部（即 12 点位置）。一旦皮肤锁定完成，治疗师要求患者深吸一口气，然后完全呼气。在呼气结束时，治疗师进行手法治疗。如果未能产生关节弹响[42-44]，可能是由于患者保护性反应和（或）手法整复的推冲过早。如果由于上述原因第一次手法治疗未成功，应进行第二次尝试。缺乏关节弹响并不意味着手法治疗失败[45]。有研究评估了腰椎手法治疗的效果，表明即使没有听到关节弹响，患者在手法治疗后仍然可能感觉疼痛减轻[45]。

对中段胸椎（如 T4～T8）的 PA 手法整复也可以在患者仰卧、双臂交叉放在胸前时进行。为确定活动降低节段的水平，治疗师将患者向自己方向滚动。手枪握法用于支点，放置在所需的胸椎节段（图 8-3）。治疗师要求患者深吸一口气，然后完全呼气。在完全呼气时，治疗师用身体通过患者的双臂施加一个高速度推力，从前向后作用于胸椎节段（图 8-4）。对中胸椎的手法整复也可以在患者坐位时进行（图 8-5）。治疗师用手臂环绕患者，患者的中胸椎区域靠在治疗师的胸部。接下来，治疗师屈曲患者的胸椎，在感觉到张力的点施加一个向上的牵引力。

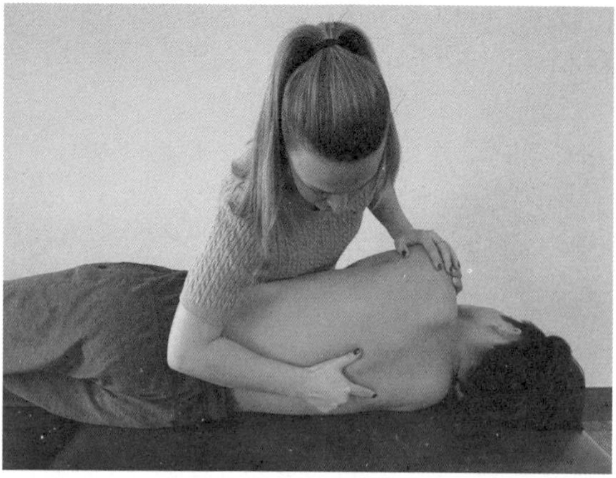

图 8-3 手部位置（手枪握法）作为支点，放置在胸椎活动降低的节段，用于仰卧 AP 胸椎手法整复的技术

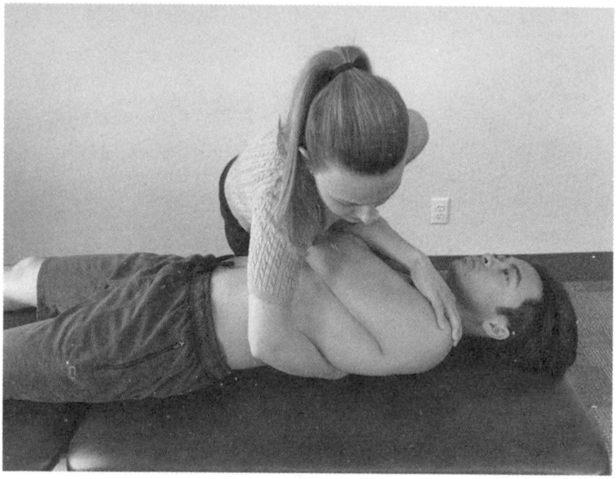

图 8-4 仰卧 AP 胸椎手法整复的技术

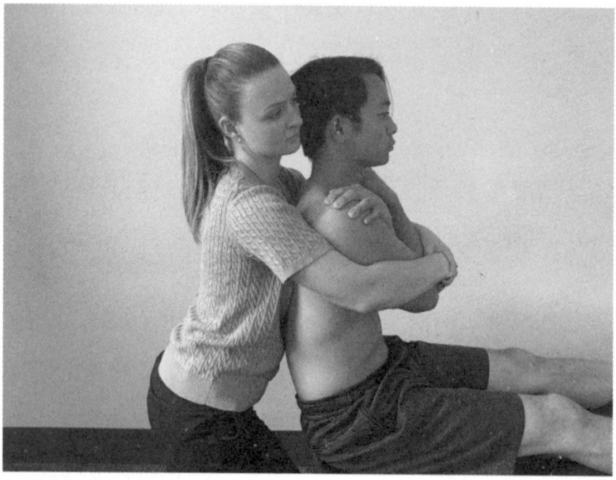

图 8-5 胸椎牵引整复手法的体位

为了对上胸椎的活动下降节段进行手法治疗，可以使用颈胸交界 HVLAT。这种手法治疗也被称为全纳尔逊（full-nelson）技术或颈胸关节牵引技术。患者长坐位，髋关节靠近治疗床的边缘，将双手十指交叉放在头后。治疗师站在患者身后，胸部靠在患者的背部。治疗师将前臂放在患者的腋窝，并将手放在患者的手上。一旦进入这种“全纳尔逊”姿势，治疗师稍微将患者向后倾斜，靠向自己，并施加一个牵引力（图 8-6）。有些治疗师的手臂长度不足以达到传统的全纳尔逊姿势。在这种情况下，治疗师可以抓住患者的两个手腕，稍微伸展患者的上胸椎，并施加一个朝头部方向（即向上）的手法力量。

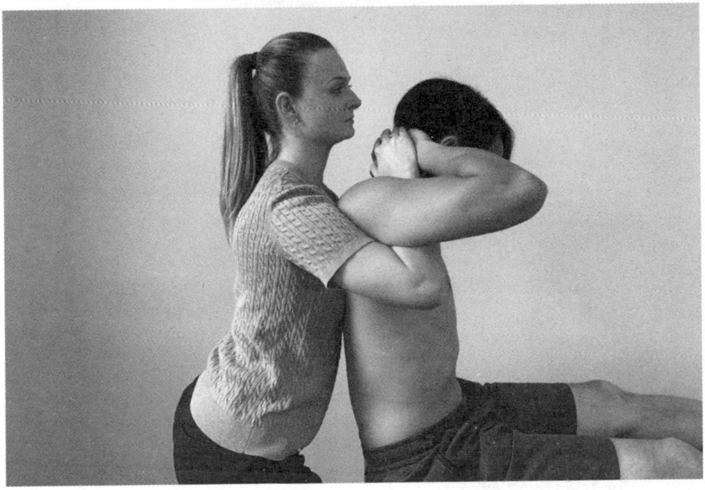

图 8-6 颈胸手法整复姿势（全纳尔逊）

治疗性运动用于解决柔韧性不足和椎体节段活动降低的问题。如前所述，许多患者表现出头前伸姿势和胸椎后凸，这种姿势异常可能与当前的受伤无关。然而，具有这种姿势的患者可能会有枕下肌、上斜方肌、肩胛提肌、胸大肌和胸小肌的紧张。可以将拉伸运动作为居家训练计划（home exercise program, HEP）的一部分。这些练习可以帮助减轻疼痛并改善颈椎和胸椎的 ROM [46]。

作为 HEP 的一部分，还可以进行自我松动技术以改善活动降低关节的活动度。典型的例子包括坐在椅子上进行胸椎伸展（图 8-7）或仰卧进行胸椎伸展（图 8-8）。**尽管关于其有效性的证据不足，但最初无法耐受 HVLAT 技术的患者或许能受益于自我松动。**

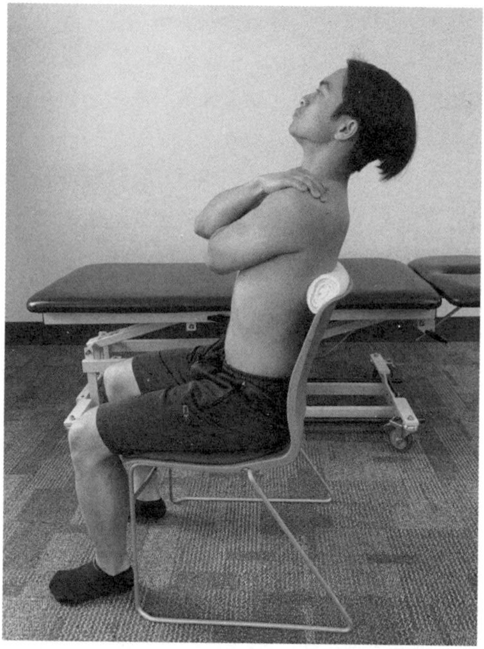

图 8-7　坐位胸椎伸展自我松动技术。在活动降低节段下方放置毛巾卷。患者双臂交叉放在胸前，向后倾斜，重复多次（如 10～20 次），试图促进毛巾放置区域上方的胸椎伸展。每次重复时可以保持长达 10 秒；然而，没有证据推荐最佳剂量

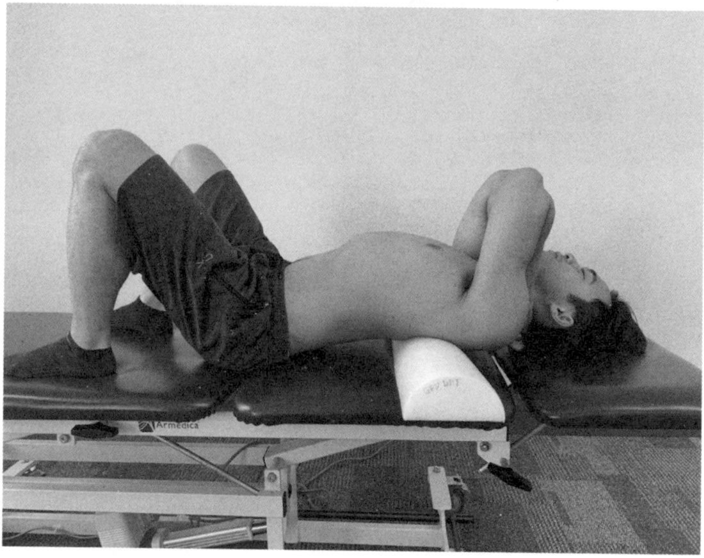

图 8-8　仰卧位胸椎伸展自我松动技术。在目标活动降低节段下方放置半个泡沫滚轴（或一个大的毛巾卷）。患者双臂交叉放在胸前，向后倾斜。重复多次（如 10～20 次），以促进毛巾放置区域上方的胸椎伸展

循证医学建议

证据推荐强度分级（SORT）

A 级：一致的、高质量的以患者为导向的证据。

B 级：不一致或质量有限的以患者为导向的证据。

C 级：共识、以疾病为导向的证据、惯例、专家意见或病例系列。

1. 对胸椎的 HVLAT 手法治疗可以减轻颈椎和（或）胸椎疼痛患者的疼痛。（B 级）
2. 辅助治疗如湿热疗法或冷疗可以减轻胸椎拉伤患者的疼痛。（C 级）
3. 自我松动技术可以改善活动降低脊柱节段患者的关节活动度。（C 级）

复习题

8.1 以下哪一项**不是**颈胸区域常见的姿势异常？

A. 胸椎前凸　　B. 上颈椎伸展

C. 头前伸姿势　　D. 枕下肌紧张

8.2 在肌肉骨骼检查时，治疗师需确定患者的 T4—T5 节段活动受限。以下哪项测试可以帮助确认这一发现？

A. Adson 试验　　B. 关节活动度测试

C. Roos 试验　　D. 胸椎压顶试验

参考答案

8.1 A。前凸描述的是脊柱向内的弯曲。具有正常姿势的个体会在颈椎和腰椎部位表现出前凸，在胸椎部位表现出后凸。胸椎疼痛的患者可能会表现出过度后凸。

8.2 B。关节活动度测试应在患者俯卧在治疗床上进行，以确定关节的活动度。Adson 试验和 Roos 试验用于评估胸廓出口综合征。胸椎压顶试验用于评估神经根损伤。

神经根型颈椎病：上肢张力试验与治疗

Cervical Radiculopathy—Upper Limb Tension Testing and Treatment

病例 9

Tyler Whited

女性，53 岁。8 周前，左前臂和手部在修剪花园植物后出现感觉异常、无力和疼痛来接受物理治疗。被家庭医生诊断为颈椎病，并将她转介到门诊物理治疗。家庭医生为她安排了颈椎的 X 线检查。X 线片显示，C6—C7 和 C7—T1 出现了与年龄相关的退行性病变，但没有急性损伤或隐匿性病变（如骨折、骨转移病灶）。她的既往病史包括高血压。

- 根据该患者的诊断，导致其病情的可能原因是什么？
- 最合适的检查是什么？
- 最合适的物理治疗干预措施是什么？
- 哪些可能的并发症会影响物理治疗的效果？

关键术语

- **神经根型颈椎病：** 一个或多个颈神经根受压，可能导致上肢疼痛、感觉减退、运动功能减弱和（或）反射减弱。
- **群集测试：** 当每种检测结果均为阳性时，可提高诊断准确性的检测组合。
- **机械敏感性：** 肢体运动拉伸组织（如神经、肌肉、关节）时产生的局部不适感。
- **神经松动：** 以活动神经组织和周围软组织结构为目的的手法治疗干预和（或）处方治疗性运动，以减轻疼痛和残疾程度。
- **结构分辨：** 将身体（如头部和颈部）向被评估部位（如有症状的上肢）移动或远离，以评估机械力对神经组织和患者症状的影响。这些操作用于区分神经和非神经结构。
- **ULTT：** 一系列旨在诱发神经组织（即神经根或外周神经）机械敏感性的运动序列。

学习目标

1. 选择相关的病史问题来指导客观检查。
2. 描述颈椎的全面检查过程。
3. 描述适当的手法治疗干预措施，以减轻与神经组织机械敏感性相关的症状。
4. 开处适当的治疗性运动处方，以帮助恢复活动。

物理治疗考虑事项

在处理被诊断为颈椎病并伴有颈部和手臂疼痛的患者时，物理治疗需要考虑以下几个方面。

- **治疗计划与目标：** 减轻疼痛和感觉异常；改善上肢 ROM；增强上肢力量。
- **治疗措施：** 对患者进行功能解剖学和损伤病理机制方面的宣教；通过手法治疗减轻疼痛和感觉异常；通过治疗性运动改善神经活动性和肌肉力量；通过 HEP 促进患者独立进行症状管理。
- **注意事项：** 继续监测患者的感觉异常症状是否恶化，以及是否出现红旗征（如进行性乏力、共济失调、原因不明的言语、吞咽或视力变化）。

疾病概要

神经根型颈椎病是由一个或多个神经根受压引起的，通常是由颈椎间盘突出症或颈椎病引发[1]。据报道，颈椎病的年发病率为男性 107.3 例 /10 万，女性 63.5 例 /10 万[2]，发病高峰出现在 40～50 岁[2, 3]。颈椎病患者可能从物理治疗中获益。最近的研究报道显示，75%～90% 的患者在接受保守治疗后 1 年内症状得到改善或完全消失[4–6]。Radhakrishnan 等[2]报道说，在接受保守治疗后，90% 的患者在 4 年随访时无症状或仅有轻微症状。

一个或多个颈神经根受到骨性增生或颈椎间盘突出物质的压迫，可能会引起神经根型颈椎病的相关症状。大多数颈椎根性症状是由颈椎病引起的，最常累及的是 C6—T1 神经根[1]。这些与年龄有关的退行性病变包括椎间盘高度下降、钩突关节和椎体骨质增生，导致椎间孔狭窄并对一个或多个神经根造成压迫[1]。椎间盘突出物质引起的机械性压迫会导致局部缺血增加和神经损伤。椎间盘髓核与神经组织接触引发的促炎化学反应可导致进一步的敏感化和疼痛。

神经根型颈椎病患者在接受物理治疗时可能会出现一系列症状，包括颈痛、上肢疼痛、感觉丧失、感觉异常、力量减弱和反射减退[1, 7]。患者的症状通常表现为单侧疼痛，并可能向同侧手臂放射。但是，没有手臂疼痛并不能排除神经根型颈椎病的诊断[1]。患者通常表现为皮节的感觉丧失，并可能伴有相应肌节的肌力减弱[1]。

神经根型颈椎病的非手术治疗方案包括颈椎固定（使用颈托）、治疗性运动、机械牵引、手法治疗（关节手法整复和松动）、消炎镇痛药物和糖皮质激素注射[1]。**多达 90% 的神经根型颈椎病患者在接受非手术治疗后取得了良好甚至卓越的疗效**[1, 2, 8]。虽然只有 10%～15% 的病例需要手术干预[8]，但需要及早转诊进行外科会诊的症状和体征包括：进行性神经功能缺陷、疑似颈椎骨折或其他颈椎不稳迹象，以及疑似骨性病变[1, 7]。如果症状在开始保守治疗后 6 个月内仍未改善，可能也需要进行外科会诊[1]。手术方案可能包括椎间盘切除术、减压术、融合术或椎间盘置换术[1]。

物理治疗患者管理

物理治疗师的职责是减轻疼痛、改善功能、促进独立管理，并协助患者恢复有意义的活动。神经根型颈椎病的治疗通常包括各种技术（如手法治疗、神经松动、上肢肌肉拉伸运动），目的是降低对诱发性动作的机械敏感性。一旦敏感性降低，就可以进行治疗性运动训练，以改善 ROM、增强力量、恢复功能和减少残疾。

检查、评估和诊断

医生在将患者转诊给物理治疗师之前，可能已经进行了简略的肌肉骨骼检查。神经根型颈椎病是一种通过影像学检查确诊的临床疾病，通常医生会在转诊物理治疗之前或同时安排影像学检查[6]。物理治疗评估首先要进行问诊，让治疗师了解相关病史，如既往出现的颈痛或上肢感觉异常、当前发作的损伤机制、加重或缓解因素，以及可能改变患者治疗过程的任何黄旗征。神经根型颈椎病患者通常会描述一个诱发事件（如重复性颈部运动、过头活动或够取活动），尤其是在椎间盘突出的情况下[9]。也有一些患者报告没有损伤机制，而是症状逐渐出现[9]。后一种描述可能表明是退行性脊椎病。必须讨论功能限制，因为这些通常是患者寻求治疗的原因。在初次检查时应使用一种或多种经过验证的结果测量工具，如 NDI、DASH、SPADI 或患者报告结局测量信息系统（patient-reported outcomes measurement information system, PROMIS）[9]。心理社会方面的结果测量工具，如 STarT MSK 或 Kinesiophobia 的 Tampa 量表，可能有助于确定患者的预后或识别患者的运动恐惧。结果测量指标及功能任务上的表现变化（如在过头位置放置盘子未见感觉异常或疼痛）可以用来记录物理治疗中的进展。

体格检查首先要测量生命体征（血压、脉搏、通过脉搏血氧仪测量的血氧饱和度和呼吸频率），以评估一般健康状况，并检查物理治疗干预的禁忌证。治疗师首先要对患者的体态进行视觉检查。尽管患者可能是因颈部相关的手臂疼痛而寻求治疗，但颈椎的姿势异常可能与上肢感觉异常的主诉有关[8]。随后，治疗师应在患者坐姿时使用量角器评估颈椎的 AROM。表 9-1 显示了成人颈椎 AROM[9, 10]。在颈椎 AROM 测试中可能会重现疼痛、感觉异常或两者兼而有之的情况。对于报告有前臂和手部感觉异常的患者，治疗师必须检查近端关节（如远端和近端桡尺关节、肱尺关节、盂肱关节和颈椎节段）。

接下来要进行神经系统筛查，包括肌节、皮节和反射测试。有神经根受累的患者会表现出皮节和肌节受限；但是周围神经受累的患者并不表现为皮节和肌节受限，而表现为受累神经支配区域的感觉异常或力量减弱。表 9-2 和表 9-3 显示了上肢神经根和外周神经的感觉和运动分布。ULTT 可以帮助治疗师进一步区分主要障碍是由于神经根的损害还是外周神经的损害。

表 9-1 成人颈椎和上肢的 AROM 标准值[9, 10]

AROM	度数	AROM	度数
颈椎		**肱桡关节**	
屈曲	45°～50°	屈曲	140°～150°
伸展	85°	伸展	0°～10°
旋转	90°	**腕部**	
侧屈	40°	屈曲	80°～90°
盂肱关节		伸展	70°～90°
屈曲	160°～180°	桡侧偏	30°～45°
外展	170°～180°	尺侧偏	30°～45°
伸展	50°～60°	**前臂**	
外旋	80°～90°	内翻	85°～90°
内旋	60°～100°	外翻	85°～90°

表 9-2 神经根的感觉和运动分布[1]

神经根	关键肌肉	感觉分布	反射作用
C5	三角肌	手臂外侧	肱二头肌
C6	肱二头肌、腕伸肌	前臂外侧、拇指、示指	肱桡肌
C7	肱三头肌、腕屈肌	中指	肱三头肌
C8	指屈肌	无名指和小拇指	
T1	手内在肌	前臂内侧	

表 9-3 周围神经的感觉和运动分布[9]

神经	节段水平	感觉分布	受支配肌肉
肌皮神经	C5，C6，C7	前臂外侧	喙肱肌、肱二头肌、肱肌
前臂外侧皮神经	C5，C6，C7	前臂外侧	无运动功能

续 表

神 经	节段水平	感觉分布	受支配肌肉
正中神经	C6，C7，C8，T1	桡侧 3 ½ 指的掌侧、远端背侧和桡侧手掌	桡侧腕屈肌、指浅屈肌、指深屈肌的桡侧半、拇长屈肌、旋前方肌、旋前圆肌、大部分鱼际肌、桡侧蚓状肌
骨间前神经	C6，C7，C8，T1	无感觉	指深屈肌、拇长屈肌、旋前方肌
尺神经	C7，C8，T1	手尺侧，包括第四个指头的尺半部分	尺侧腕屈肌、指深屈肌的尺侧半、手部的大多数小肌肉
桡神经	C5，C6，C7，C8，T1	前臂后侧	肱三头肌、小圆肌、桡侧腕长伸肌、前臂的伸肌群
骨间后神经	C5，C6，C7，C8，T1	无感觉	拇长展肌、拇短伸肌、拇长伸肌、指总伸肌、示指伸肌、小指伸肌

为了确诊神经根型颈椎病并排除其他可能的诊断，相关的特殊检查包括：ULTT、Spurling A 试验和颈椎牵引试验[11]。有 4 种独特的 ULTT，它们使用特定的上肢被动运动序列，有选择性地逐步对臂丛神经和上肢三条主要神经干施加机械应力。因此，ULTT 是神经机械敏感性最常用的测试方法。ULTT 1 和 ULTT 2A 用于评估正中神经，ULTT 2B 用于评估桡神经，ULTT 3 用于评估尺神经[5, 11]。读者应注意，虽然某些 ULTT 的名称不同（如 ULTT 1 或 ULTT A，ULTT 2B 或 ULTT B），但测试操作是相同的[5, 11]。表 9-4 包含了每个 ULTT 的照片，并附有患者体位的描述，以及治疗师如何应用敏感性位置和进行结构性区分的方法。

表 9-4 神经根型颈椎病群集试验[5, 11, 13]

测 试	具体方法[5, 11]	终末位图示
ULTT 1（正中神经）	患者取仰卧位。要测试左上肢，治疗师站在患者一侧，用左手抓住患者肩带上部，右手抓住患者的手。治疗师通过向下施加力来稳定肩带。治疗师将肩关节外展和外旋 90°。在此位置上，治疗师缓慢地伸展患者的肘关节，使前臂旋前，并伸展手腕和手指（这一系列的动作一直执行到症状再现的角度）。治疗师可通过颈椎侧屈和（或）松开伸展的手腕来进行进一步的结构区分	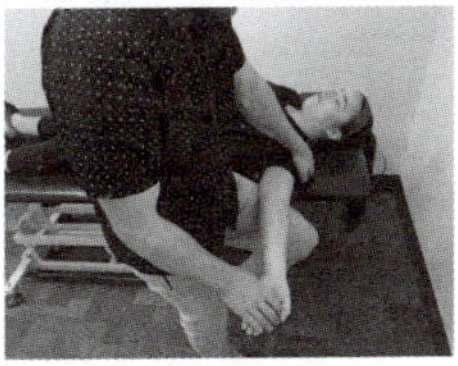

续　表

测　试	具体方法[5, 11]	终末位图示
ULTT 2A（正中神经）	患者取仰卧位。在测试左上肢时，治疗师站在患者身侧（面向足端），用右手抓住患者的肩膀，用左手抓住患者的手。治疗师用右手向下施加力来稳定患者的肩带，并用右大腿保持这种力。接下来，治疗师将患者的肩关节外旋、伸展肘关节、使前臂旋前、伸展手腕和手指，并将一系列动作进行到症状再现为止。可以通过颈椎侧屈、释放肩部下沉和（或）释放手腕伸展来进行进一步的结构性区分	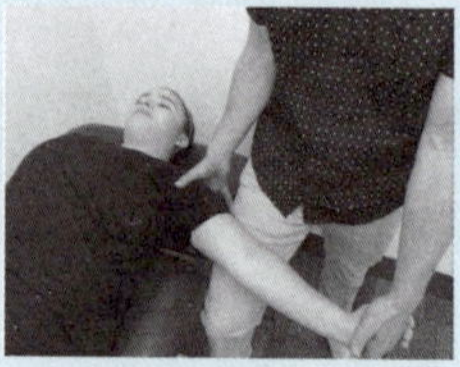
ULTT 2B（桡神经）	患者和治疗师的初始姿势与 ULTT 2A 相同，不同之处是治疗师要伸展患者的肘关节、使前臂旋后、屈曲手腕和手指，并外展肩部。一系列动作进行到症状再现为止。可以通过释放肩部下沉或释放手腕屈曲来进行进一步的结构性区分	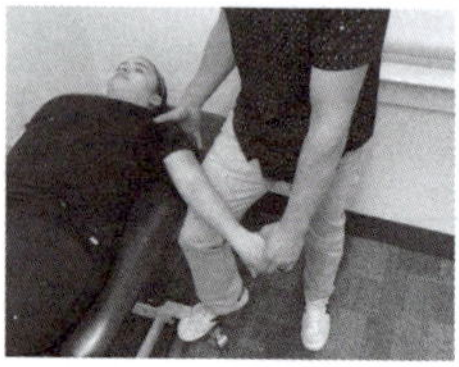
ULTT 3（尺神经）	患者取仰卧位。在测试左上肢时，治疗师站在患者一侧，用左手抓住患者的肩带上部，用右手抓住患者的手。治疗师用左手向下施加力量来稳定肩带。治疗师将患者肩关节外展和外旋至 90°。接着，治疗师使患者的肘关节屈曲，前臂旋后，并伸展手腕和手指，一系列动作进行到症状再现为止。可以通过释放肩部下沉或释放手腕伸展来进行进一步的结构性区分	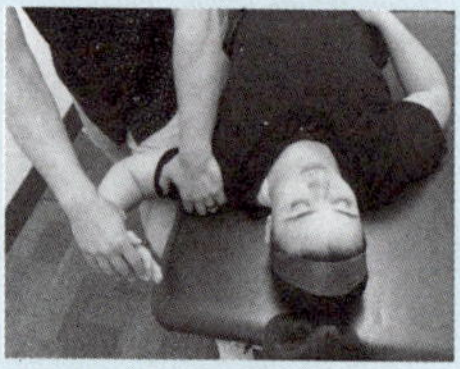
Spurling A	患者坐位，颈部向有症状的上肢侧屈。治疗师沿侧屈方向对患者头部施加约 7 kg 的压力[11]	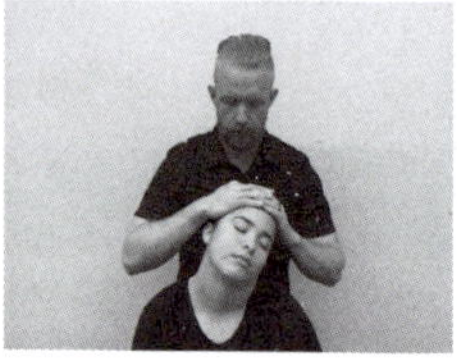
颈椎牵引试验	患者取坐位或仰卧位。当患者处于坐位时，治疗师站在患者身后，双手放在头部两侧，施加向上的牵引力；患者取仰卧位时，治疗师抓住患者下巴和枕部，稍微屈曲颈部的同时，施加约 14 lb（约 6.35 kg）的牵引力[11]。Wainner 等将仰卧测试版本作为群集测试的一部分[13]	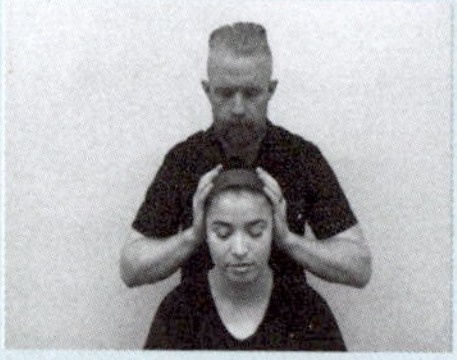

续　表

测　试	具体方法[5, 11]	终末位图示
颈椎同侧旋转试验（＜ 60°）	患者取坐位。用关节角度 R 测量活动度	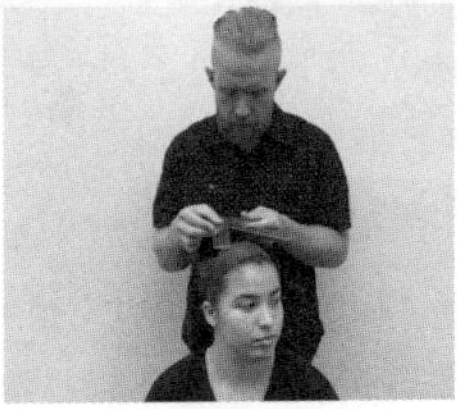

ULTT 阳性的定义是至少部分再现熟悉的手臂和（或）颈部疼痛。此外，得出阳性测试结果必须通过敏感性运动引起患者熟悉疼痛的变化。敏感性运动通过移动患者熟悉疼痛部位远端的结构来增加或减少对神经组织的压力（例如，同侧或对侧颈椎侧屈、肘部或腕部的伸展 / 屈曲、肩带抬高）[5]。通过使用敏感性运动进行结构性区分，临床医生可以确定 ULTT 反应是否与神经机械敏感性有关[12]。

对于神经根型颈椎病的诊断，ULTT 1 的敏感性为 0.97，特异性为 0.22，而 ULTT 2B 的敏感性为 0.72，特异性为 0.33[11]。2021 年，Grondin 等报道[5]，虽然单独的 ULTT 没有达到可接受的似然比或试验概率来诊断神经根型颈椎病，但 4 个 ULTT 中有 3 个阳性，则确诊时具有特异性（0.97）。Wainner 等[13]评估了 82 名电生理学确诊为神经根型颈椎病或腕管综合征的患者。通过比较 34 项临床测试和电生理检查的结果，他们发现 4 项测试［ULLT 1、Spurling A、牵引试验和颈椎同侧旋转 AROM（＜ 60°）］的结果最有利于帮助临床医生诊断[11, 13]。例如，4 项测试中 2 项阳性的特异性为 0.56，3 项阳性的特异性为 0.94，如果 4 项测试均为阳性，则诊断神经根型颈椎病的特异性为 0.99[11, 13]。

治疗计划与干预措施

神经根型颈椎病的最佳治疗方法尚未确定，但许多研究都支持多模式治疗方案[14-17]。手法治疗和治疗性运动是主要的两种干预措施，旨在减轻症状激惹性和改善神经根型颈椎病患者的功能[11, 17, 18]。研究支持使用被动（即手法治疗）和主动（即运动处方）神经松动技术来减轻疼痛和改善功能[5]。神经松动可改善神经血管分布、神经滑动，并减少神经内水肿[11, 19-22]。当患者疑似存在颈神经根和（或）周围神经受累时，需要进行神经松动。**研究表明，与标准治疗和无治疗相比，加用神经松动可改善疼痛和功能障碍**[18, 23]。

初始干预通常包括针对颈椎的手法治疗（如侧向滑动）和针对神经滑动的干预。有证据支持使用针对颈椎和胸椎的关节松动和手法整复（参见病例8）[21]。一项系统性综述报告称，颈椎侧向滑动（表9-5）和神经滑动练习（表9-5）减轻了神经根型颈椎病患者的疼痛[18]。Thoomes等[17]在20位具有神经根型颈椎病临床症状的个体中，症状包括运动和（或）感觉变化，以及手臂/肩胛区域的放射痛，实施了一个周计划，包括颈胸关节松动、神经动态松动和治疗性运动（自我神经滑动和颈部肌肉耐力训练），旨在提高正中神经的活动性。3个月后，受试者在肘部正中神经滑动范围的改善与疼痛强度的减轻、功能限制的减少之间表现出很大的相关性[17]。

其他手法治疗干预措施包括对神经附近的组织（如关节、肌肉）进行治疗。多项研究表明，当神经松动与颈椎手法治疗结合使用时，可以减少疼痛和残疾[14, 16, 24]。一项对66名颈椎神经根病患者的随机对照试验发现，手法牵引无论是否联合神经松动术，与等待治疗的对照组相比，在NDI评分、疼痛的缓解和颈部主动旋转活动度的改善方面有显著差异[14]。

自我松动技术（表9-5）是患者运动处方中作为综合HEP的一部分。虽然不同方案的剂量参数各不相同，但最初的HEP处方的剂量通常以尽可能少的症状复发为原则，并取决于每个患者的耐受性和易激惹程度。随着患者激惹性的降低和耐受性的提高，运动在持续时间、强度和ROM方面都应增加。Basson等[18]的系统性综述列出了多种干预措施的剂量，从相对较低的频率（如每周3次，每组10次）到高频率（如每周每天5组，每次重复10次，每周7天）不等[18]。

表9-5 神经根型颈椎病的手法治疗和自我神经滑动技术

治疗技术	具体方法[15, 25]	图　示
颈椎侧向滑动技术	患者仰卧于治疗床上，颈椎处于中立位。治疗师用一只手支撑患者颈椎需要活动的节段下方，另一只手放在目标节段的疼痛侧，并向另一侧滑动	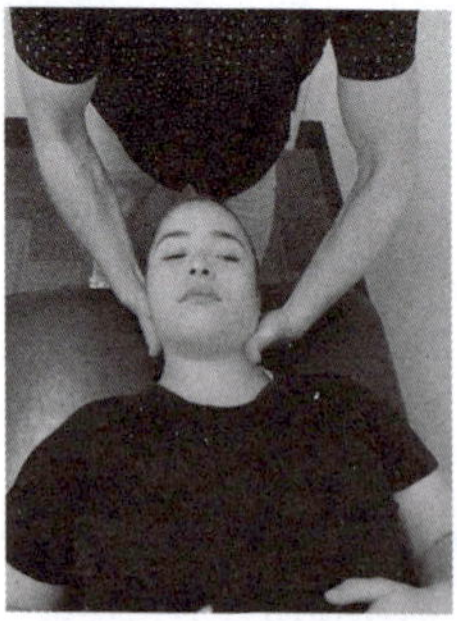

续　表

治疗技术	具体方法[15, 25]	图　示
正中神经自我滑动	患者取坐位或站立位，颈椎保持中立。患者首先将有症状的上肢移动到起始位置：肩关节外展和外旋、前臂旋后、肘关节屈曲、手腕和手指屈曲。从这个位置开始，患者伸展肘关节，伸展手腕 / 手指，同时将颈椎向有症状的一侧侧屈。然后患者反向运动，屈曲手腕或手指，屈曲肘关节，并将颈椎侧屈向健侧	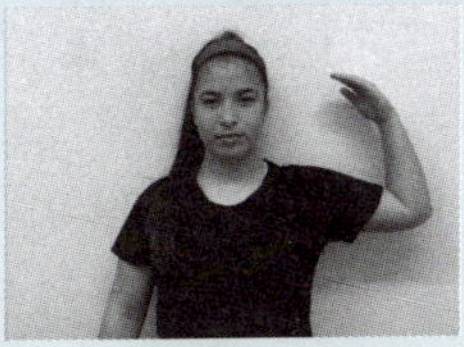 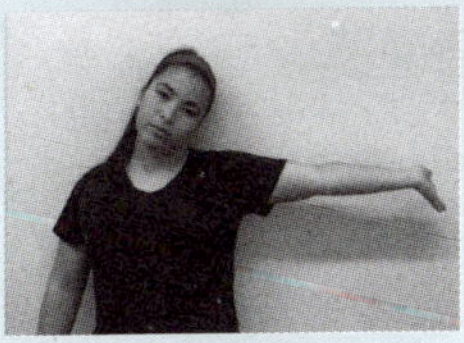
桡神经自我滑动	患者取坐位或站立位，颈椎保持中立。患者首先将有症状的上肢移动到起始位置：肩部下沉和内旋、肘关节伸展、前臂旋前、手腕 / 手指 / 拇指屈曲。从这个位置开始，患者将肩关节外展，同时将颈椎向远离患侧侧屈。然后患者反向运动，内收肩关节，并使颈椎回到中立位	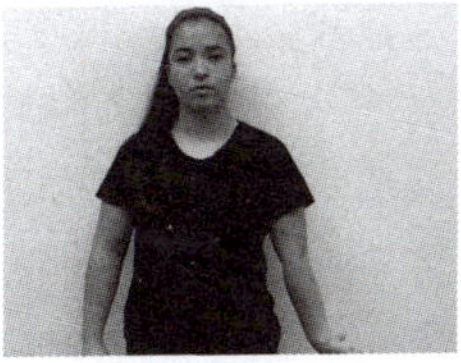 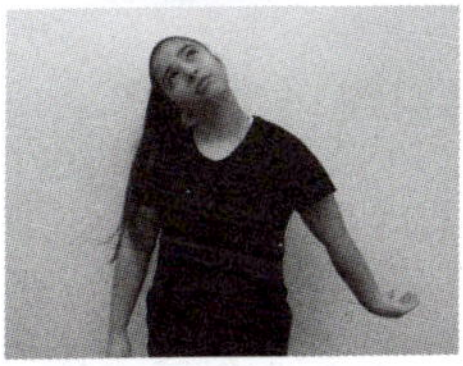
尺神经自我滑动	患者取坐位或站立位，颈椎保持中立。患者首先将有症状的上肢移动到起始位置：肩关节外展和外旋，肘关节屈曲至 90°，前臂旋前，手腕和手指伸展。从这个位置开始，患者手腕屈曲，并将颈椎向有症状的一侧侧屈。然后患者反向运动，伸展手腕和手指，并将颈椎恢复到中立位	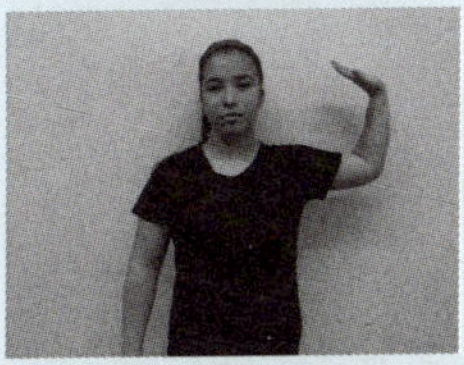 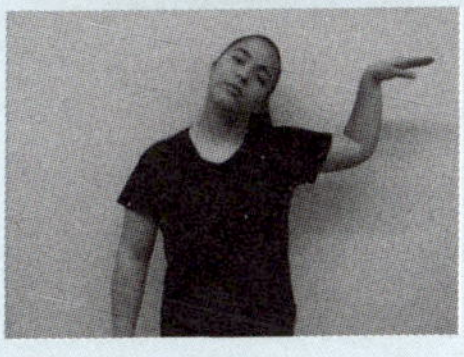
胸椎复位（HVLAT）	参见病例 8	参见图 8-2、图 8-4～图 8-6

随着患者症状的缓解，治疗师应开出治疗性运动处方来解决已知的运动障碍和力量不足，并改善姿势。要鼓励有慢性症状的患者参加休闲运动[8]。多项研究表明，心血管有氧训练和抗阻训练可改善整体健康[25–28]。美国疾病控制和预防中心建议成年人每周应进行150分钟中等强度的有氧运动（如快走），或每周进行75分钟高强度有氧运动，或两者结合[29]。对于慢性颈痛（伴有或不伴有放射性疼痛）患者，在6个月的随访中，当有氧运动与特定的颈部运动结合时，也能改善颈痛并减少残疾[30]。

循证医学建议

证据推荐强度分类（SORT）

A级：一致的、高质量的以患者为中心的证据。

B级：不一致的或质量有限的以患者为导向的证据。

C级：共识、以疾病为中心的证据、常规实践、专家意见或病例系列。

1. 大多数神经根型颈椎病患者在接受保守治疗后得到改善。（B级）
2. 4项临床测试：ULLT 1、Spurling A测试、牵引试验和颈椎AROM向同侧旋转（< 60°），可用于准确诊断神经根型颈椎病。（A级）
3. 神经松动技术可减轻神经根型颈椎病患者的症状严重程度。（B级）

复习题

9.1 ULTT阳性有以下哪些表现？

A. 至少部分再现熟悉的颈部和（或）手臂疼痛

B. 反射测试减弱

C. 皮肤感觉减退

D. 颈椎ROM减小

9.2 以下哪一项不属于神经根型颈椎病的群集试验？

A. Spurling A试验　　B. 牵引试验

C. 第一肋试验　　D. ULTT A测试

参考答案

9.1 A。

9.2 C。神经根型颈椎病群集测试包括上肢拉力测试ULTT A测试、Spurling A测试、牵引试验、颈椎向同侧旋转试验（< 60°）[11]。

颈部癌症淋巴清扫术后康复

Neck Dissection for Cancer: Postsurgical Rehabilitation

Douglas Lauchlan

病例 10

男性，46 岁，右利手，木匠，经头颈外科医生转诊至物理治疗诊所就诊。患者在 3 个月前进行了右侧颈部清扫术，术后右肩部出现疼痛并逐渐加重。6 个月前，患者被诊断为头颈部黏膜鳞状细胞癌，至今一直在接受治疗。在手术清除了颈后三角区的 Ⅰ ～Ⅳ级淋巴结后，患者还完成了每天 1 次，为期 5 周的放疗。患者无其他显著既往病史。患者表示手术后无法完全抬起右上肢，并且疼痛也影响其睡眠。他自觉右上肢在进行各种 ADL 时“缺乏力量”。他还提到，与其他接受过头颈部手术的患者交流后，他害怕自己的身体功能会继续恶化，并对他未来的生存质量（quality of life, QOL）感到忧虑。

- 评估时优先考虑的检查有哪些？
- 根据他的健康状况，您认为哪些因素可能会导致活动受限？
- 哪些可能的并发症会影响物理治疗的效果？
- 患者的康复预后如何？
- 根据每一阶段的健康状况描述其相应的物理治疗计划。
- 患者的情绪状态会如何影响康复？

关键术语

- **头颈癌：**头颈部黏膜的癌症，最常累及颈部的淋巴结。
- **颈部淋巴结清扫术：**指清除颈部所有癌细胞及受累淋巴结的外科手术，根据解剖学将颈部淋巴结分为不同的区域，通常称为“Ⅰ～Ⅳ区清扫”。
- **QOL：**不仅与完成个人 ADL 的能力相关，还涉及与他人的社交互动；通常考虑到身体、心理和情感健康。
- **肩部：**包括盂肱关节和肩胛胸壁复合体，以及控制上肢位置和 ROM 的相关肌群。

学习目标

1. 概述颈部清扫术患者术后 3 个月的预期身体表现，并识别可能已经发生的适应性变化。
2. 理解导致肩部区域功能障碍的不同神经肌肉骨骼之间的相互作用。
3. 确定适当的临床客观评价指标，以监测变化并评估物理治疗干预的效果。
4. 确定用于评估此类患者群体的功能状态和 QOL 状态的结果评价指标。
5. 概述可能影响康复和恢复的情绪和行为问题。
6. 描述整体治疗理念对此类患者群体的益处。

物理治疗考虑事项

在治疗头颈癌患者的过程中，如果在颈部淋巴清扫术后数月出现肩部疼痛和功能障碍，应考虑以下几个方面。

- **治疗计划与目标：**预防或尽量减少 ROM 受限，尤其是盂肱关节，但也应注意颈部和肩胛胸廓区域；尽可能恢复局部肌肉的募集能力，以及静态和动态的姿势控制；促进肩部区域整体肌肉的功能性力量提升；恢复完成 ADL 的能力；改善 QOL。
- **治疗措施：**对患者就定期维持肩部 ROM 进行宣教；拉伸；关节松动术；促进肩胛控制的训练；并对姿势和功能再教育的抗阻训练；促进恢复社交和体育活动。
- **注意事项：**皮肤存活及物理治疗对颈部皮瓣或移植物的影响；盂肱关节出现粘连性关节囊炎的潜在风险；原发病情的持续性进展。
- **影响因素：**可能影响患者定期接受物理治疗 / 依从性 / 参与度的社会和生活方式因素；术后生活活动的调整。

疾病概要

尽管近年来手术技术有所进步，但对于需要进行颈后三角区清扫手术的头颈癌患者，其死亡率依然很高[1]。虽然生存率有所改善，但患者仍面临着严重的肩部功能障碍及其对 QOL 的影响。几乎每 2 名头颈癌手术的康复患者中就有 1 人因肩部功能障碍而被迫停止工作；每 4 名患者中就有 3 名称其在恢复日常社交和娱乐活动时遇到困难[2]。尽管这种疾病的手术方式在不断发展，肩部功能障碍仍是手术带来的不可避免的不良反应[2, 3]。虽然术后肩部功能障碍的病因和发病机制仍存在争议，但该现象已被广泛接受。Patten 和 Hillel[4] 首次提出，术后肩部功能障碍可能是由术后期间术侧上肢失用导致的盂肱关节（glenohumeral joint，GHJ）粘连性关节囊炎引起的。近年来的研究表明，副神经（CN XI）的暂时或永久性损伤会引起肩胛骨控制异常[5, 6]，从而改变了 GHJ 的力学结构，进而引发疼痛和功能障碍。副神经起源于两个部位：延髓的颅神经根和来自脊髓前五个节段的脊神经根。该神经经过颈后三角区，支配胸锁乳突肌和斜方肌的下部纤维。因此，颈部的根治性手术清扫往往会影响与颈部和肩部区域相关的神经肌肉骨骼结构，导致有症状和无症状的运动障碍。

颈部清扫术后肩部功能障碍的物理治疗管理旨在通过整体和均衡的方法，帮助患者恢复功能并促进肩部的正常运动。由于神经肌肉骨骼系统的可适应性，运动障碍可能需要一段时间逐渐形成。肩部功能障碍通常在手术后数周或数月内出现。关于颈部清扫术后肩部问题的早期研究指出，副神经（主要支配斜方肌下部的运动神经）的部分损伤或压迫是肩部功能障碍延迟发作的主要原因[7]。近期的文献支持了这一假设，指出患者通常在术后数周才开始报告症状出现[8]。虽然副神经及其引起的下斜方肌无力已被证实是原因之一，但也有观点认为疼痛的潜伏发作更多归因于 GHJ 的粘连性关节囊炎[4]。物理治疗文献中普遍认为，无论初始病因如何，肩胛胸廓肌群持续的力学改变可以导致 GHJ 发生粘连性关节囊炎[9–11]。此外，粘连性关节囊炎的形成会显著降低物理治疗干预的效果[9]。因此，颈部清扫术后患者群体有出现肩部疼痛和功能障碍的风险，并且可能对有效的物理治疗措施反应不佳。许多研究人员试图更深入地探讨这一术后的肩部现象，即“根治性颈部清扫术 / 第十一颅神经综合征”的本质。然而，由于功能障碍是逐步发展的，其病因仍难以明确。术后早期，患者通常会感到疼痛并出现下斜方肌无力，但直到术后 6～12 个月之前通常不会出现关节囊挛缩或适应性改变[1, 2, 4]。根治性颈部清扫 / 第十一颅神经综合征可能是由于粘连性关节囊炎这一认识是重要的进展，但目前仍不清楚哪些运动的适应性变化导致这一临床状态。

Panjabi[12] 提出了一个模型，供物理治疗师理解正常运动及可能导致功能障碍的神经肌肉骨骼因素。该模型认为，损伤一个或多个子系统的结构会导致整体系统功能障碍。图 10-1 展示了该模型如何应用于颈部清扫术后肩部功能障碍的病理机制和发展过程。

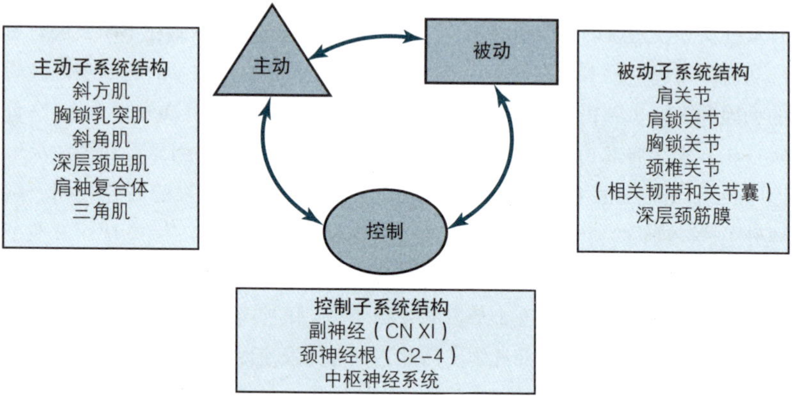

图 10-1 基于子系统的肩部康复方法——以颈部清扫术后的康复为例（改编自 Panjabi M M. The stabilizing system of the spine. Part I. Function, dysfunction, adaptation, and enhancement[J]. J Spinal Disord, 1992, 5: 383-389.）

考虑到术后副神经损伤概率达到 50%，这些子系统间复杂的不良适应性运动模式通常会导致肩部疼痛和最终的功能障碍。尽管肩部疼痛和功能障碍已经出现，但认识到个体及其当下的医疗需求仍然非常重要。从癌症中幸存及随后的手术清扫可能对患者的身体和心理健康造成深远影响。因此，在制订康复计划时，考虑患者参与和投入的积极性至关重要。物理治疗师应综合评估患者的情况，不仅要关注其功能状态的改善，还应关注其在特定职业和日常生活环境中的社会参与。

物理治疗患者管理

对该人群的物理治疗管理可以根据"国际功能、残疾和健康分类"分为 3 个领域：损伤、活动限制和参与限制[14]。术后住院管理的重点是处理主要损伤，即手术清扫后对神经肌肉骨骼组织的损伤。管理措施包括呼吸和气道监测、姿势建议，以及肩部和颈部区域 AROM 的维持。术后治疗通常包括针对颈部 / 肩部区域的门诊放疗阶段。这种癌症治疗方法常伴随着患者社会生活和日常生活的变化，需要患者去适应繁重的治疗日程。在此期间，物理治疗师应积极参与患者的肩部 / 颈部康复，强调维持 GHJ 的 ROM，以避免关节囊挛缩 [15]。康复的下一个阶段应解决损伤和活动限制问题，需要最大限度地恢复 AROM，并加强肩部和颈部区域的肌肉力量和爆发力。在这一阶段，识别出神经控制子系统的影响，以及因神经肌肉控制异常导致的肩胛动力学适应性改变至关重要。术后的典型适应性改变和上肢失用的潜在风险对其他子系统的平衡和整合有显著影响。物理治疗管理的第三阶段侧重于生活的参与和 ADL 的恢复，包括工作、爱好和日常社交互动。

检查、评估和诊断

物理治疗师客观检查首先应观察头部、颈部和肩部结构。尽管在颈部清扫术后 3 个月会有许多显著问题（如皮肤移植），但其中许多问题在此阶段对肩部功能的影响不大，因此不作讨论。在进行颈部清扫的一侧，由于肩关节周围肌肉质量减少，肩峰突出的骨性结构更容易显现，导致三角肌呈现出典型的“方边”。另一个常见的骨性观察点是肩胛冈，患者可能会出现失用导致的冈上肌和冈下肌明显萎缩的情况。患者很可能会采用“头前伸姿势”同时伴随肩胛骨前伸和上抬。这导致了两个显著的姿势适应：颈深屈肌的拉长（类似于挥鞭伤后的适应性改变 [16]），以及因缺乏动态稳定性导致肱骨头向头侧移动，从而造成肩峰下空间减少 [11]。

治疗师应使用关节活动度尺测量肩部的 AROM，并将患侧与健侧进行比较。患侧肩部常表现出 GHJ 抬高受限伴随肩胛骨控制异常，这通常与下斜方肌失神经支配及其导致的上斜方肌纤维的代偿性过度活跃有关 [10]。根据 GHJ 关节囊适应性挛缩的阶段，功能性上肢抬举运动受限可能与 GHJ 的生理性屈曲和外展活动度的联合受限有关。此外，在 PROM 测试中，还可能出现紧张的弹性终末感和疼痛。最为受限的动作往往与 GHJ 的关节囊受限模式相似（外旋最受限，其次是外展、屈曲，然后是伸展）[17]。

肌肉力量测试不太可能引起疼痛，但患者可能会由于缺乏肩胛骨控制而出现选择性或整体性无力（尤其是在肩部外展时）。物理治疗师必须评估术后副神经运动功能的受累情况。无法主动耸肩（上斜方肌纤维）和（或）无法在上肢主动抬高时控制肩胛胸廓的稳定，常见的表现是肩胛骨下角“翘起”（下斜方肌纤维），都明显表明运动输出受损，以及副神经受损的可能性 [18]。应进行彻底的神经学检查，因为患者可能在手术和皮肤移植区域出现感觉减退或缺失、麻木和（或）相关的痛觉减退或痛觉过敏。此外，术后各子系统试图纠正适应性失衡时，可能会出现适应性本体感觉丧失[11]。

由于浅表面部和颈部的瘢痕（皮肤移植引起）及手术清扫技术引起的深层瘢痕，颈椎的 AROM 和 PROM 可能受到显著限制。最受影响的动作是朝向健侧的侧屈和朝向患侧的旋转。如前所述，局部肌肉控制（颈深屈肌的募集）受限时，常会导致头颈部的肌肉系统失衡（如胸锁乳突肌和上斜方肌过度活跃），进一步加剧了颈椎 AROM 受限。通常情况下，在触诊和进行 C3—C5 椎骨的被动附属运动时，会出现适应性僵硬和不适感。

可以使用多种测试和结果评估工具来识别功能障碍，如关节活动度尺测量、疼痛评分和被动终末感。尽管 Constant 和 Murley 设计的肩部评估工具更常用于创伤性肩部损伤的患者，但它是一种强大的工具，也可以用来测量术后功能障碍对个体的影响。QOL 可以通过多种工具进行评估。可以使用如华盛顿大学 QOL 量表等癌症特异性量表来测量康复对恢复的影响[20]，或者可以考虑使用更通用的 QOL 测量工具（如 SF-36）来评估参与度[21]。**头颈部肿瘤治疗功能性评估量表（functional assessment of cancer therapy-head and neck，FACT-H&N）**已被用来专门评估康复对该人群的影响。FACT-H&N 是一种多维度的自我报告 QOL 结果测量工具，共 39 个问题，能够帮助治疗师了解个体的功能状态，以及与新发肩部功能障碍相关的风险因素的存在和程度。FACT-H&N 针对该人群设计，其价值和反应性比使用非疾病特异性评估工具或不关注功能恢复的疾病特异性工具更具有效性。无论选择何种结果测量工具来监测治疗的效果，QOL 的评估在确定个体生存意义方面具有重要价值[22, 23]。

治疗计划与干预措施

由于疼痛和失用都会导致 GHJ 关节囊变得紧张[9]，**因此关于肩部功能障碍物理治疗计划中最重要的是保持肩部的 AROM 和 PROM**。然而，最新的证据表明，**应该在治疗计划中纳入渐进性抗阻训练，以促进肩部功能恢复到术前水平**[24]。针对颈部和上肢区域，物理治疗师可以应用热疗、软组织按摩和颈椎的关节松动术，以减轻疼痛和抑制过度活跃的全身肌肉系统[25]。物理治疗师还需告知患者，由于脊副神经受损导致下斜方肌失神经支配（通常表现为肩胛骨下角的“翘起”），可能无法恢复肩胛骨的正常运动或控制[10]。

物理治疗师应通过客观检查结果，确认或排除粘连性关节囊炎的存在。应进行被动 GHJ 关节囊拉伸以直接解决肩部软组织的适应性挛缩。在此阶段，保持肩部现有的 ROM 至关重要，以避免因失用导致的变化。虽然在物理治疗过程中常进行AAROM训练，但由于所需设备的限制（如置于门上的滑轮系统），患者很难在家中每日进行这些训练。因此，应寻找创造性的主动辅助活动的替代方式来促进维持肩部ROM，如双手握住手杖或棍子，用健侧手臂引导患侧手臂来完成全范围活动。上肢渐进性主动训练中可通过使用有阻力分级的（通过颜色编码）治疗性弹力带逐步增加训练的强度[5]。可以在功能性运动模式中应用渐进性抗阻训练，以进行肌肉再教育，并改善与正常运动模式相关的神经肌肉募集及其时序控制[10, 11]。物理治疗师还应处理上半身和颈部静息姿势对肩部ROM的影响。如有必要，应直接解决正在发展的胸椎后凸和颈椎前凸的问题[26]。患者可以通过简单的姿势意识和主动拉伸训练，以帮助患者减少限制性姿势。

针对这一人群，应考虑基于任务的康复方法。这些任务可以是职业相关的任务、日常职责和一般生活需求的组成部分，以及爱好或休闲活动。患者应积极参与问题解决和目标设定的过程来增强其责任感，并在治疗师与患者之间建立起共同对话。这种共同目标设定方法应随着患者的需求变化而变化，并由双方进行监督和调整。在整个治疗过程中，肩部功能和肌肉力量的提升应该通过综合性的和功能为导向的活动恢复训练来实现，这强化了患者对渐进性康复过程的价值和重要性的理解。除了培养患者的自主康复习惯，还必须让患者感受到所有治疗干预都在满足他的需求。换句话说，患者需要积极地认可治疗处方和治疗师给予的建议。为了衡量这种康复方法对个体的影响，物理治疗师可以使用咨询与关系共情（consulation and relational empathy, CARE）量表[27]，该量表旨在评估医务人员在咨询和治疗过程中的共情能力。**共情不仅与理解患者的病情密切相关，还对患者对治疗方案的依从性有着重要影响**[23]。因此，成功康复的可能性取决于患者对开具的治疗干预处方的依从性，而这与物理治疗师提供共情治疗的程度密切相关。

治疗颈部清扫术后患者的功能障碍和活动受限，仅仅是整体康复策略的一个组成部分。患者需要将这些传统的物理治疗原则结合到其社会融入和参与中。人际关系的建立和支持网络对于重拾生活重心和获得身心健康至关重要。物理治疗师可以使用SF−36量表来评估患者自我感知下的QOL。如果可能，治疗师还应观察患者的生活环境，以及影响其幸福感和日常生活活动能力的复杂因素。治疗师还应考虑患者对塑造其核心价值观的内在标准的重新评估所产生的影响。许多患者可能不愿意恢复诊断/手术前的生活方式和环境[28]。这应该根据个人情况进行探讨，并直接根据患者的需求制订康复策略。在康复计划进行的过程中，应设定简单的短期和长期目标，并随着进展不断重新评估。其他医疗专业人员（尤其是心理学家和作业治疗师）的支持作用可能对这一过程有帮助，并且应考虑成为多学科治疗方法的一部分。

循证医学建议

证据推荐强度分级（SORT）

A 级：一致的、高质量的以患者为导向的证据。

B 级：不一致或质量有限的以患者为导向的证据。

C 级：共识、以疾病为导向的证据、惯例、专家意见或病例系列。

1. FACT-H&N 是一种敏感的多维度自我报告评估工具，用于评估颈部清扫术后个体的 QOL 和功能状态。（A 级）
2. 维持盂肱关节的 AROM 和进行关节囊被动牵伸可以预防颈部清扫术后粘连性关节囊炎的发生。（C 级）
3. 渐进性抗阻训练有助于更有效地恢复功能和日常活动。（B 级）
4. 物理治疗师在评估和治疗过程中表现出更多的同理心，有助于提高患者对治疗处方的依从性，并增加康复成功的可能性。（B 级）

复习题

10.1 患者，女性，头颈癌术后，因近期出现肩部疼痛而首次至物理门诊就诊。她害怕移动上肢，并担心会造成肩部损伤。请按以下治疗目标的可能优先级，从高到低列出顺序：

A. 维持 GHJ ROM

B. 教育患者关于疼痛的意义及其与损伤的关系

C. 改善肌肉力量

D. 恢复 ADL

E. 缓解疼痛

10.2 一位患者在颈后三角区清除术后 3 个月，由头颈外科医生转诊至物理治疗诊所进行“肩部康复”。在接受了 2 周的物理治疗后，患者表示希望停止进一步的治疗。她没有感到很疼痛，并且在不需要抬高手臂的情况下可以进行大部分 ADL。她有一个非常支持她的丈夫，“为她做一切事情”。物理治疗师最适合采取的行动是什么？

A. 同意患者当前没有功能障碍或未来不会出现功能障碍的可预测风险，并立即结束她的物理治疗疗程

B. 对患者进行 ROM 和功能下降的风险宣教，并共同制定解决问题和实

现目标的策略

C. 坚持要求患者继续治疗，因为她尚未达到物理治疗师为她设定的所有目标

D. 对患者进行 ROM 和功能下降的风险宣教，如果不愿继续物理治疗，建议在家属帮助下完成过顶动作

参考答案

10.1 尽管每位患者都必须根据功能障碍的优先级进行评估和管理，但在此情境下，可能的优先顺序为 B、E、A、D、C。康复的主要障碍是患者对疼痛和损伤的态度与信念（选项 B；即“疼痛≠损伤”）。疼痛可能在使用如经皮电神经刺激等理疗方式进行治疗后有所改善（选项 E）。保持肩部的生理性 ROM 是预防 GHJ 粘连性关节囊炎及其导致的长期并发症的重要措施（选项 A）。虽然由于术后的健康问题及工作中特定职责和任务的要求，可能无法重返工作岗位，但在此阶段应鼓励患者进行 ADL（选项 D）。社会融入及恢复正常的娱乐和生活方式，可能会改善患者的身心健康，并增强参与感和可控感这些在接受癌症治疗的患者中常常减少的感受。治疗师在康复过程中进行功能维度分类（即功能障碍、活动受限和参与限制）有助于提供更加全面、以患者为中心的治疗，这可转化为更强的患者赋能，并带来更有效的治疗 / 康复效果。ROM 的维持需要持续进行，但由于关节囊挛缩和适应性变化不太可能在早期发生，因此在最初阶段这并不是最重要的。同样，传统的整体肌肉力量渐进性抗阻训练在未解决疼痛和肩胛骨控制之前，通常不是优先任务（选项 C）。在康复初期阶段，与患者建立共情更加重要，以增加患者对柔韧性和肌力自主训练方案的理解和依从性。

10.2 B。这里需要重点解决的是上肢失用而导致的软组织适应性变化。如果肩部 ROM 受限，随着物理治疗的停止，GHJ 发生粘连性关节囊炎的风险及其相关疼痛和功能障碍的可能性会增加（选项 A）。患者刚刚开始物理治疗，现阶段不太可能出现明显的软组织挛缩。然而，可能已经存在不良的肩胛骨运动模式和肩胛胸廓控制不足，限制了患侧上肢的抬高。这些活动限制可能暂时不会对患者的功能产生明显影响，因为她的丈夫给予了很大的支持，他也可能心理上还在逐步适应照护者的角色。患者术后仅 3～4 个月，仍有许多其他术后治疗任务，包括外科医生的随访、肿瘤科治疗、言语治疗、营养咨询和作业治疗等。由于关节囊挛

缩和疼痛的恶性循环尚未完全形成，患者目前可能还没有意识到肩部潜在的问题。尽管物理治疗师可能希望坚持传统治疗理念来预防肩部问题的恶化（选项 C 和 D），但在这个阶段，更需要努力建立治疗性关系，不仅要与患者本人，还要与她的丈夫沟通。通常，患者的价值观和信念体系，可能还包括她与丈夫的关系，都会在术后发生显著变化。他们需要认识到，在这种“新”的术后情况下，长远来看，为她“包办一切”可能并不是对他们最合适的策略，因为需要促进患者主动进行 GHJ 活动和 ADL 参与。建立知情和共同的目标是有必要的，这不仅能帮助患者创建日常程序以预防粘连性关节囊炎的发生，还能增强患者为促进功能独立和社会互动的积极行为。在这一阶段，治疗师和患者可能需要就双方联络的程度和频率进行讨论协商。物理治疗师必须认识到手术和术后治疗对患者及其丈夫整体的影响。然而，双方应对日常需要监测临床症状的意见达成一致，并且患者需要积极参与其中。可以通过徒手测量 GHJ PROM，以及使用更全面的功能性评估工具（如 FACT-H&N）来进行评估。共同设立的目标和治疗计划应旨在评估家庭康复计划的有效性，这可以作为减少频繁到诊所治疗的替代方案。这种方式可以增强患者的信心，让其相信通过自主康复训练可恢复功能，从而尽可能地恢复常规的 ADL。

肱骨外上髁炎

Lateral Epicondylalgia

R. Barry Dale

病例 11

男性，44 岁，木匠，主诉右肘外侧疼痛，被转诊至物理治疗中心。患者为右利手，自述“长期以手工作业为生”。近半年来，肘部疼痛时有发作，但2 周前因加班工作导致疼痛明显加剧。患者既往病史包括高血压，有吸烟史，但在 8 个月前成功戒烟（日均吸烟量约 1/4 包，烟龄约 20 年）。4 年前，患者从梯子上跌落导致颈部受伤，当时采取的治疗措施包括休息、佩戴颈托及按摩理疗。近期，患者右肘及肩部 X 线检查未见明显异常，但颈椎 X 线片提示 C6 与 C7 右侧小关节存在轻度退行性改变。1 周前，患者开始口服 NSAID 进行治疗。目前，患者于物理治疗门诊进行专业评估，计划于 4 周后找骨科医生复诊。当前主要症状为右肘部疼痛，伴有握力减弱、腕关节伸展及前臂旋后功能受限，这些症状已严重影响其作为木匠的工作能力。患者的治疗目标为尽快恢复工作能力，重返岗位。

- ▶ 根据该患者的诊断，您认为导致其病情的可能原因是什么？
- ▶ 最合适的检查是什么？
- ▶ 最合适的物理治疗干预措施是什么？
- ▶ 哪些可能的并发症会影响物理治疗的效果？

关键术语

- **中枢敏化**：慢性疼痛导致的中枢神经系统内的变化，可导致痛觉过敏（对伤害刺激的反应增强）。
- **反向应力支具**：环形矫形器，佩戴在肱骨外上髁远端，通常由非弹性材料制成。
- **肱骨外上髁炎**：肱骨外上髁处的疼痛，通常在伸肌总腱处；与腕伸肌的过度使用有关。
- **新生血管化**：与组织愈合相关的新毛细血管生长；在肌腱病中，新毛细血管可能会取代胶原，导致肌腱脆弱直至腱断裂；伴随新毛细血管的游离神经末梢可能与慢性肌腱病的相关疼痛有关。
- **肌腱炎**：肌腱损伤的相对急性表现，伴有明显的炎症体征和症状（热、红、肿、痛、功能受限）。
- **肌腱病**：指肌腱功能障碍，与损伤愈合时间无关。
- **肌腱退变**：慢性疼痛导致的肌腱退化，通常没有典型的炎症；与胶原蛋白紊乱和新生血管形成有关。

学习目标

1. 描述肱骨外上髁炎，并识别与该诊断相关的潜在风险因素。
2. 为肱骨外上髁炎患者选择合适的手法治疗干预措施。
3. 为肱骨外上髁炎患者提供适当的 ROM、柔韧性和抗阻训练。
4. 为肱骨外上髁炎患者选择适当的辅助干预措施。

物理治疗考虑事项

在治疗诊断为 SAIS 的患者时，应考虑以下几个方面。

- **治疗计划与目标**：减轻疼痛；增加柔韧性；维持或防止腕关节和肘关节 ROM 受限；增加上肢力量；预防或减小有氧运动能力受限。
- **治疗措施**：对患者进行功能解剖学和损伤病理机制方面的教育；使用理疗和手法治疗减轻疼痛；柔韧性练习；增加上肢肌肉耐力和力量的抗阻训练；有氧运动项目；反向应力支具。
- **注意事项**：监测生命体征；根据患者的既往病史确定运动的注意事项或禁忌证。

疾病概要

肱骨外上髁炎，是指发生在肱骨外上髁区域的疼痛，通常是由腕伸肌群过度使用引起的。描述这种综合征的其他常用术语包括“网球肘”、外上髁炎和腕伸肌腱病（肌腱炎、肌腱退变）。但因其确切发病机制尚未完全明确，肱骨外上髁炎作为首选术语[1]。患者的主要症状为活动或抗阻运动时出现的疼痛，以及手腕伸展、旋后、抓握等动作的无力。在普通人群中，其发病率为1%～3%，女性患者略多于男性[2–4]。45～54岁年龄段的人群最易罹患此病。吸烟者及既往吸烟者的患病风险显著高于非吸烟者（比值为1.49）[2, 3]。此外，肱骨外上髁炎更常见于优势侧上肢，且从事高强度和重复性运动的人群患病风险是不从事此类运动人群的5.6倍[3]。

肱骨外上髁是腕伸肌群的共同起点，其中桡侧腕短伸肌（extenson carpi radialis brevis, ECRB）是最常受累的肌肉与肌腱[5, 6]。在抓握活动中，腕伸肌被激活以对抗手指和腕关节屈曲（如敲钉子时）。为达到最佳握力，腕部需保持轻微背伸（15°～30°），这一姿势有助于手指屈肌在握持过程中的长度-张力关系得到最优化，从而在一定程度上解释了ECRB在握持中的作用[7]。肱骨外上髁炎患者的组织病理学检查揭示ECRB内组织退化和胶原纤维排列紊乱[5, 6]。新生血管的形成和伴随的游离神经末梢也可引起疼痛[8]。谷氨酸、P物质和降钙素基因相关肽等神经化学物质含量丰富，与组织敏感性有关[8, 9]。

虽然肱骨外上髁炎的确切发病机制尚不清楚，但最常见的病因是肌腱病（肌腱炎、肌腱退变）和桡神经卡压[5]。肌腱病不同于神经卡压，但诊断为肱骨外上髁炎的患者可能同时存在一定程度的肌腱病和神经卡压。与其他组织相比，肌腱的耗氧量和胶原蛋白周转率更低[8, 10]。组织完整性是组织降解和再生之间复杂平衡的产物。当这种平衡被过度体力活动带来的不成比例的应力破坏时，肌腱就会发生退化。职业活动和娱乐活动（如木工、打字、打高尔夫、打网球等）均可能促进肌腱病的发展[3, 11]。桡神经远端的压迫亦能引发与肱骨外上髁炎相似的症状表现[5, 12]。ECRB可由桡神经的主支、后支或浅支支配[5]。Nayak等[5]检查了72具尸体标本，发现29% ECRB肌群有肌腱弓，11% ECRB肌群有肌肉弓。在反复运动时，僵硬的肌腱弓会压迫神经，从而导致卡压综合征。

一种外上髁痛的综合病因学模型表明，该病涉及局部和中枢性疼痛处理的变化，且局部肌腱的病变往往伴随运动损伤[9]。与健侧肘关节相比，有外上髁痛的受累肘关节对与压力相关疼痛的耐受性降低了50%[9]。外上髁的超敏反应可能是由局部神经化学物质（如谷氨酸、P物质和降钙素）浓度增加介导的。也有可能是与脊髓或大脑处理改变有关的中枢敏化导致了异常的痛觉[9, 13, 14]。中枢敏化可能导致神经相关结构内的疼痛，如颈痛。值得注意的是，尽管考虑了年龄和颈部退行性关节病的影响，肱骨外上髁炎患者中颈痛的发病率仍然较高[1, 9]。但我们必须明确区分这种关联与因果关系，以避免混淆。

肌腱病常伴随运动功能的改变，影响患者的日常生活和职业活动表现。由于握力显著下降，肱骨外上髁炎患者经常主诉在提重物如购物袋时感到明显困难[4]。疼痛系统与外上髁炎相关的运动障碍之间可能存在复杂的相互作用。**无痛握力测试作为一项临床评估手段，对于检测肱骨外上髁炎患者的情况变化尤为敏感**[15]。该测试能够量化疼痛与肌肉激活在握持动作中的相互作用，随着疾病的恢复，患者的最大无痛握力应逐步增加。

物理治疗患者管理

肱骨外上髁炎患者通常在肱骨外上髁区域有明显的触痛感[12]。疼痛可能在使用腕伸肌群的活动期间突然发作，也可能是逐渐出现的。在病程初期，一旦停止引起疼痛的活动，疼痛往往会自行缓解，但随后在患侧上肢的体力活动中又会重新出现。随着病情进展，疼痛可能会限制患者的日常生活活动参与，并且即使在休息时，也会出现症状（疼痛与僵硬）。

检查、评估和诊断

物理治疗师的首要任务是确认患者的疼痛是否确实局限于腕伸肌的起点，并需进一步评估是否存在颈椎或桡神经压迫等潜在因素导致的临床表现。为此，临床医生会进行全面的筛查，必要时包括对颈椎的检查，以排除其可能的关联作用。对任何关节的详细检查应至少涵盖AROM、终末范围加压测试、被动生理运动、被动附属运动及对运动的抵抗[16]。检查过程中，需密切关注任何运动问题或受限情况，并观察是否诱发了患者的症状。值得注意的是，某些刺激性的体格检查技术可能会使患者的疼痛再现。大多数检查程序是通过被动牵伸或主动抗阻运动完成的，其间可能伴随或不伴随对腕伸肌群或外侧上髁的触诊。表11-1详细列出了肱骨外上髁炎的体格检查技术，其中大多数检查可在患者坐于较高的治疗床上进行。

根据Haker的观点[6]，桡神经卡压的存在可通过检查肘部屈曲皱纹下方约两指宽、共同伸肌群内侧区域的疼痛来确定。桡神经卡压的其他典型症状还包括夜间疼痛加剧、运动功能受损，以及向前臂的放射性疼痛[6]。为确认是否存

表 11-1 肱骨外上髁炎体格检查技术表

测试	患者体位	治疗师手法	结果
Cozen 测试或体征[19, 20]（主动抗阻）	患者握拳，肘关节屈曲 90°，前臂旋前，腕关节完全伸直和桡偏	在触诊外上髁时对腕伸肌施加最大阻力	症状重现即为阳性
Tomsen 测试[6]（主动抗阻）	肘关节完全伸直，腕关节完全伸直	在触诊外上髁时对腕伸肌施加最大阻力	症状重现即为阳性
握力测试[7]（主动抗阻）	患者坐在高治疗床上：关节内收和中立位旋转，肘关节屈曲 90°，前臂中立位旋前 / 旋后，腕关节伸展约 15° 标准化握把尺寸以保持一致性（例如，Jamar[TM] 测力计上的第二个位置[6]）	让患者最大限度地挤压测力计，这意味着在测试过程中允许疼痛（图 11-1）	记录最大力量，并与健侧比较
无痛握力测试[6, 18, 21, 22]（主动抗阻）	同上	让患者用尽可能大的力挤压测力器，直到产生疼痛。指导患者在疼痛首次发生时报告（图 11-1）	记录最大“无痛”力量，并与健侧比较
中指抗阻测试[23]（主动抗阻）	肩关节屈曲大约 90°，肘关节完全伸直，前臂旋前，腕关节中立位，手指伸展分开	对中指指尖施加向下的阻力，并观察患者的反应	症状重现即为阳性
Mill 测试[19, 20]（被动牵伸）	患者肩关节保持中立，肘关节 90° 屈曲，前臂旋前，腕关节完全屈曲，手指完全屈曲	腕关节屈曲时，肘关节伸直，评估患者反应	症状重现即为阳性
桡神经张力测试（被动牵伸）[17]	患者肩关节保持中立，肘关节完全伸直，前臂内旋，腕关节完全屈曲，手指完全屈曲	评估症状重现情况	症状重现即为阳性
疼痛压力阈值（被动，数字压力计）[24]		使用数字压力计，在伸肌总腱的起点施加压力，评估症状的重现情况	记录疼痛出现时的最大压力并与健侧比较

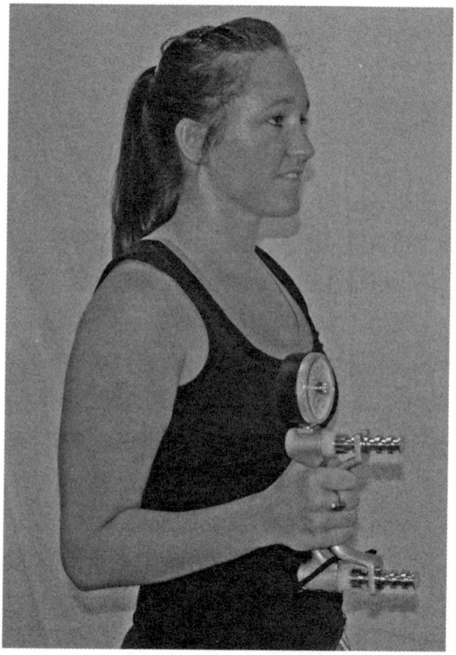

图 11-1　测量最大和无痛握力的握力计

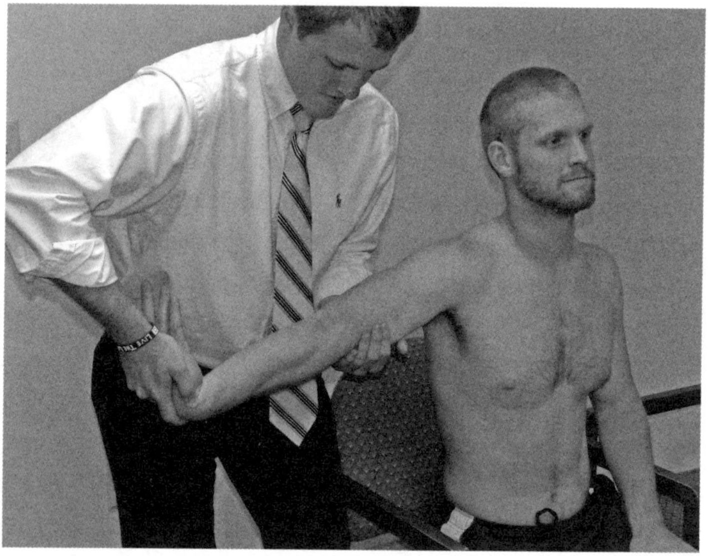

图 11-2　Mill 手法

在与卡压相关的神经张力异常，可进行桡神经张力测试[17, 18]。

治疗计划与干预措施

虽然有许多治疗肱骨外上髁炎的干预手段，但全面的检查应成为物理治疗师选择潜在有效治疗方案的基石，这些方案可能包括手法治疗、运动疗法及辅助治疗，如理疗等。

表 11−2 详细列出了针对肱骨外上髁炎的手法治疗干预措施。**对于同时伴有颈椎病变的患者，颈椎和（或）胸椎的手法治疗可能带来益处，且已有证据显示，部分外上髁炎患者也可能从中获益**[24, 25]。决定是否对颈椎和（或）胸椎进行关节松动，必须严格依据初步检查的结果来决定。Cleland、Flynn 和 Palmer[25] 的研究对肱骨外上髁炎患者进行了颈椎和胸椎关节的关节运动学评估（由 Maitland 描述[16]），并在受影响的节段实施了Ⅲ级和Ⅳ级的被动生理及附属运动松动，同时结合其他针对外上髁炎的治疗措施[16, 25]。结果显示，接受颈椎和（或）胸椎手法治疗的患者相比仅接受肘部治疗的患者，表现出了更大的改善。然而，值得注意的是，两组患者在康复过程中均实现了“临床上有意义”的积极变化[25]。此外，Zunke 等[26] 的研究还表明，针对 T5 胸椎肋椎关节的关节松动能够有效提升外上髁炎患者的无痛握力。

表 11−2　手法治疗干预表

解剖区域	技　术	简 要 描 述
颈椎	侧向滑动[17, 24]	患者取仰卧位，将患侧上肢置于可牵伸桡神经的位置。治疗师使用其手指指蹼部分，在 C5/C6 脊柱节段水平，向健侧进行侧向滑动（例如，对于右侧肘部受累的患者，治疗师用右手接触 C5/6 节段水平右侧椎旁区域的侧面，然后进行径直侧向滑动）
肘部	Mill 手法[15]	患者坐位，肩关节外展 90°，内旋（使尺骨鹰嘴向上）。在前臂旋前、腕关节完全屈曲的情况下，治疗师在肘部伸展末端施加小幅度、高速度的推力（Ⅴ级松动）（图 11−2）
	Mulligan 动态松动[29]	患者确定一项能够引起外侧肘部疼痛的活动，治疗师随后对肱桡关节施加一个侧向或后外侧向的力（非冲击性）。通常，治疗师用一只手稳定远端肱骨，同时另一只手接触前臂内侧，并提供一个侧向的松动力量（图 11−3）
	横向摩擦按摩[15, 30]	患者舒适坐位，将患臂置于治疗床上，肘关节屈曲 90°，前臂旋后。治疗师用短程、与伸肌总腱垂直的划动来松动外上髁或其远端 1～2 cm 的软组织

注：C5/C6，第 5/6 颈椎。

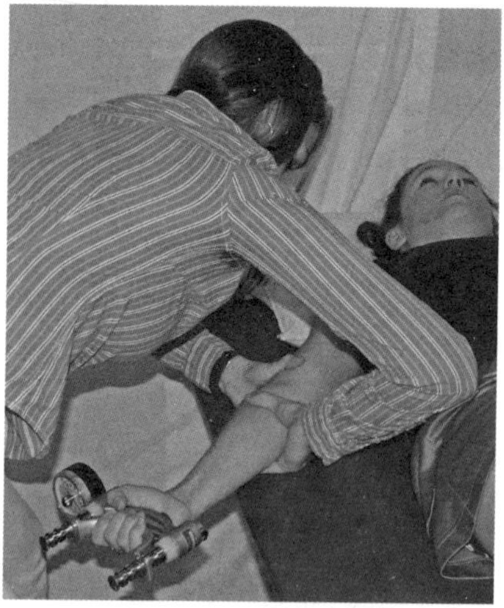

图 11-3 患者进行疼痛动作（抓握活动）时，Mulligan 的动态松动术（侧向滑动）

多种针对肘关节的松动技术已被用于治疗肱骨外上髁炎，包括 Mill 手法（图 11-2）、Mulligan 动态松动手法（图 11-3）及横向摩擦按摩。一般而言，适合接受 Mill 手法治疗的患者，在肘关节完全伸直且腕关节完全屈曲时，会感受到伸肌总腱的疼痛，同时在触诊外上髁时有疼痛感，并在进行抓握动作或抗阻腕关节伸展时疼痛加剧[15]。理想情况下，X 线检查应确认鹰嘴处无骨刺形成。若缺乏影像学证据，相较于正常范围提前出现的末端硬感（特别是与健侧对比时），应提醒物理治疗师避免采用激进的松动手法（笔者意见）。Vicenzino 等[27] 评估了 Mulligan 动态松动手法在治疗外上髁触诊疼痛、抓握疼痛、第 2 或第 3 指伸展时抗阻疼痛患者中的疗效。在他们的临床预测规则中，Vicenzino[27] 等确定了 3 项与治疗改善密切相关的因素：患侧的无痛抓握力量大于 112 N，健侧小于 336 N，且患者年龄小于 49 岁。作者强调，仍需进一步的研究来证实这些发现[27]。同样地，最近的一项荟萃分析指出，针对肘关节（及其相关区域）的松动术能够有效缓解肱骨外上髁炎患者的疼痛并改善其功能[28]。

关节松动术和手法整复的治疗效果很有可能是通过神经生理机制介导的，而横向摩擦按摩则通过物理应力促进组织重塑[1]。

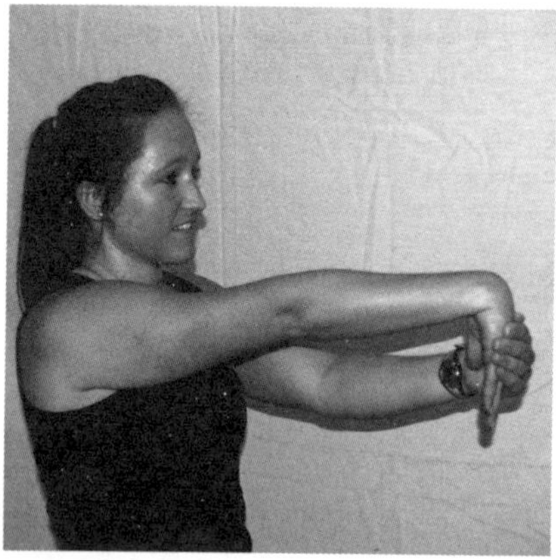

图 11-4 肘关节完全伸直位牵伸腕伸肌群

肱骨外上髁炎的运动干预通常包括牵伸和力量强化训练（图 11-4、图 11-5 及表 11-3）[31-33]。牵伸练习的方案通常是每次持续 30 秒，每组 3～5 次，至少进行两组[31, 32]。力量强化训练则一般包括 3 组，每组 5～15 次重复动作，频

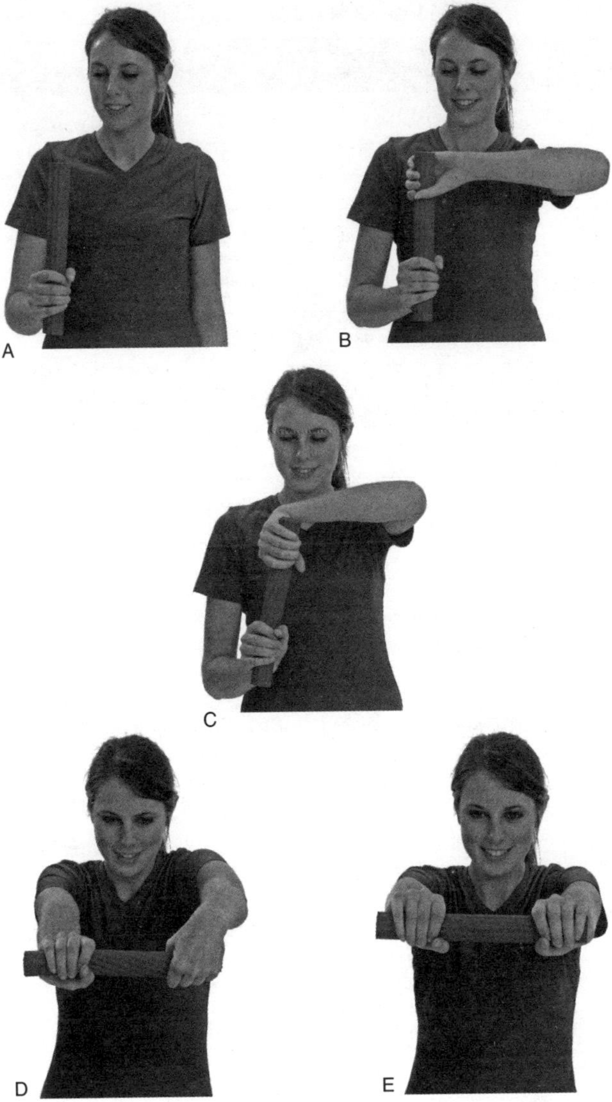

图 11-5　FlexBar "Tyler Twist" 练习方案(经允许引自 www.Thera-BandAcademy.com and used with kind permission from The Hygenic Corporation. © 2011 The Hygenic Corporation)

A. FlexBar 由患侧手握住底部，手腕完全伸直；B. FlexBar 的另一端（顶部）由健手握住，同时保持患侧手手腕伸展状态；C. 健侧手主动屈腕以扭转 FlexBar；D. 患者随后向前伸直双肘关节，将 FlexBar 移至与地面平行的位置，同时保持手腕伸展状态；E. 患侧手手腕缓慢放松，使 FlexBar "解开扭转"(手腕离心性伸展)，同时健侧手保持屈腕状态

表 11-3 肱骨外上髁炎运动干预表

技术	肌肉群	简要描述
牵伸	腕伸肌	肘关节屈曲 90°，前臂旋前位，然后屈曲腕关节。逐步通过保持腕部完全屈曲，伸展肘关节进行进阶（图 11-4）
	腕屈肌	肘关节屈曲 90°、前臂旋后位，然后伸展腕关节。逐步通过保持腕部完全伸直，伸展肘关节进行进阶
	前臂旋后肌	肘关节屈曲 90°，然后将前臂旋前
	前臂旋前肌	肘关节屈曲 90°，然后将前臂旋后
	桡神经张力（牵伸）	让患者向下压肩胛骨，向内旋转肩关节，完全伸直肘关节（当肘部与肩关节向内旋转时，前臂会自动旋前），并屈曲手腕和手指
强化	握力	从轻度握持活动开始（在疼痛阈值以下），肘部屈曲 / 中立位，前臂旋前 / 旋后。通过逐步增加握力强度，并将肘部伸展，前臂旋前进行进阶
	腕伸肌（等张）	肘部屈曲 90°，前臂旋前，然后仅用手的重量伸展腕部。开始进阶时增加阻力，然后伸展肘部
	腕伸肌（强调离心）[32, 33]	选项 1：肘部屈曲 90°，前臂旋前，然后用另一只手被动伸展腕部。腕部伸展后，在腕伸肌的控制下缓慢下降到屈曲状态。开始进阶时增加阻力，然后伸展肘关节 选项 2：使用 FlexBar[TM]（图 11-5）
	腕屈肌	肘部屈曲 90°，前臂完全旋后，仅用手的重量屈腕。开始进阶时增加阻力，然后伸展肘关节
	前臂旋后肌	肘部屈曲 90°，前臂完全旋前。仅用手的重量旋后前臂。进阶时增加阻力
	前臂旋后肌（离心-重点）	肘部屈曲至 90° 并完全旋前，被动地使前臂旋后（可以使用另一只手或利用重力）。一旦前臂完成旋后，便在旋后肌群的离心控制下缓慢降低至旋前位。进阶时增加阻力
	前臂旋前肌	肘部屈曲 90°，前臂完全旋后。仅用手的重量旋前前臂。进阶时增加阻力
	肩胛肌群	下斜方肌：俯卧位，肩肱关节终末段屈曲 中斜方肌：俯卧位，肩胛骨回缩伴随肩肱关节水平外展和外旋 前锯肌：仰卧位，肩胛骨前伸；俯卧位做俯卧撑及进一步前伸动作

表 11-4 为肱骨外上髁炎选择的辅助干预

干预类别	特定干预	简要描述
反向应力支具	专有矫形器	围绕患侧前臂放置矫形带，靠近外上髁处（图 11-6）
理疗	超声波治疗[49]	低强度超声波：1.5 MHz，20% 占空比，空间平均强度 30 mW/cm^2
	光疗[22]	极化（光波在平行平面上移动）、多色（480～3 400 nm）、非相干（非同步）、低能量（40 mW/cm^2）光在操作距离 5～10 cm 处应用。每周 3 次，持续 4 周
	低强度激光治疗[43]	波长 904 nm，低输出（5～50 mW），指向外上髁处的肌腱起点，面积 5 cm^2，剂量 0.25～1.2 J/ 治疗面积
	电疗[50]	患者舒适坐位，患侧手持接地电极，并将手臂放在治疗床休息。治疗师将探针电极置于外上髁周围的敏感点。施加有害性的间断、低频（4 Hz）直流电流 30 秒，每个敏感点进行 3 次刺激，共计进行 6 次治疗疗程

率通常为每天一次[31, 33]。运动为肌肉肌腱单位提供了内在压力，刺激身体进行适应性改变，其中一些有益的适应性变化包括增加组织弹性和减少新生血管[34, 35]。一个全面的治疗计划应包括上肢主要肌肉群（包括近端肩胛骨肌群）的牵伸和力量强化活动[36–38]。

许多辅助疗法与物理因子治疗已被广泛应用于治疗肱骨外上髁炎（表 11-4）。从历史上看，这些疗法主要聚焦于减轻局部炎症。然而，随着医学技术的进步，更现代的治疗方法，如光疗、低强度超声波及低强度激光疗法，试图通过刺激产生组织学变化来治疗，而不仅仅是针对炎症本身，这在慢性病变中尤为重要[8, 22, 40, 42–44]。尽管如此，关于这些新兴疗法有效性的研究结果仍存在分歧[22, 40, 41]。值得庆幸的是，结合运动疗法、关节松动术及物理因子治疗的多模式治疗策略，已被证实能有效减轻肱骨外上髁炎所引发的功能障碍[36, 45]。

矫形管理通常包括各种形式的**反向应力支具**[46, 47]。这些支具能够重新分配沿伸肌总腱的力，并使其远离外上髁的起点（图 11-6）。关于反向应力支具在改善功能性握力和缓解疼痛方面的效果，证据有限[38]。一项较早的系统综述未能就反向应力支具的有效性得出明确结论[46]，但 2020 年的一项系统综述得出结论，矫形器可以改善无痛握力，但不一定能改善最大握力[48]。因此，在与患者和转诊来源沟通时，区分这两种类型的握力非常重要[48]。

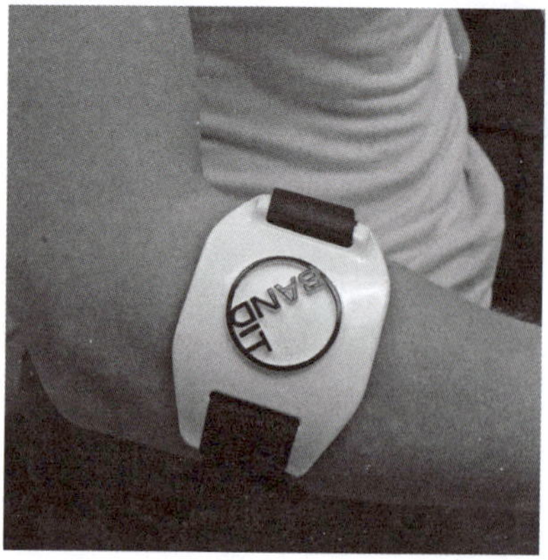

图 11-6 反向应力支具

循证医学建议

证据推荐强度分级（SORT）

A 级：一致的、高质量的以患者为导向的证据。

B 级：不一致或质量有限的以患者为导向的证据。

C 级：共识、以疾病为导向的证据、惯例、专家意见或病例系列。

1. 无痛握力是记录肱骨外上髁炎相关功能障碍的敏感检查标志。（A 级）
2. 对颈椎和（或）胸椎的手法治疗对于伴有颈椎病的肱骨外上髁炎患者是有效的。（B 级）
3. 肘部的松动技术及牵伸和肌力训练是治疗肱骨外上髁炎的有效干预措施。（A 级）
4. 辅助干预措施如低强度超声波、光疗和低强度激光是治疗肱骨外上髁炎的有效方法。（C 级）
5. 反向应力支撑带是肱骨外上髁炎治疗计划中的有效组成部分。（B 级）

复习题

11.1 肱骨外上髁炎患者在以下哪种 ADL 中最有可能出现障碍？

A. 伸手过头　　B. 拎公文包

C. 使用键盘打字　　D. 开抽屉

11.2 以下哪种手法治疗干预措施直接针对肘部外侧的收缩组织？

A. 颈椎的侧向滑动

B. 腕伸肌起点的横向摩擦按摩

C. 腕屈肌牵伸（通过腕部伸展运动）

D. 肱桡关节动态松动（侧向滑动）

11.3　以下哪块肌肉最常与肱骨外上髁炎相关的肌腱病有关?

A. ECRB　　B. 尺侧腕屈肌

C. 旋后肌　　D. 旋前圆肌

参考答案

11.1　B。拎或携带物品需要静态握力。对于肱骨创伤髁炎患者，握力可致受损，无痛握力是非常有用的措施。

11.2　B。虽然所有这些干预措施在治疗肱骨创伤髁炎方面都有一定的支持证据，但只有横向摩擦按摩直接针对伸肌总腱的收缩组织。

11.3　A。ECRB 是与外侧肘部肌肉有关的肌腱病中最常受影响的肌肉。

腰椎滑脱

Spondylolisthesis

病例 12

Danny J. McMillian

男性，18 岁，高中橄榄球运动员，因持续的中央性腰痛被转诊到物理治疗门诊。骨科医生诊断为ⅡB 型，L5/S1 处Ⅱ级腰椎滑脱。运动员否认特殊创伤史。长时间站立、行走、举重物（尤其是举过头顶），以及向后弯腰或扭转时会加重疼痛；坐位或平躺时保持髋关节和膝关节屈曲可以缓解疼痛。除此之外，患者无其他特殊病史。患者的目标是尽快重返橄榄球赛场。

- 检查的重点是什么？
- 该诊断可能与哪些检查体征有关？
- 根据该患者的诊断，您认为导致其病情的可能原因是什么？
- 最合适的物理治疗干预措施是什么？
- 哪些可能的并发症会影响物理治疗的效果？
- 确定本病例中明显的心理或社会因素。

关键术语

- **核心稳定性：**“核心”区域（腹部、腰椎、骨盆和髋关节）内的肌肉能够稳定腰椎，使其免受潜在的伤害性力量的影响，并在功能性运动过程中在解剖节段之间产生和（或）传递力。
- **发育不良性腰椎滑脱：**先天性脊柱后部发育不良引起的一个脊椎节段在另一个脊椎段上的平移位移。
- **腰椎滑脱：**一个椎体节段在另一个椎体节段上的横向位移或非解剖对齐。
- **峡部裂：**椎弓峡部的缺损或异常。

学习目标

1. 描述腰椎滑脱并确定与该诊断相关的潜在危险因素。
2. 制订 ROM 及肌肉柔韧性训练的处方。
3. 为腰椎滑脱的年轻运动员开具运动控制训练处方。

物理治疗考虑事项

在治疗诊断为腰椎滑脱的患者时，物理治疗应考虑以下几个方面。

- **治疗计划与目标：**减轻疼痛；增加无痛 ROM 及肌肉灵活性；增加脊柱和下肢的力量、耐力和运动控制；维持或提高有氧能力。
- **治疗措施：**对患者进行相关功能解剖学和损伤病理机制方面的宣教；采用手法治疗减轻疼痛并改善关节活动；肌肉柔韧性训练；进行抗阻训练以增强核心和下肢肌肉力量和肌耐力；有氧运动训练。
- **注意事项：**根据患者既往情况确定运动的注意事项或禁忌证。识别并避免可能加重病情的姿势和负荷情况。
- **影响因素：**L5 椎体进一步前移的可能性，以及随之出现的下肢神经损伤。

疾病概要

腰椎滑脱是指一个椎体节段在另一个椎体节段上的平移位移或非解剖位对齐[1]。最常见于 L5～S1 节段，通常与关节之间的双侧峡部缺陷有关（图 12-1）。疾病在大多数情况下，是由反复的机械应力引起的，并且病情会逐渐从 X 线片无法检测到的应力反应发展至明显的骨折[2]。

椎弓根峡部承受的机械应力在脊柱受伸展和旋转力作用时最大[3]。因此，峡部裂最常见于从事橄榄球拦腰、过头举、网球发球、棒球投球、体操和蝶泳

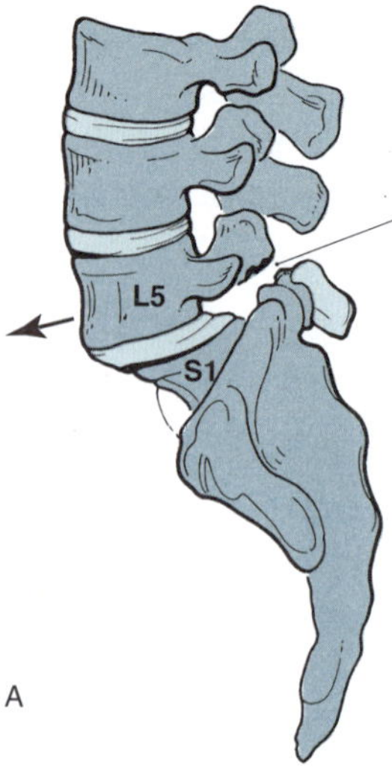

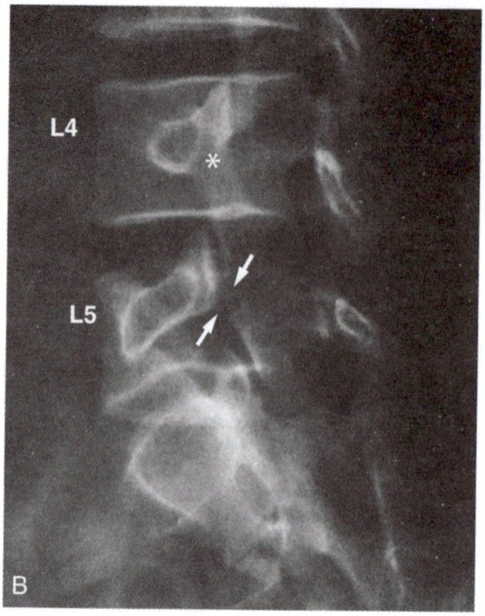

图 12-1 A. 由 L5 峡部裂引起的 L5—S1 的腰椎滑脱示意图。B. 腰椎斜平片显示 L5 右侧存在峡部裂或峡部缺损（箭头）。注意 L4 处的完整部分（ * ）（经允许引自 Chen MY, Pope TL, Ott DJ, eds. Basic Radiology. 2nd ed. New York: McGraw-Hill; 2011）

的年轻运动员[4]。事实上，**峡部裂和腰椎滑脱是年轻运动员最常见的脊柱损伤。** 据报道，因腰痛寻求治疗的年轻运动员的峡部裂发生率为 47%，而一般人群的峡部裂发生率为 5%[5]。相比之下，同样的研究人员还报道了青少年运动员椎间盘相关性背部疼痛的发生率为 11%，而非运动员成年人群椎间盘源性背部疼痛的发生率为 48%。腰椎滑脱的患病率在成年期趋于稳定，在此之后新发的腰椎滑脱病因通常为退行性[1]。女性患退行性腰椎滑脱的可能性要比男性高出近 6 倍[6]。腰椎滑脱的类型[7]和严重程度[8]分类分别见表 12-1 和表 12-2。

表 12-1　椎体滑脱类型的 WILTSE 分类

Ⅰ型：发育不良 / 先天性	骶骨上部或 L5 椎弓的先天性异常会导致腰椎滑脱（滑移）： • ⅠA 型：后部结构和关节突发育不良；通常与脊柱裂有关 • ⅠB 型：关节突发育不良，关节面呈矢状面排列 • ⅠC 型：其他先天性异常，椎体形成不全或分节异常导致腰椎滑脱
Ⅱ型：峡部裂性	椎弓峡部病变： • ⅡA 型：溶解性疲劳性骨折 • ⅡB 型：峡部延长（微骨折愈合后延长） • ⅡC 型：创伤引起的急性骨折

续 表

Ⅲ型：退行性	长期的节段间（如在关节突关节内）不稳定导致滑动
Ⅳ型：创伤性	脊柱除峡部以外其他部位的骨折引起
Ⅴ型：病理性	全身性或局部性骨病（如成骨不全症、佩吉特病）导致

表 12-2 椎体滑脱严重程度的 MEYERDING 分类 [1]

等 级	椎体平移百分比 *（%）
1	0～25
2	26～50
3	51～75
4	76～100
5	100

注：* 计算方式为平移距离除以下椎体的前后直径 ×100%。
经允许引自 Metz LN, Deviren V. Low-grade spondylolisthesis. Neurosurg Clin N Am. 2007; 18(2): 237-248。

有症状的腰椎滑脱带来的疼痛会降低脊柱的运动控制能力，导致脊柱结构的负荷不平衡 [9]。因此，确保腰椎骨盆区域和整个动力链的最佳运动控制是当务之急。优化功能性核心稳定性是改善和维持对脊柱区域控制的一种策略。Hodges [10] 将核心稳定性定义为恢复或增强神经肌肉系统控制和保护脊柱免受损伤或再损伤的能力。核心稳定性可被理解为躯干肌肉控制能力（包括力量和耐力）与这些肌肉的协调与控制的结合产物，从而改善以提高对腰椎和骨盆的控制 [10]。躯干运动控制的缺陷不仅与背部疼痛有关，还与下肢损伤的风险增加有关 [11]。

物理治疗患者管理

对于腰椎滑脱患者，有几种潜在有效的干预措施。应进行治疗性锻炼，以优化神经肌肉的反应能力，且减轻会导致过度前凸的软组织限制 [12-14]。手法治疗适用于解决已确定的腰椎滑脱区域上方和下方的活动障碍。由于该患者仅出现与刺激性活动相关的间歇性疼痛，因此常规理疗和药物并不是治疗的必要组成部分。其他有这种情况的患者可能更需要疼痛管理，并可能从理疗和镇痛药物中受益。需要注意的是，腰椎滑脱患者因腰痛造成的残疾似乎并没有比一般人群更严重[15]。这一发现的含义是，临床医生应该警惕将所有腰痛归因于腰椎滑脱。

该患者和其他年龄和活动水平都相似的患者的主要目标是恢复无痛、不受限制的活动，同时将进一步组织创伤的风险降至最低。这位患者表示有兴趣"尽快"重返橄榄球场。治疗师必须确保患者对预后和预期的康复时间线有切合实际的期望。对患者的教育还应确保他对恢复运动的所需条件有透彻的理解。由于患者的诊断类别（ⅡB 型）表明组织愈合已完成，因此是否准备好重返赛场的主要决定因素是患者在模拟橄榄球运动的负荷条件下展示出脊柱的动态稳定性。

检查、评估和诊断

尽管患者已经接受了骨科医生的全面检查和诊断，但物理治疗师必须进行彻底的神经肌肉骨骼检查，以确认患者当前的状态并指导治疗计划。虽然许多患者通常无症状，但Ⅱ型腰椎滑脱患者通常有不同程度的中央性腰痛。疼痛通常被描述为钝痛和酸痛。放射到臀部和大腿后部的症状也并不少见，但是真正的神经根性症状更可能与退行性椎体滑脱（Ⅲ型）有关，因为椎间盘和关节突关节退变通常会合并导致神经孔狭窄。大多数情况下，患者会报告长时间站立或行走，以及向后屈曲或扭转会使疼痛加重。疼痛通常可以通过坐下或躺下并将髋关节和膝关节屈曲来缓解。

体格检查从观察姿势开始。虽然患者通常表现为骨盆前倾和腰椎前凸增加，但有疼痛的患者可能表现为与肌肉紧张相关的前凸减少[2]。步态中，步幅可能会缩短，以减少对脊柱的旋转压力或适应腘绳肌紧张的情况[2]。虽然任何主动的脊椎活动都可能受到限制，但脊柱伸展最有可能引发患者的疼痛。同样，L5/S1 椎段的被动伸展和被动附属运动（如后前向松动）也可能引起患者的疼痛。物理治疗检查必须包括肌肉长度测试，并特别关注可能导致腰椎过度前凸的紧张肌群（如髂腰肌、股直肌、阔筋膜张肌）。治疗师应评估患者是否能够激活深层躯干肌（腹横肌和多裂肌），并要求患者进行功能性运动测试，以识别可能表明动力链控制不足的运动模式。

腰椎滑脱的诊断可以通过 X 线平片来确定[1]。斜位片有助于识别腰椎滑脱，屈曲–伸展片用于测量不稳定性。当出现根性症状和其他神经系统体征时，MRI 和 CT 椎管造影有助于确定狭窄或受压的部位和程度[1]。

治疗计划与干预措施

物理治疗干预必须针对肌肉骨骼检查的结果进行处理。干预措施通常包括手法治疗和治疗性运动，以解决关节运动学异常、肌肉紧张、肌无力和运动控制不足的问题。大多数腰椎滑脱患者通过治疗干预可以在改善活动度和动态稳定性方面受益。

腰椎滑脱患者通常表现为胸椎、髋关节、腰伸肌和骨盆前倾肌肉的活动度下降。因为对于有症状的腰椎滑脱患者来说，一个治疗目的是实现腰椎的动态稳定，因此上方（胸椎）和下方区域（髋部）的活动度受限可能会极大地限制功能性活动能力[16]。优化胸椎和髋关节 ROM 可能使患者能够动态地稳定腰椎。手法整复、关节松动、拉伸和 ROM 训练都是在胸椎和髋关节区域可以适用的干预措施。由于腰椎滑脱增加了脊柱伸展力矩，治疗也有减轻腰椎后部结构的紧张的目的。脊柱屈曲运动通常用于减轻椎体后部组织的负荷[17]。此类运动可能会缓解腰伸肌的紧张感，并拉伸腰椎后部的被动和主动结构[18]。屈曲运动的例子包括：仰卧位膝关节贴胸、卷腹、坐位或四点跪位的腰椎屈曲。最后，物理治疗师必须**改善致使骨盆前倾肌肉的长度**。通过与骨盆的连接，一些肌肉有通过促进骨盆前倾而加剧腰椎滑脱的可能性。因此，**训练计划中应包括静态和（或）动态的针对紧张的髂腰肌、股直肌和阔筋膜张肌的拉伸训练**[19]。

动态躯干稳定性的缺陷与腰痛有关[11]，**改善脊柱稳定性的策略已被用于减轻腰椎滑脱患者的疼痛和功能障碍**[12]。表 12-3 基于 Smith 等[20]的训练策略提出了一种三阶段方法，可用于减轻腰椎滑脱患者的疼痛和功能障碍。第一阶段的目标是培养动觉意识，提供基本的运动控制，并提高慢速、有限范围运动时的耐力。大多数活动是针对骨盆和腰椎的。然而，一旦患者展现出基本的核心稳定性，就应立即开始整合涉及四肢的活动[21]。O’Sullivan 等[12]的一项随机对照试验研究了专项核心训练对峡部裂或腰椎滑脱患者的影响。这项研究为深层腹肌与腰部多裂肌共同激活训练的使用提供了支持。这项研究的结果，以及支持深层腹肌和腰椎多裂肌激活训练治疗慢性腰痛的证据[10]，已经促使许多物理治疗师将此类训练视为腰椎损伤患者运动控制的基本方法。然而，关于促进躯干运动控制的最佳策略仍然存在争议。通常的做法是治疗师在开始进一步训练之前确保患者能够成功激活腹横肌。通常，这可以通过腹部“收紧”动作得到证实，在该动作中，患者被要求将肚脐向脊柱方向拉，而治疗师则触诊腹横肌收缩：该收缩位于髂前上

表 12-3 改善腰椎滑脱运动员动态稳定性的分阶段练习方法

阶段和主要关注点	运动 / 活动	技　术
第一阶段 重点培养运动意识、基础运动控制能力，以及在慢速、有限旋转动作中的耐力	建立骨盆的中立位置（“中位脊柱”）	在各种功能体位（仰卧、四点支撑、坐姿和站姿）进行这项运动。运动包括单独的、有节律的骨盆前倾和后倾，每组重复动作停在前倾和后倾运动极限的中间点。可能需要治疗师使用手法促进技术来启动孤立的骨盆运动
	激活 TrA 和多裂肌 在第一阶段中每次增加新的运动时应确认是否激活 TrA 和多裂肌。一旦确认，就可以使用腹部支撑策略来激活核心肌群	正如上文提到的骨盆倾斜，这项活动应在各种功能性体位下进行。可通过将肚脐拉向脊柱并略微向上提拉来激活 TrA。患者或治疗师可通过触诊髂前上棘内侧和下侧是否紧张来确认腹横肌是否激活。当患者试图将肌肉“膨胀”到触诊指尖时，可通过触诊（患者或治疗师）紧靠相关腰椎棘突外侧的位置来监测多裂肌的激活情况。TrA 和多裂肌的收缩应该是温和的，不应干扰呼吸节律。观察骨盆中立位是否受限，因为这可能表明全身躯干肌肉正试图代偿深层稳定肌的激活不良。盆底肌肉的激活可能促进 TrA 和多裂肌的共同激活（可建议患者像停止尿流一样收缩）
	四点位肢体抬高进阶	从四肢着地的姿势开始，确立骨盆的中立位置。通过抬起和伸展四肢离开躯干，逐步挑战这一姿势。从单臂和单腿抬起开始，然后逐渐过渡到对侧的手臂 / 腿抬起（图 12-2）。不要将四肢抬到高于与脊柱平行的位置。如果不能保持中立姿势，则停止练习
	卷腹	从仰卧位开始，一条腿伸直，另一条腿髋关节和膝关节屈曲，骨盆和腰椎处于中立位。通过将头部和上肩部抬离地面来完成卷腹。动作发生在胸椎，而不是腰椎或颈椎区域。开始时，双手放在腰部下方，以监测腰椎的运动（图 12-3A）。保持卷腹数秒，然后平稳地回到起始位置，并按指示重复。可以使用以下一种或所有技巧进行练习：抬高肘部、双手放在头上（图 12-3B）、直腿抬高。如果不能保持中立姿势，则停止练习
	仰卧桥式训练	从仰卧屈膝位（膝关节屈曲约 90°）开始，轻轻挤压双侧臀大肌。慢慢增加这块肌肉的激活程度，直到髋关节从地面抬起几英寸。确保骨盆保持中立位置。保持几秒，然后平稳地回到起始位置，并按指示重复。为减少伸展腰椎代偿的倾向，可考虑完全屈曲一侧髋关节并进行单腿支撑的桥式训练

续　表

阶段和主要关注点	运动 / 活动	技　术
第一阶段 重点培养运动意识、基础运动控制能力，以及在慢速、有限旋转动作中的耐力	侧平板	从改良侧卧开始，屈髋，屈膝，通过前臂接触地面支撑上身。通过前臂下压，建立肩带的保护性稳定，然后逐渐将骨盆从地面抬起。骨盆在抬起时应向前平移，以实现膝、髋和肩的矢状面对齐。当脊柱和大腿达到冠状面对齐时，停止抬高髋关节。保持几秒，然后平稳地回到起始位置，并按指示重复。开始时，膝关节伸直，上方脚在下方脚正前方的地面上（图 12–4）
	站立抗阻旋转	从站立开始，骨盆和腰椎保持中立，躯干肌肉以轻柔的支撑性收缩进行激活。为了训练对旋转力的控制，开始时应将缆绳或弹力带放置在胸椎水平位置。连接阻力的手柄最初紧贴胸部（图 12–5A）。进行练习时，缓慢伸展肘部以增加水平面的负荷（图 12–5B）。保持几秒，然后平稳地回到起始位置，并按指示重复。确保在所有运动平面都保持稳定
第二阶段 逐步挑战更高速度、更动态的多平面耐力、力量、功率和协调性，动作包括上肢和下肢	弓步进阶训练	首先在基本平面上进行自身体重的弓步训练。在整个动作过程中，确保下肢的正确对位和骨盆 / 腰椎稳定。通过在胸部中央增加平衡的负重（如负重背心、医疗球）来进阶。然后减轻负重，并将其置于更远离中线的位置
	投掷医疗球	可以使用弹跳的医疗球和坚固的墙壁，通过进行快速的短距离投掷和接球来训练反应稳定性。根据指示增加负荷、速度和运动量。胸前传球时，从距离墙约 6 ft 处开始，保持运动姿势，将球紧贴胸部（图 12–6A）。当抛球速度逐渐变快时，保持站姿、骨盆中立和脊柱位置。旋转传球时，转身 90° 远离墙壁，摆出运动姿态，球刚好在大腿最外侧，大腿最初承受大部分重量（图 12–6B）。确保髋关节 / 膝关节充分屈曲、髋关节内旋，以及外侧腿的踝关节 / 膝关节 / 髋关节垂直对齐。胸椎也要远离墙壁旋转。推开外侧腿，“松开”外侧腿的髋关节和胸椎，以产生投掷的旋转力。双臂应主要作为系绳来传递腿部和胸椎产生的力量
	使用健身球进行多平面挑战	可以使用健身球来创造一个不稳定的表面，以挑战躯干运动控制能力。从双腿支撑在球上的平板姿势（图 12–7A）开始，屈髋将膝关节拉向胸部（图 12–7B）。不要让腰椎向下伸展。从前臂支撑在球上的平板姿势开始，将前臂压力向各个方向转移，包括做圆周运动。将上背部支撑在球上，慢慢地向两侧滚动（图 12–7C），以启动旋转稳定肌

续 表

阶段和主要关注点	运动 / 活动	技　术
第二阶段 逐步挑战更高速度、更动态的多平面耐力、力量、功率和协调性，包括上肢和下肢动作	举起不对称的重物	在患者身旁放置一个适当的重物，其高度应允许躯干和下肢最佳对位（图 12-8A）。在保持躯干稳定的同时举起重物（图 12-8B）。观察髋关节是否有移动（主要是在冠状面）
	不对称推举转为跨步深蹲	开始时，单手握住与肩同高的适当重量（图 12-9A）。做推举时，髋关节和膝关节略微屈曲，然后迅速伸直髋关节和膝关节，同时将重物举过头顶（图 12-9B）。保持手臂和躯干对位，做跨步深蹲或弓步（图 12-9C）。执行要点包括：手臂位置垂直于地面，保持腰椎中立位，髋关节和膝关节向前的正面对齐
第三阶段 针对特定活动的技能模拟，重点是对脊柱保持中立位构成最大挑战的分解运动。以下是适合橄榄球攻防线队员的建议	推雪橇	首先，根据患者的要求匹配手柄的高度。选择合适的负载重量后，让患者呈运动姿态（髋关节和膝关节屈曲），骨盆保持中立位，激活核心。在训练过程中，应保持骨盆中立位，因为推雪橇的力量是通过髋关节、膝关节和踝关节的有力伸展来实现的（图 12-10）
	等长、轴向负重	使用杠铃和举重架挂钩来产生等长轴向负荷（图 12-11）。杠铃放置在通常用于支撑架上的杠铃的挂钩下方。这模拟了橄榄球攻防线队员争抢位置时的常见受力。确保运动员在整个施力过程中保持腰盆中立位，一般以 3～4 秒为单位。当运动员表现出熟练时，调整施力速度和负荷角度，以模拟真实情况
	单侧“冲拳”合并站立位躯干旋转	弹力管或弹力带可用于为腿部 / 躯干 / 手臂的联合旋转提供阻力，模拟许多运动中的常见动作。这项练习的大部分旋转是在髋部和胸椎产生的。确保骨盆和腰椎保持中立位置（图 12-12A）。注意观察运动员手臂向前“出拳”时，躯干在矢状面和冠状面上的代偿运动（图 12-12B）

注：TrA，腹横肌；1 ft≈30.48 cm。

棘的内侧和下方。然而，在开始任何稳定训练之前，让患者成功展示腹横肌的双侧激活的策略受到质疑[22-24]。来自 Grenier 和 McGill[23] 的证据表明，腹部支撑（所有腹肌和腰部肌肉的共同收缩）比单独激活腹横肌提供更大的躯干稳定性。

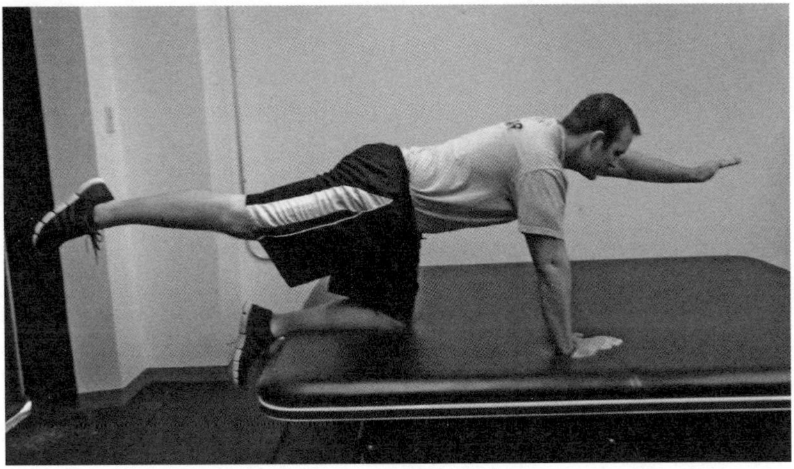

图 12-2　四点位肢体抬高进阶

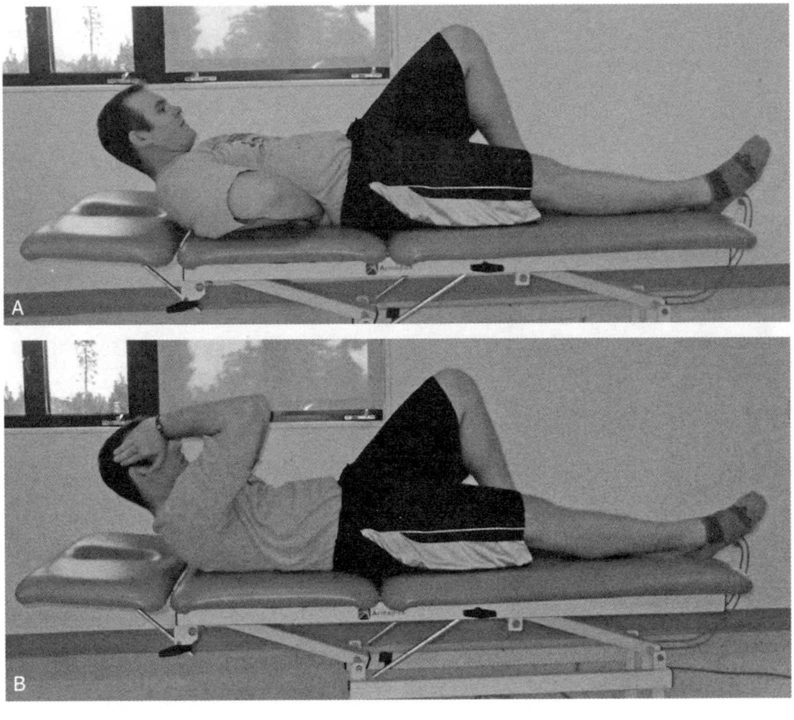

图 12-3　卷腹

A. 肘部抬起练习；B. 双手抱头练习

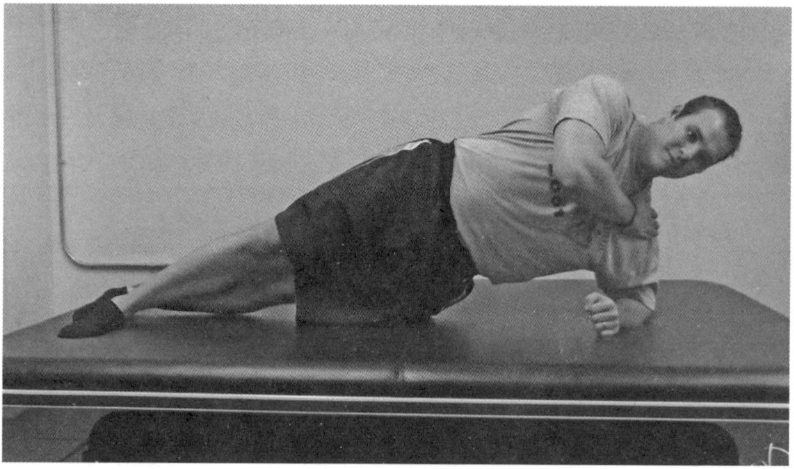

图 12-4 侧平板

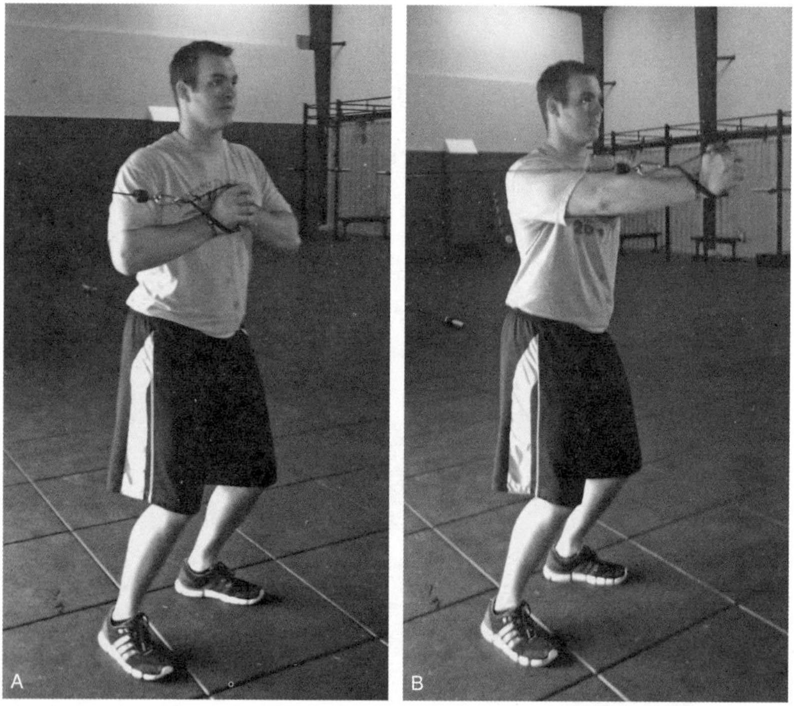

图 12-5 站立位抗阻旋转
A. 开始位置；B. 结束姿势

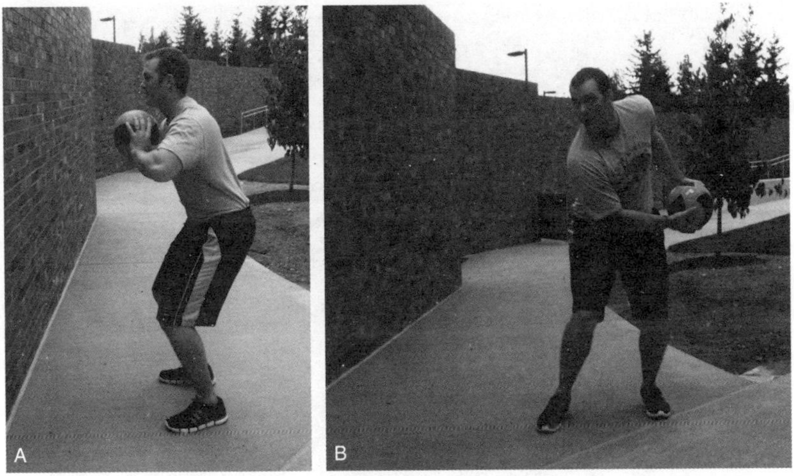

图 12-6　医疗球投掷
A. 胸部传球；B. 旋转传球

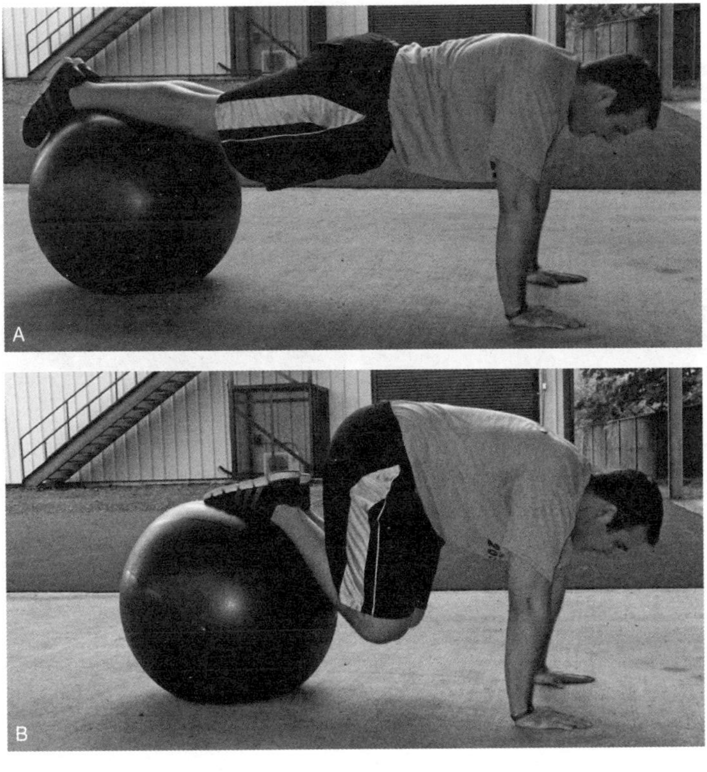

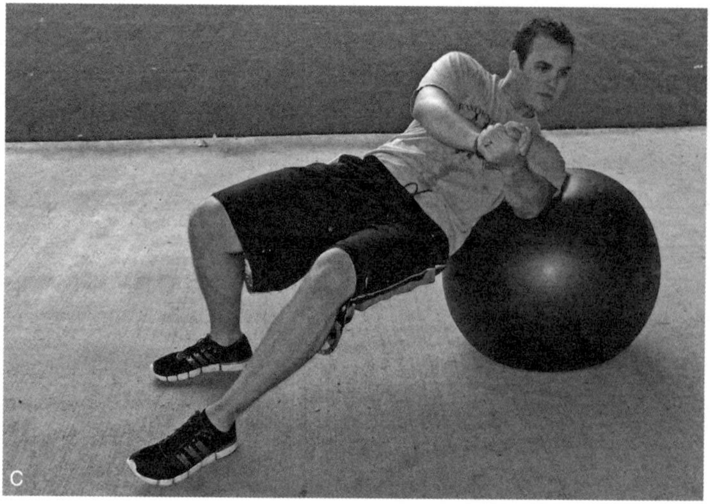

图 12-7 用健身球进行多平面挑战
A. 平板支撑；B. 平板支撑加收腿；C. 旋转

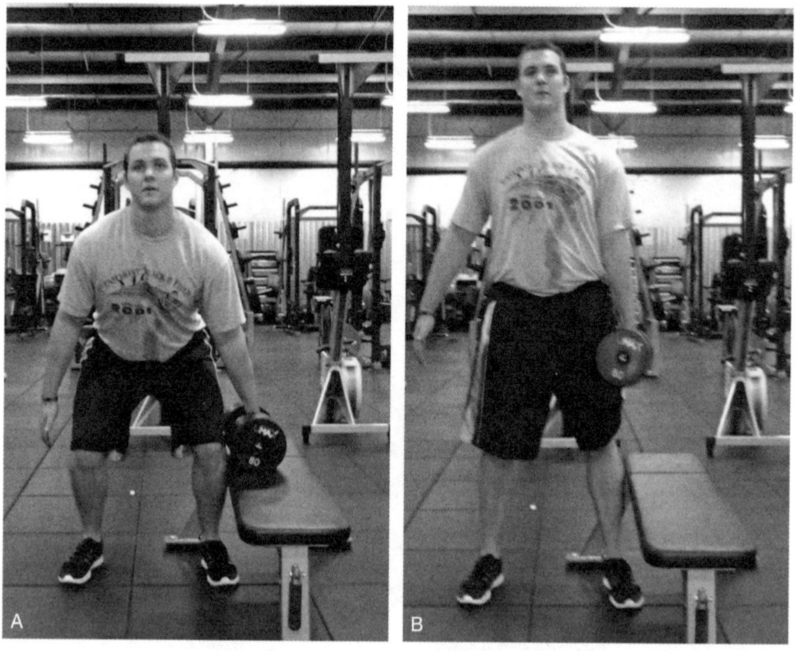

图 12-8 举起不对称的重物
A. 开始位置；B. 结束位置

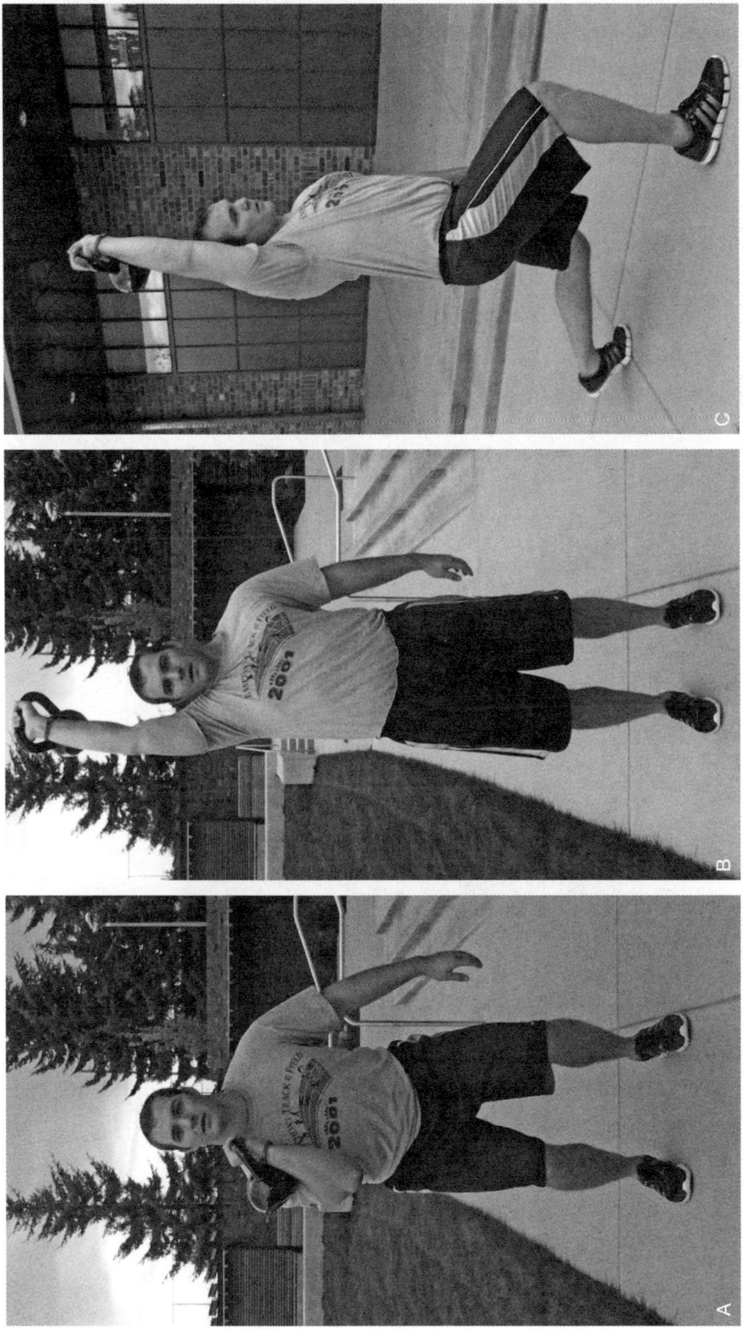

图12-9 不对称推举

A. 开始位置；B. 结束姿势；C. 过头推举合并跨步深蹲

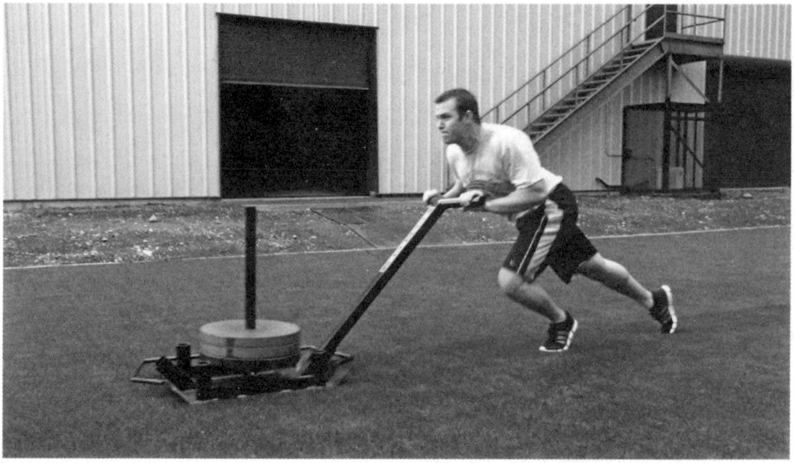

图 12-10 推雪橇

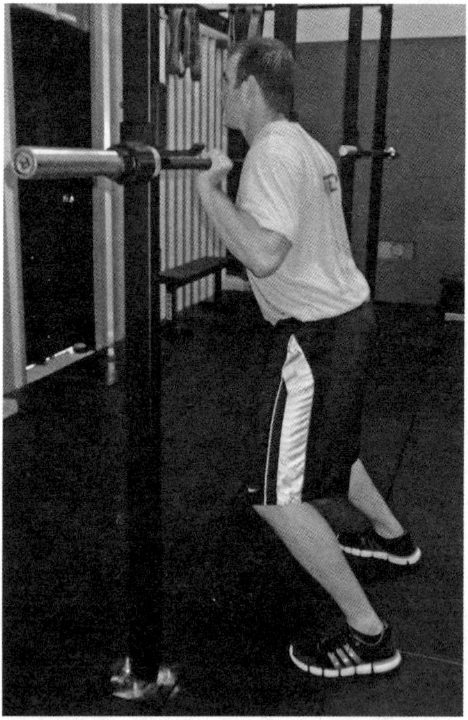

图 12-11 等长轴向负重

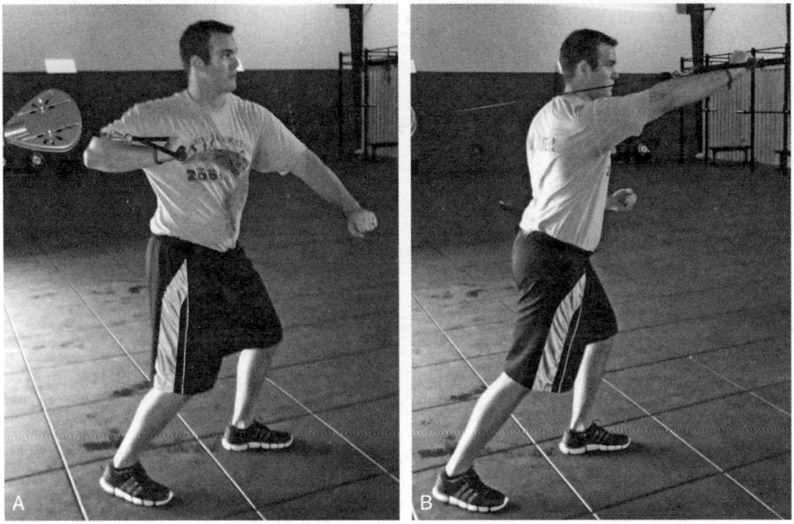

图 12-12　站立躯干旋转
A. 开始姿势；B. 单侧"冲拳"结束姿势

鉴于文献中关于动态稳定躯干的最佳方法的不确定性，一个合理的折中方法可能如下：在腰部损伤患者康复的早期，建立患者在静态位置激活深层稳定结构（如腹横肌和多裂肌）的能力；然后，随着训练和活动的进展，强调运动的对称、协调和能量效率，而不是预先激活可能与特定任务的最优运动程序无关的肌肉。在第二阶段的训练中，为了提高腰椎的动态稳定性，引入了渐进的负荷、速度和活动范围，以挑战新获得的腰椎稳定能力。更复杂、综合的运动是基于患者对简单动作的熟练程度，以及他的活动和运动需求。动态稳定性训练的最后阶段包括针对特定活动的技能模拟，重点是掌握对脊柱保持在中立位挑战最大的分解动作。需要考虑的因素包括职业和特定运动的负荷、加速度、速度、协调性和耐力。应根据患者独特的功能障碍和损伤风险重新评估特定运动的传统训练模式。在本病例中，应重新斟酌橄榄球攻防线队员的传统大阻力深蹲训练，因为有证据表明这种活动与腰椎过伸有关，从而可能加剧峡部裂和腰椎滑脱等疾病[25]。

患者腰椎滑脱运动员的一线治疗方案是保守治疗，平均恢复运动时间约为 4.6 个月[26]。保守治疗 6 个月后失败或出现进行性神经功能损伤后可考虑手术干预[27]。虽然本病例中描述的年轻运动员没有出现与疼痛相关的运动恐惧，但如果出现此类恐惧，临床医生可能会考虑应用认知功能治疗的原则[28]。图

12-2～图 12-12 显示了腰椎滑脱患者康复中常用的运动。

循证医学建议

证据推荐强度分级（SORT）

A 级：一致的、高质量的以患者为导向的证据。

B 级：不一致或质量有限的以患者为导向的证据。

C 级：共识、以疾病为导向的证据、惯例、专家意见或病例系列。

1. 腰椎滑脱和峡部裂是年轻运动员中最常见的脊柱损伤，尤其出现在那些需要脊柱伸展和旋转力的运动中。（A 级）
2. 拉伸导致骨盆前倾的紧张肌肉是腰椎滑脱保守治疗的有效组成部分。（C 级）
3. 纳入旨在改善动态躯干稳定性的专项训练与腰椎滑脱患者的疼痛减轻和功能改善有关。（B 级）

复习题

12.1　哪种引起疼痛的活动最不可能引起对腰椎滑脱作为腰痛病因的怀疑？

A. 体操地板动作套路

B. 铁人三项训练

C. 网球发球的强化练习

D. 高尔夫挥杆（击球）的强化练习

12.2　为腰椎滑脱患者的康复选择最合适的运动策略。

A. 屈曲 ROM 训练；拉伸促进骨盆前倾的紧张肌肉；深层核心稳定结构的基础运动控制练习

B. 伸展 ROM 训练；拉伸促进骨盆前倾的紧张肌肉；针对特定活动的技能模拟，强调掌握对脊柱保持中立位构成最大挑战的运动部分

C. 屈曲 ROM 训练；拉伸促进骨盆前倾的紧张肌肉；深层核心稳定结构的基础运动控制练习；针对特定活动的技能模拟进阶，强调掌握对脊柱保持中立位构成最大挑战的部分运动

D. 屈曲 ROM 训练；拉伸促进骨盆前倾的紧张肌肉；针对所有核心肌肉的渐进式抗阻训练

12.3　有证据表明，在诊断为腰椎滑脱后，重返赛场的预期结果是：

A. 预计在开始保守治疗后 3 个月内

B. 仅接受保守治疗难以实现

C. 预计在开始保守治疗后 6 个月内

D. 预计在开始保守治疗后 12～14 个月

参考答案

12.1 B。在腰椎滑脱的情况下，涉及腰椎伸展的活动最有可能引起症状[2-4]。当轴向负荷和旋转伴随脊柱伸展时，脊椎后侧结构的应力增加[3]。铁人三项训练的组成部分（自由泳、骑自行车和跑步）只有适度的伸展力矩和 ROM 要求。列出的其他三项活动具有显著的脊柱伸展和旋转成分。

12.2 C。患者对促进屈曲的 ROM 练习比促进伸展的活动范围练习耐受性更好[17]。拉伸对那些长度缩短会加重骨盆前倾的肌肉最为有效。腰痛患者的深层肌肉激活常常受到影响[9]。因此，建议进行专项训练来促进激活[12]。当深层稳定肌的持续激活得以实现时，进阶到特定活动的挑战以让治疗师确定在以前的简单练习中学习的技能是否可以转移到目标导向的活动中[20, 21]。

12.3 C。一项系统研究表明，采用保守治疗后，患者在平均 4.6 个月后可以恢复比赛[26]。

腰痛：手法治疗

Low Back Pain: Manipulation Intervention

病例 13

Carl DeRosa Brett Windsor

男性，42 岁，美国大学教授，自述接受了腰痛（low back pain, LBP）的物理治疗评估和治疗。在过去 12 年里，他的 LBP 反复发作，疼痛在大多数情况下可以忍受，有时持续几天，但多数情况下会持续数周。他偶尔会因为疼痛无法忍受而去看他的家庭医生。大约 5 年前，家庭医生把他转诊到骨科医生处进行进一步的评估，但腰椎和骨盆的 X 线片和 MRI 未显示异常。医生给他开处了 NSAID 和腰部运动处方，但他觉得 LBP 发作持续时间变得更长，而且发作似乎更加频繁。最近的一次 LBP 发作开始于 7 天前。他是一名高尔夫球手，他的目标是在上午长时间伏案写作后，可以打满 18 个洞。他也不希望因腰痛发作而耽误工作。

- 为了进一步明确患者的主诉并为检查提供方向，关键问诊问题是什么？
- 最合适的物理治疗干预措施是什么？
- 影响康复预后的关键的生物–心理–社会因素是什么？

关键术语

- **急性、亚急性和慢性 LBP：** 使用目前指南对 LBP 病程的经典描述，急性通常认为持续 0～4 周，亚急性持续 1～3 个月，慢性超过 3 个月；最常见的腰部问题是反复发作的疼痛加重，这模糊了亚急性腰痛、慢性腰痛和慢性腰痛综合征之间的界限。
- **慢性腰痛综合征（chronic low back pain syndrome, CLBP）：** 混合疼痛综合征，包括伤害性和神经性疼痛，但疼痛的心理社会和行为方面超过机械性或化学伤害性影响；CLBP 可能受到患者的态度和信念、健康的社会决定因素、心理痛苦和疾病行为的影响。
- **手法整复：** 一种物理治疗干预，旨在将特定的力施加在身体的目标区域（通常是关节），由作用力的速度和动作幅度（关节生理活动范围的开始、中间或末端）来确定；关节松动和关节整复的区别通常与施加力的速度有关（例如，关节整复治疗时施加的是一个高速的推力）。
- **多模式管理：** 综合多学科治疗与协调的躯体和心理治疗，常用于治疗 CLBP [1]。
- **以患者为中心的治疗：** 通过分享权力和责任来照顾患者，并发展一个治疗团队，整合患者个人的偏好、信念、需求和价值取向，并确保患者的价值取向主导临床决策。
- **神经根疼痛：** 由受损神经根的机械或化学刺激引起的疼痛，降低了神经根对机械性刺激（紧张或压迫）的耐受阈值。
- **牵涉痛：** 远离实际受累或损伤的来源部位的疼痛；由于脊柱组织的广泛神经支配，人体下半部可能因为腰部组织受累（或人体上半部由于颈部组织受累）而感到疼痛，并且疼痛与该区域的神经根是否受累无关。
- **节段不稳定：** 当施加一个力时，两个骨节段之间的移位或异常运动；大多数类型是由施加剪切载荷引起的平移运动；节段不稳定与关节过度灵活不同。

学习目标

1. 列出病史和体格检查中表明患者症状的非肌肉骨骼原因的关键方面。
2. 描述如何对出现 LBP 和下肢疼痛的患者进行下肢根性疼痛或非根性疼痛进行分类。

3. 解释将手法治疗（尤其是手法整复）纳入 LBP 患者治疗策略的理由。
4. 解释在处理反复性腰痛加重的患者时，将治疗性运动与手法整复结合使用的理由，以改善预后。
5. 描述宣教在改善该患者预后及实现其功能目标中的作用。

物理治疗考虑事项

在治疗诊断为机械性 LBP 的患者时，物理治疗应考虑以下几个方面。

- **治疗计划与目标**：围绕患者的价值取向、目标和偏好共同决策；通过患者宣教减少恐惧，创造一种自由感，减少在运动时的焦虑；以快速且高效的方式减少疼痛；开始分级的、积极的脊柱活动计划，并进阶到以提高神经肌肉表现为重点的治疗性锻炼；长期的肌力和耐力训练。
- **治疗措施**：特定区域的脊柱关节松动或手法整复，主要目的是调节疼痛；功能性运动模式下的抗阻训练以增加力量和耐力（特别是脊柱伸肌、腹肌和髋关节肌肉）；通过运动训练来提高运动控制和整体有氧健康；根据体格检查的病理学结果，对有可能加重病情的体位、负荷和活动进行宣教。
- **注意事项**：仔细考虑所选疼痛调节技术的风险－效益比；监测下肢疼痛症状不能延伸到膝关节远端；运动超负荷必须在患者脊柱状况的生理限制内。
- **影响因素**：影响预后的心理社会因素，包括对运动的恐惧和低恢复期望；手法整复后疼痛加重；手法整复或运动方案导致的远端牵涉症状；患者依赖被动手法干预而不是主动的自我管理策略。

疾病概要

LBP 是全球范围内致残的主要原因，随着人口的增长和老龄化，其影响正在增加，特别是在低收入和中等收入国家[2]。所有年龄层都受到 LBP 影响，且 LBP 通常与久坐不动的职业、吸烟、肥胖和低社会经济地位呈正相关[3]，并不像预期的那样依赖于与衰老相关的退行性过程。LBP 的患病率似乎在 50～60 岁时达到平台期，然后在晚年出现下降[4]。社会经济因素也需要考虑，它们是腰痛和功能障碍的潜在风险因素，最终导致直接和间接医疗成本的增加。在受教育水平较低、非技术工种和体力劳动强度较大的工人中较高[3]。在美国，LBP 每年的总成本超过 1 000 亿美元，其中 2/3 是由工资损失和生产率下降而造成的间接成本[5]。

对初级保健研究的系统回顾显示，28%～79% 的急性 LBP 患者在初次发作 12 个月后出现持续或复发的症状 [6]。因此，LBP 的绝大部分成本与慢性疾病的管理有关。这对物理治疗师的治疗目标和治疗方法有显著影响。对 LBP 患者的综合治疗包括尝试对其即时临床表现的处理。然而，更重要的是，患者管理还涉及使用干预措施和适当的宣教策略，以最大限度地减少急性、简单的 LBP 发作演变为慢性疼痛综合征的可能性。物理治疗师必须认识到，大多数非手术性 LBP 发作的患者事实上是慢性腰部疼痛加重的表现。因此，干预策略的重点是帮助预防复发，或至少提供信息或策略来帮助患者自我管理复发的腰部问题。

虽然最近的一项系统综述的结论表明，无法准确地预测 LBP 复发的风险或确定明确的预后因素 [7]，但有几个因素会导致腰部问题复发，包括频繁使用不良姿势，久坐（每天＞ 5 小时），超过 2 次既往的 LBP 发作 [8]，以及增强的促痛机制和受损的抗痛机制 [9]。由衰老和损伤引起的生理组织变化也可能在复发中起作用。这种变化降低了腰部组织对外力的耐受能力，特别是在负重和运动中经腰骶部传导的力。当这些力超过了组织的生理承受范围时，该范围组织疼痛感受系统的机械性或化学性激活会导致疼痛的发生。

在腰部（与肌肉骨骼系统的其他区域一样），组织的机械负荷承受能力随着我们年龄的增长而降低 [10]。因为腰部是承重的枢纽，即使只参加 ADL 也可能受伤。这种损伤在一生中不断累积，再加上正常的衰老和退行性过程，使腰部更容易再次损伤。例如，脊柱节段可以类比三脚凳，凳子的前腿代表椎间盘，凳子的后两条腿代表左右关节突关节 [11]。单发的关节突关节炎，或伴随纤维环退变，会导致椎间节段的耐受程度下降，无法更好地承受张力、挤压和剪切力。这些组织的损坏可导致椎体节段之间的异常运动 [12, 13]，导致节段不稳定。关节突关节的部分厚度退变会导致该节段无法像正常、健康的组织那样耐受挤压和剪切负荷 [14]。当挤压和剪切负荷超过受损组织的生理承受范围时，就会导致不适或疼痛 [11]。

脊柱内的任何受神经的支配并向中枢神经系统提供传入信号的结构都有能力引起疼痛 [15]。硬脑膜、神经根、关节突关节 [16]、纤维环、骨和韧带在受损时都表现出产生疼痛的能力 [15]。尽管我们对组织损伤和神经支配有一定的理解，但并不总是能准确识别导致患者疼痛发作的具体解剖结构 [2, 3]。事实上，对于许多腰部的问题，异常的影像学表现（X 线片、CT、MRI）与临床症状是否存在没有相关性 [17–19]。因此，使用病理解剖模型来治疗 LBP 往往是徒劳且昂贵的，可能会浪费有限的医疗资源并对患者造成伤害[2]。

神经根是脊柱中为数不多可以较为明确地被认作是患者疼痛来源的组织之一。当神经根参与疼痛综合征时，就会出现一系列非常明显的症状和（或）体征[20]。神经根问题有两种情况：神经根压迫和神经根刺激。神经根压迫可导致真正的神经系统体征，如肌无力、反射改变和（或）有明确受累区域的感觉障碍。神经根刺激，通常是源自椎间盘病变相关的炎症引起的化学环境变化，表现出一系列明显的症状（而不是体征）。神经根刺激的症状包括：腿痛比腰痛明显，明确的下肢疼痛区域，疼痛往往位于膝关节以下，剧烈且令人不安的疼痛，神经张力测试［特别是直腿抬高试验（straight leg raise test, SLRT）阳性］再现下肢疼痛，以及轻微的脊柱运动引起的尖锐的周围性疼痛（例如，轻微主动或被动腰椎屈曲或旋转引起腿部疼痛）。任何方向的运动都可能导致真正的神经根刺激性疼痛的周围化。其特点是少量活动即可引起剧烈的疼痛反应。

非神经根性的腰痛（即不是由于神经根刺激或神经根压迫）表现不同，特别是下肢牵涉痛方面。腰部任何受神经支配的组织都可以将疼痛牵涉至下肢[20]。非神经根性疼痛通常表现为腰痛比下肢牵涉痛更令患者感到疼痛和困扰。对于非神经根性的腰痛，患者对下肢疼痛的描述既不像真正的神经根性疼痛那样在下肢有明确区域，也不像真正的神经根性疼痛那样令人不安。对于神经根（根性）疼痛患者，下肢疼痛往往比腰部疼痛更令人困扰。因此，检查的一个重要目标是物理治疗师要辨别患者出现的 LBP 和腿痛是根性疼痛（即真正的神经根问题），还是非根性疼痛（即由于关节突关节关节或骶髂关节、肌肉、韧带、筋膜等任何受神经支配的腰部结构损伤而在腰部感到疼痛并牵涉至下肢）。

物理治疗患者管理

对于出现复发性 LBP 加重的患者，应采用基于共同决策的多模式管理策略。治疗计划必须结合患者的价值取向和偏好，以促进长期的自我效能管理[21]。对患者进行关于积极预后因素的教育可以减少恐惧和灾难化思维。治疗首先要快速缓解疼痛，然后逐步让患者进行积极锻炼计划，以提高躯干和四肢的力量和功能能力，并教育患者自我管理策略。在疼痛缓解后，改善神经肌肉系统的健康状况是疾病管理的一个重要组成部分，因为治疗干预的首要任务应该是减少损伤的复发或加重，并最大限度地降低机械性腰痛发展为慢性腰痛综合征的可能性[22-25]。

检查、评估和诊断

检查一个无转诊的 LBP 患者需要两个初步的分类。首先是确定患者的疼痛是非机械性的还是机械性的。与腰痛相关的非机械性疼痛主要来自盆腔或腹部脏器、肿瘤、血管源性疼痛或与其他疾病相关的疼痛。非机械性疼痛的特征是疼痛通常不会因机械负荷、姿势和运动而加重。系统回顾和询问近期体重减轻、发热、既往病史、夜间痛、排便或排尿障碍，以及近期手术史是 LBP 患者病史和体格检查的重要内容。机械性疼痛通常在休息或负重减轻后有所缓解，并且疼痛与活动、运动或施加的负荷相关。熟悉的疼痛通常可以由特定的腰椎骨盆运动、姿势，或对关节或软组织施加的特定负荷引起。如果没有这些现象，需要进行进一步的医学评估。如果没有令人担忧的特征，物理治疗师可以按计划进行治疗，并监测症状。如果治疗按预期进展，就不需要继续担心了[26]。

第二步分类是确定患者的疼痛症状是根性的还是非根性的。在检查的早期，应仔细询问有关疼痛的问题："腰痛比腿痛更严重吗？"或者反过来问："腿痛比腰痛更令人不安吗？"对这些问题的肯定回答有助于治疗师确定疼痛更可能是非根性的还是根性的。此外，对疼痛的感觉、膝关节以下疼痛，以及可清晰地用皮节分布界定的疼痛都是神经根性疼痛的有力指标。下肢无力的主诉也可能表明神经根性疾病。如果病史显示怀疑有神经根性疾病，则必须进行确认试验，如 SLR 试验[27]、Slump 试验[28]、肌节和反射评估，以及皮节筛查。SLR 试验阳性结合 Hancock Rule 阳性已被证实为神经根性疾病的提示[29]。Hancock Rule 是指存在以下 4 个因素中的 3 个：皮节分布的疼痛或感觉缺失，反射改变，或与特定神经根支配符合的运动无力。

一旦治疗师确定患者的病情为非根性，体格检查的目的就不是精确识别受损的解剖结构（病理解剖模型），而是确定重现患者熟悉的疼痛的负荷或姿势（病理机制模型）。图 13-1 显示了体格检查的几个部分，都对腰椎施加了特定的挤压和剪切载荷。从确定哪些姿势和压力可重现患者的症状中获得的信息，可以用于制订活动和运动干预。

疼痛的急性发作提供了一个可以确定脊柱手法整复是否可能对 LBP 患者有益的机会[30]。病史和体格检查有助于确定区域性腰椎骨盆的手法整复是否有效[31, 32]。符合特定标准的患者，在接受手法整复、坚持活动的宣教和一系列运动处方后，其疼痛模式和疼痛感知可能会发生显著变化[33, 34]。尽管这些临床预测规则的应用有限[35, 36]，但这些标准可能在健康、年轻、活跃的个体

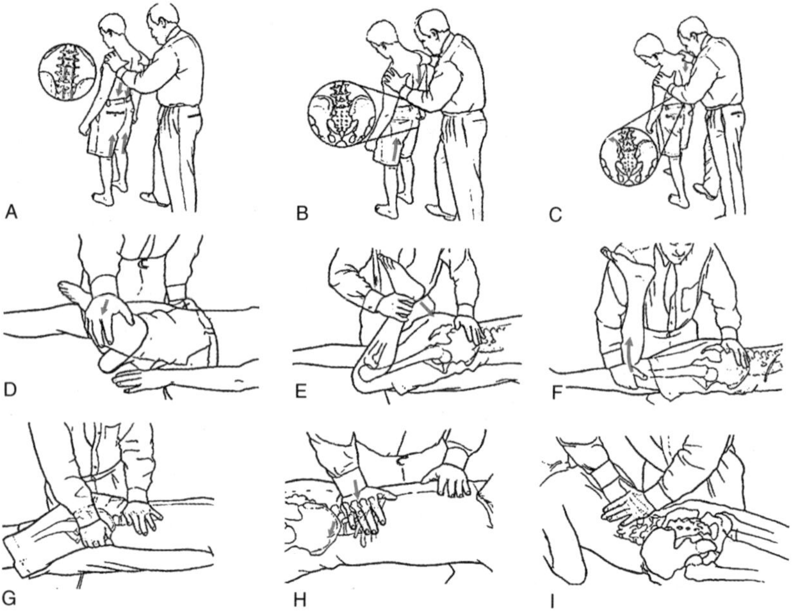

图 13-1　A. 后伸时施加额外压力。物理治疗师手动回缩肩胛骨，把伸展力集中在腰椎上部。从上面逐渐产生的垂直力会引起后伸。B. 后伸，向左侧屈，向右轻微旋转，对右肩施加从上到下的额外压力。C. 调整站立检查，通过将左下肢置于后伸位以增加左侧腰骶部的伸展、挤压和剪切应力，然后使患者后伸并向左侧屈。检查者用右手施加额外的压力。评估患者对关节末端范围的后伸和挤压的反应。D. 患者左下肢置 FABER 体位（被动屈曲、外展、外旋）。当检查者将股骨按向治疗床时，这会压迫左骶髂关节，并对腰骶关节产生一个小的旋转力。E. 俯卧位时膝关节被动屈曲以评估股直肌的长度。如果该肌肉的长度减少，被动膝关节屈曲可引起髂骨的前扭转应力，髂骨作为在腰骶后伸时将力转移到腰椎，增加小关节关节面的挤压和剪切力。在膝关节达到屈曲 90° 之前，骨盆出现向前旋转的迹象即为阳性。F. 俯卧位被动髋关节后伸。检查者将股骨抬高到超过大腿前肌群和关节囊绷紧的范围。这导致通过其余腰椎节段后伸。G. 俯卧位对骨盆和脊柱施加被动挤压力和剪切力。检查者用上面的手向下推，下面的手向上推，直到两种力相遇。阳性体征是重现了熟悉的症状。H. 俯卧位向髂后上棘和右髂骨施加从前到后的旋转力。目的是确定该动作是否会引起熟悉的疼痛。I. 腰椎后伸时在关节活动范围末端施加应力。患者被要求用肘部支撑起身体。检查者的一只手的食指和中指置于棘突的两侧。检查者的另一只手置于该手的食指和中指上，以将力引导至下关节突的过程（经允许引自 Carl DeRosa, PT, PhD, FAPTA）

中尤其适用[32-34]。**局部腰椎骨盆手法整复适用于以下患者**：① 症状持续时间＜16 天；② 膝关节远端无症状；③ 腰椎活动度受限；④ 至少一侧髋关节被动内旋范围＞35°；⑤ 恐惧回避信念问卷（fear avoidance belief questionnaire, FABQ）评分＜19 分[31]。当这些检查结果≤ 4 项时，腰椎手法整复成功的概率可从45%增加到95%[31]。Flynn等在这一CPR中提出的标准，最能提示使用手法整复治疗非根性疾病。这说明了执行第二步分类的原因——确定综合征是根性还是非根性是重要的。在Flynn等的CPR发表后，一条实用的规则被提出，以简化预测哪些LBP患者在局部腰椎骨盆手法整复中可能得到疼痛和功能障碍感知上的显著改善[33]。有两个因素有助于预测：症状持续时间< 16天和膝关节远端无症状。这项研究中的受试者在腰部手法整复后出现成功结果的概率发生了中度到较大幅度的转变。2002年，Flynn等的CPR已经被两种不同的手法整复技术进一步验证：局部腰椎骨盆手法整复和旋转腰椎骨盆手法整复[34]。对于符合CPR中标准的患者，结合手法整复和稳定性训练可能有更大的益处，尤其是在目标之一是减少LBP复发的情况下[33]。

该患者的病史包含了5个特征中的3个（症状持续时间7天，膝关节远端无疼痛，FABQ评分< 19分），预测其将从手法整复、坚持活动的宣教和一系列运动处方中获益。体格检查将提示其余两个预测因素是否存在（腰椎活动度受限和髋关节内旋范围）。体格检查从患者站立姿势开始。评估包括：冠状面和矢状面姿势，腰椎主动活动度（包括前屈、前屈结合侧屈、后伸、后伸结合侧屈），在每个方向上进一步施加压力，这些重复动作对疼痛的影响，以及步态分析。

在仰卧位，可以评估髋关节AROM和PROM，并通过股骨杠杆施加各种骶髂应力刺激。髋关节完全屈曲使骨盆开始在腰椎上屈曲，然后可以将其与站立时主动屈曲时发现的结果进行比较。**可以在此体位进行SLR测试，可有效地筛查下肢肌节和反射。**

在俯卧位时，可以进一步评估髋关节ROM，特别是内旋和外旋ROM[37]。可以施加额外的骶髂应力，然后在腰椎上进行PA挤压试验，即在关节突关节施加挤压力，在相邻腰椎节段之间施加剪切力。对腰椎上的挤压力和剪切应力的反应应与在检查中站立部分进行的后伸和后伸-侧屈试验的结果进行比较。可以在单个腰椎棘突或双侧腰椎横突区域施加一个从后向前的力，用来确定活动度受限，以及确定这种施加于腰椎的挤压和剪切力是否会重现患者熟悉的疼痛。

治疗计划与干预措施

物理治疗师确定患者的LBP是机械性来源，并伴有非神经根性的因素。患者的主要问题是疼痛，次要问题与身体功能受限，影响工作表现，如担心复发，担心不能继续工作，不能在不用担心疼痛加重的情况下进行日常生活活动和娱乐活动。患者的目标是能够行走和打 18 洞的休闲高尔夫球，并能够不间断地继续他的工作。

患者宣教是发展患者和物理治疗师之间的治疗合作的关键部分，并有助于发展共同决策的治疗策略[21]。整合患者的价值取向和偏好可以减少恐惧反应，提高自我效能感，并推动长期的积极预后。患者宣教应关注积极预后因素（症状属于一种明确、可分类的腰痛形式；步行作为一种缓解因素），并强调没有负面预后因素（下肢深部症状、更长的病假时间、临床确定的炎症、更严重的腰部和腿部疼痛）[6]。物理治疗师应该清楚地告知患者，他没有理由不能完全康复并能够实现他的目标。应与患者就每项拟议的干预措施进行彻底讨论，并就其应用和处方达成一致。

病史和体格检查表明，干预的重点应该是迅速缓解他的疼痛，并提供策略，以最大限度地提高他的身体健康（特别是他的整体力量），以尽量减少复发的可能性。随着脊柱特化组织（如椎间盘、椎关节）随年龄衰退，神经肌肉系统成为耐受负荷的主要手段。因此，需要重点关注提高神经肌肉的效率，特别是在躯干和髋关节。

在讨论了手法治疗的风险、益处和证据后，患者表示更倾向于进行脊柱手法整复，目的是实现快速缓解疼痛。然后，他表示希望开始一系列围绕无痛姿势设计的积极锻炼，并结合步行计划，以提高神经肌肉和心血管耐力。治疗师在患者仰卧位进行了局部腰椎骨盆手法整复的治疗，患者的疼痛立即得到缓解。如果治疗师使用旋转腰椎骨盆手法整复，该方式也可以成功缓解疼痛[34]。为了便于理解和再现，采用 Mintken 等建议的方式记录了该操作[38, 39]。该方式列出了以下 6 个描述词作为手法整复技术的病历书写标准：施加力的速率、在关节活动范围内的位置、力的方向、力的目标、相对结构运动和患者的姿势。因此，该患者的治疗技术记录为高速、在关节活动末端位置、对腰椎上的左侧髂骨施加向左的左旋转力，于仰卧位进行该手法整复（图 13-2）。以这种方式进行的病历书写可以清楚地理解并易于复制该干预措施，并避免使用缺乏证据的手法整复技术的生物力学描述。

在手法整复干预成功后，**治疗师会为患者制定一系列的动态运动训练计划，用来改善躯干运动控制和力量**。最初的运动处方的制定结合了体格检查的结果来确定无痛的姿势和运动。最初的训练应集中在加强腹肌、脊柱伸肌和臀部肌肉，最终目标是通过谨慎的控制阻力使得肩胛带和腰椎下部达到功能性运动模式。这种运动可以改善复发性 LBP 患者的短期和长期感知障碍[33, 40]。应指导患者在运动或日常生活活动时留意并避免任何周围性疼痛。物理治疗师必

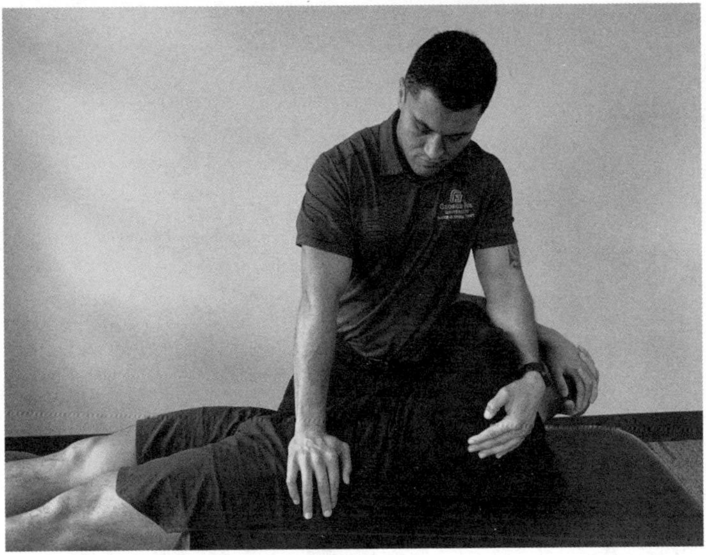

图 13-2 手法整复技术：高速、在关节活动末端位置、对腰椎上的左侧髂骨施加向左的左旋转力，于仰卧位进行该手法整复

须向患者强调，目标是疼痛中央化（即在重复运动或持续的姿势时，在更近的位置感到疼痛）。疼痛中央化的概念应该被用来确定何时增加患者锻炼计划的频率和强度[41]。强调运动控制的锻炼对非特异性、非神经根性 LBP 是有效的。脊柱的运动控制练习不仅仅是教患者脊柱的“中立”位置。相反，物理治疗师必须结合体格检查的结果，以确定什么样的腰椎运动和位置会疼痛最小化。这意味着一些患者可能会更偏好一些腰椎屈曲相关的动作，而其他患者可能会更偏好腰椎后伸的相关动作。体格检查的结果决定了进行无痛活动所需的脊柱控制方式。一项对 14 项随机对照试验的系统回顾得出结论，单独进行运动控制训练或结合其他干预可降低 LBP 和功能障碍[42]。

当目标是长期的、自我效能的提升时，应用**渐进式耐力训练和动态运动训练**至关重要。对于该患者，以下训练为躯干和臀部肌肉提供了的良好强化刺激：空气深蹲（下蹲训练要密切注意患者姿势）、深蹲推举（深蹲结合上肢推举动作）、强调臀部运动的壶铃摇摆、动态平板支撑（平板支撑下交替屈曲髋关节），以及强调拉动、划船动作和髋关节旋转运动的站立式滑轮运动。由于该患者将高尔夫球作为一种休闲运动，需要重点关注他腰椎的旋转，因为这种运动给腰椎关节突关节带来了过度的挤压负荷，并对纤维环施加了拉伸应力。

必须强调挥杆时髋部的旋转。包含了上述训练的治疗计划对有反复恶化的慢性腰部问题的患者有积极的影响[40, 43–47]。

循证医学建议

证据推荐强度分级（SORT）

A 级：一致的、高质量的以患者为导向的证据。

B 级：不一致或质量有限的以患者为导向的证据。

C 级：共识、以疾病为导向的证据、惯例、专家意见或病例系列。

1. 为了减少复发和机械性腰痛问题演变为慢性腰痛综合征的可能性，对于复发性腰痛加重的患者的管理策略应集中在快速缓解疼痛，然后加强躯干和肢体肌群的锻炼。（A 级）
2. 腰椎骨盆手法整复技术对治疗有特定病史和体格检查标准的患者的腰痛是有效的。（A 级）
3. 针对躯干和髋关节肌群的脊柱稳定和渐进式耐力训练是治疗急性、亚急性或复发性腰痛的有效干预措施。（B 级）

复习题

13.1　以下哪些疼痛特征最不可能是由神经根刺激引起的？

A. 腿痛比腰痛更明显

B. 下肢疼痛有明确划分皮节区域，而不是广泛的疼痛

C. 腰痛在提重物后加重

D. 膝关节以下疼痛

13.2　对于出现腰痛的患者，何时可认为手法整复是一种干预选择？

A. 膝关节以下疼痛，腰椎后伸时加重

B. 症状出现在 2 周内，且经腰椎自后向前的挤压测试发现腰椎活动度广泛受限

C. 一侧比另一侧出现更多的肌肉痉挛和肌肉保护

D. Slump 试验和 SLR 试验均呈阳性

参考答案

13.1　C。当脊柱弯曲时，椎间盘内压力增加，这与椎间盘病理有关。腿部疼痛大于腰部疼痛（选项 A）和膝关节以下疼痛（选项 D）是神经根疼痛的典型表现。有明确分界的下肢疼痛提示了一种特定的牵涉模式（如皮

节模式），这可能是由于神经根的刺激（方案 B）。

13.2　B。选项 A 和选项 C 与手法整复的使用没有循证相关性。Slump 试验和 SLR 试验阳性（选择 D）更能表明这属于神经根病理表现，是手法整复的禁忌证，说明手法整复在这里并不能作为该患者的干预方式。

腰痛：腰椎间盘突出症的麦肯基疗法

Low Back Pain: Mechanical Diagnosis and Therapy (McKenzie) Approach to Lumbar Disc Herniation

Jolene Bennett
Barbara J. Hoogenboom

病例 14

男性，36 岁，建筑工人，因腰痛伴自左臀后部向足外侧放射的疼痛前来物理治疗门诊就诊。3 周前，患者在弯腰抬起一台空调机时感到腰部一阵剧痛，随即因站立困难跌倒在地，随后在妻子的搀扶下走回家中。疼痛发生后 24 小时内，他一直俯卧在沙发或床上休息。最近 3 天，患者说其短时间行走和站立下的耐受力有所提高。目前，患者 NPRS 得分为 5 分（满分 10 分），而且膝关节以下仍有放射痛。

患者的体征和症状与腰椎间盘突出症相符，他希望尽快重返工作岗位。

- 根据该患者的诊断，您认为导致其目前病情的可能因素是什么？
- 哪些症状体征可能与该诊断有关？
- 最合适的物理治疗干预措施是什么？
- 影响物理治疗效果的并发症有哪些？
- 干预措施对运动系统有哪些影响？

关键术语

- 中央化：由脊柱疾病引起的肢体远端疼痛，在刻意施加负荷后消失的现象；外周疼痛逐渐退至近端，有时伴有近端疼痛的同时出现或加重；麦肯基[1]在错位综合征中描述了中央化现象。
- 方向偏好 / 力学诊断和治疗：偏好一个方向的姿势或运动（错位综合征的特征）。该方向的姿势或运动会减轻、消除或中央化症状，而相反方向的姿势或动作往往会加重症状[1]。
- 负荷策略：动态或静态负荷，优先对特定结构施加压力；动态负荷是指重复的动作，静态负荷是指持续的姿势；有意义的负荷策略、姿势或重复运动能改变症状[1]。
- 运动系统：一系列系统（心血管、肺部、内分泌、皮肤、神经和肌肉骨骼），这些系统相互作用，使身体及其各组成部分运动起来。

学习目标

1. 了解腰椎间盘的解剖结构及其对脊柱特定方向运动的机械反应。
2. 描述麦肯基疗法或力学诊疗（McKenzie or mechanical diagnosis and therapy, MDT）系统。
3. 描述 MDT 评估过程，以及客观检查结果是如何将每种综合征定义为一个分类系统，从而确定具体的治疗方法。
4. 针对从急性损伤到完全恢复功能的每个阶段，制订适当的干预措施。
5. 描述使用 MDT 方法治疗腰椎疾病的疗效证据。
6. 描述 MDT 干预措施如何影响运动系统。

物理治疗考虑事项

对腰椎间盘突出症患者进行治疗时，物理治疗应注意以下事项。

- 治疗计划与目标：减轻疼痛；根性疼痛中央化；恢复躯干的全部 ROM，并不再出现疼痛重返工作岗位。
- 治疗措施：反复做有方向偏好的动作，以中央化和消除腿部和腰部的疼痛；对患者进行反复动作练习、姿势和身体力学方面的教育，以适应 ADL 和工作任务。
- 注意事项：通过姿势和手臂的使用帮助腰椎进行重复动作：如果上肢在运动中无法承受体重，可能需要使用其他姿势。

▶ **影响因素：**当重复动作或负荷策略导致症状外周化（远端症状加重或恶化）时，出现不可逆转的错位。

物理治疗患者管理

麦肯基系统（又称力学诊断与治疗或 MDT）是一种用于脊柱和四肢肌肉骨骼损伤的分类评估系统。**麦肯基系统包括三个不同的综合征：错位、功能障碍和姿势。**患者的主观病史和检查时对主动运动的反应有助于综合征的分类，从而确定应采取的具体治疗方法。体格检查包括对脊柱或外周关节组织施加一系列负荷压力。每种综合征对负荷测试都有一套独特的反应。正确识别综合征有助于物理治疗师确定适当的机械治疗方法。以 MDT 为基础的检查的独特之处在于，患者会进行几种不同的运动模式，治疗师会记录下患者对每个运动方向的反应，以帮助确定综合征的分类[1]。

错位综合征最常见[1]。正如罗宾·麦肯基所定义的，“内部错位会导致受影响表面的正常静息位置发生紊乱。无论何种原因引起的关节组织内部移位都会导致疼痛持续存在，直到移位减轻为止。关节组织内部移位会阻碍运动[1]”。膝关节半月板撕裂就是错位综合征的一个例子，它可能会导致机械被锁，从而限制膝关节的全部功能。穿过膝关节的机械力的方向会改变疼痛。椎间盘内部移位也经常被归类为错位综合征。

“椎间盘突出症”是一个非特指性术语，表示椎间盘组织移位和（或）椎间盘纤维环出现裂缝或中断。椎间盘可通过两种途径产生机械性疼痛[3]。第一，椎间盘环壁上的放射状裂隙破坏了纤维环的正常承重功能，这可能导致重量分布不均，并对外层有神经支配的纤维层造成过度压力。第二，椎间盘组织的内部移位也可能是疼痛的潜在来源。椎间盘是可移动的，椎间盘组织的位置会受到姿势的影响，尤其是长时间的脊柱屈曲或伸展。这种情况会导致椎间盘组织根据方向发生错位[3-10]。对于这位患者，在躯干负重屈曲的姿势下，椎间盘受力不均，可能会刺激椎间盘产生神经源性疼痛[6]。

根据患者当前的症状表现，MDT 疗法采用在矢状面上反复运动的方式对其进行评估和治疗。根据椎间盘壁内水流静力机制的假定完整性，可进一步将错位综合征标记为可复性或不可复性。如果椎间盘突出发生但外壁完整，则为可复的，反复运动可减轻椎间盘所受的机械压力。如果椎间盘突出发生但外壁不完整，则这种错位为不可复的，反复运动也不会改善疼痛或症状[1]。

与错位综合征相关的临床表现包括远端症状中央化（如腿部疼痛）及在使

用治疗性负荷策略时疼痛减轻。据推测，由于椎间盘内的变化（由于脊柱位置的变化），与错位相关的疼痛会随着诱导出的定向运动而改变。疼痛可能出现在运动过程中和运动结束时。腰椎屈曲的活动范围经常会因错位而受到限制，这种综合征对伸展负荷策略有反应。随着反复伸展运动使错位减轻，患者的屈曲运动范围也会改善并恢复正常。麦肯基将错位综合征细分为中心对称症状、单侧膝关节以上不对称症状和单侧膝关节以下不对称症状。读者可参阅罗宾·麦肯基的《腰椎力学诊断与治疗》（*The Lumbar Spine Mechanical Diagnosis and Therapy*）一书，以进一步了解这些亚分类[1]。

椎间盘突出的方向也很重要，因为方向将指导治疗方法。50% 以上的突出似乎是从椎间盘中央开始的，大约 25% 是从后外侧开始的[1]。当错位扩展到硬膜和神经根时，50% 以上的椎间盘突出会向后外方移位，另外 25% 则向后中央移位。由于大多数突出发生在矢状面上，腰部的屈伸是损伤机制的一部分，也是反复运动治疗的途径。只有不到 10% 的椎间盘突出直接发生在侧方，这就需要将扭转力或侧向力作为治疗的一部分。大多数椎间盘突出发生在 L4—L5 和 L5—S1 水平[1]。

"中央化"一词与错位综合征有关，在讨论椎间盘突出症的文献中被广泛提及[11-16]。中央化是对治疗性负荷策略的反应。在中央化过程中，疼痛会从远端到近端逐渐消失，症状的强度也会随着运动强度增加而逐渐减弱。例如，对于腰部远端疼痛（即根性疼痛）的患者，成功的治疗会使疼痛从广泛的远端位置转移到更中心的位置，最终疼痛可能会消失[1]。

功能障碍综合征的特点是其疼痛是由结构受损组织的机械损伤和受影响方向的活动范围受限引起的。粘连性盂肱关节囊炎就是一个例子，它是一种限制活动范围的软组织问题。患者报告的疼痛主要发生在可活动范围的终末段。当机械负荷消失时疼痛就会消失。功能障碍综合征在腰椎中并不常见。使用 MDT 方法的物理治疗师报告称，在腰椎疼痛患者中，其发病率低于 20%[1]。功能障碍综合征可能发生在屈曲、伸展或侧滑方向，并根据受限方向命名。例如，如果屈曲受限，那么该综合征就会被称为屈曲功能障碍综合征。治疗功能障碍的方法是反复向受限方向拉伸。

姿势综合征的特点是，只有当正常组织经过长时间变形后（如长时间保持懒散坐姿）才会出现疼痛。姿势综合征可通过姿势矫正训练和患者宣教来治疗。虽然临床上很少观察到这种综合征，但习惯性异常姿势的负荷可能会导致错位或功能障碍综合征[1]。表 14-1 列出了罗宾·麦肯基定义的三种综合征的特征。

表 14-1 三种 MDT 综合征的特征

患者特征和临床表现	错位综合征	功能障碍	姿 势
年龄 （岁）	通常 22～55 岁	通常超过 30 岁，创伤或错位后除外	通常在 30 岁以下
疼痛 持续时间 位置	持续或间歇性 局部和（或）放射性疼痛	间歇性 局部疼痛（仅在神经根粘连的情况下出现放射性疼痛）	间歇性 局部疼痛
病史 发作 病因	渐进或突然 通常与长时间姿势或重复动作有关	逐渐出现 创伤病史	逐渐出现 久坐不动的生活方式
症状加重 负荷类型 昼夜周期	中度或者终末段活动范围的静态 / 动态负荷 早晨和傍晚较差	活动范围终末段的静态 / 动态负荷 无昼夜周期	活动范围终末段的静态负荷 一天结束时情况最糟
症状好转	与导致疼痛的姿势相反的姿势	不会让缩短组织处于终末范围的姿势	姿势改变，或者活动
与每种综合征相关的检查结果	急性期可能出现异常姿势 运动时疼痛 疼痛的部位和（或）强度发生变化 疼痛中央化或周围化 反复负荷或运动后，患者的病情好转或恶化 疼痛和 ROM 的快速变化	仅在终末段 ROM 内有疼痛报告 停止拉伸后疼痛很快停止 疼痛的位置或强度不会改变 反复负荷或运动后，患者的病情没有好转或恶化	运动不产生疼痛 ROM 正常 持续保持处于动作范围的终末段的姿势最终会引发局部疼痛
治疗	矫正异常姿势 向疼痛中央化的方向反复运动 正确的姿势 对患者进行有关预防和自我控制症状的教育	在导致终末段疼痛或活动受限的方向，重复运动或拉伸 正确的姿势 关于预防和自我管理症状的患者教育	正确姿势 预防教育

通过反复运动，MDT 可促进肌肉骨骼系统的特定负荷，从而改善运动。由于运动系统代表了一个相互依存的系统网络，包括肌肉骨骼、心血管、内分泌、肺部、神经和皮肤[2]，因此改善这一系统会对其他系统产生积极影响，并改善整体运动状况。

检查、评估和诊断

MDT 疗法的一个关键组成部分是采用结构化的病史或主观问诊形式，然后进行一系列有次序的运动测试。必须对所有运动平面进行测试，并充分重复这些运动，以获得患者对每个运动的一致性的症状反应。检查的目的是评估患者的主诉（如疼痛）对运动模式的反应。虽然在定向运动测试中，患者可能会描述拉伸感或其他次要反应，但物理治疗师必须把次要反应和与患者主诉一致的反应区分开。MDT 评估过程遵循特定的检查和评估思路。关键的是对每一位患者都要遵循相同的程序，以确保评估的所有方面都保持一致性和完整性。根据患者的受伤机制和疼痛特征，物理治疗师应该假设他有腰椎错位。然而，要证实这一假设，需要进行完整的重复运动测试检查。客观检查的目的是确定哪些体位和动作有助于改善疼痛和功能。重复运动测试对脊柱组织施加不同方向的机械压力，以确定损伤的机械或非机械性质。物理治疗师可根据患者对该测试的反应来确定具体的综合征和治疗方向。在运动测试过程中，物理治疗师需要了解患者的疼痛基线，以及疼痛是否发生在动作过程中和（或）发生在关节动作的终末段。在返回动作起始位置时，治疗师需要了解该动作对基线疼痛和（或）ROM 的影响。可能的反应包括：① 定向运动时基线疼痛增加、减少或无影响；② 负荷过程中或负荷后基线疼痛中央化、周围化或无影响；③ 负荷后疼痛消失；④ 负荷后疼痛好转、恶化或无影响；⑤ 负荷过程中活动范围的终末段存在或不存在疼痛；⑥ 负荷后 ROM 增加、减少或无影响（机械反应）；⑦ 疼痛恶化 / 不恶化或好转 / 不好转。负荷后没有好转（疼痛反应）[1]。表 14-2 总结了潜在的对重复运动测试的反应，以确定患者是否存在功能障碍或错位综合征。

功能障碍综合征和错位综合征的主要区别在于疼痛是否仅出现在运动的终末段 ROM，以及反复运动对组织造成负荷后 ROM 是否发生变化。功能错位综合征通常不会出现疼痛，除非组织在终末段受到负荷，而当组织卸下负荷时，疼痛会很快消失。与此相反，**错位综合征表现为方向偏好，向该方向负荷会减轻疼痛并使疼痛中央化**。治疗的关键是确定哪种矢状面重复运动（屈曲或伸展）可使远端疼痛中央化。对于错位综合征，反复运动会产生机械反应并增加 ROM。如果患者出现躯干侧向移位，物理治疗师应测试两个方向的侧向滑动 ROM，以确定腰部 ROM 的机械活动受限是否与侧向因素有关。如果怀疑并确认存在侧向因素，则必须在进行重复矢状运动之前对该因素进行治疗。测试侧向因素时，患者应采取站立姿势，双脚分开与肩同宽。为了进行右侧滑动

表 14-2 使用重复运动测试法进行脊柱体格检查

体能测试	功能障碍				错　位			
	疼痛	症状中央化还是外周化	终末段出现疼痛	对活动范围的响应	疼痛	症状中央化还是外周化	终末段出现疼痛	对活动范围的响应
站立屈曲	没有	无影响	是的：每一次重复	无影响	增加	周围化	是	无影响
站立伸展	没有	无影响	没有	无影响	减少	中央化	是	伸展增加 / 屈曲增加
仰卧屈曲	没有	无影响	是的：每一次重复	无影响	增加	周围化	是	无影响
俯卧伸展	没有	无影响	没有	无影响	减少	中央化	是	伸展增加 / 屈曲增加

的动作，患者向左移动髋关节，同时躯干保持中立。物理治疗师可将一只手放在左肩上，另一只手放在右侧髂嵴上，向中线施力，以协助患者完成该动作，肩膀应与地面保持平行。由于该动作对许多患者来说是一个难以理解的概念，因此通常需要物理治疗师的示范和动作的触觉指导才能正确执行。该动作是侧向滑动，而不是侧屈动作。物理治疗师要求患者重复做一次侧向滑动，并留意患者对该动作的反应。当患者重复做动作时，物理治疗师会记录症状反应和 ROM 受限情况。如果注意到限制和症状，治疗顺序应从确定方向偏好开始，然后进行重复运动以中央的远端症状[1]。

根据本病例研究中对患者进行的重复运动测试，物理治疗师发现其存在偏好伸展方向的错位综合征。MDT 检查方法要求物理治疗师在要求患者进行重复运动时不要犹豫，即使他在运动过程中和活动范围的终末段感到疼痛。重要的是，每次重复运动时都要让患者活动到可达到的范围终末段，并观察症状表现，如症状中央化。

治疗计划与干预措施

麦肯基认为，被动或“化学”治疗（如电刺激、超声波、冰敷）并不能减轻机械性损伤引起的疼痛[1]。此外，任何机械治疗，如活动或重复运动，都不能完全解决大多数化学刺激（如炎症）引起的疼痛。这些原则是 MDT 疗法通过反复运动治疗多种类型肌肉骨骼疼痛的基础[3]。

在检查和随后的评估过程中，必须确定每种损伤的化学和机械疼痛程度[1]。化学性疼痛的特征包括：持续性、受伤后不久出现、存在炎症的主要体征、所有重复动作都会加重疼痛、疼痛对任何动作都没有反应（即动作不会减轻、消除或集中疼痛）。与此相反，机械性疼痛的特点是：间歇发作；反复运动可使疼痛减轻、消失或集中；方向性偏好，即一个运动方向会减轻疼痛，而相反方向则会加重疼痛。该患者同时伴有化学性和机械性疼痛，在过去的 3 天里，疼痛开始减轻。这表现在患者对行走和短时间站立的耐受性有所提高。

麦肯基疗法是针对愈合的三个阶段而量身定制的[1]。如果治疗得当，炎症的第一阶段最多持续一周。这一阶段最重要的治疗原则是通过化学方法将炎症最小化，并通过正确的身体姿势和（或）在无痛 ROM 内的运动消除肌肉压力。对于目前 L4—L5 椎间盘受伤的患者，化学治疗包括冰敷。合适的体位或运动包括俯卧位，然后逐渐增加到肘部支撑的静态俯卧位，间隔时间为 5 分钟或根据患者耐受度进行调整。在炎症阶段进行激烈的反复运动可能会影响愈合[1]。伤后 2～4 周，患者进入修复阶段。在这一阶段，应反复对脊柱组织，特别是椎间盘施加压力，以促进组织沿着功能应力线修复，并增加愈合组织的抗拉强度。患者应在组织僵硬的边界向该方向移动，但动作完成后不应引起持续疼痛。对于这名患者，治疗包括从俯卧到俯卧撑起（图 14-1），目标是恢复

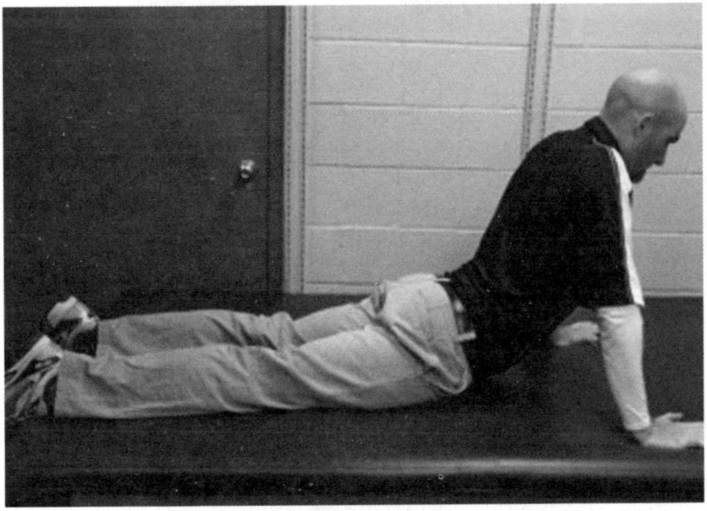

图 14-1　患者动态活动产生的力：终末段的腰椎伸展

躯干的完全伸直。在这一阶段，患者应能控制活动终末段中力量的产生（图 14-2）。该区域不应受到过度压力，否则会引起新的炎症并延迟恢复。愈合的最后阶段是重塑，大约在受伤后 5 周开始。在这一阶段，必须定期施加在不造成损伤的情况下足以提供张力的应力，以使纤维伸长和增强。如果中央化和症状没有完全消除的话，可能需要更大的力量来产生这种应力，这可能包括物理治疗师提供的加压（图 14-3）、关节松动术（图 14-4）或手法整复。目标是恢复所有方向的 ROM。通过反复运动改善神经-肌肉-骨骼结构的运动，患者可以更好地移动整个身体。表 14-3 列出了在愈合的各个阶段对该患者进行干预的示例。

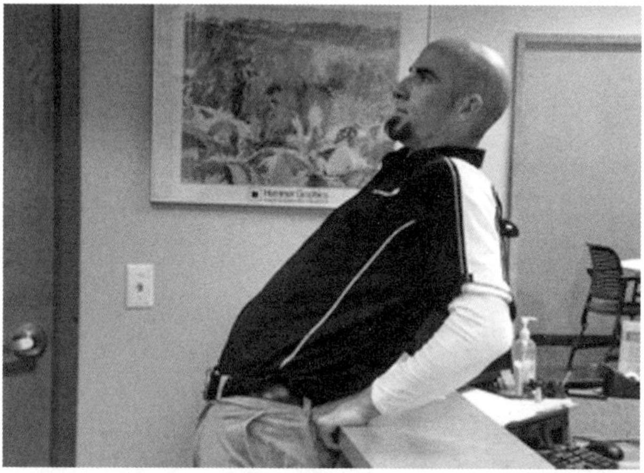

图 14-2 患者在动态活动中产生的力：在腰椎后伸动作的终末段使用台面加压

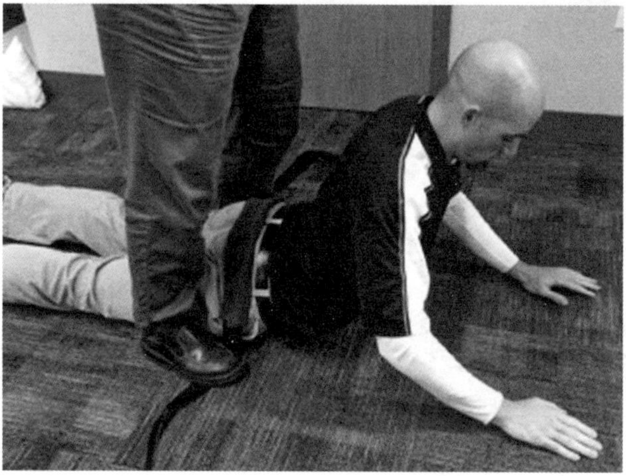

图 14-3 患者在动态活动中产生的力：腰椎伸展至终末段并通过腰带固定加压

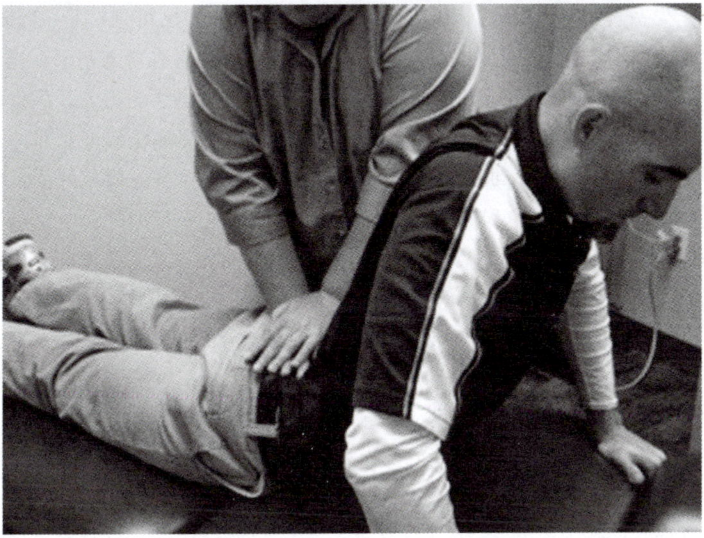

图 14-4　动态运动：腰椎伸展至终末段合并物理治疗师加压松动

表 14-3　按恢复阶段划分的干预

损伤和炎症（第 1 周）	修复和愈合（第 2～4 周）	重塑（第 5 周及以后）
适当休息 俯卧 肘撑俯卧位：在该静态姿势下，从在活动范围的中间段活动逐渐过渡到在终末段的活动	俯卧位不负重，并逐步过渡到站立位负重 俯卧撑 患者在活动范围的中间段活动 患者在活动范围的终末段活动（图 14-1） 患者活动到终末段时施加额外的压力（图 14-2）	俯卧位：患者在物理治疗师通过腰带固定提供的压力下，在活动范围的终末段活动（图 14-3） 物理治疗师使用关节松动术或者手法整复技术（图 14-4）

动态运动比静态姿势更常用于确定患者表现为哪种综合征。一旦确定了综合征，就可以通过动态或重复运动来治疗该综合征。一般情况下，动作次数的指南是每组重复 10～15 次。用于治疗的运动组数取决于症状的严重程度，通常每次运动 2～4 组。要使症状出现临床变化，每天最少需要进行 4～5 次锻炼。每次重复动作之间应有短暂的放松时间，患者应尽量使动作处于被动状态。在本病例中，治疗师建议患者放松臀部和腰部肌肉，仅使用上肢让躯干在俯卧姿势下充分伸展[1]。动作的重复次数和频率主要取决于患者对身体负荷的耐受程度和症状反应。

作为一种治疗 LBP 的临床方法，**MDT 疗法的效果**已得到检验。Petersen 等[11]进行了一项随机对照试验，将手法整复技术和患者教育与基于麦肯锡的治疗计划和患者教育进行了比较。试验样本包括 350 名腰痛患者，病程超过 6 周，有中央化症状或周围化症状。手法整复组接受高速低幅度和非冲击性的手法整复，同时进行扳机点按摩，而 MDT 组则接受有方向偏好的重复动作治疗。与手法整复组相比，MDT 组在 2 个月和 12 个月的随访中显示出功能障碍程度的显著改善（通过 23 项改良 Roland–Morris 功能障碍问卷进行测量）[11]。

MDT 疗法的主要评估和治疗内容（中央化和方向偏好）的疗效已在多项实验中得到检验。在一项前瞻性队列研究中，Werneke 等[12]对 584 名非特异性 LBP 患者进行了分析，研究对象包括中央化、无法中央化和无法分类的腰痛患者。Werneke 等发现，方向偏好和症状中央化的总体发生率分别为 60% 和 41%。研究人员对这些分类进行了调查，以确定这些分类是否可预测治疗结束时的功能状态和疼痛强度。初次评估时具有方向偏好和症状中央化的受试者在治疗结束时的功能状态和疼痛程度明显优于被归类为具有方向偏好而无症状中央化的受试者，也优于被归类为无方向偏好和无症状中央化的受试者。

Long 等[13]对不同程度腰痛患者的方向偏好进行了评估。在 312 名受试者中，74% 有方向偏好：83% 对伸展有反应，7% 对屈曲有反应，10% 对侧向移动反应。

被确定为有方向偏好的受试者随后被随机分为几组：与每位患者的方向偏好相匹配的方向性锻炼、与患者的方向偏好相反的方向性锻炼和非方向性锻炼。2 周后（3～6 次就诊），与其他治疗组相比，根据患者的方向偏好进行定向运动的定向运动组在疼痛、止痛药使用和功能障碍评估方面均有显著下降。非匹配运动组中有 1/3 退出了研究，因为他们的症状没有改善或者出现了恶化。在一项后续研究中，Long 等[14]根据患者有无方向偏好进行分组，并进行了方向偏好相关有利因素的分析。结果显示，相较于康复计划与其方向偏好不匹配的受试者，按照初步评估确定的方向偏好进行锻炼的患者，在 2 周后获得良好结果（Roland–Morris 功能障碍问卷评分下降 30%）的可能性要高出 7.8 倍。Clare 等[15]在 2004 年对 6 项随机 / 准随机研究进行了系统回顾，结果显示，在短期随访（少于 3 个月）中，MDT 方法比药物、教育手册和强化训练等其他对照治疗方法更有效。

2018 年，Garcia 等[17]研究了 MDT 对 148 名成人患者的影响。受试者被随机分为 MDT 组和对照组（5 分钟的调谐脉冲超声波和 25 分钟的调谐短波透热疗法）。每组在5周内接受10次治疗。临床结果在5周结束时，以及治疗后3个月、6个月和12个月时进行评估。12个月时，MDT组平均疼痛改善程度高于对比组，但由于置信区间包含零，差异可能不具有临床意义。同时，在其他结果测量指标（如功能障碍）或其他时间点，两组也没有发现显著差异。

2019年，Namnaqani等[18]对5项研究进行了系统回顾和荟萃分析，比较了MDT疗法与手法治疗对慢性腰椎间盘突出症（疼痛持续7天至6周以上）的疗效。作者认为，在短期减轻疼痛和长期改善患者功能方面，MDT疗法优于手法治疗。虽然，大多数研究的质量较好（PEDro评分8分/满分11分），但大多数研究都没有对治疗师采取盲法测试。

在一项对11篇文章的荟萃分析中，Lam等[19]研究了MDT对改善急性或慢性腰椎间盘突出症成人患者疼痛和残疾的有效性。这些作者得出结论，虽然有中到高质量的证据表明，MDT在减轻急性腰椎间盘突出症患者的疼痛和残疾方面并不优于其他康复方法，但也有中到高质量的证据表明，MDT在减轻慢性腰椎间盘突出症患者的疼痛和功能障碍方面优于其他康复方法。

与此相反，一份2021年对11项研究进行了系统回顾和荟萃分析了MDT方法对非特异性慢性腰痛患者的有效性，其中低到中等质量的证据表明MDT方法在改善障碍或减轻疼痛方面的效果与其他主动或被动的物理治疗方法并没有显著差异[20]。但值得注意的是，有些研究并没有根据MDT系统对参与者进行分类，进行治疗的临床工作者也没有接受过MDT培训。

循证医学建议

证据推荐强度分级（SORT）

A级：一致的、高质量的以患者为导向的证据。

B级：不一致或质量有限的以患者为导向的证据。

C级：共识、以疾病为导向的证据、惯例、专家意见或病例系列。

1. 麦肯基分类系统对脊柱和四肢肌肉骨骼损伤的三种不同综合征（错位、功能障碍、姿势）进行了分类，为患者检查和潜在治疗策略提供了系统性的方法。（B级）
2. 当麦肯基疗法在初步评估时确定方向偏好，并根据相同的方向偏好进行重复运动锻炼时，慢性腰椎间盘突出症患者的疼痛强度和残疾程度都会降低。（A级）
3. 与手法整复技术、手法治疗、力量训练、药物治疗和教育手册相比，MDT疗法能有效减轻慢性腰椎间盘突出症成人患者的疼痛并增强其功能。（B级）

复习题

14.1 错位综合征包括以下所有特征，但不包括：

A. 仅在终末段 ROM 再现疼痛

B. 在中间段和终末段 ROM 再现疼痛

C. 重复运动时表现出方向偏好

D. 重复运动后远端症状出现中央化

14.2 机械性疼痛的关键因素包括以下所有特征，但不包括：

A. 运动时远端症状中央化

B. 重复运动过程中的方向偏好

C. 间歇性疼痛

D. 持续疼痛

14.3 关于 MDT 评估，以下哪项陈述不是正确的?

A. 评估过程遵循特定的思路

B. 评估只测试对运动的反应，基线疼痛并不重要

C. 必须对所有运动平面进行测试

D. 对重复运动的潜在反应包括在负荷过程中或负荷后对基线疼痛增加、减少或没有影响

参考答案

14.1 A。功能障碍综合征是唯一仅在终末段 ROM 出现疼痛的综合征。

14.2 D。持续疼痛不是机械性疼痛的特征。当产生疼痛的结构上的机械负荷被移除时，机械性疼痛就会减轻或消失。

14.3 B。通过使用特定的评估思路和一致的潜在反应，基线疼痛是确定重复运动是否对患者疼痛产生影响的关键。

基层医疗机构中腰痛的评估和治疗

Evaluation and Treatment of Low Back Pain in the Primary Care Setting

Daniel Jenkins　Jeff Houck
Li-Zandre Philbrook　Dan Kang

病例 15

女性，30 岁，家庭主妇，因 LBP 前往农村地区的全科诊所就诊，寻求 PCP 的帮助。PCP 请求现场的物理治疗师和其进行“暖交接”。在从 PCP 那里了解病情后，治疗师开始进行物理治疗评估。患者表示，疼痛始于 3 天前，大约在她搬动空调后 30 分钟开始出现。从那时起，患者持续卧床，每日服用 2 次 200 mg 的布洛芬，并间歇性地使用热敷包。患者担心自己的脊椎“有严重受损的可能”。患者自评 NPRS 8 分（满分 10 分），并表示“感到肌肉紧张和痉挛”。在 STarT MSK 评分中，患者得分为 3/12。在患者报告结局测量信息系统（patient reported outcome measurement information system, PROMIS）身体功能和自我效能评分分别为 23 分和 37 分。在患者可接受症状状态（patient acceptable symptom state, PASS）评估中，当被问及“考虑到您目前的腰背部功能、疼痛和活动水平，您觉得目前的状态是否令人满意?”时，她的回答是“否”。患者否认腰背疼痛的既往病史、癌症、发热、鞍区麻木、排尿困难或大便失禁等情况。PCP 要求治疗师评估患者腰痛的病因，并确定是否需要进行影像学检查。物理治疗师认为患者的症状与腰肌拉伤相符，无须进行影像学检查。患者的主要问题是想知道“她的背出了什么问题”，以及疼痛会持续多久。她没有进行规律运动的习惯。

- ▶ 哪些检查体征可能与该诊断相关?
- ▶ 在确定该患者是否需要进行诊断性影像学检查时应考虑哪些因素?
- ▶ 如何在确保患者理想治疗效果的同时，高效地利用治疗服务?
- ▶ 根据患者的症状，她是否需要转诊至传统的门诊物理治疗，或者接受物理治疗之外的医疗措施?

关键术语

- **认知行为疗法（cognitive behavioral therapy, CBT）**：一种针对疼痛的有效心理干预措施[1, 2]；前提是认知和行为因素，包括个体的想法、信念和行为，在慢性疼痛的发展和维持中起着关键作用。
- **恐惧回避**：一种慢性疼痛的模型，描述了经历疼痛的个体可能因为担心潜在的组织损伤而持续规避某些活动或行为[3, 4]。
- **非特异性腰痛**：急性或慢性腰痛，无明确的特定解剖学病因[5]。
- **PASS**：患者认为自己健康状况的最高阈值；确定 PASS 分界点时最常用的问题是："考虑到您在日常生活中所有活动、疼痛程度和功能障碍，您是否认为目前的状态令人满意？"[6]
- **PROMIS™**：一个公开可用、可靠有效地评估患者身体、心理和社会健康状况的系统，其中包含了与许多慢性疾病相关的健康症状和与生存质量相关的信息库。在此病例中，使用了一些用于评估身体功能和症状管理自我效能的量表[7, 8]。
- **自我效能**：个体相信自己有能力通过控制动机、行为和社会环境来执行必要的行为以达到特定的表现[9, 10]。
- **STarT MSK 工具**：一种包含 10 个条目的具有良好预测性和鉴别能力的评估工具，可用于基层医疗中 5 种最常见的肌肉骨骼（musculoskeletal, MSK）疼痛表现（背部、颈部、肩部、膝部和多部位疼痛）的预后分层。该评估工具将患者分为低风险、中等风险和高风险，以预测患者在 6 个月内慢性疼痛的进展可能。该评估工具的目的是确保常见 MSK 疾病患者在最短时间内得到合适的治疗[11–13]。
- **暖交接咨询**：PCP 与现场其他医疗保健提供者之间的合作；如果 PCP 认为需要进行物理治疗干预或评估，则需将患者转诊给物理治疗师[14]。

学习目标

1. 描述在基层医疗环境中，物理治疗师为患者进行的简短的腰背疼痛咨询，以及物理治疗师与基层医生之间的协作。
2. 识别出需要将患者转诊至其他医务人员和（或）进行额外检查，或进行影像学检查的红旗征。
3. 为基层医疗环境中急性腰痛患者选择合适的体格检查项目和措施进行评估。

4. 阐述适用于急性腰痛患者的自我报告结果测量指标，以及它们对临床决策的影响。

物理治疗考虑事项

在基层医疗环境中，对急性 LBP 患者进行检查和治疗时应该考虑以下事项。

- **治疗计划与目标：**医学病理筛查；排除需要进一步医学筛查的症状；对患者进行分诊，确定合适的治疗途径：一次性治疗后进行自我管理；传统门诊物理治疗；向 PCP 推荐专科转诊（如神经外科、骨科、物理治疗科）；提供关于 LBP 典型结局和自我管理的专业教育。
- **治疗措施：**对患者进行自我护理和家庭管理方面的教育；讨论急性 LBP 的典型结局；建议进行柔韧性训练；提议采取增加腰部和下肢肌肉力量的抗阻训练；根据检查结果和患者偏好，与 PCP 沟通并推荐相应的临床思路。
- **注意事项：**注意柔韧性训练或抗阻训练的注意事项和禁忌证，并筛查是否需要转诊至其他医疗机构进行进一步治疗。
- **影响因素：**在基层医疗机构中，物理治疗师会从一个房间走到另一个房间，为每位患者进行咨询。由于患者数量庞大，有时由于时间和空间的限制，治疗师无法与患者见面。如果合适，患者会被转诊到传统的门诊物理治疗诊所。

疾病概要

美国 80% 的成年人经常经历 LBP，这是世界范围内导致功能障碍的主要原因[15, 16]。2016 年，治疗腰痛和颈痛的医疗保健支出总额达 134.5 亿美元[17]，居所有疾病之首。高达 90% 的 LBP 为非特异性（即无法归因于特定的病理解剖来源[5, 18]）。在接受基层医疗的 LBP 患者中，只有不到 1% 患有特定的严重脊柱疾病，如骨折、癌症、感染、马尾综合征或炎症性疾病[19, 20]。对于急性或亚急性 LBP 患者，**除非存在明显的危险信号，一般情况下无须进行腰椎影像学检查**[21–24]，因为严重脊柱病变在腰痛患者中发生率较低。

由于大多数 LBP 患者无法提供病理解剖学病因，再加上我们对疼痛机制有了新的认识[25]，因此，目前最合适的诊断可能是“非特异性腰痛”。针对非特异性 LBP，可以采用几种基于运动的治疗方法，这些治疗方法在缓解疼痛和改善功能方面具有相似的益处[2]。出于成本考虑，也为了防止过度使用医疗服务，本病例不推荐进行任何影像学检查[26, 27]。

PCP 可以使用一系列治疗方案来管理急性 LBP 患者。美国家庭医学学会（American Academy of Family Practice, AAFP）是一个旨在促进和维护家庭医生高质量标准的组织，其建议使用 NSAID、骨骼肌松弛剂和对乙酰氨基酚作为急性 LBP 的一线药物[28]。虽然 **AAFP 不建议为急性 LBP 患者开具阿片类药物**[29]，但在家庭诊所中，30% 的慢性 LBP 患者被开具了阿片类药物，且大量 LBP 患者接受了与循证临床实践指南不一致的治疗[30]。在美国，用于治疗 LBP 的阿片类药物处方从 2000 年到 2010 年显著增加[31, 32]。2011 年，28.5% 的新发 LBP 患者被开具了阿片类药物处方[33]。一项美国的全国调查显示，从 1997 年到 2006 年，因脊柱问题开具的阿片类药物支出增加了 660%，这既与药物使用量增加有关，也与药物成本上升有关[34]。从 1999 年到 2010 年，因腰背痛和颈痛至门诊就诊的比例也从 19% 上升至 29%[35]。虽然 PCP 可以选择将 LBP 患者转诊至门诊接受物理治疗，但事实上只有 7%～20% 的患者接受了物理治疗[36]。

一些 PCP 过度使用影像学检查来诊断急性和慢性 LBP，导致不必要的辐射暴露，以及患者和美国医疗体系成本的增加[37]。对于急性 LBP 患者，过早使用影像学检查与改善临床疗效无关，且分析结果显示，在诊断后的第一年里，接受早期影像学检查的患者的平均医疗费用显著高于未接受早期影像学检查的患者[38]。对于急性非特异性 LBP 患者，更保守地使用影像学检查与治疗成本更低相关[39]。

物理治疗患者管理

在基层医疗环境中，物理治疗师被期望以不同于传统物理治疗门诊的形式参与临床决策过程。基层医疗保健机构内 PCP 与物理治疗师之间的协作，有助于支持符合指南的治疗，并且这种团队合作已被证明可以改善健康相关的结果[40]。在基层医疗环境中，物理治疗师还可以在患者首次就诊时提供保守的 MSK 治疗。早期治疗可以帮助减轻症状、恢复功能、减少运动恐惧（即恐惧回避）、预防慢性 LBP（例如，参见病例 13）并减少总医疗支出[41, 42]。除了向患者和 PCP 提供管理 MSK 疾病的建议，物理治疗师还会筛选出患者的“红旗征”（表 15-1）[20, 43–45]。如果存在红旗征，治疗师会与 PCP 进一步合作，讨论影像学检查和进一步医疗管理的潜在需求（如转诊至神经科、骨科或风湿科的专科医生）。最终，物理治疗师能够给患者解释安慰和专业指导，并在必要时将其转诊至物理治疗门诊。由于物理治疗师接受过 MSK 患者管理方面的培训，并具备这方面的专业知识，因此他们通常能够有效地判断患者参与治疗计划的动机，这在确定患者是否能从正式的物理治疗中获益方面起着关键作用。这些信息可以协助 PCP 判断是否将物理治疗或其他治疗方案作为特定患者的最佳选择[46]。

检查、评估和诊断

在基层医疗机构中，咨询是根据需要进行的（即当 PCP 认为某个特定患者会在物理治疗师咨询中受益时）。患者的就诊时间较短，通常只有 15～20 分钟。在大多数情况下，PCP 会向物理治疗师解释患者需要咨询的原因和所有顾虑。例如，PCP 可能会向物理治疗师提出以下问题："这位 30 岁的急性 LBP 和坐骨神经痛的女性是否需要进行 MRI 检查？"

物理治疗师通常会以开放式问题开始问诊，并且要避免打断患者，以确保患者有机会讲述完整的情况[47]。仔细倾听患者最关心的问题对于确保就诊的高效性至关重要[48]。在与患者交流后，物理治疗师会在检查室内利用 STarT MSK 工具和 PROMIS 对患者进行评估。STarT MSK 工具采用评分系统来预测患者是否存在有持续症状的风险：低风险（0～3 分）、中等风险（4～8 分）或高风险（> 9 分）[11, 13]。对于被评估为低风险的患者，宜采用解释安慰和建议自我管理（即"等待观察"）的方法；而对于被评估为中等风险的患者，则适合进行药物治疗和物理治疗[13]。对于得分显示存在持续高风险症状的患者，建议转诊至专科医生进行治疗（如骨科医生、行为健康专家或脊柱专科医生）[13]。

PROMIS 的身体功能和自我效能子量表在基层医疗环境中特别有用，因为它们可以反映患者对自身活动能力及管理症状能力的认知[7, 8]。PROMIS 的身体功能子量表参照了美国成年人口，PROMIS 的自我效能子量表参照了美国成人中的慢性病患者，两个子量表都是得分 50 分为平均分，左右各 10 分为一个标准差[10]。对于那些自我效能得分较低但身体功能得分较高的患者来说，他们可能并非功能活动能力不佳，而是缺乏管理症状的信心[8]。根据 PROMIS 提供的信息，物理治疗师可能会选择一次性的干预措施，包括教育 / 解释安抚（即说服）、开具能挑战患者信念的安全运动处方（即暴露）和（或）针对负面的恐惧 / 信念采取积极倾听的方式（即自我调节），而无须后续跟进[42]。

在基层医疗环境中，体格检查和治疗部分会根据问诊和患者自我报告的结果而有所不同。体格检查的主要目标是根据患者需求确定下一步的治疗方案。通常，体格检查比较简洁，可能包括肌节和皮节测试、触诊及功能评估，如 30 秒坐起站立测试。这项测试通常被选为简便的针对下肢和腰椎力量、耐力及功能性运动中疼痛的评估方法[49]。

表 15-1 列出了**评估 LBP 患者时必须排除的几个红旗征**。在这些**红旗征**中，脊柱骨折、恶性肿瘤和感染是基层医疗机构中最可能出现的鉴别诊断[43, 50]。在基层医疗环境就诊的急性 LBP 患者中，有 1%～4% 的人可能出现脊柱骨折[50]。Downie 等[43]的一项系统综述研究了在初级、二级或三级护理中使用红旗征筛查 LBP 患者是否存在恶性肿瘤或骨折的诊断准确性。他们发现，出现单一骨折红旗征的患者，其骨折的可能性为 10%～33%，而出现多个红旗征会将骨折的可能性提高到 42%～90%[43]。此外，在基层医疗环境中，既往有癌症病史并出现新发 LBP 的个体患新发恶性肿瘤的可能性为 7%[43]。尽管这种可能性很低，但考虑到骨折或恶性肿瘤可能带来的严重后果，任何红旗征的出现都应当与 PCP 商议，并可能需要进行影像学检查。尤其在出现多个红旗征时，这一点尤为重要。尽管红旗征在基层医疗中的发生率较低，但其存在可能意味着严重后果，因此对其进行筛查至关重要[20]。

表 15-1 需要转诊至医疗专业人员的危险信号[20, 43–45]

癌症病史
异常的体重减轻或增加
鞍区感觉异常
肠道和膀胱的变化
进行性非机械性疼痛
症状持续 1 个月
高龄（大于 50 岁）
长期使用糖皮质激素
严重创伤
挫伤或擦伤
发热（> 37.78 ℃）
脊柱压痛
广泛的神经症状（如运动无力、下肢或腹股沟感觉丧失）、癌症病史、伴有如意外体重减轻、保守治疗 1 个月后未见改善、症状持续 1 个月以上，以及年龄超过 50 岁等症状，都会增加背部疼痛与恶性肿瘤相关的可能性

治疗计划与干预措施

在基层医疗环境中，制订治疗计划需要快速整合患者偏好、检查结果和患者报告的健康结果。PROMIS 结果测量指标为基层医疗的临床决策提供了有价值的信息。尽管对这些以患者为中心的结果指标的解读仍在不断发展，但其微乎其微地板效应和天花板效应及可快速评估的特点（3～4 分钟）使其成为基层医疗的理想选择。表 15-2 提供了基于 PROMIS 的两个结果指标、STarT

MSK 工具和 PASS 评分的临床决策指南。当患者的 PROMIS 结果高于已知的 PASS 状态且 STarT MSK 工具中提示患者处于低风险持续症状时，则归类为“没有担忧”这一级别[8]。当其中 1～2 项结果低于 PASS 阈值时，即达到了“轻度担忧”级别；而当所有结果均低于 PASS 时，则达到了“中度担忧”级别。“轻度担忧”与“中度担忧”的区别在于，在没有太多担忧的情况下（轻度担忧），物理治疗师可以开始治疗（如手法治疗和治疗性运动处方），并实施“密切观察”。密切观察意味着治疗师在提供物理治疗的同时密切监测患者情况。如果患者出现恶化症状或未对治疗做出预期反应，则治疗师将转诊回 PCP。“中度担忧”意味着需要进一步调查患者临床表现并转诊给其他医生。在“中度担忧”这一级中，紧急情况与急迫情况之间的区别取决于特定病理的发生时间。例如，对于潜在的脊柱骨折或脊柱恶性肿瘤的担忧意味着需要“紧急”转诊，但这种转诊可能不会在当天进行。相反，疑似马尾综合征就是一个需要立即转诊的“紧急”情况，需要当天就诊。

表 15-2 基于担忧等级的临床决策指南[8, 10, 11, 13, 20, 43–45]

没有担忧	轻度担忧 矛盾的研究结果（有些结果是阳性 / 有些结果是阴性）	中度担忧 （紧急或急迫情况）以下几个结果阳性
• 自我效能感＞ 45 分 • 身体功能＞ 40 分 • PASS “是” • STarT MSK 工具≤ 3 分，表示低慢性风险 • 红旗征阴性	• 自我效能感＜ 45 分 • 身体功能＜ 40 分 • PASS “否” • STarT MSK 工具：4～8 分，表示中等慢性风险 • 红旗征阴性	• 自我效能感＜ 45 分 • 身体功能＜ 40 分 • PASS “否” • STarT MSK 工具：4～8 分，表示中等慢性风险 • 红旗征可能是阳性

在目前的病例中，患者在身体功能和自我效能量表上得分较低：分别为 23 分和 37 分。PROMIS 身体功能评分为 23 分，比平均水平低 2.7 个标准差，属于严重的身体功能受限。这种感知到的低水平身体功能与行走一个街区、处理日常琐事和购物时遇到的困难有关。PROMIS 症状管理自我效能评分为 37 分，比其他慢性疾病平均水平低 1.3 个标准差。这一较低得分与在日常生活活动中管理症状时缺乏信心，以及保持不受症状干扰进行个人护理方面的能力相关联。因此，尽管患者的身体功能子量表得分显示她可能从正式物理治疗中获益，但她较低的自我效能管理得分显示其缺乏信心，并可能影响对自身能力的看法。根据 STarT MSK 工具评定结果，该患者被归类为慢性疾病的低风险人群；根据 Hill 等[11]提供数据推荐患者进行自我管理。在 PASS 量表评估中患

者也回答“否”，该问题用于了解患者对进一步治疗的意愿[51, 52]。

物理治疗师结合了 STarT MSK、PROMIS 和 PASS 的结果，并与患者进行了讨论，征询其是否愿意接受正式的物理治疗。鉴于时间有限，患者拒绝了进一步的物理治疗。因此，治疗师认为，在本次会诊中可以协助患者提高自我效能，从而促进患者自我管理。在剩余的会诊时间（大约 10 分钟）里，治疗师向患者解释并安抚她，告知她脊柱遭受严重损伤的风险非常低，尤其是考虑到她没有出现红旗征且没有腰背疼痛史[2]。此外，治疗师分享了 PROMIS 和 STarT MSK 工具的结果，并对它们进行了详细的解释。当患者得知大多数腰痛患者的疼痛在 6 周内消退[5]，且日常生活活动不会加重损伤时，患者松了一口气。

治疗师为患者制订了一项温和的柔韧性训练计划，其中包括仰卧和坐位下腰椎活动的练习，并建议患者逐渐恢复到之前的活动水平[2, 53]。治疗师建议她在接下来的 6 周内如未见任何改善，应当咨询 PCP 以获取进一步治疗，届时物理治疗师也会根据医生需求到场。物理治疗师讨论了检查结果和建议，不推荐进行影像学检查，因为患者首次出现 LBP，持续时间不足 6 周，并且未出现任何红旗征[21–24, 54]。由于患者无法安排时间接受正式的物理治疗，物理治疗师和 PCP 决定暂时不将其转诊至物理治疗门诊。

循证医学建议

证据推荐强度分级（SORT）

A 级：一致的、高质量的以患者为导向的证据。

B 级：不一致或质量有限的以患者为导向的证据。

C 级：共识、以疾病为导向的证据、惯例、专家意见或病例系列。

1. 对于急性或亚急性 LBP 患者，除非存在危险信号，否则不推荐进行影像学检查。（A 级）
2. 对于急性 LBP 患者，不推荐将阿片类药物作为一线治疗措施。（A 级）
3. 对于所有出现急性 LBP 的患者，均应进行红旗征的评估。（A 级）

复习题

15.1 急性腰痛（＜6 周）且无红旗征的患者应进行哪些医学影像学检查？

A. MRI　　B. AP 位和侧位 X 线平片检查

C. CT　　D. 以上都不是

15.2 以下哪项患者主诉存在红旗征？

A. 患者最近被一个水泥长椅绊倒了

B. 患者在过去 6 周内体重减轻了 25 lb，而其饮食和活动水平均未发生变化

C. 患者 72 岁

D. 以上都是

15.3 下列哪一种到基层医疗机构就诊的急性腰痛患者最有可能从正规的物理治疗中获益？

A. PROMIS 自我效能评分高和 STarT MSK 量表得分高

B. PROMIS 自我效能评分高和 STarT MSK 量表得分低

C. PROMIS 自我效能评分低和 STarT MSK 量表得分高

D. PROMIS 自我效能评分低和 STarT MSK 量表得分低

参考答案

15.1 D。90% 的急性腰痛没有特定的解剖学病因和红旗征，不需要进行影像学检查 [21–24]。

15.2 D。上述近期创伤、不明原因的体重减轻及年龄较大等都是需要进一步进行影像学和医学检查的红旗征 [42]。

15.3 C。拥有较高 MSK 量表得分的个体表明其患慢性疼痛风险较高，可能更倾向于从规范物理治疗和其他行为或心理健康资源中获益。自我效能评分偏低意味着需要对患者进行教育，并进行其他旨在促进自我管理的干预措施 [11, 12]。

股骨头骨骺滑脱

Slipped Capital Femoral Epiphysis

病例 16

Michael D. RossKristi Greene Kelch

女童，11 岁，右膝疼痛 5 个月并逐渐加重，现被转诊至物理治疗诊所。患者的体重指数（body mass index, BMI）为 24 kg/m^2，既往史无殊。物理治疗师评定时发现，患儿表现为减痛步态，右下肢轻度外旋。右膝体格检查未见明显异常，检查过程中未重现其主诉中出现的膝痛。然而，在检查右髋关节时出现髋关节前外侧疼痛，髋关节屈曲和内旋主被动活动均受限，且活动过程中重现了右髋关节和膝关节疼痛。根据患儿病史及体格检查特点，考虑股骨头骨骺滑脱（slipped capital femoral epiphysis, SCFE）。

- 哪些检查体征可能与 SCFE 的诊断有关？
- 体格检查的侧重点是什么？
- 根据该患者的疑似诊断，您认为导致其病情的因素可能是什么？
- 最适合的物理治疗干预措施是什么？
- 患者的康复预后如何？

关键术语

- **原位手术固定**：SCFE 的标准治疗方法是用螺钉穿过骨骺，以防止滑脱进一步加重。
- **Klein 线**：评估 SCFE 的方法。髋关节前后位 X 线片上沿股骨颈上基底边缘绘制一条直线，在正常髋关节中，该线与股骨骨骺部分相交，在 SCFE 的患者中，该线与股骨骨骺齐平或位于骨骺外侧。
- **SCFE**：股骨近端骨骺（股骨头）通过生长板在干骺端（股骨颈）上发生向后下侧移位。
- **稳定型 SCFE**：根据机械稳定性对滑脱进行分类，即个体能够在拄拐或不拄拐的情况下承重，但可能以减痛步态行走。
- **不稳定型 SCFE**：根据机械稳定性对滑脱进行分类，即滑脱导致的疼痛剧烈，以及其不稳定结构，患者即使拄拐也不能承重。

学习目标

1. 描述 SCFE，明确与此病相关的危险因素。
2. 进行合适的影像学检查，明确或排除 SCFE。
3. 描述针对 SCFE 患者最适合的物理治疗干预措施。
4. 确定 SCFE 患者的康复预后。

物理治疗考虑事项

在治疗疑似诊断为 SCFE 的患者时，物理治疗应考虑以下事项。

- **治疗计划与目标**：防止滑脱进展；避免骨坏死、软骨溶解等并发症。
- **治疗措施**：对患者进行功能解剖学和损伤病理机制方面的宣教；指导患者患肢采用非负重步态；进行 X 线检查；如 X 线明确诊断为 SCFE，转诊至骨科治疗，安排骨科医生，制订手术方案。
- **注意事项**：避免患肢负重。
- **影响因素**：滑脱进展；骨坏死；软骨溶解；对侧 SCFE 进展。

疾病概要

当股骨近端骨骺（股骨头）在干骺端（股骨颈）上发生向后和向下移位时，可发生 SCFE，滑脱发生于生长板[1, 2]。通常是由青春期快速生长的生理负荷导致的慢性微骨折[3]。SCFE 可能是特异性的或非典型的（即与肾衰竭、放射治疗或内分泌紊乱有关）[4]。

在美国，8～15 岁儿童的 SCFE 发病率为 10.80/10 万，男孩（65%）多于女孩 [5]。诊断时女孩和男孩的平均年龄分别为 11.2 岁和 12.0 岁 [5]。波利尼西亚、非裔美国和西班牙裔美国儿童比白种人儿童更常见 [5]。

尽管其病因是多因素的，但最终都导致了脆弱骨骺处剪切应力的增加 [6]。SCFE 的解剖学风险因素包括股骨颈后倾、股骨颈-轴角度减小、生长板倾斜度增加和软骨膜环复合体减弱 [7]。生物力学和生物化学因素也是导致 SCFE 发生的重要因素。体重增加会使横贯骨骺的剪切力增大，可能会导致股骨骨骺在干骺端变弱并最终移位。大多数受影响的个体在其年龄段 BMI ≥ 95 百分位 [8]。目前该患者 BMI 为 24 kg/m^2，其年龄段 BMI 处于第 95 百分位 [6]，这可能是其 SCFE 发病的一个因素。单侧 SCFE 的患者，其对侧 SCFE 的发病风险也会增加，因为 20%～80% 的患者可能出现双侧 SCFE [9]。SCFE 偶尔与内分泌或代谢紊乱（如甲状腺功能减退、甲状腺功能亢进、生长激素缺乏、性腺功能减退、全垂体功能减退、肾脏疾病）有关 [2]。因此，不符合 SCFE 典型特征的个体（如年龄较小、年龄段 BMI 低于正常）[10] 应进行内分泌或代谢疾病的评估 [4, 11]。

SCFE 最常见的分类是机械稳定或不稳定，约 90% 的病例为稳定 [10, 12]。稳定型 SCFE 的患者能够使用或不使用拐杖负重，但可能以减痛步态行走 [10]。稳定型 SCFE 患者通常为青春期早期的男性，有短暂的疼痛病史，起病隐匿，难以定位，可影响髋部、腹股沟、大腿或膝部区域 [10]。因为滑脱导致剧烈疼痛且结构不稳定，不稳定型 SCFE 患者即使使用拐杖也无法负重行走 [10]。根据机械稳定性对 SCFE 进行分类非常重要，因为与不稳定型 SCFE 患者相比，稳定型 SCFE 患者预后较好、并发症更少 [5, 10]。所有疑似 SCFE 患者都需要紧急转诊给骨科。由于骨坏死的风险增加，不稳定型 SCFE 患者需要紧急转诊给骨科医生。SCFE 的早期诊断与预后改善有关 [13]。诊断延迟和继续负重可导致 SCFE 的进展和畸形加重，延误手术干预及并发症的发生，如骨坏死、软骨溶解、股骨近端畸形引起的髋臼撞击综合征和早期骨关节炎 [2, 13, 14]。

物理治疗患者管理

如果根据患者病史和体格检查结果，怀疑有 SCFE，物理治疗师应向患者进行功能解剖学和损伤病理机制的宣教。由于应避免负重 [10]，物理治疗师应在患肢以非负重的步态训练患者。患者还应进行 X 线检查，如果 SCFE 的诊断明确，应紧急转诊给骨科医生，以确保及时考虑适当的手术方案 [14]。对于大多数患者来说，主要目标是在不加重愈合组织负担的情况下，尽可能快速、安全地恢复无痛活动。

检查、评估和诊断

SCFE 患者最常见的症状是髋部或腹股沟区域疼痛，较少见的是大腿远端和膝关节区域疼痛[1, 14, 15]。出现膝关节疼痛的 SCFE 患者，其诊断延误时间显著长于出现髋部疼痛的患者[15]。年轻患者髋部疼痛的最常见鉴别诊断包括：髋部和骨盆的骨骺撕脱骨折；髋部骨骺炎；腹股沟拉伤；一过性滑膜炎；股骨颈或骨盆应力性骨折；Legg-Calve-Perthes 病和化脓性关节炎[16]。SCFE 相关疼痛在活动时加重，患者通常主诉无法进行体育活动。当患者主要表现为大腿远端和膝关节疼痛时，治疗师可能会漏诊 SCFE，并将检查和治疗重点放在主要症状区域[15]。这可能会延误患者的病因诊断，导致 SCFE 的进一步进展，并可能导致不良后果。因此，对于主要表现为大腿远端和膝关节疼痛的年轻患者，应检查髋关节。

在大多数病例中，SCFE 相关疼痛会逐渐加重，并在数周内恶化，且没有明确的创伤[10, 17]。在这种情况下，患者可能会出现减痛步态（即稳定型 SCFE），下肢可能会保持外展和外旋的位置（图 16-1）[18]。在不到 10% 的病例中，SCFE 相关疼痛剧烈，并伴有创伤性事件，如跌倒[2]。在这种情况下，由于疼痛严重和不稳定结构（即不稳定型 SCFE），患者即使使用拐杖，也可能无法负重行走。

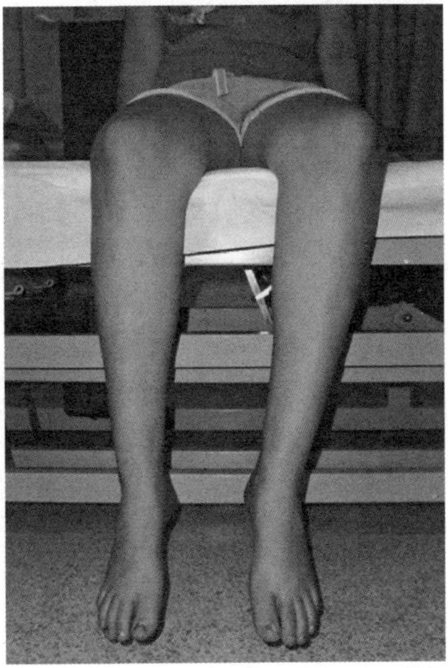

图 16-1　11 岁女童，左侧 SCFE，左髋关节轻度外展、外旋

对于髋关节 ROM 的评估，物理治疗师会将患侧关节与正常侧进行对比。**SCFE 的常见表现是髋关节内旋和屈曲受限且疼痛**[2]。如果患者能够将髋关节屈曲至 90° 以上，随着突出的股骨颈与髋臼接触（由于股骨近端骨骺向后和向下移位），髋关节可能会自动外旋[2]。即使主诉为大腿远端或膝关节疼痛，膝关节检查通常正常[15]。

年龄在 8～15 岁，主诉髋关节、腹股沟、大腿和膝关节疼痛并伴有减痛步态的患者都应考虑 SCFE 的诊

断[16]。**双侧髋关节前后位和侧位 X 线片**（蛙式位片适用于稳定型 SCFE，穿桌侧位片用于不稳定型 SCFE，以最大限度地减少患者不适和进一步滑脱进展的风险）**可对双下肢进行比较，这对 SCFE 的诊断至关重要**[1, 14, 18]。在安排 X 线片检查时，重要的是让影像科医生知道患者疑似 SCFE，以便确诊或排除。由于在初诊即发现双侧 SCFE 的比例增加[6, 9]，因此外观上的对称并不意味着双侧髋关节都是正常的。

在髋关节前后位 X 线片上，Klein 线可以用来评估 SCFE，即沿股骨颈的上缘画一条线[1]。在正常的髋关节中，Klein 线与部分股骨骨骺相交；在 SCFE 中，Klein 线与骨骺水平或在骨骺外侧。目前该患者的前后（图 16-2）和蛙式位（图 16-3）的 X 线片[19]显示 Klein 线位于股骨骺稍外侧，股骨近端骨量减少和骨骺增宽。骨量减少可能与患者 5 个月的右膝疼痛病史和右下肢负重受限密切相关。可以在股骨近端骨骺后移位和下移之前早期观察到骨骺增宽。

在对 SCFE 有高度怀疑但 X 线片正常或结果不明确的患者中，骨扫描或 MRI 可能有助于确定诊断。在“滑脱前”阶段，骨扫描可显示股骨颈近端骨

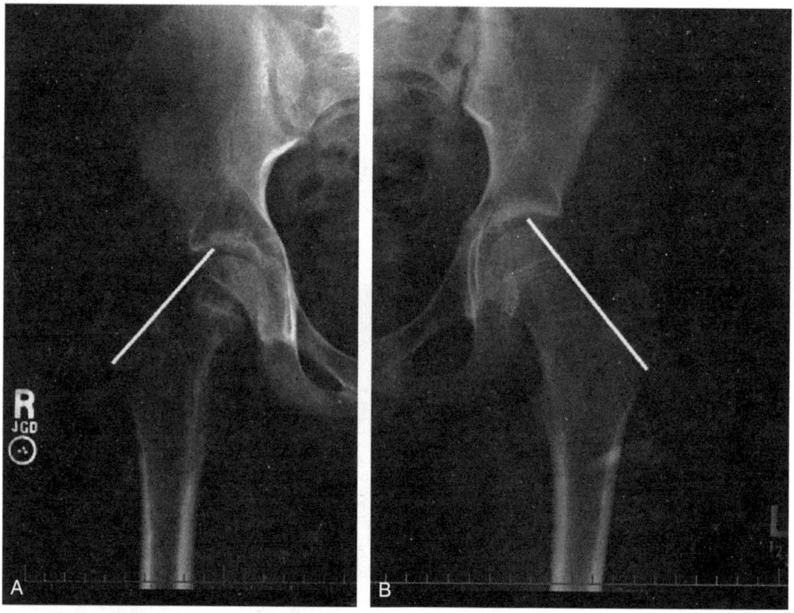

图 16-2 女童，11 岁，髋关节前后位 X 线片，该女童有 SCFE 的病史和体格检查结果
A. 右侧受累髋关节，Klein 线位于股骨头稍外侧，与 SCFE 相符。还可见股骨近端骨质减少和骨骺增宽；B. 左侧未受累左髋关节，Klein 线与股骨骺交叉（经 Michael D. Ross 许可转载）

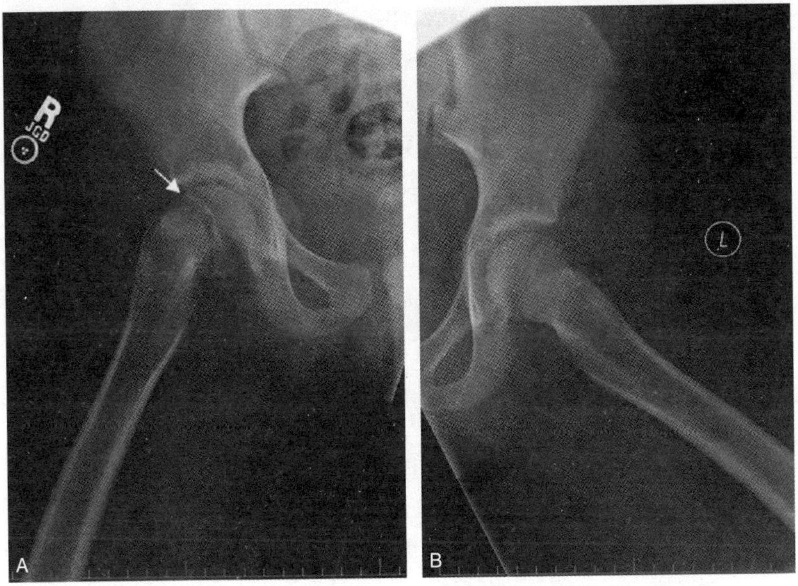

图 16-3 女童，11 岁，髋关节蛙式位 X 线片，该女童有 SCFE 的病史和体格检查结果
A. 右侧受累髋关节显示股骨头骨骺下移，符合 SCFE；B. 左侧未受累髋关节（经 Michael D. Ross 许可转载）

吸收增加，MRI 可能显示生长板异常。

治疗计划与干预措施

SCFE 的诊断具有挑战性，临床医生最初可能漏诊，特别是当患者出现可能与髋关节无关的模糊症状时[19-21]。SCFE 患者的预后通常取决于诊断的及时性，因为这影响到合适的手术干预时机[20, 21]。不幸的是，诊断延迟很常见[22]。根据 Perry 等[13]的研究，大多数患者（75.4%）在确诊之前多次与初级保健医生接触并有相关主诉。此外，对 149 名诊断为稳定型 SCFE 并接受螺钉稳定治疗的患者的回顾性研究指出，非骨科医生接诊的患者从首次就诊到确诊的平均时间为 94 天，而骨科医生接诊的患者平均时间为 2.9 天。在这项研究中，75% 的 SCFE 患者最初由非骨科医生接诊。因此，绝大多数 SCFE 患者可能会经历诊断延迟[23]。最初主诉为膝关节疼痛的患者（约 1/3）可能无法及时诊断，而主诉为髋关节疼痛或步态异常的患者则可能得到及时诊断。诊断延迟可导致骨坏死和软骨溶解、股骨近端畸形继发的股骨髋臼撞击，以及早发性髋关节骨关节炎[24, 25]。因此，非骨科医生接受有关 SCFE 的临床表现、适当评估和管理

（包括何时进行 X 线检查和转诊至骨科医生）的教育尤为重要，因为他们最有可能遇到主诉为髋关节、腹股沟、大腿和膝关节疼痛的患者，而这些主诉可能与未确诊的 SCFE 有关[23]。对高危儿童、他们的家庭和照顾者、学校护士和教练需进行有关 SCFE 的教育，以协助减少诊断延误，也有潜在的益处[22, 23]。

SCFE 一经确诊，通常的治疗方式是对生长板进行手术固定，以防止滑脱的进一步发展[1, 26]。由于存在滑脱进一步发展的风险，应将 SCFE 患者转诊给骨科医生，并在手术前避免患肢负重。由于手术是主要的治疗方法，因此关于保守治疗方法（包括物理治疗）的循证依据很少[2, 16]。**对于轻度至中度的稳定型滑脱，手术治疗方法是对生长板进行原位固定**。在透视引导下，这种手术方法涉及打入 1 个或 2 个与骨骺垂直的带螺纹的髋螺钉。这种方法通常可以提供足够的固定使骨骺板稳定[1, 21, 26–29]，不会进一步滑脱，促进生长板早期闭合。该技术可以有效治疗 SCFE，且复发率和并发症发生率都较低（图 16–4）[21, 27]。

不稳定型 SCFE 比稳定型 SCFE 更严重[16]。对于手术的具体细节，包括手术干预时间、术前牵引的必要性、重新对齐骨骺重要性，以及是否需要预防性固定对侧髋关节等，仍存在一些争议[14, 27]。尽管如此，对不稳定型 SCFE 的治疗必须考虑股骨头的血液供应，因为 1993 年报道手术干预后骨坏死率高达 47%，而最近的研究报道的坏死率为 24%[29]。不稳定型 SCFE 的手术治疗方法通常包括髋关节减压（降低关节内压）和轻柔的闭合复位，根据

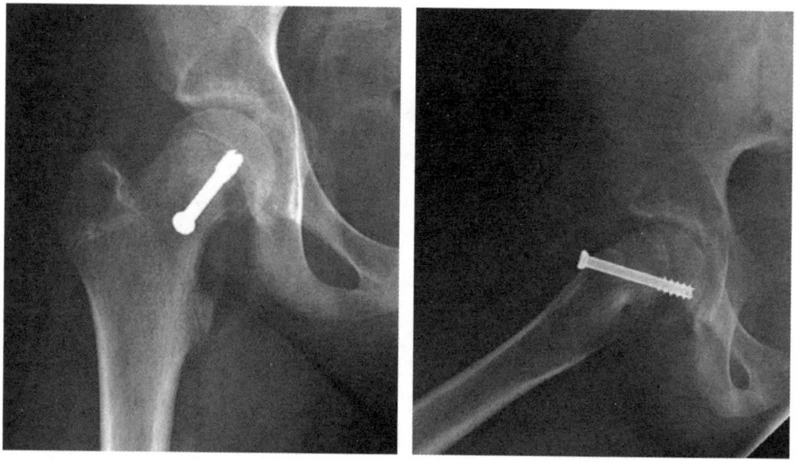

图 16–4 女童，11 岁，右侧 SCFE 后原位固定的前后位（左图）和蛙式位（右图）X 线片（经 Michael D. Ross 许可转载）

畸形程度用1个或2个螺钉固定[2]。也有人主张通过各种手术方法紧急切开复位并稳定住滑脱的结构，与其他干预措施相比，这种治疗策略可能与较少的骨坏死发生率有关[30, 31]。

术后前6周，患者通常只能进行足尖点地负重（不稳定型SCFE不能负重）。必须进行详细的影像学和临床监测，以确保股骨近端骨骺的闭合是合适的，同时避免滑脱的进展[2]。术后6周，患者可逐渐恢复完全负重和日常活动（对于不稳定型SCFE患者，这一时间可能更长），但通常在骨骺闭合前应限制体育活动。骨骺闭合后，最终患者可恢复体育活动[32]。

尽管**有关股骨头骨骺滑脱术后康复的研究有限**，但物理治疗师可以发挥重要作用。对于术后转诊的患者，物理治疗师应重视肌肉骨骼检查结果，同时遵守与手术相关的预防措施[33]。随着患者进行康复训练，任何疼痛增加或髋关节ROM减少都应告知骨科医生，因为这可能是骨坏死的早期征象。或者表明患者进展过快，可能延迟骨骺闭合。

须对患者及其家属进行适当的功能解剖学、损伤病理机制和活动限制/改良的教育。这些要点有助于患者遵守康复治疗计划和负重及活动限制。在康复的早期阶段，主要目标是减轻关节炎症，保护手术部位，促进协同肌肉激活和ROM，并确保患者在负重限制和活动限制上的依从性。一旦患者能够负重，应根据需要使用辅具，确保患者可以展示一个完整的无痛步态周期。当患者有正常的无痛步态，且能无痛完成直腿抬高到外展时，可停止使用行走辅具。康复治疗的下一阶段包括抗阻训练，以增加核心和下肢肌肉的力量和耐力；通过功能性运动模式促进神经肌肉控制；牵伸运动以增加ROM，以及有氧运动。康复治疗的最后阶段必须确保患者有足够的功能性力量，通过适当的功能性锻炼进程恢复运动或日常活动。每个患者的恢复时间有所差异，具体时间由骨科医生设定。

应以跨学科的方式监测患者整体健康状况，特别是并发症的管理和生活方式的改变，以帮助患者维持健康体重。大多数受影响的个体在诊断时的年龄BMI ≥ 95百分位[8]。此外，在SCFE手术治疗后的几年里，患者的平均BMI增加10.2 kg/m^2，自我报告的健康状况普遍较差，糖尿病、肥胖症和高血压的发病率高于同龄人[34, 35]。与没有SCFE的个体相比，SCFE患者患甲状腺功能减退的风险更高，全因死亡的风险也更高[36]。这些研究表明在童年时期患SCFE的患者全生命周期内出现并发症风险增高。因此，为患者及其家属提供有关肥胖并发症和其他医学并发症的适当咨询是关键，应成为SCFE患者常规管理的一部分[34–36]。

循证医学建议

证据推荐强度分级（SORT）

A 级：一致的、高质量的以患者为导向的证据。

B 级：不一致或质量有限的以患者为导向的证据。

C 级：共识、以疾病为导向的证据、惯例、专家意见或病例系列。

1. SCFE 患者体格检查通常显示有减痛步态，髋关节内旋角度受限，当髋关节屈曲超过 90° 时出现髋关节外旋。（C 级）
2. 当年轻患者表现出减痛步态和腹股沟、髋部、大腿或膝关节疼痛时，物理治疗师应考虑诊断为 SCFE。（C 级）
3. 当病史和体格检查结果怀疑 SCFE 时，常规 X 线检查应包括髋关节的前后位和侧位（蛙式位片用于稳定型 SCFE；穿桌侧位片用于不稳定型 SCFE）。（C 级）
4. 稳定型 SCFE 的标准治疗方法是用单螺钉原位固定。（C 级）
5. SCFE 患者的康复包括一个全面的管理计划，包括手术部位的关节保护（以防止骨骺延迟闭合或骨损伤）、无痛步态、有氧训练、神经肌肉控制、肌力训练和适当的功能性锻炼来提高表现。（C 级）

复习题

16.1 一位物理治疗师正在评估一位 12 岁的男孩，主诉中度的腹股沟和膝关节疼痛。患者能够负重，但表现为减痛步态。髋关节内旋受限并疼痛，当被动屈曲髋关节时，髋关节会外展和外旋。评估 SCFE，以下哪种成像方式首先考虑？

A. 前后位及穿桌侧位 X 线片

B. 前后位及蛙式位 X 线片

C. 骨扫描

D. MRI

16.2 稳定型 SCFE 的患者，下列哪种治疗方法最合适？

A. 核心减压　　B. 刮除术和植骨术

C. 原位螺钉固定　　D. 全髋关节置换术

16.3 下列哪一项不是 SCFE 的解剖学危险因素？

A. 股骨颈前倾　　B. 骨骺倾斜度的增加

C. 股骨颈-轴角减小　　D. 软骨周围环复合体的减弱

参考答案

16.1　B。由于这个患者能承受重量，属于稳定型 SCFE。因此，适当的影像学检查将包括前后位和蛙式位。对于不稳定型 SCFE（即患者无法承受体重），应使用前后位和穿桌侧位 X 线（选项 A）检查。骨扫描和 MRI 不是 SCFE 患者首诊时使用的成像方式（选项 C 和 D）。这两种方法对于 X 线表现正常且高度怀疑有 SCFE 的患者是有益的。

16.2　C。稳定型 SCFE 的标准治疗方法是用单个空心髋螺钉原位固定。

16.3　A。股骨颈后倾而非前倾是 SCFE 的解剖危险因素。

髋关节骨关节炎

Hip Osteoarthritis

病例 17

Paul Reuteman

男性，58 岁，因右侧髋关节前外侧疼痛强度和功能受限逐渐加重就诊于物理治疗门诊。影像学检查显示髋关节骨关节炎的迹象（图 17-1）。他的初级保健医生将他转诊给骨科医生，讨论手术方案。然而，该患者决定采取保守治疗，并预约了物理治疗师咨询。他描述说自己有间歇性髋关节疼痛，在下蹲、上楼梯和负重活动期间旋转髋关节时加重。由于疼痛，他无法参与常规的心血管锻炼计划或肌力训练。他的目标是在 ADL 中恢复到以前的功能水平，并在当地健身俱乐部恢复心血管和肌力训练。

- ▶ 根据患者的诊断，导致他病情的因素有哪些？
- ▶ 髋关节骨关节炎有哪些检查体征和检查重点？
- ▶ 患者的功能受限和背景因素是什么？
- ▶ 对于髋关节骨关节炎患者，最合适的物理治疗干预措施是什么？

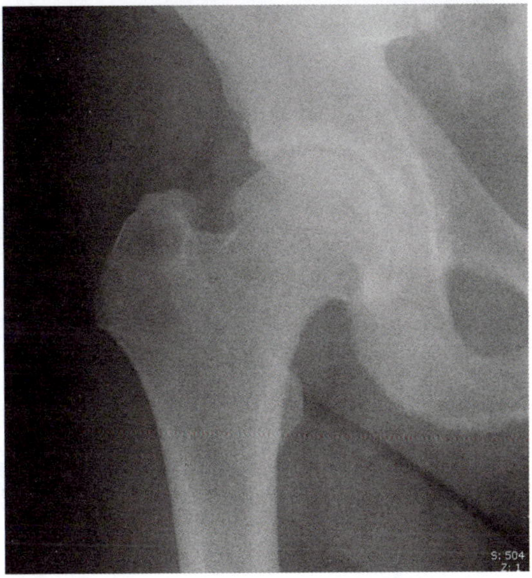

图 17-1 右髋关节的前后位 X 线片显示出硬化性改变、关节间隙减少及关节上缘骨赘

关键术语

- **基于损伤的物理治疗：**解决与功能下降和（或）活动相关疼痛加剧的可调节的肌肉骨骼损伤的物理治疗干预；基于对患者损伤的持续评估及每种干预措施对这些损伤的影响，采用特定的干预措施；随着患者状态的变化，治疗计划会相应调整。
- **关节松动术：**针对关节结构的被动运动，以达到治疗效果［增加 ROM 和（或）减少疼痛］；施加高速、低振幅的推力是一种松动技术，也称为关节松动术。

学习目标

1. 利用循证医学和临床实践指南对髋关节骨关节炎患者进行检查和治疗。
2. 为髋关节骨关节炎患者制订适当的手法治疗和关节 ROM 训练。
3. 为髋关节骨关节炎患者制订适当的抗阻训练和拉伸训练。

物理治疗考虑事项

在处理髋关节骨关节炎患者时，物理治疗应考虑以下事项。

- **治疗计划与目标：**改善关节活动能力和 ROM，减轻疼痛；增加功能、力量、对日常生活活动的耐受性；预防或尽量减少有氧运动能力受限。

- **治疗措施：**向患者宣教功能解剖学和病理机制；腰盆区和髋关节的手法治疗以减轻疼痛并改善活动；抗阻训练以增加躯干和下肢肌肉的力量和耐力；有氧运动以提高心血管适应能力；对进一步的关节损伤进行一级预防。
- **注意事项：**监测生命体征；监测治疗期间的症状再现；指导髋关节骨关节炎患者禁忌的活动。

疾病概要

骨关节炎（osteoarthritis，OA）引起的髋关节疼痛是老年人髋关节疼痛常见的原因之一[1, 2]。髋关节 OA 是一种临床综合征，其体征和症状与关节软骨完整性缺陷及下层骨和关节边缘的变化有关[3]。该病症伴随有疼痛、活动能力和力量下降、功能受损及生存质量降低。OA 的病因是多方面的，目前已经确定了几个危险因素。年龄似乎是最常见的危险因素，因为该病症主要影响 50 岁及以上的人群[1]。髋关节活动受限，特别是内旋和屈曲，以及需要这些方向运动的功能受限（如蹲下）与髋关节 OA 相关[4]。

在医学界，X 线片仍然是诊断髋关节 OA 的金标准。Kellgren Lawrence 量表根据关节间隙变窄、软骨下骨的硬化变化及骨赘的存在定义了 4 个等级的髋关节 OA[5]。**美国风湿病学会也制定了临床标准，以帮助临床医生识别出现髋关节 OA 的患者**[6]。根据这些原始标准，如果患者有髋关节疼痛，年龄＞ 50 岁，并且出现以下两组结果中的任何一组，则将其归类为髋关节 OA：① 髋关节被动内旋＜ 15° 且髋关节屈曲≤ 115°；② 髋关节内旋＞ 15° 但伴有疼痛，并且髋关节晨僵持续时间＜ 60 分钟[6]。更新的针对 50 岁以上人群的髋关节 OA 诊断标准包括：在负重活动中出现中等程度的髋部前侧或外侧疼痛；醒来后晨僵＜ 1 小时；髋关节被动内旋＜ 24° 或髋关节内旋及屈曲比无疼痛侧少 15°；与髋关节被动内旋相关的髋部疼痛增加[1]。

全髋关节置换术（total hip arthroplasty, THA）通常是髋关节 OA 患者的首选干预措施。在髋关节 OA 的治疗中，THA 手术数量持续增长。2010 年，美国总人口中 THA 的手术率为 0.83%。随着年龄的增长这一比例逐渐增加，80 岁以上的人群手术率达到 5.26%[7]。从 1969 年至 2009 年，49 岁及以下年轻人群的 THA 手术率增加了 7 倍以上，在 1997—2000 年和 2005—2008 年几乎翻了一番[8]。THA 手术的急剧增加可能反映了对髋关节 OA 诊断的更加重视，以及对早期手术干预的推荐增加。对年轻个体进行 THA 手术的可预测后果是，个体更有可能“活过”假体的使用寿命，从而需要进行 THA 修复手术和康复[9]。

近年来，一些作者提倡将监督管理下的物理治疗作为替代手术的保守治疗方法，以防止或延迟与髋关节 OA 相关的残疾造成的影响[1, 10–12]。物理治疗提供了最合适的多模式方法，将有氧运动和肌力训练与针对性手法治疗技术相结合，以增强功能并减轻疼痛。

当前患者表现出影像学证实的髋关节 OA，并表现出 ROM 受限和功能受限，符合临床指南确定的 OA 分类。由于患者满足这些标准，他的医生建议进行手术干预。然而，患者个人选择进行物理治疗，希望能避免手术。

物理治疗患者管理

适当的髋关节 OA 保守治疗需要多模式方法。物理治疗干预应将针对性手法治疗技术与运动相结合，以改善功能和减轻疼痛。教育患者身心原则及如何调整活动以预防或减轻疼痛也很重要。重要的是鼓励患者找到能够增强体能的活动，而不会给髋关节带来过大压力，以避免加重疼痛。大多数人的主要物理治疗目标是增强功能、减少日常生活活动中疼痛的频率和强度，以及延长或避免手术。由于髋关节 OA 患者的异质性，治疗模型必须根据患者当前的损伤、预期目标，以及患者对每次干预的反应进行调整。

检查、评估和诊断

髋关节疼痛患者的检查从详细了解患者的主要主诉和一般病史开始，并讨论康复目标。因 OA 引起髋关节疼痛的个体常主诉腹股沟前部和大腿部位的疼痛，并且疼痛可能牵涉髋关节、膝关节及膝关节以下的下肢[13]。负重活动，尤其是那些涉及患肢扭转和深蹲的活动，通常会引起疼痛。有时，久坐也可能感到疼痛，尤其是当髋关节屈曲 $>$ 90° 时。通常，疼痛在清晨或长时间不活动后更为常见[1]。

应进行疾病特异性健康相关生存质量问卷调查，以评估患者感知的残疾程度。西安大略大学和麦克马斯特大学骨关节炎量表（Western Ontario and McMaster Universities Osteoarthritis, WOMAC）[14] 和 Harris 髋关节评分（Harris hip score, HHS）[15] 是推荐用于髋关节 OA 患者的两种评估量表。HHS 是一种可靠有效的工具，常用于评估髋关节 OA 保守治疗效果的研究中[16]。

物理治疗师必须进行全面的肌肉骨骼检查，以确定与患者健康状况相关的损伤。表 17-1 概述了对髋关节 OA 患者检查的组成部分。损伤评估建立了后续治疗的基线，从而确定是否取得了改善。

最初的步态评估可能会显示代偿性或非代偿性臀中肌步态。这些步态表明同侧髋关节外展肌无力[16, 17]。

表 17-1 髋关节 OA 相关的步态、运动评估和特殊测试

测　试	患者体位和动作	测量 / 观察
观察性步态评估	要求患者在平坦的地面上行走	代偿性或非代偿性的臀中肌步态表明髋部外展肌群无力
主动和被动髋内旋（图 17-2）	患者可以俯卧或坐在治疗床边缘。治疗师测量内旋角度时，要求患者主动内旋髋关节。治疗师应防止骨盆出现任何代偿	使用倾斜仪测量小腿从中立垂直位移动的度数。进行被动运动评估以确定末端感觉。髋关节 ROM 进行双侧比较
FABER 测试（帕特里克测试）（图 17-3）	患者取仰卧位，有症状的下肢交叉在另一条腿上，使脚踝的外侧尽量放在髌骨上方（如果可能的话）。治疗师固定对侧骨盆，同时将患者的膝关节往治疗床的方向向下移动	用倾斜仪测量患侧小腿从中立垂直位移动的度数。双侧运动进行比较。同时记录疼痛诱发情况
研磨测试（图 17-4）	患者取仰卧位。治疗师将髋关节被动屈曲超过 90° 并对股骨施加垂直压力。治疗师将股骨从外展移动到内收	记录疼痛范围
深蹲测试（图 17-5）	患者站立，深蹲，将臀部降至脚跟。尽可能低地蹲下，直到感到疼痛为止	用倾斜仪测量小腿从中立垂直位移动的度数
6 分钟步行测试	要求患者在 6 分钟内走尽可能远的距离	物理治疗师在测试前、测试中和测试后监测血压、心率、自觉疲劳程度及任何髋关节症状或体征

髋关节 OA 与髋关节 ROM 缺陷之间存在强相关性[1, 4]。由于与髋关节 OA 相关的关节囊紧绷，髋关节屈曲和内旋受限尤其普遍。测量髋部内旋的活动范围比测量髋部屈曲的活动范围更容易且更标准化。研究发现，患者在俯卧或仰卧位置下进行的髋部内旋活动范围测量是可靠的[18]。由于髋关节的整体稳定性，对髋关节 ROM 的准确评估很困难。在运动终末端施加压力时评估终末端感觉，对于确定关节囊的限制非常有价值。紧绷的关节囊性终末端感觉表明需要采用特定的手法治疗技术，以增强髋关节囊的灵活性[19]。

徒手肌力测试用于评估髋关节的力量缺陷，应特别注意髋关节外展、外旋和伸展，因为若存在髋关节 OA，执行这些动作的肌肉通常很弱[20]。

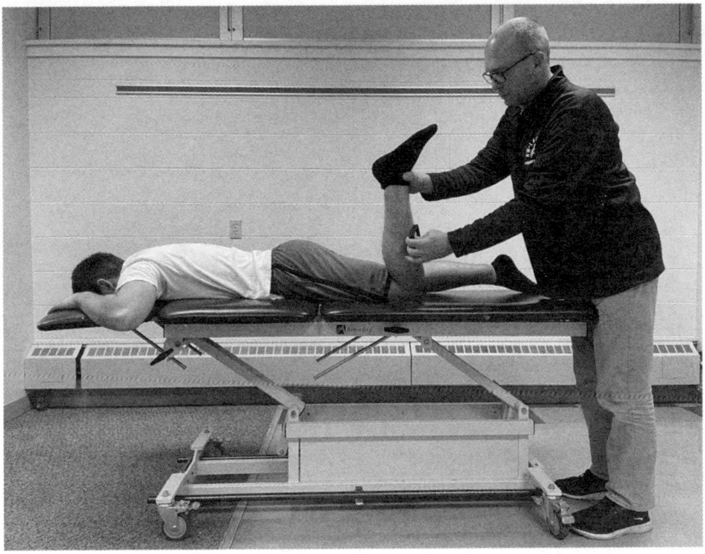

图 17-2 治疗师使用倾斜仪测量髋关节内旋 ROM

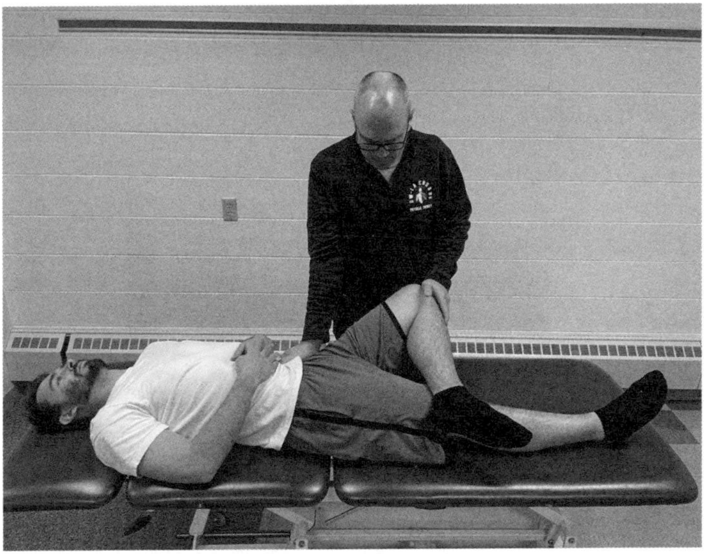

图 17-3 治疗师正在进行 FABER 测试

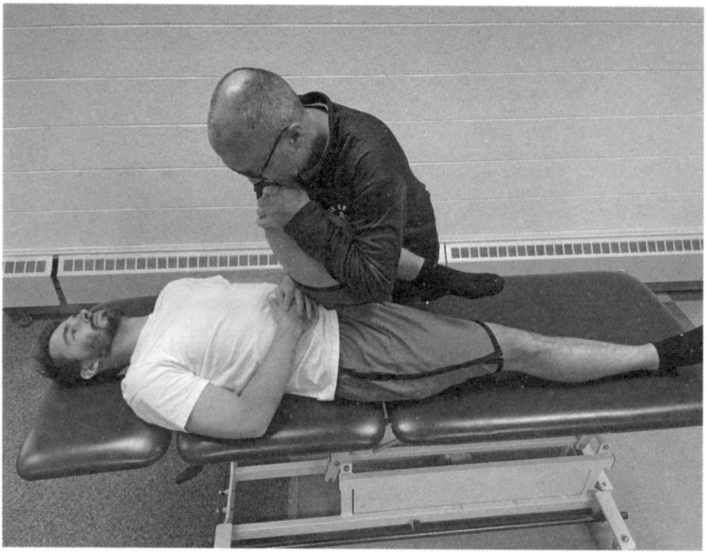

图 17-4 治疗师正在进行研磨测试

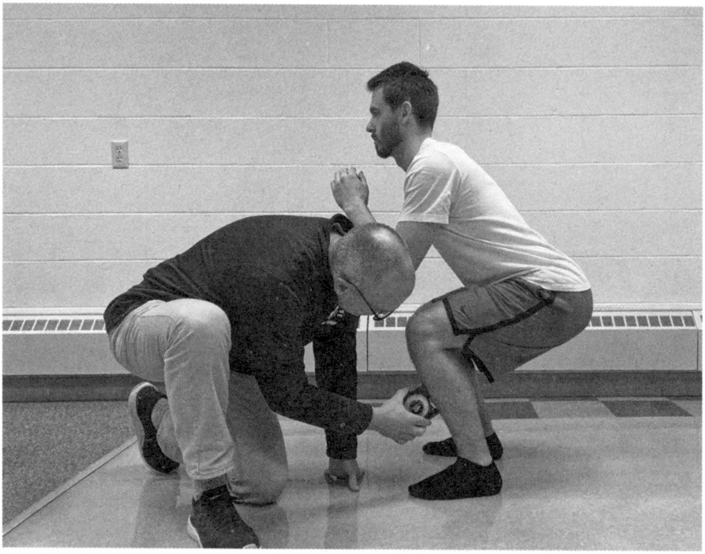

图 17-5 治疗师在深蹲测试中使用倾斜仪测量胫骨角度

有一些特殊测试可以识别髋关节 OA 患者的关节活动限制或重现疼痛，这些测试包括 FABER 测试 [1, 21]、研磨测试 [1, 21] 和深蹲测试 [21]。有关这些测试诊断价值的研究较少；然而，这些测试的结果对于确定在物理治疗干预后是否发生变化，并进一步明确该干预是否对患者有益可能很有价值。

最后，应进行 6 分钟步行测试 [22] 来评估患者的基础体能水平。此外，物理治疗师可以根据这种自定步速的步行计算患者的步态速度，因为步态速度是确定康复的预后的变量。

为了对髋关节 OA 患者建立准确的预后判断，必须考虑多个变量条件。Wright 等 [23] 确定了 5 个用于预后指标的基线变量，以识别可能对原发性髋关节 OA 物理治疗干预反应良好的患者。这些变量条件包括：① 存在单侧疼痛；② 年龄≤ 58 岁；③ 自我报告疼痛≥ 6/10（0～10）；④ 40 m 自定步速步行测试时间≤ 25.9 秒；⑤ 症状持续时间≤ 1 年。拥有 5 个变量条件中的 3 个或以上，可以将物理治疗干预成功的概率提高到 99%。如果不满足这 5 个变量条件中的任何一个，则物理治疗干预后有利反应的概率从 32% 降至＜ 1%（*NLR*=0.00，95% *CI*=0.00～0.70）[23]。当前患者满足 5 个变量条件中的 4 个，因此可以认为他接受保守治疗后会有良好的预后。

治疗计划与干预措施

干预应包括基于损伤的方法。建议进行患者教育、手法治疗技术、肌肉和关节囊的拉伸，以及运动处方以改善髋关节肌肉力量、耐力和整体体能。特定干预措施的选择应基于对患者损伤的持续重新评估，以及这些损伤如何受到干预的影响。随着患者状况的变化，治疗方案会相应调整。

治疗髋关节疼痛的一个重要考虑因素是教育患者如何在行走过程中减少肌肉产生的髋关节负荷。如果疼痛限制了患者在社区中行走或锻炼，治疗师应解释在健侧使用拐杖或助行器，以及在患侧持重的生物力学原理。这些技术主要基于减少行走过程中髋关节的外展肌力的作用 [24]。简而言之，通过使用这些技术，患者可以减少对髋关节的负荷，从而减少对关节的压力。向患者传授这些概念可能会减轻髋关节疼痛、使步态恢复正常并增加步行耐受性。

在治疗计划中纳入手法治疗技术可以增强髋关节 OA 患者的治疗效果 [1, 25–28]。最近的两项循证实践指南主张将手法治疗与宣教和治疗性运动结合使用 [1, 25]。在一项包含 27 名患者（中位年龄 52 ± 7.5 岁）的病例队列中，物理治疗师实施了包括 5 种不同髋关节松动技术的手法治疗（长轴牵引、伴牵引内旋、尾向滑动、PA 向滑动，以及前后侧髋关节拉伸），随后开具物理治疗师认可的运动处方[26]。受试者在 8 周内参加了 10 次治疗。在治疗结束时，髋关节屈曲的中位数增加了 28°，内旋增加了 10°；HHS 中位数改善了 20 分；疼痛平均降低 2.3 分（0～10 分）。即使在 29 周后的随访中，HHS 和髋关节 ROM 的统计学显著改善也得以维持[26]。

在一项更大规模的随机临床试验中，髋关节 OA 患者被分为两组，一组接受手法治疗结合运动处方，另一组仅接受运动处方，持续 5 周。进行手法治疗是为了改善腰盆区域和髋关节的活动度，并通过 HHS、步行速度、疼痛和髋关节屈曲 ROM 评估改善的治疗效果。在物理治疗完成后 5 周，手法治疗加运动处方组的效应量在 HHS（组间平均差异 11.2，95% *CI* 6.1～16.3）和髋关节屈曲 ROM（组间平均差异 16.0°，95% *CI* 8.1～22.6）中最大。在 9 个月的跟踪随访中也观察到类似的结果[27]。

推荐用于髋关节 OA 治疗的关节松动技术包括但不限于：长轴关节牵引和高速低振幅推力以解决广泛的髋关节囊活动度；伴有内旋运动的侧向牵引，以改善无痛内旋运动；AP 向关节松动术以解决后关节囊活动度；PA 向关节松动术以解决前关节囊活动度（图 17-6～图 17-9）。在行关节松动术后，建议指导患者进行锻炼，以利用和保持住增加的 ROM。常见的拉伸运动包括针对髋关节前部或髋屈曲肌，髋关节内侧或髋内收肌，以及髋关节后部或梨状肌的运动（图 17-10～图 17-12）。使用松动带在不同姿势下运动也可能改善髋关节的无痛运动（图 17-13 和图 17-14）。

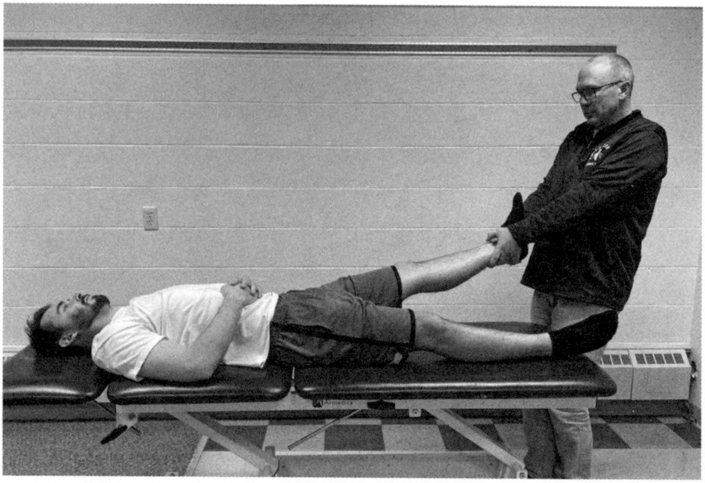

图 17-6 治疗师正在进行长轴牵引和同方向高速、低幅度的冲击

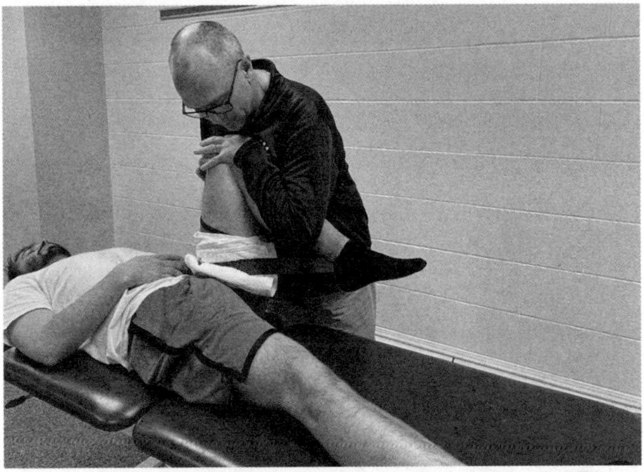

图 17-7　治疗师正在进行伴有内旋的侧向牵引关节松动

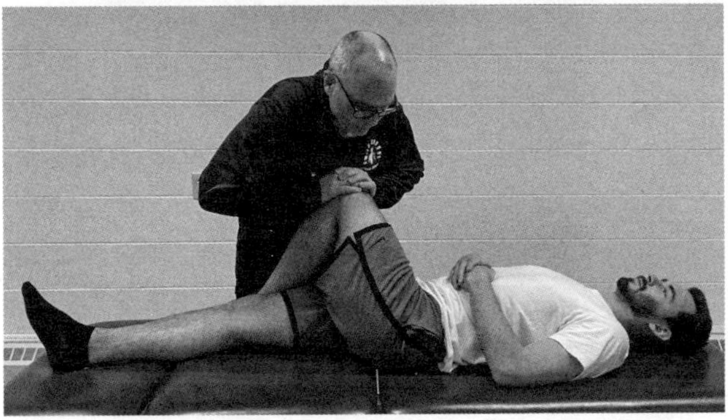

图 17-8　治疗师正在进行 AP 向关节松动

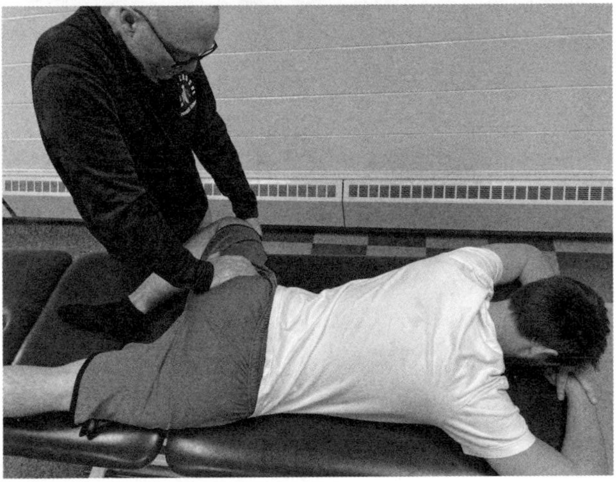

图 17-9　治疗师正在进行 PA 向关节松动

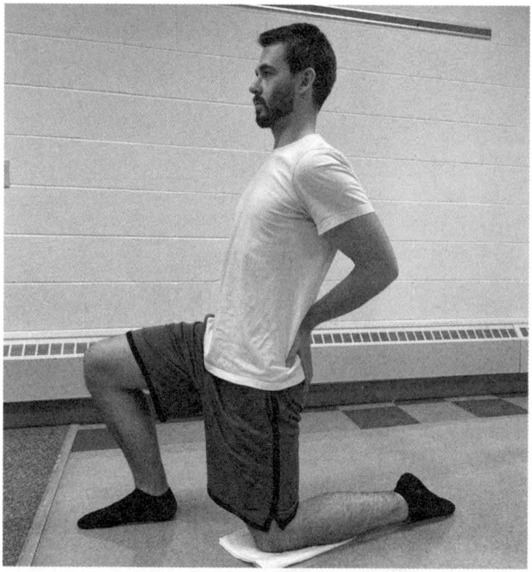

图 17-10 患者正在进行左侧前髋 / 髋屈肌拉伸

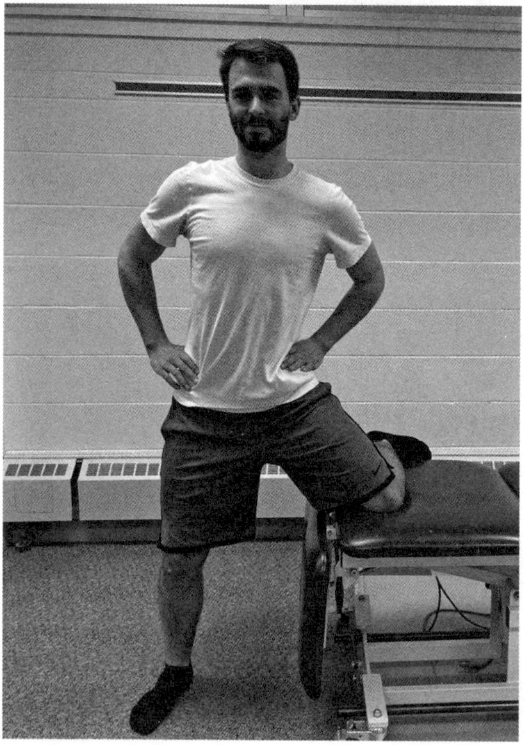

图 17-11 患者正在进行左侧内髋 / 内收肌拉伸

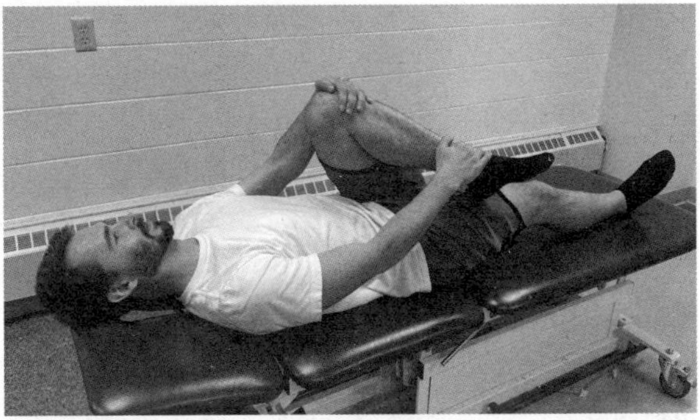

图 17-12　患者正在进行左侧后髋 / 梨状肌拉伸

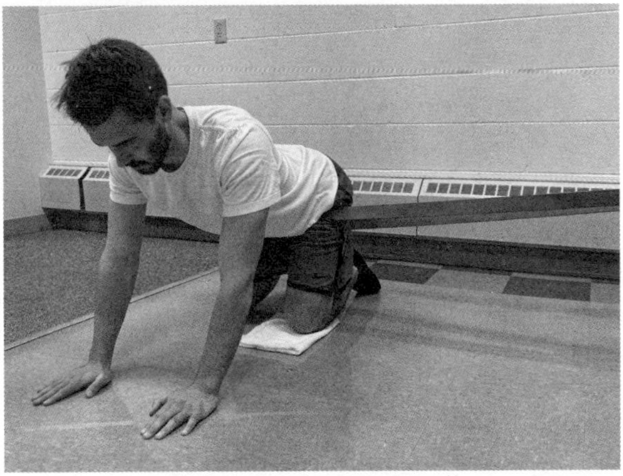

图 17-13　患者正在使用弹力带进行左侧髋关节的外侧牵引自我松动

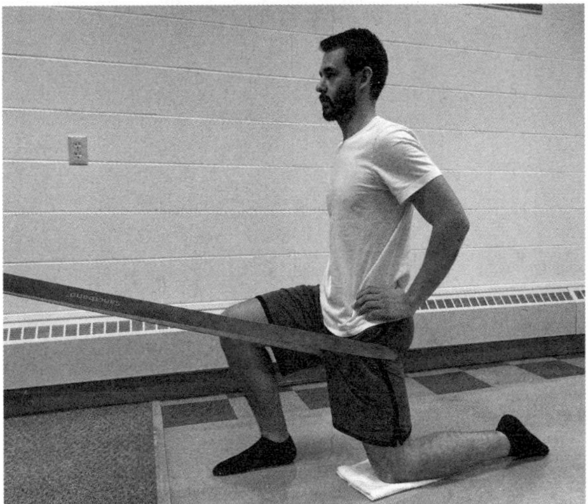

图 17-14　患者正在使用弹力带进行左侧髋关节的前向自我松动

2019年的一项系统评价和荟萃分析显示，各种治疗性运动可以改善髋关节OA患者的多项疗效[29]。**有氧运动和身心运动，如太极和瑜伽，可能是减轻疼痛和改善功能的最佳选择。力量和柔韧性/技能练习可用于改善包括疼痛和生存质量的多个方面**[29]。一些技能练习包括蹲下、侧步和平衡训练，用来模拟患者希望在家中或娱乐时进行的活动。**肌力训练**通常强调针对髋关节外展肌、髋关节伸肌和髋关节外旋肌的训练。根据耐受情况，运动从非负重姿势过渡到负重姿势。初始练习包括侧卧髋关节外展/外旋和仰卧臀桥运动。基于EMG数据，逐步进展到单腿活动，如单腿深蹲和硬拉，可以实现最佳的髋关节肌肉募集[30]。应根据需要修改肌力训练，以避免诱发症状并提高患者的耐受性。除了有氧运动对疼痛和功能的积极影响，任何由此实现的体重减轻也会减少髋关节的压力。

建议对髋关节OA患者，尤其是60岁及以上的成年人，进行结构化的固定自行车训练或步行计划，重点关注持续时间、强度和频率。在一项大型系统评价和荟萃分析中，数据表明对这一年龄组进行的运动训练不仅对身体功能有显著益处，还有助于改善认知功能[31]。

循证医学建议

证据推荐强度分级（SORT）

A级：一致的、高质量的以患者为导向的证据。

B级：不一致或质量有限的以患者为导向的证据。

C级：共识、以疾病为导向的证据、惯例、专家意见或病例系列。

1. 髋关节OA可以通过美国风湿病学会概述的体征或症状进行诊断。（A级）
2. 教育和实施关节保护策略（如在健侧手中使用手杖行走）可有效控制与髋关节OA相关的症状。（B级）
3. 针对腰盆区和髋关节的手法治疗技术可改善髋关节OA患者的髋关节疼痛，以及短期和长期功能。（A级）
4. 针对髋关节周围肌肉的拉伸和肌力训练可改善髋关节OA患者的髋关节力量和活动耐受性。（A级）
5. 有氧运动可减轻髋关节OA患者的疼痛并增强其功能。（A级）

复习题

17.1 以下哪组运动障碍最常与髋关节OA相关？

A. 髋关节外展，髋关节屈曲

B. 髋关节内旋，髋关节伸展

C. 髋关节屈曲，髋关节外旋

D. 髋关节外展，髋关节内旋

17.2　关于在治疗髋关节 OA 中使用手法治疗的以下哪项陈述最准确？

A. 手法治疗可改善疼痛，但对髋关节 ROM 没有任何影响

B. 手法治疗对患者的预后有短期影响，但长期（物理治疗结束后 6～9 个月）没有影响

C. 手法治疗对患者的预后有短期和长期影响（物理治疗结束后 6～9 个月）

D. 手法治疗对髋关节 OA 患者没有积极作用

参考答案

17.1　B。50 岁以上成年人诊断为髋关节 OA 的标准包括：负重活动期间中度的前侧或外髋关节疼痛，醒来后晨僵< 1 小时；髋关节内旋< 24°，或内旋和髋关节屈曲比无痛侧少 15°；被动髋关节内旋相关的髋关节疼痛加剧 [1]。

17.2　C。Hoeksma 等 [27] 发表了一项随机临床试验，比较了手法治疗结合运动疗法与单独接受运动疗法对髋关节 OA 患者的影响。结果包括 HHS、步行速度、疼痛和 ROM，显示在开始治疗后 5 周和 9 个月的随访中均有显著改善。

股骨髋臼撞击综合征

Femoroacetabular Impingement Syndrome

病例 18

Erik P. Meira

女性，24 岁，业余足球运动员，因“髋部疼痛”的诊断由全科医生转诊至物理治疗门诊。患者主诉左侧髋部疼痛，并在过去 4 年中逐渐加重。她描述疼痛的主要位置在髋部前方，偶尔会有“深处刺痛”的感觉。虽然她无法回忆起具体的受伤情况，但她在 2 个月前的一场足球比赛中，髋关节极度屈曲时疼痛加重。目前她在抬腿下床或下车时尤其感到疼痛。除了髋部疼痛加剧，她还注意到髋关节活动时有“卡顿”的感觉。她已有 2 个月无法踢足球，症状也没有改善。根据患者的病史，物理治疗师怀疑是股骨髋臼撞击综合征（femoroacetabular impingement syndrome, FAIS），并可能伴有髋关节盂唇撕裂。

- ▶ 该诊断可能与哪些检查体征有关？
- ▶ 最合适的体格检查有哪些？
- ▶ 患者的康复预后是什么？
- ▶ 哪些可能的并发症会影响物理治疗的疗效？

关键术语

- **髋关节盂唇**：围绕髋关节边缘的纤维软骨环，可能在股骨头撞击时受损；常常是有症状的股骨髋臼撞击综合征患者的疼痛来源。
- **凸轮型撞击**：由股骨头的凸轮状或蛋状畸形引起的股骨髋臼撞击。
- **混合型撞击**：由凸轮型撞击和钳夹型撞击的混合引起的股骨髋臼撞击。
- **FAIS**：股骨头和（或）股骨颈与髋臼的接触超过平均水平而引起疼痛的疾病。
- **钳夹型撞击**：髋臼后倾导致股骨头前侧的覆盖超出平均水平而引起的股骨髋臼撞击。

学习目标

1. 描述 FAIS 并识别与此诊断相关的潜在风险因素。
2. 描述对疑似 FAIS 患者的临床检查，包括特殊检查及其相关的诊断准确性。
3. 为 FAIS 患者选择适当的 ROM 和（或）肌力训练。
4. 为疑似 FAIS 患者提供适当的医学转诊建议。

物理治疗考虑事项

在治疗疑似 FAIS 患者时，物理治疗应注意以下事项。

- **治疗计划与目标**：减轻疼痛；增加下肢力量；根据需要和耐受情况增加髋关节 ROM；防止或尽量减少有氧运动能力受限。
- **治疗措施**：向患者宣教功能解剖学和损伤的病理机制；使用物理因子和手法治疗来减轻疼痛；进行抗阻训练以增加核心肌群耐力和下肢肌肉力量；在可耐受的情况下进行轻柔的拉伸以增加必要的 ROM；制订有氧运动计划。
- **注意事项**：监测生命体征；根据患者的既往病史确定运动的注意事项或禁忌证；避免加重症状的活动 / 姿势。
- **鉴别诊断**：关节外病变，如外侧弹响髋、内侧弹响髋、髂腰肌拉伤、运动性耻骨痛或应力性骨折。

疾病概要

FAIS 是由股骨头与髋臼不匹配［或股骨髋臼撞击（femoroacetabular impingement, FAI）］导致髋关节在活动末端两骨间接触增加，进而引起髋部疼

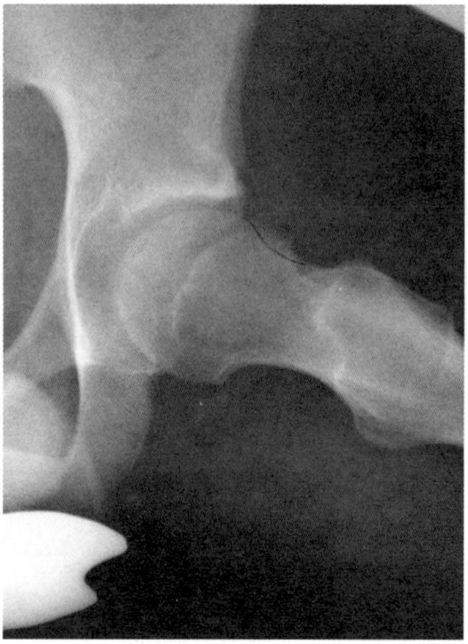

图 18-1 X线片显示凸轮状或蛋状的股骨头。黑线内侧为正常形态的股骨头（经 Mark B. Wagner 许可转载）

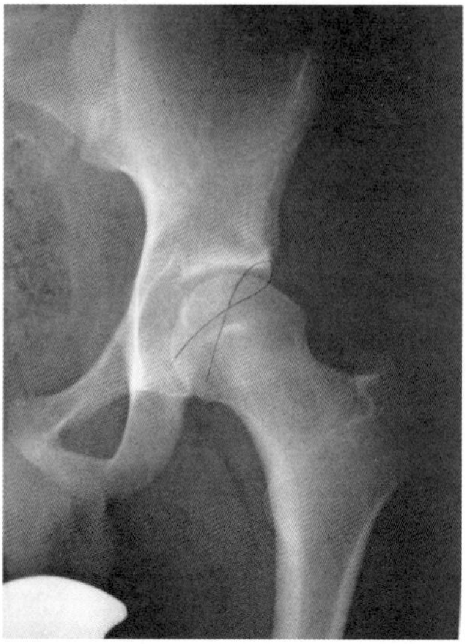

图 18-2 钳夹型撞击在正位X线片上呈现交叉征。黑线显示了髋臼前缘（A）与后缘（B）的“交叉”现象（经 Mark B. Wagner 许可转载）

痛的疾病。FAI 通常分为凸轮型撞击、钳夹型撞击和混合型撞击。在凸轮型撞击中，股骨头呈现出类似于凸轮状或蛋状的不规则形状（图 18-1）。当这种形状的股骨头在髋臼中运动时，凸轮形状的股骨头会对髋臼边缘产生更大的压力。而在钳夹型撞击中，则是髋臼的形状导致了撞击。这种情况下，髋臼相对后倾，使髋臼前壁覆盖更多的股骨头（图 18-2）。当髋关节活动时，股骨颈在活动范围中更早与髋臼边缘接触，增加了对关节的压力，可能会导致髋臼唇、关节软骨或两者的损伤。这种损伤会引起疼痛，促使患者就医[1, 2]。

FAI 在普通人群中的发病率相对较高。一篇最新的系统综述表明，大约 23% 的无症状个体和 55% 的无症状运动员具有凸轮样形态[3]。FAI 多发生在 20～40 岁的人群中。凸轮型撞击在男性中更常见，而钳夹型撞击在女性中略微更常见。在一项对 200 名无症状成年人的研究中，发现 14% 的人至少有一侧髋关节具有凸轮形态，其中 79% 为男性[4]。另一项回顾性研究显示，近 30% 的无症状男性存在凸轮畸形的证据[5]。在一个包含超过 4 000 人的 X 线影像数据库中，19% 的无症状女性和 15% 的无症状男性显示出钳夹畸形的迹象[6]。

一项对39名无症状大学冰球运动员和职业冰球运动员的研究报道显示，64%的人在MRI检查中发现异常结果[7]。4年后对同一组人进行的后续研究未能表明那些初始检查结果异常的个体中髋部疼痛的发生率更高[8]。由于髋关节病变很常见，确定患者的疼痛是否由FAI引起，或由髋关节盂唇和（或）关节软骨的相关损伤引起，是至关重要的。

随着时间的推移，FAI可能通过两块不匹配的关节面之间的反复接触而损害髋关节。由于许多体育活动需要广泛的髋关节灵活性，FAI患者通常会因重复性的动作而出现症状[1, 2]。因为FAI患者在深蹲和终末段内外旋活动时会感到疼痛，所以在怀疑存在FAI时应避免这些动作[1, 2]。运动员常常将其髋关节的舒适活动范围受限误以为是柔韧性差，并尝试通过拉伸来解决问题。这可能会加重疼痛并可能导致关节受到更多刺激[1, 2]。患者常常会随着时间的推移出现逐渐加重的疼痛，并在一次“最终”事件后变得明显加重且难以忍受[1, 2]。

由髋关节病变引起的疼痛通常会放射到髋关节前方和腹股沟[1]。由于髋关节病变患者常在髋屈肌和内收肌处出现保护性收缩和刺激，因此很难区分肌肉和关节的病变。研究显示，普通人群中无症状盂唇撕裂的发生率高达68%[3]。因此，即使存在FAI的影像学证据，甚至髋关节盂唇损伤，但若没有疼痛的症状，也不应进行干预[9]。然而，对于有症状的患者，**关节镜下的FAI矫正手术对于减轻疼痛和提高功能非常有效**[10]。

物理治疗患者管理

物理治疗师的主要职责是鉴别诊断髋关节疼痛的原因。如果怀疑是FAIS，则应寻求骨科医生的帮助，以协助病例管理和进一步的影像学检查。由于FAIS是与骨骼形状有关的疾病，物理治疗干预无法改变其根本原因。因此，干预的重点在于管理疼痛和改善功能。增强肌力并教会患者避免疼痛的姿势可能就足够帮助他们重新参与期望的活动。虽然低等级证据支持非手术治疗在减轻疼痛和改善功能方面的有效性，但更高等级的证据支持对FAI进行手术矫正的有效性[10]。

检查、评估和诊断

物理治疗师必须详细询问患者的病史。疑似FAIS患者通常会在主诉中提及髋关节前侧深部的疼痛。这种疼痛通常在髂腰肌群进行抗阻的活动时加重，如抬腿下床或下车，因为这会增加髋关节和髋关节盂唇前上方的压力。

患者可能还会诉说机械性症状，如关节内偶发的“卡顿”感，并伴随疼痛。疼痛通常在休息后有所缓解。然而，当恢复更为剧烈的活动时，疼痛可能会复发[2,9]。

在进行深部触诊时，患者在仰卧位可能会表现出髋关节前部的压痛。抗阻直腿抬高常常会引起疼痛，因为这增加了髂腰肌群和关节前部的负荷[2,9]。与健侧相比，FAIS 患者的 FABER（股骨外展外旋）体位（图 18-3）通常受限且感到不适。在 FAIS 患者中，FADIR（屈曲、内收、内旋）测试通常会引起疼痛，因为这个测试将髋关节置于屈曲、内收和内旋的终末范围（图 18-4），重现了 FAI 的异常接触，从而再次引发了患者的症状[1]。表 18-1 列出了 7 项髋关节内病变的特殊检查，每项检查的诊断准确性是基于与参考标准的比较，该标准为关节内麻醉注射后疼痛缓解超过 50%[9]。然而这些特殊检查都不具备良好的诊断准确性，没有任何一项检查能够有效识别髋关节内部结构是否为髋关节疼痛的来源。这些检查的低特异性，意味着许多并没有关节内病变的个体可能会被误诊为存在髋关节内部病变。

如果物理治疗师在评估后怀疑 FAIS 和（或）可能的髋关节盂唇撕裂，他们会将患者转诊给医生进行 X 线检查。X 线可以显示是否存在 FAI 并区分撞击是由凸轮型畸形还是钳夹型畸形引起的。通过 MRI 关节造影（使用钆对比

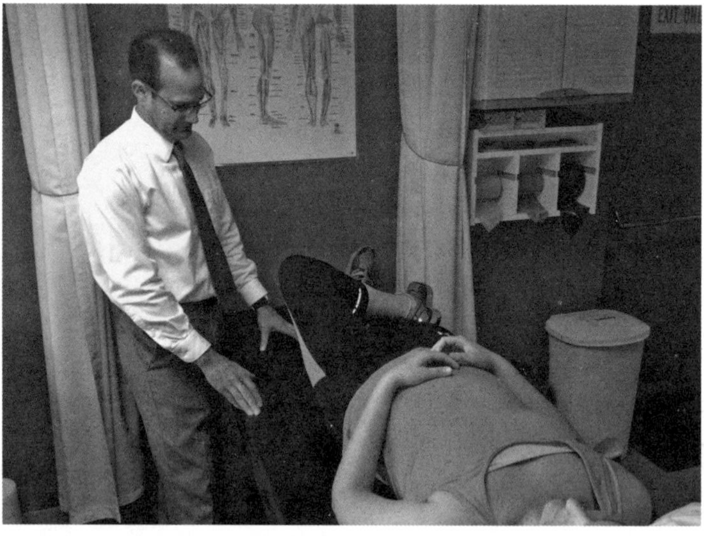

图 18-3 患者的左下肢处于 FABER 体位。与未受影响的一侧相比，患侧髋关节在这个体位常常受限且感到不舒服

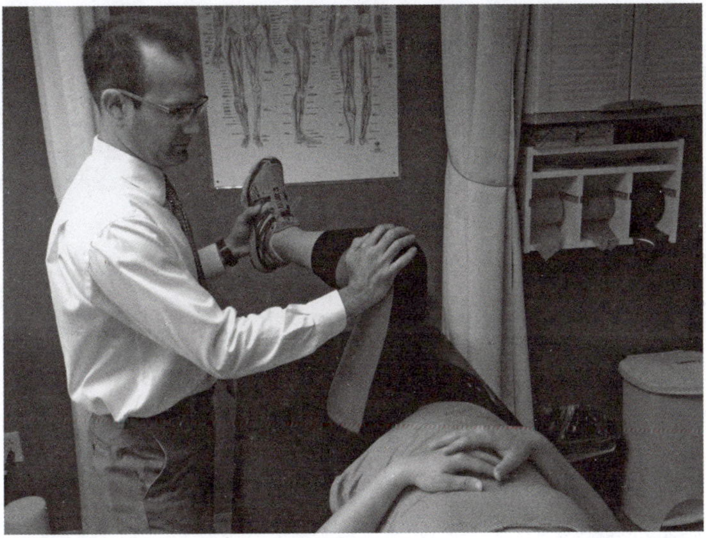

图 18-4　治疗师对左下肢进行 FADIR 测试。将髋关节置于极限范围的屈曲、内收和内旋位置，重新产生 FAI 中的接触，并再现患者的症状

表 18-1　髋关节内病变特殊检查的报告敏感性和特异性

体征 / 症状	敏感性（%）	特异性（%）
+ 腹股沟疼痛	59	14
+ 卡顿感	63	54
+ 坐姿时挤压痛	48	54
− 大腿外侧疼痛	78	36
+ FABER	60	18
+ 撞击	78	10
− 转子压痛	57	45

注："+"表示存在或引发疼痛；"−"表示没有疼痛。
经许可引自 Martin R L, Irrgang J J, Sekiya J K. The diagnostic accuracy of a clinical examination in determining intra-articular hip pain for potential hip arthroscopy candidates. Arthroscopy. 2008; 24(9): 1013−1018。

剂）并向髋关节注射麻醉剂（如利多卡因）可以确诊髋关节盂唇撕裂[1, 9]。如果在麻醉剂注射后症状显著减轻，则表明疼痛更可能来自关节本身而不是周围组织[9]。

治疗计划与干预措施

确诊且伴有疼痛的 FAI 患者可能对保守治疗有反应[10]。由于 ROM 受限可能受骨骼形态的限制，尝试增加灵活性和活动度时应谨慎进行。应重点增强肌肉力量和协调性，同时避免加剧疼痛的姿势，如髋关节终末段 ROM 的屈髋、内旋和外展。最近一项系统综述研究了 FAIS 的干预措施，发现非手术治疗（如物理治疗）可能有效，但因研究质量不够高，无法得出更有力的结论[10]。一些作者建议，通过强化髋关节和腰骶部的稳定性来控制功能性膝外翻，可能有助于减轻由髋关节盂唇撕裂引起的症状，但也有可能通过增加整体下肢力量的同时暂时避免疼痛姿势，从而带来了积极效果。如果患者无法改善症状，并且无法在运动或 ADL 中保持正常功能，则手术矫正已被证明是有效的[10]。

循证医学建议

证据推荐强度分级（SORT）

A 级：一致的、高质量的以患者为导向的证据。

B 级：不一致或质量有限的以患者为导向的证据。

C 级：共识、以疾病为导向的证据、惯例、专家意见或病例系列。

1. 手术矫正对于减轻 FAIS 患者的疼痛和提高功能是有效的。（A 级）
2. 特殊检查在评估髋关节内病变方面的敏感性优于特异性，但总体诊断准确性较差。（B 级）
3. 包含治疗性肌力训练并避免疼痛姿势的治疗方案，对减轻与 FAIS 相关的髋关节盂唇损伤患者的疼痛有效。（C 级）

复习题

18.1 髋关节周围的肌肉可能会受到刺激，导致已有的髋关节病变加重。哪块肌肉的激活会持续引发与髋关节盂唇撕裂相关的疼痛？

A. 大收肌　　B. 髂腰肌　　C. 臀中肌　　D. 梨状肌

18.2 一名患者向门诊物理治疗师就诊，表现出 FAI 和髋关节盂唇撕裂的体征和症状。表明其症状可能来自髋关节而不是周围软组织的最准确的方式是什么？

A. 临床检查

B. 普通 X 线片

C. MRI 关节造影（使用钆对比剂）

D. 向关节注射麻醉剂，使疼痛暂时减轻

参考答案

18.1 B。在进行使髂腰肌群抗阻的活动时，如抬腿下床或下车，疼痛通常会加重，因为这会增加髋关节和髋关节盂唇前上方的压力。

18.2 D。临床检查（病史和体格检查）对于物理治疗师缩小鉴别诊断范围至关重要；然而，特殊检查对诊断髋关节内病变的准确性较差（选项 A）。影像学检查（普通 X 线片或使用钆对比剂的 MRI 关节造影）可能提示 FAI 的存在。然而，研究表明无症状的个体也可能出现凸轮型或钳夹型畸形（选项 B 和 C）。

髂胫束综合征

Iliotibial Band Syndrome

病例 19

Jason Brumitt

男性，32 岁，业余跑步者，自诉因右膝外侧疼痛，前往物理治疗门诊就诊。患者表示 8 周前进行了马拉松训练，6 周前第一次出现右膝外侧疼痛，随后疼痛症状逐渐加重；现在，由于跑步时右膝外侧的疼痛会立即发作，他再也不能跑步了。除此之外，该患者的病史无其他异常。体征和症状符合髂胫束综合征（iliotibial band syndrome, ITBS）。患者的目标是针对即将到来的马拉松比赛进行恢复训练。

- ▶ 根据该患者的疑似诊断，您认为导致其病情的因素可能是什么？
- ▶ 该诊断可能与哪些检查体征有关？
- ▶ 最合适的物理治疗干预措施是什么？

关键术语

- **核心稳定性**："核心"区域（腹部、腰部、骨盆和髋部）内的肌肉保护（即稳定）腰椎免受潜在的损伤性力量的能力，并在解剖结构之间产生和（或）传递力的能力。
- **ITBS**：多见于长跑运动员的过度使用损伤，表现为膝外侧或髋外侧疼痛。
- **触发点**：骨骼肌内收缩的肌纤维束紧张，可能引起疼痛，ROM 减少，并可能与肌无力有关[1]。

学习目标

1. 描述 ITBS，并确定与该诊断相关的潜在危险因素。
2. 为 ITBS 患者制订适当的 ROM 和（或）肌肉柔韧性训练。
3. 在康复的每个阶段都要为 ITBS 患者制订适当的抗阻训练。

物理治疗考虑事项

在治疗 ITBS 患者时，物理治疗应考虑以下事项。

- **治疗计划与目标**：减轻疼痛；增加肌肉柔韧性和（或）ROM；增强下肢肌肉力量；预防或尽量减少有氧运动能力的下降。
- **治疗措施**：对患者进行功能解剖学和损伤病理机制方面的宣教；减轻疼痛的物理因子治疗和手法治疗；肌肉柔韧性训练；抗阻训练，以提高核心肌肉的耐力和增加下肢肌肉的力量；有氧运动计划；矫形器。
- **注意事项**：监测生命体征；根据患者既往状况，确定运动的注意事项或禁忌证。

疾病概要

髂胫束（iliotibial band, ITB）是大腿阔筋膜张肌的增厚部分，属于致密、规则的结缔组织[2, 3]。ITB 在步态的站立阶段起作用，为髋关节提供稳定性，抵抗股骨内旋和髋关节内收，并限制胫骨内旋和向前平移[4]。ITB 近端起源于髂嵴的前外侧髂骨结节，包裹阔筋膜张肌（tensor fasciae latae, TFL），并从臀大肌接收肌腱附着，然后向远端延伸以附着于外侧髌骨、外侧髌骨支持带和 Gerdy（胫骨外侧）结节[2, 5]（图 19–1）。

Whiteside 等[5]已确定 ITB 的 3 个远端带：1 条宽带、1 条宽而致密的中央带和 1 条薄带（表 19–1）。ITB 的远端解剖结构可能有助于增加膝关节外侧的稳定性[5]。

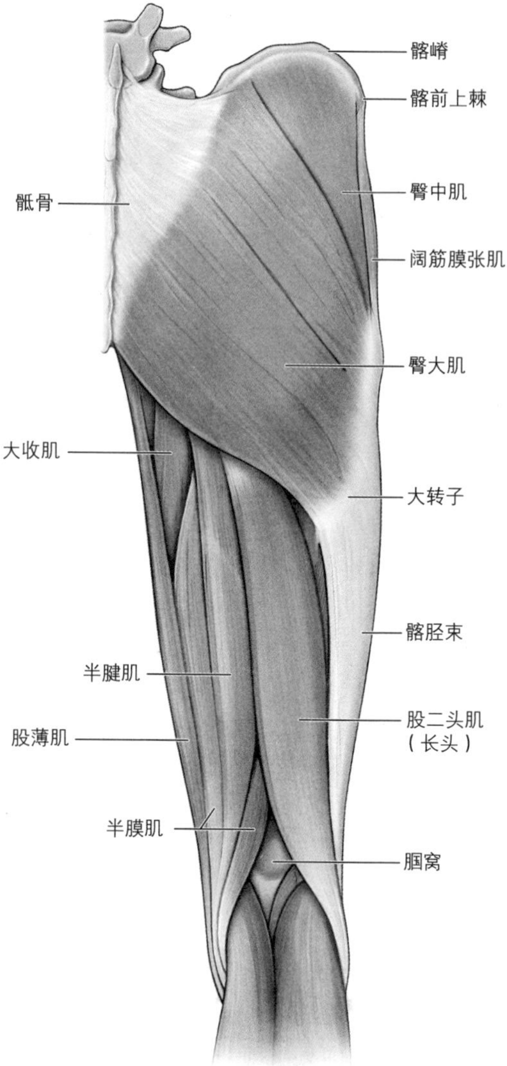

图 19-1 髋部和腿部的后视图，显示 TFL 及其下方增厚的延伸部分，即髂胫束（带）（经允许引自 Foreman KB, Albertine KH, eds. The Big Picture: Gross Anatomy. 2nd ed; New York: McGraw-Hill; 2011）

表 19-1　ITB 的远端带和骨附着物

宽带	髌骨 髌腱 股四头肌腱
宽而致密的中央带	深筋膜 Gerdy 结节
薄带	腓骨小头 深筋膜 股二头肌肌肉和肌腱

ITBS 是一种主要由长跑运动员经历的过度使用损伤[6]。ITBS 也在其他运动员（如自行车运动员）和运动参与者（如徒步旅行者）中有所报道[7]。与 ITBS 相关的主要症状是膝关节外侧疼痛[6-8]。初始症状可能很轻微，在跑步（或活动）的某个时候会出现疼痛。如果病情恶化，疼痛可能会妨碍个人进行训练，即使在休息时也可能存在疼痛。

ITBS 发病最初由反复的摩擦应力引起，尤其是 ITB 远端穿过股骨外上髁时对其后部的摩擦应力[4, 6-11]。假设 ITB 伸膝时会滑到股骨外上髁前方，在屈膝时会滑到股骨外上髁后方[6, 8]。ITB 在股骨外上髁上的反复运动会导致滑囊和（或）该组织本身发炎[4, 10]。ITB 在股骨外上髁上的这种"运动"发生在膝关节屈曲约 30° 时（称为撞击区）[6, 8]。ITB 和股骨外上髁之间实际撞击的确切结构一直存在争议[2, 8]。解剖学研究表明，受神经支配的脂肪和结缔组织在髂胫束和上髁之间受到压迫[2, 8]。Fairclough 等[2] 认为，ITB 并非真正地在股骨外上髁上滑动。根据他们对 15 具人类尸体（解剖和显微镜分析）和 6 名无症状受试者（MRI）的研究，ITB 的不同纤维在整个膝关节屈伸范围内都处于紧张状态。他们提出，疼痛发作是由 ITB 和股骨之间的脂肪受压引起的，而不是前后向松动产生的摩擦导致 ITBS[2]。

ITBS 可能是由外在和（或）内在风险因素造成的。**已提出的导致 ITBS 发生的外在因素**包括鞋子不合适、每周训练距离增加过快、跑步里程过多及下坡跑步[6, 9, 12]。**潜在的内在风险因素**包括跑步时髋关节内收和膝关节内旋、髋外展肌无力、髋关节周围肌肉失衡，以及下肢肌肉紧张[6, 9-15]。

物理治疗患者管理

根据患者的表现，可能会有一种或多种适当的干预措施。物理治疗干预措施包括物理因子治疗、软组织活动、治疗性训练、鞋类评估、跑步评估和

（或）矫形器[6, 9, 14]。一些患者可能受益于 NSAID 药物或结合糖皮质激素注射治疗[7, 9]。对于常规治疗无效的病例，患者可能需要与骨科医生手术咨询[9, 16, 17]。大多数受伤运动员 / 个人的主要目标是尽快安全地恢复无痛运动或活动，同时不给愈合组织带来负担。

检查、评估和诊断

长跑运动员往往表现出与 ITBS 一致的症状[6]。受伤的长跑运动员主诉跑步时膝关节外侧疼痛，在某些情况下，休息时也可能出现疼痛。物理治疗师在进行主观检查时，会询问患者有关其既往史的问题。此外，物理治疗师还会询问患者的具体训练习惯，包括个人训练的地面类型（如平坦的地形或山丘），以及在不跑步时哪些姿势或活动会重现症状（例如，ITBS 患者可能只在一个方向的跑道上跑步，或者在道路的顶部跑步；患者可能会在下坡、下楼梯、走路或坐在屈曲的患腿上时感到疼痛）[6]。

必须进行全面的肌肉骨骼检查，以排除膝关节外侧疼痛的其他潜在来源，包括外侧副韧带损伤、半月板损伤或髌股关节疼痛。与 ITBS 一致的肌肉骨骼表现包括触诊 ITB 远端靠近股骨外上髁处的疼痛，触诊 ITB、TFL、股二头肌和（或）股外侧肌触发点的疼痛，患侧下肢肌肉缺乏柔韧性，下肢力量不对称[6, 18, 19]。在患侧和健侧近端，髋关节和大腿肌肉可能出现不对称的紧绷感。Wang 等[20]发现，长跑运动员的腓肠肌、比目鱼肌和腘绳肌的柔韧性明显低于健康对照组。此外，与非优势腿相比，跑步者优势腿的腘绳肌柔韧性明显较差。ITBS 患者通常在 Noble 加压试验（图 19-2）或 Ober 试验（图

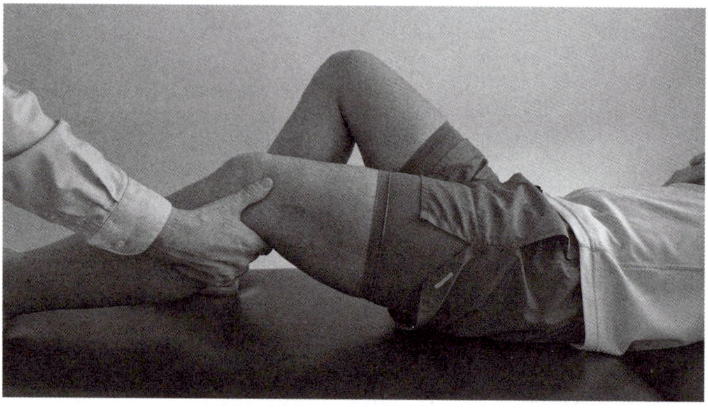

图 19-2 Noble 加压试验

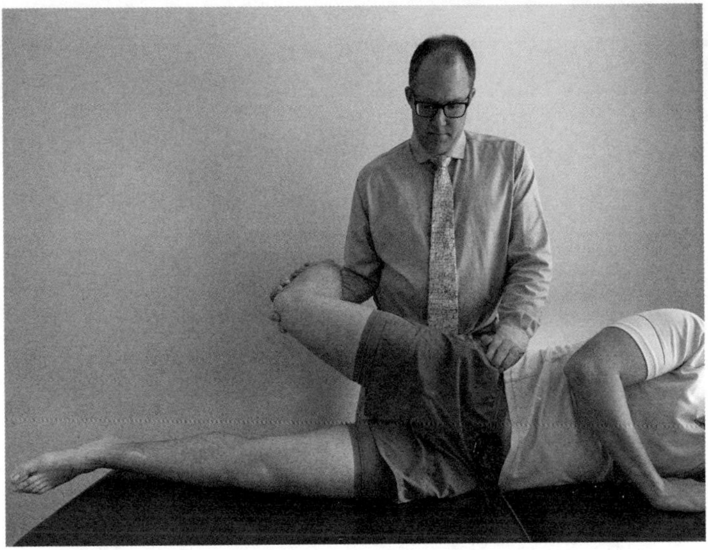

图 19-3　Ober 试验

19-3 和表 19-2）中表现出阳性结果[6, 9]。徒手肌力测试的表现对于评估臀部和大腿肌肉的力量至关重要[18, 21]。Fredericson 等[18]在 24 名长跑运动员 ITBS 患者（10 名女性，平均年龄 27 岁）的患侧发现髋关节外展肌无力。Niemuth 等[18]评估了 30 例单侧下肢过度使用损伤的业余跑步者的髋关节力量，与健侧相比，受伤的跑步者（其中 30% 表现为 ITBS）髋外展肌和屈肌力量明显减弱。

表 19-2　与 ITBS 相关的柔韧性和特殊测试

测　试	患者体位	结　果
Thomas 试验	患者坐在治疗床的边缘。治疗师协助患者仰卧位或患者独立仰卧位。患者将双膝抵胸。伸展待测腿，允许其超出治疗床	髋关节后伸不对称是髋屈肌（髂腰肌）紧张的阳性标志
被动 SLR 试验	患者仰卧在治疗床上。治疗师被动直腿抬高到肌肉张力增加或骨盆不再处于中立位的位置	腘绳肌紧张表明下肢不对称或缺乏柔韧性
Noble 加压试验（图 19-2）	患者取仰卧位。治疗师被动屈曲膝关节至约 90°。治疗师对股骨外上髁附近的远端 ITB 施加压力，被动伸直患者的膝关节	膝关节屈曲约 30° 时出现疼痛是阳性标志

续 表

测 试	患 者 体 位	结 果
Ober 试验 （图 19-3）	患者于健侧侧卧 治疗师被动屈曲膝关节至 90°。治疗师的近端手（最靠近髋关节的一只手）稳定骨盆，而远端手外展并伸展髋关节	髋关节无法向治疗床方向内收，表明 TFL/ITB 紧张

治疗计划与干预措施

物理治疗干预必须解决肌肉骨骼检查发现的问题。为了帮助减轻急性期的疼痛，物理因子治疗可能是有益的。为了解决肌肉紧张和无力，医生会开具治疗性训练的处方[4, 6, 8, 18, 19, 22, 23]。

一个标准化的 6 周（每周 1 次）治疗方案，包括休息、NSAID 药物和物理治疗干预，在统计上改善了髋外展肌的力量，并成功地使大多数（24 名中的 22 名）ITBS 受伤跑步者恢复跑步[18]。在这项研究中，Fredericson 等[18]进行了长达 2 个疗程的**超声透入疗法**（参数未给出），患者还被要求做两项拉伸训练和两项肌力训练。每天进行 3 次拉伸训练（使用绳索进行仰卧 ITB 拉伸和站立 ITB 拉伸），每次拉伸保持 15 秒。两项肌力训练（侧卧髋外展和站立骨盆下垂）最初的剂量为一组 15 次重复，患者每天增加 5 次重复，直到完成 3 组 30 次重复的目标。

Fredericson 等[6, 8, 18, 19, 22, 23]花了数年时间研究最有效的 ITBS 干预措施，得出了精确的治疗建议，反映了对组织愈合不同阶段的理解。在急性期，建议患者休息并避免引起疼痛的活动。还介绍了减少疼痛和炎症的方法。为了减轻炎症，建议口服 NSAID 药物，对于剧烈疼痛的患者，也建议注射糖皮质激素[8]。在亚急性愈合阶段，应开始**拉伸训练**以解决肌肉僵硬问题。Fredericson 等[23]报道称，最有效的拉伸方法是站立位并伸展手臂拉伸 ITB（图 19-4）。需要强调的是，针对 ITB 的拉伸训练可能只会提高 TFL 和邻近肌肉的柔韧性，而不会直接增加腱束的长度[24, 25]。除了经典的“ITB”拉伸训练，一些人报道说，在进行 ITB **泡沫轴**运动期间和之后，柔韧性得到改善，疼痛减轻[7]（图 19-5）。虽然这种泡沫轴运动在增加肌肉柔韧性方面的有效性未经测试，但一些患者报告的疼痛减轻可能是由于施加在 TFL 或 ITB 触发点上的压力[8]。

在亚急性期也应进行**肌力训练**[6, 8, 18, 19]。ITBS 患者的髋外展肌（尤其是臀中肌）被认为是功能障碍的[6, 8, 18]。臀中肌（以及臀小肌和 TFL）在步态中维持骨盆稳定，并离心收缩以抵抗髋关节的内收力矩。髋外展肌无力可增加髋关

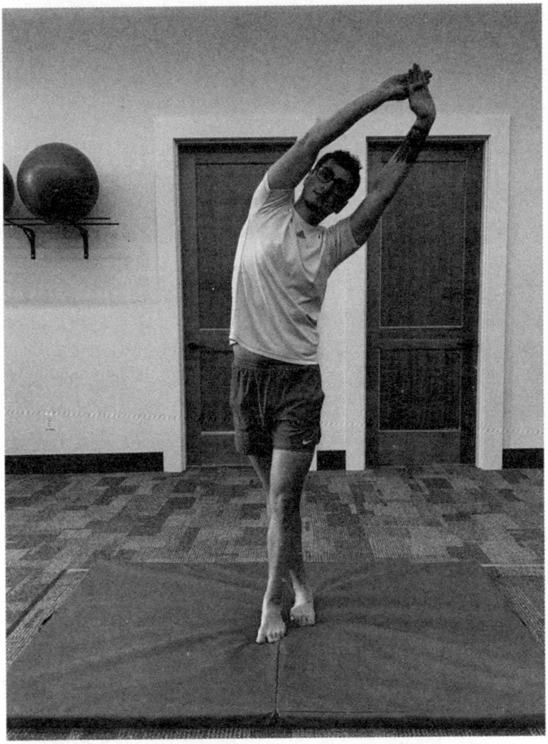

图 19-4 患者站立位进行右下肢 ITB 拉伸

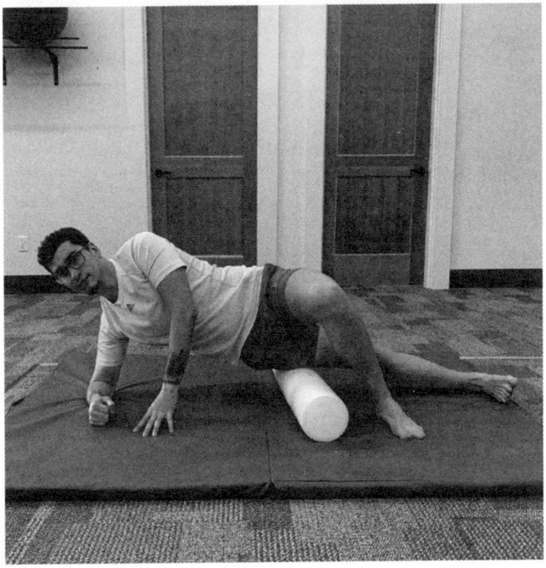

图 19-5 患者进行泡沫轴运动。患者将受累的右侧 ITB 放置在泡沫轴上，健侧下肢屈曲并向外旋转，使患者能够将脚置于患侧腿的前方。双上肢的位置以帮助维持平衡

节内收和膝关节内旋，这些因素可能导致ITBS的发生[15]。下肢肌力训练从强调向心肌肉收缩的开链运动（如侧躺髋外展、骨盆下垂运动）进阶到强调离心肌肉收缩的闭链运动[6, 8]（表19-3）。

表19-3 针对ITBS的离心训练

离心训练	起始位置	运动技术
改良矩阵训练	让患者站立，双下肢分开与肩同宽。患侧腿（右腿）外旋，脚朝向3点钟方向。健侧左脚指向12点钟方向（图19-6A）	在开始训练之前，指导患者收紧核心。该动作通过让患者的髋关节向健侧腿（左腿）旋转，将重心从患侧腿（右腿）转移到健侧腿来完成。当重心发生转移时，患侧髋关节会降低。同时，患者上肢从患侧髋关节前方穿过身体，朝向健侧大腿中部区域（图19-6B）。最后患者返回起始位置，重复上述动作
Wallbangers	患者站立，患侧下肢（右）离墙15～30 cm（图19-7A）	患者将肩关节屈曲至90°，并将骨盆旋转远离墙壁（图19-7A）。当患者将骨盆前部旋转远离墙壁时，应该屈曲膝关节，将患侧髋关节（右）朝墙壁降低（图19-7B）。当髋关节接触到墙壁时，患者返回起始位置（图19-7A）
冠状面弓步	让患者以站立姿势开始	第一个弓步姿势是患者将健侧下肢（左）置于一侧（图19-8A）。第二个弓步姿势是患者将上肢朝向健侧（图19-8B）。第三个弓步是患者将上肢伸向负重腿（图19-8C）

Fredericson等[6, 8]建议，每项离心运动双侧均进行2～3组，每组重复5～8次，最后再进行15次重复。

在急性和亚急性康复阶段，治疗干预旨在通过休息、抗炎药、物理因子治疗和治疗性运动来缓解疼痛和炎症，以增强薄弱的肌肉并拉伸紧张的肌肉。随着急性症状的缓解，许多患者的目标是恢复体育活动。有必要在运动过程中评估患者的训练习惯和下肢生物力学。如果这些技能超出了治疗师目前的技能范围，则应转诊给专业教练或专门纠正生物力学缺陷的物理治疗师。

循证医学建议

证据推荐强度分级（SORT）

A级：一致的、高质量的以患者为导向的证据。

B级：不一致或质量有限的以患者为导向的证据。

C级：共识、以疾病为导向的证据、惯例、专家意见或病例系列。

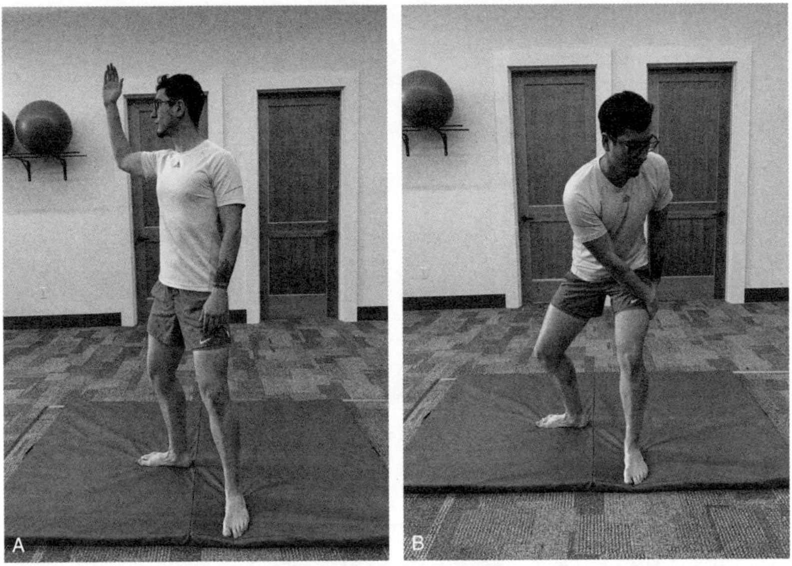

图 19-6　改良矩阵训练
A. 起始位置；B. 结束位置

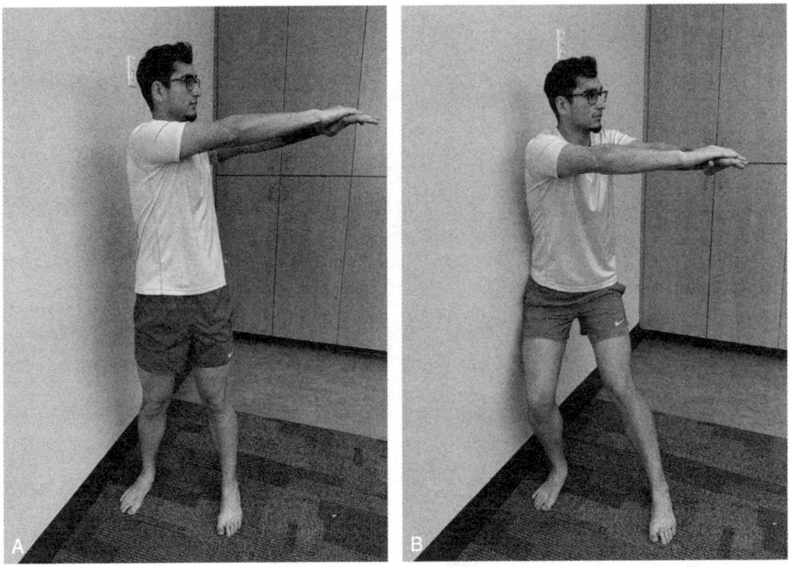

图 19-7　Wallbangers 训练
A. 起始位置；B. 结束位置

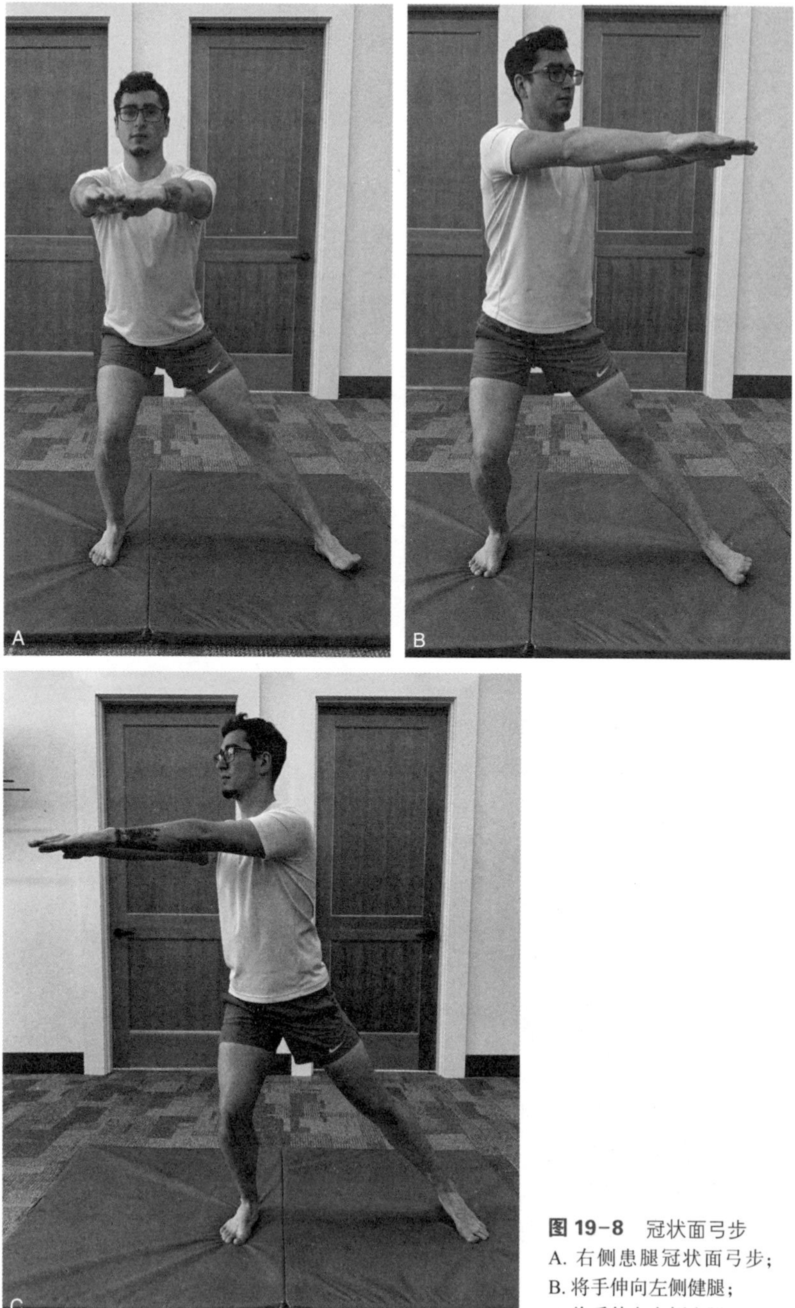

图 19-8 冠状面弓步
A. 右侧患腿冠状面弓步；
B. 将手伸向左侧健腿；
C. 将手伸向右侧患腿

1. 外在风险因素与 ITBS 的发病有关。(C 级)
2. 内在风险因素与 ITBS 的发病有关。(B 级)
3. 超声药物透入疗法可减轻 ITBS 相关的疼痛。(C 级)
4. 拉伸和加强治疗性训练可以减轻 ITBS 患者的疼痛和（或）恢复功能。(B 级)
5. 在泡沫轴上滚动髂胫束可以减轻 ITBS 患者的疼痛并增加其柔韧性。(C 级)

复习题

19.1　门诊物理治疗师检查一名右下肢患有 ITBS 的长跑运动员。患者表现为右髋外展肌无力。髋外展肌无力会导致以下哪种下肢生物力学功能障碍？

A. 髋关节外展、膝关节外旋

B. 髋关节外展、膝关节内旋

C. 髋关节内收、膝关节外旋

D. 髋关节内收、膝关节内旋

19.2　与 ITBS 相关的疼痛可能不是由于重复的摩擦，而是由于软组织的压迫。以下哪种软组织结构在远端 ITB 和股骨外上髁之间受压？

A. ITB 滑囊　　B. 髌外侧韧带

C. 脂肪　　D. 股外侧肌

参考答案

19.1　D。髋外展肌负责稳定骨盆并离心收缩以抵抗髋关节内收。髋外展肌（如臀中肌）的无力会增加髋关节内收和膝关节内旋。在一项关于 ITBS 潜在风险因素的前瞻性研究中，Noehren 等 [15] 发现，髋关节达到最大内收角度和膝关节内旋增加的业余跑步者患 ITBS 的风险增加。

19.2　C。最近 Fairclough 等 [2] 的一项解剖学研究发现，受神经支配的脂肪和结缔组织如果在 ITB 和股骨外上髁之间被压迫，可能会导致 ITBS 的发生。

髌股疼痛

Patellofemoral Pain

病例 20

Robert C. Manske

女性，16 岁，排球运动员，有 2 年间歇性右膝前侧疼痛及肿胀病史，被转诊至物理治疗门诊进行评估和治疗。6 周前，她接受了脂肪垫清创手术，并在另一家物理治疗诊所接受康复治疗。每次她恢复排球运动时，疼痛和肿胀都会复发，排球运动里的每项活动（跑步、急停转向、跳跃、旋转）都会加重她的疼痛。手术前两年，她的疼痛局限于膝关节的内侧。手术后，她的疼痛扩展至膝关节的两侧。在过去的 4 周里，她的疼痛和肿胀与手术前类似。随着训练或比赛频率的增加，膝前部的疼痛从开始的 1/10 增加到 8/10（视觉模拟量表法）。休息几天后，疼痛和肿胀会消失。她尝试了多种治疗方法（如冰敷、热敷、压迫、NSAID 药物），这些方法在短时间内缓解了症状，但只有在不打排球时才有效。在过去的 6 周里，她的物理治疗主要集中在膝关节力量训练，但疼痛和肿胀并未得到有效缓解。她的目标是在赛季开始后无痛地重返排球场，医生未对她的活动设置任何限制。

- ▶ 基于她的健康状况，您认为导致活动受限的因素是什么？
- ▶ 首选的检查是什么？
- ▶ 最合适的物理治疗干预措施是什么？
- ▶ 在物理治疗干预过程中应采取哪些预防措施？

关键术语

- **脂肪垫**：位于髌韧带下方的一种高度血管化的脂肪组织区域，可能成为膝前侧疼痛的来源；其作用是帮助润滑和缓冲髌韧带的应力。
- **外侧支撑效应**：指髌骨外侧滑车对远端股骨前表面的影响；较高的外侧滑车在膝关节屈伸过程中抵抗髌骨自然的外侧移动。
- **髌股疼痛（patellofemoral pain, PFP）**：也称为膝前侧疼痛；这是最常见的慢性疼痛形式之一，发生在膝前侧或其周围，通常起病隐匿。
- **区域相互依赖**：这一理论认为，膝关节近端、远端或两者的功能障碍可能导致膝前侧及周围疼痛。
- **旋锁机制**：指在膝关节伸直的最后过程中，胫骨沿着较长的股骨内侧髁滑动时发生的强制外旋。

学习目标

1. 描述 PFP。
2. 描述用于非创伤性膝关节损伤鉴别诊断的检查，包括影像学检查。
3. 确定评估区域相互依赖性的方法。
4. 描述常见的可能导致 PFP 的薄弱肌肉。
5. 为 PFP 患者选择合适的治疗干预措施。
6. 制订用于治疗 PFP 的锻炼处方，这些疼痛也有可能由膝关节以外的原因引起。

物理治疗考虑事项

在治疗诊断为 PFP 的患者时，物理治疗应考虑以下事项。

- **治疗计划与目标**：减轻疼痛；增加柔韧度；增强下肢力量；防止或减少有氧运动能力受限。
- **治疗措施**：对患者进行有关功能解剖学和损伤病理机制方面的宣教；物理因子及手法治疗以减轻疼痛；柔韧性训练；进行抗阻训练以增强核心肌群的耐力和髋关节周围肌肉的力量；有氧运动；家庭锻炼强调在避免代偿的姿势下，进行患肢肌力训练。
- **注意事项**：监测生命体征；根据患者的原有病症确定运动的注意事项或禁忌证。

疾病概要

PFP，也称为膝前侧疼痛，是活动水平较高的青少年和成人中常见的慢性膝关节肌肉骨骼疾病之一。在运动活跃的年轻人群中，PFP 的发病率为 9%～15% [1–5]，而在一般人群中的年发病率高达 22.7% [6]。近年来的证据与历史观点一致，即**女性好发 PFP** [7–9]。PFP 通常表现为弥散性的膝前侧疼痛，活动时加重，这些活动会增加膝关节的压力。这类活动包括上下楼梯、下蹲和久坐 [10–13]。

在临床实践指南中，物理治疗历来被推荐用于 PFP 患者 [14, 15]。正如在脊柱相关肌肉骨骼疾病中所证实，及时治疗可能减少不必要的影像学检查及药物使用，避免久治不愈 [16–18]。最近的研究表明，那些在确诊后 30 天内接受治疗的 PFP 患者接受其他医疗手段的概率更小，包括 X 线检查、影像学检查、药物和糖皮质激素注射 [19]。

为了更好地理解 PFP，有必要先回顾一下正常的髌股解剖学结构。髌骨是一块嵌入股四头肌肌腱内的大型籽骨。髌骨呈倒三角形，顶点朝下，底部朝上。髌骨的上部和下部粗糙，分别用于附着股四头肌和髌韧带。髌骨的前表面在各个方向上都是凸出的，而后表面则有两个轻微的凹陷区域，称为髌骨面。髌骨的后表面覆盖有关节软骨，中部区域厚度为 5～7 mm，软骨厚度在边缘处减少到不足 1 mm [20–23]。髌骨外侧面的骨矿物密度较高，这表明该区域提供了更多的骨性支撑，可能起到应力屏蔽的作用 [24]。在股骨的远端有股骨沟，也称为髌骨沟或滑车沟，该沟槽是一个嵴状结构，与髌骨后部相连。正常情况下，髌骨的外侧滑车面高于内侧滑车面。PFP 的一种常见形式是髌骨不稳。当髌骨无法在膝前保持稳定位置时，患者会出现膝关节“打软腿”的现象，这可能是因股骨滑车发育不良导致外侧滑车面高度不够所致。这种解剖变异导致外侧支撑效应减弱，意味着在股四头肌主动收缩时，髌骨会向外侧移动，而不是在滑车沟内滑动。

尽管髌骨在膝关节前部起到骨性保护的作用，但它更重要的功能是引导股四头肌肌腱，并增加股四头肌的力臂。由于股四头肌的肌腱附着在髌骨上，因此股四头肌的力臂距膝关节屈伸的运动轴较远，较长的力臂通过增加伸肌与膝关节中心的距离来促进膝关节的伸展。这个伸肌力臂在膝关节屈曲 20°～60° 范围内提供了最大的股四头肌扭矩 [25, 26]。在这个活动范围内，髌骨与股骨间的压力是最大的。在负重时，随着膝关节屈曲角度的增加，股骨和胫骨之间的角度变成锐角并继续减小，且力臂之间的距离增加，髌骨与股骨之间的压力也随之增加。在步行时，髌骨后侧的接触力为体重的0.5～1.5倍，爬楼梯时为体重的3倍，而下蹲时可达体重的8倍[25–28]。

物理治疗患者管理

对于大多数PFP患者，建议采用非手术方法，因为这种方法通常可以减轻疼痛并帮助患者恢复到以前的功能水平[4, 29–32]。最近的证据表明，PFP与由近端和（或）远端因素引起的下肢运动学改变有关[5, 13, 33–47]，这种近端或远端因素通常被称为区域相互依赖，这意味着PFP可能是由膝关节以外的病因引起的，例如，髌股轨迹异常可能是由近端髋部肌无力[44, 48]、膝关节周围肌无力[49, 50]、足踝结构异常引起的。此外，PFP患者肌肉的力量发展速率和爆发力都较低[51, 52]。

检查、评估和诊断

临床检查从评估患者当前的症状开始。对于PFP患者，首先观察膝关节和步态分析。患者报告说她的前膝疼痛的VAS评分为（2～3）/10（0分=无痛，10分=最严重的疼痛）。在打排球时和打排球后，她的疼痛会增加到8/10。她还报告说，在排球训练或比赛后，膝关节周围的皮肤会变蓝，尽管在检查过程中观察到皮肤的颜色和质地都正常。她之前脂肪垫清创术留下的几个切口部位愈合良好，没有发红或感染的迹象。虽然今天没有观察到步态异常，但从负重开始到支撑相中期，可见到足过度旋前。髋部近端肌无力的患者，在摆动相可以观察到对侧髋部下垂的臀中肌步态，在支撑相躯干则向无力一侧倾斜（外展肌倾斜）。

她的双侧膝关节ROM并不对称，左侧为7°–0°–155°，而右侧（患侧）为2°–0°–155°。这意味着她的健侧膝关节ROM为从过伸7°至屈曲155°，而在她右侧（患侧）膝关节的过伸少了5°。治疗师发现她的被动和主动胫骨外旋也丧失了大约50%（在膝关节屈曲90°时测量）。由于胫骨旋转不足，她可能丧失了一部分膝关节末端伸直能力，因为在胫股关节的旋锁机制中需要强制性的胫骨外旋。

她的左侧（健侧）下肢肌力接近正常，股四头肌和腘绳肌肌力5/5，髋外展肌、后伸肌和外旋肌肌力为4+/5；右侧（患侧）股四头肌和腘绳肌肌力为5/5，但髋外展肌、后伸肌和外旋肌肌力为4/5。虽然她的髋部肌肉整体肌力评估结果为正常或良好，但当她进行髋关节肌肉力量的功能性测试时，表现出了异常的运动控制模式。在下台阶试验[53, 54]和右侧单腿下蹲时，她表现出明显

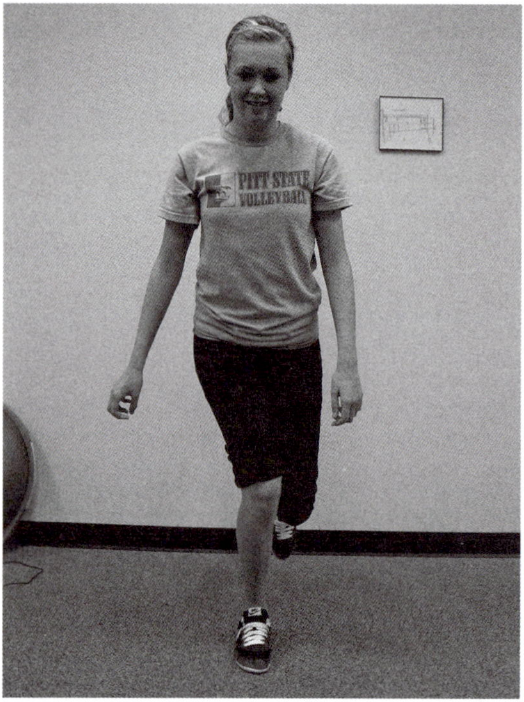

图 20-1 单腿下蹲时膝外翻

的膝外翻伴随髋内收和胫骨外展（图 20-1）。研究发现在成年人中，PFP 患者与正常人在下台阶试验中差异明显[55]。Crossley 等[56]认为在单腿下蹲的测试中表现不佳表明功能性髋外展肌无力，为了帮助临床工作者记录清晰客观的数据，他们列出了单腿下蹲表现异常的标准（表 20-1）。当该患者进行健侧单腿下蹲时，并未出现这些异常模式。患者在进行新的诱发试验时报告了疼痛，该测试通过在膝关节屈曲 60° 的情况下保持单腿下蹲姿势 45 秒来评估疼痛[57]。在青少年中，45 秒膝前疼痛诱发试验可以有效区分膝前疼痛，也可以用来验证患者自我报告中的膝关节疼痛改善情况[57]。

表 20-1 单腿下蹲过程中可能出现的代偿模式

躯干 / 姿势	骨 盆	髋关节	膝关节
向外偏移 / 移动 旋转 侧屈 前屈	移位 / 向两侧偏移 旋转 倾斜	内收 股骨内旋	外翻 膝关节没有过脚尖

为了完成全面的神经系统筛查，应测试患者的感觉和反射。患者双侧下肢轻触和深触觉正常。髌反射和跟腱反射正常且对称（双侧 2/3）。腱反射分级为：0 级 = 无反射或缺失；1 级 = 腱反射减退；2 级 = 正常；3 级 = 腱反射亢进[58]。

物理治疗师必须了解膝关节肌肉骨骼成像的基础知识。在评估大多数膝关节损伤时，最常进行正位和侧位 X 线检查[58]。在较年轻且会参与运动的人群中，X 线检查通常用于排除肿瘤或副骨化中心等的严重病变。在评估正位片时，临床医生应注意以下几点：是否存在骨折、关节间隙变窄、骨骺损伤、骨赘形成、游离体、骨质纹理改变、异常钙化、骨化、肿瘤、副骨化中心、内翻或外翻畸形、髌骨位置、髌骨高位或低位，以及股骨髁不对称[59, 60]。膝关节侧位片通常是在患者侧卧且膝关节轻度屈曲（约 45°）的情况下拍摄的，通过该角度可判断髌骨的正常位置，以及髌骨长度与髌骨高度的比值（用以判断髌骨高位或低位）。如果怀疑髌骨问题如发育不良或半脱位，通常会要求拍摄轴位（或切线位）片，一种 30° 切线视图的 X 线片[61, 62]。

治疗计划与干预措施

对于 PFP 患者，有多种干预措施可供选择，其疗效得到不同等级的证据支持。PFP 的治疗取决于临床检查中发现的症状和体征。这位患者之前已经因为髌股疼痛进行了手术干预，并经过多名物理治疗师的治疗。然而，这些治疗都未能让她无痛地进行排球运动。

由于患者在单腿锻炼中无法避免右膝外翻，最初为她制订的训练计划是在仰卧和站立时进行的双腿负重训练，这些初始训练旨在加强髋部肌群，因为患者目前无法正确完成单腿练习。此外，越来越多的证据表明，**髋部和股四头肌的肌力训练比仅针对股四头肌的治疗性锻炼计划更为有效**[63–66]。为了加强臀大肌和臀中肌，首先进行了双腿臀桥练习，然后逐渐过渡到单腿臀桥练习（图 20−2）。侧卧蚌式开合腿练习则用于加强臀中肌和髋外旋肌群（图 20−3），为了增加难度，可以在膝关节周围加上阻力带。俯卧髋关节伸展和侧卧髋关节外展练习则用于加强臀部肌肉。

站立训练是下一个合适的进阶选择。让患者将患侧下肢靠墙进行等长髋外展练习，收紧核心肌群（如进行腹部收紧动作）以稳定身体，同时收缩臀中肌。在此练习过程中，不能有任何骨盆运动，因为其目的是增强髋部肌群的耐力。等张收缩训练可以促进更多的臀中肌活动，尤其是在单腿站立时进行。如果训练时在站立腿的对侧手中持重物，可以激发更强的臀中肌活动[67, 68]。这

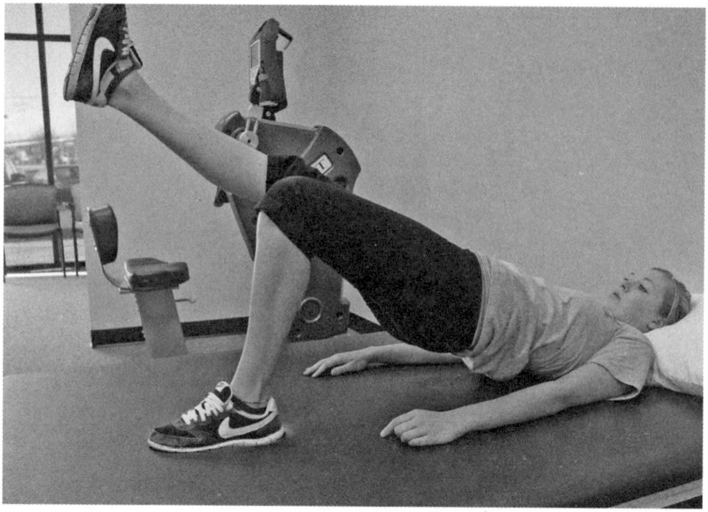

图 20-2 单腿臀桥练习

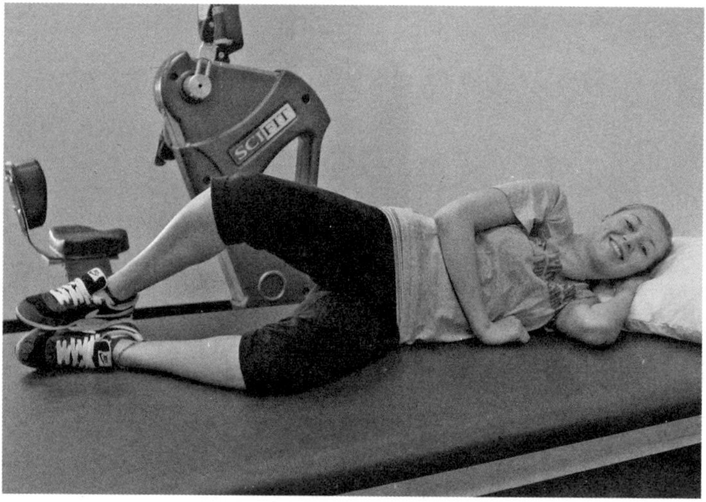

图 20-3 侧卧蚌式开合腿练习

可以通过让患者健侧腿站立，同时在对侧手中持重物或施加某种形式的阻力来完成。Distefano 等 [69] 的研究表明，在侧向步行、单腿下蹲和单腿硬拉时，臀中肌的肌电活动非常活跃。当患者能够耐受较高水平的训练而不出现症状加重或代偿模式时，这些训练则可以被纳入康复计划。

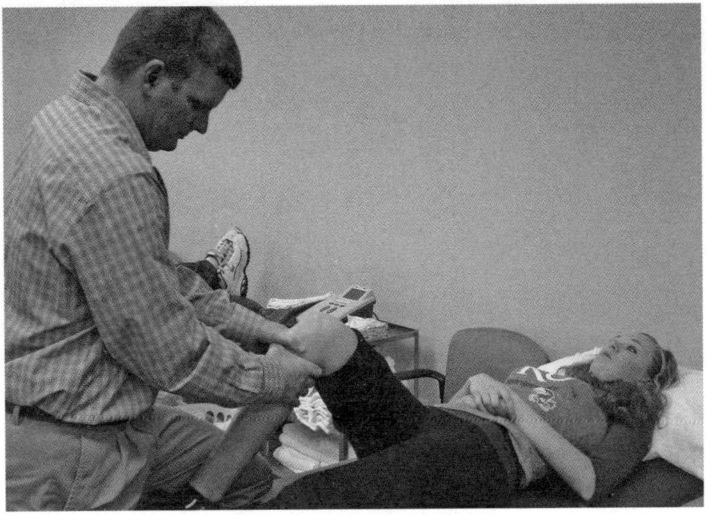

图 20-4　胫骨外旋关节松动术

一旦臀部肌群和髋外旋肌的力量在徒手肌力测试中达到 5/5，患者可以进阶到跳跃和单脚跳等与运动相关的活动。跳跃和单脚跳训练几周后，患者可以结束物理治疗，开始居家训练计划，该计划通过髋部和躯干的肌力训练来维持康复期间获得的肌力和肌耐力。

此外，也可以采用手法治疗恢复在初步检查中发现的胫骨外旋受限。对于该患者，经过三次施加额外的被动压力帮助胫骨外旋滑动的治疗，患者恢复了原来的活动范围（图 20-4）。此外，治疗师还进行了胫股关节前向滑动治疗，以恢复膝关节 7° 的过伸。

循证医学建议

证据推荐强度分级（SORT）

A 级：一致的、高质量的以患者为导向的证据。

B 级：不一致或质量有限的以患者为导向的证据。

C 级：共识、以疾病为导向的证据、惯例、专家意见或病例系列。

1. PFP 常累及年轻的、活动水平较高的、髋部力量减弱的女性。（**B 级**）
2. 物理治疗可缓解大多数 PFP 患者的疼痛和功能障碍。（**B 级**）
3. 臀大肌和臀中肌的强化训练，结合膝关节周围肌肉的训练，可以减少 PFP。（**A 级**）

复习题

20.1　一患者因 PFP 6 个月而至物理治疗诊所就诊，安排该患者转诊的主治医生已经排除了髌骨肌腱病。她报告在下蹲和下楼梯时感到疼痛。尽管感到疼痛，她仍在继续打排球和慢跑以维持心血管健康。对于这位患者，最适当的首要物理治疗干预是什么?

A. 增加股四头肌力量

B. 增加股四头肌柔韧性

C. 适当休息

D. 增强式跳跃训练

20.2　在对单腿下蹲和下台阶测试的动态运动进行评估时，物理治疗师发现患者的患侧下肢出现膝外翻。以下哪组肌肉不太可能存在功能性无力?

A. 髋屈肌　　B. 髋伸肌

C. 髋外旋肌　　D. 髋外展肌

参考答案

20.1　C。患者目前正面临慢性疼痛的问题，且未给予足够的时间康复。首要目标是鼓励患者适当休息，以减少膝关节的过度使用。此阶段的康复过程中，跳跃训练（选项 D）显得过于激进。没有进一步的检查，物理治疗师无法确定是否需要进行肌力训练或柔韧性训练（选项 A 和 B）。

20.2　A。尽管 Tyler [47] 等发现髋屈肌在 PFP 患者中明显较弱，但这似乎是一个相对少见的发现。在大多数情况下，髋外展肌、外旋肌和伸展肌较弱。

髌股疼痛：血流限制训练

Patellofemoral Pain: Blood Flow Restriction Training

Johnny Owens Jason Brumitt

病例 21

女性，24 岁，因膝前疼痛持续 4 个月被转诊至物理治疗诊所。她主诉自己第一次膝痛出现在工作中爬楼梯的时候，随着时间推移，她目前在下蹲和久坐后都能感受到膝痛。她根据 NPRS 评估工作结束后的膝痛程度为 7 分（满分 10 分）。她也不清楚是什么原因导致膝痛。冰敷和使用 NSAID 药物可在短时间内缓解其膝痛。

目前，患者未参与任何锻炼计划。大学期间，她曾为美国大学体育协会二级分部的垒球队效力。然而，自毕业并全职工作以来，她表示没有时间进行锻炼。她的目标是无症状并开始定期的身体活动计划。

- ▶ 与此诊断相关的临床症状有哪些？
- ▶ 适用于其病情状况的物理治疗方法有哪些？
- ▶ 进行物理治疗干预时应采取哪些预防措施？

关键术语

- **血流限制（blood flow restriction, BFR）训练：**也称为阻断训练；BFR 训练是指在运动过程中使用止血带系统来阻断一个或多个肢体的血液流动。
- **缺氧：**指的是组织无法获得足够氧气以满足需求的生理状态。
- **肢体阻断压力（limb occulsion pressure, LOP）：**阻断肢体动脉血流量所需的压力（mmHg）；BFR 训练用于下肢损伤患者的康复时，目前建议用 60%～80% 的 LOP。
- **运动单位：**单个 α 运动神经元和其支配的所有骨骼肌纤维。
- **一次重复最大重量（one repetition max, 1RM）测试：**指通过一定的测试程序来确定一个人一次重复可以举起的最大重量。
- **髌股疼痛（patellofemoral pain, PFP）：**以膝前疼痛为特征，常常出现在下蹲、爬楼梯和久坐后。
- **大小原则：**骨骼肌收缩强度反映了运动单位募集的情况。生理上，支配慢肌（Ⅰ型）纤维的低阈值运动单位首先被招募。这些运动单位产生的力较小，但抗疲劳。随着力量的不断增加，支配快肌（Ⅱ型）纤维的更高阈值的运动单位被招募。快肌单位产生的力较大，但易疲劳。

学习目标

1. 运用 1 次重复最大重量来评估下肢的力量。
2. 阐述与 BFR 训练相关的潜在优势。
3. 阐述与 BFR 训练相关的生理机制。
4. 制订一个对 PFP 患者运用 BFR 训练的治疗性锻炼计划。

物理治疗考虑事项

为 PFP 患者进行治疗时，物理治疗应考虑以下事项。

- **治疗计划与目标：**减少疼痛；增加肌肉柔韧性；增加核心肌群和下肢肌肉力量；增加有氧体适能。
- **治疗措施：**有氧运动计划；提高肌肉柔韧性的治疗性运动；增加核心和下肢肌肉力量的治疗性运动；运用 BFR 进行训练；对患者症状的自我管理教育。
- **影响因素：**对止血带产生的压力或 BFR 运动产生的肌肉代谢物不耐受；恐惧回避特征；由于迟发性肌肉酸痛（delayed-onset muscle soreness, DOMS）导致的依从性差。

疾病概要

髌股关节的解剖结构和与 PFP 相关的病理机制参见病例 20。

BFR 训练，也称 BFR 治疗，是一种利用止血带系统（图 21-1）通过压力血流限制带连接在肢体近端，在运动时阻断肢体血液流动[1, 2]。BFR 训练允许人在进行低负荷训练的同时体验到高负荷训练的益处（比如肌力增加和肌肉肥大）[1, 3]。对因受伤、症状复发或术后限制等原因导致无法进行高负荷训练的患者来说，BFR 训练具有潜在优势。

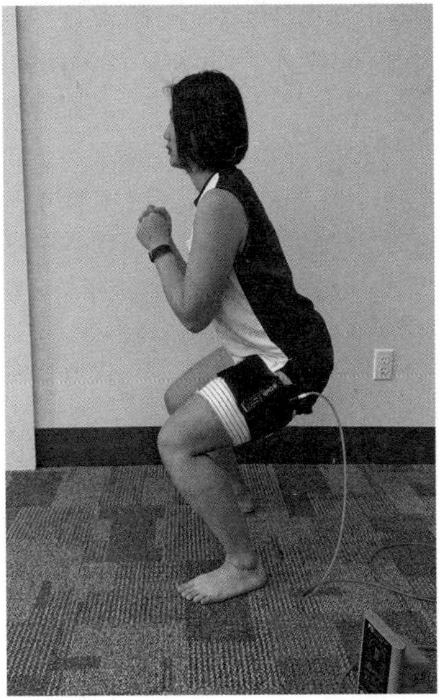

图 21-1　在单侧大腿近端应用 BFR 训练治疗

在美国，BFR 训练最初用于军事训练，以增加在战斗中遭受高能量损伤的军人的肌力和肌围度[4-6]。观察到该方法的良好效果后，军事医疗工作者便将该技术推广到其他患者群体中使用[7-9]。尽管在非军事人群中使用 BFR 是相对较新，但 BFR 训练的概念和技术已经公开报道了几十年[3, 10, 11]。事实上，最早关于使用止血带诱导肢体缺氧进行康复治疗的应用研究发表于 1937 年[12]。有研究者提出，与 BFR 相关的缺氧引发的肌力增加和肌适应性肥大的生理机制可能包括肌肉代谢物积累、高阈值运动单位募集、基因表达增强、合成代谢信号通路上调和肌细胞肿胀[13-23]。低负荷（如个人 20%～30% 的 1RM）运动通常优先募集低阈值的运动单位，除非该运动涉及大量重复直到力竭。当以较高百分比的 1RM 负荷进行重量训练时，更高阈值的运动单位会被募集。然而，许多患者在康复期间可能无法忍受或可能被限制进行较大负荷的训练。BFR 所创造的缺氧环境与低负荷运动结合会导致作为无氧代谢副产物的肌肉代谢物（如乳酸）的积累[21-23]。乳酸会限制附近的肌纤维，从而导致肌纤维募集增加并加速肌肉疲劳。当患者在低强度下持续应用 BFR 训练时，更多的运动单位会被募集，包括那些支配Ⅱ型肌纤维的运动单位[24-27]。这种缺氧诱导的代谢反应的下游效应包括合成代谢因子如生长激素（growth hormon, GH）和胰岛素样生长因子（insulin-like growth factor-1, IGF-1）的上调[19, 27-30]。虽然 GH 不直接调控肌肉生长和肥大，但它可能通过增强胶原蛋白合成起到辅助作用[31]。相比之下，IGF-1 将卫星细胞（骨骼肌纤维的前体细胞）运输和结合到已有的肌纤维上，可以直接上调肌肉数量[32]。

在制动或活动减少期，骨骼肌发生关键变化导致肌肉质量迅速下降、肌肉相关蛋白合成下调是导致失用性肌萎缩的部分原因[33]。在一项急性期试验中，Fujita 等[29]报道，与未进行 BFR 训练的男性相比，在 20% 1RM 负荷下进行 BFR 训练的健康男性（平均年龄 32 岁）的肌肉蛋白质合成增加。研究还发现，在接受 BFR 训练的老年受试者中也观察到肌肉蛋白质合成增加，而未使用 BFR 的对照组中的老年受试者中则未观察到显著变化[14, 34, 35]。肌生成抑制素（myostatin, MSTN）基因是一种肌肉质量的负调控因子。研究表明，活性减少和损伤也会上调 MSTN[33, 36]在健康受试者和患者中，低负荷运动结合 BFR 训练可下调 MSTN[18]。此外，BFR 的应用还会减少静脉回流，导致静脉充血，使血浆液从肌纤维外部向组织内部转移。这种肿胀效应可能通过合成代谢和分解代谢的机制，在活动减少期间保留肌肉质量[37]。虽然这些生理机制已经在进行 BFR 训练的个体中被观察到，但确切的机制或它们对肌肉数量和质量增加的疗效机制尚未完全阐明。

物理治疗患者管理

需对膝关节进行全面的肌肉骨骼检查，包括徒手肌力测试、髋关节和膝关节活动度测量、肌肉柔韧性测试、神经系统筛查（即皮节、肌节和反射测试）、特殊检查和触诊。许多 PFPS 患者无法耐受较重负荷的训练，特别是伸膝肌训练，但可以耐受并受益于 BFR 下的低负荷抗阻训练。

检查、评估和诊断

在病例 20 中，我们讨论了髌股关节疼痛患者的检查重点。PFP（以前称为髌股疼痛综合征）是指患者在功能性活动中髌骨后方（即髌后）或髌骨周围（即髌周）出现疼痛，如爬楼梯、下蹲或久坐时，且无法通过其他诊断来解释的这种疼痛[38]。当使用 BFR 时，训练负荷是基于个人 1RM 的百分比。虽然有些人可以耐受 1RM 测试，但大多数患者由于症状再现或术后限制而不能耐受。1RM 可以根据一个人在较轻的负荷下可以执行的重复次数来估算。美国力量与体能协会已经发布了 1RM 和训练负荷表[39]。也有多种估算 1RM 值的测算公式可供使用，但治疗师应该选择一个符合患者需求的公式。例如，如果患者的目标是确定下蹲的1RM，治疗师则不应该使用卧推的公式[40]。虽然BFR训练的不良事件很少见，而且血管阻塞的应用通常耐受性良好，但某些人群可能无法耐受止血带产生的压力。此外，BFR训练过程中所产生的肌肉代谢物可能会带来类似剧烈运动的不适感。对于不习惯运动或表现出对运动恐惧回避倾向的患者，BFR训练可能无法耐受。最后，尽管BFR训练是对肌肉损伤最小的方法，但大量重复后积累的代谢物可能导致DOMS，从而影响患者的依从性。在进行此干预之前，必须与患者充分讨论BFR的风险和获益。此外，在开始使用BFR进行康复训练之前，物理治疗师必须排除禁忌证（表21-1）。

表21-1 BFR训练的禁忌证[41, 42]

静脉血栓形成
血液循环受损或周围血管损伤
四肢血运重建术手术史
用于透析的肢体
酸中毒
镰状细胞病
肢体感染
肢体远端肿瘤
服用增加凝血风险的药物和膳食补充剂
开放性骨折
颅内压增高
开放性软组织损伤
创伤后手功能重建
严重挤压伤
高血压危象［收缩压＞180 mmHg和（或）舒张压＞120 mmHg］
肘部手术（同时伴有过度肿胀）
未完全愈合的皮肤移植
制动后继发或延迟手术
血管移植
淋巴结切除术
癌症

治疗计划与干预措施

病例 20 已经描述了 PFPS 的多种治疗方法。这些方法的有效性差异很大，包括治疗性运动、髌骨贴扎、支具、足部矫形器、物理因子治疗、干针疗法、生物反馈和手法治疗 [38, 43]。目前不推荐使用支具、物理因子治疗和生物反馈治疗 [38]。2019 年，AAOPT 发布了一份临床实践指南，建议物理治疗师开展治疗性运动（A 级），并为一些患者增加髌股贴扎技术、髌骨松动和足部矫形器 [38]。指南还指出，治疗师可以对那些由于疼痛无法进行高负荷训练的患者进行 BFR 训练 [38]。AAOPT 将 BFR 训练评级为 F 级（即专家意见），这反映的是当时可用的证据。

治疗性运动干预，无论是开链运动还是闭链运动（open or closed kinetic chain, OKC 或 CKC），都可减少疼痛并改善 PFP 患者的功能 [44–48]。对于无法耐受强化伸膝肌所需的高负荷训练的患者，可在较低负荷（如 20%～30% 1RM）下应用 BFR 进行治疗性运动。随着症状改善，物理治疗师可以过渡到较重负荷的运动。

一些研究表明，在增加大腿肌肉力量和横截面积（cross-sectional area, CSA）方面，运用 BFR 的低强度训练优于没有进行 BFR 的低强度训练（可能与高强度训练一样有效）。在患者、未经训练的个体和运动员中均观察到肌肉力量和 CSA 的改善 [49, 50]。**有三项研究值得关注，它们均提示血流限制带远端的股四头肌及腘绳肌力量和 CSA 增加有关。**Tennent 等 [51] 报道，在接受膝关节镜的患者中，与未进行 BFR 训练的患者相比，接受 BFR 训练患者的大腿围度、大腿力量（股四头肌和腘绳肌）和上楼梯时间均有显著改善。两组受试者均采用相同的术后康复方案；BFR 组在患侧肢体施加血流阻断的情况下还进行了三项额外的训练。Ferraz 等 [52] 将 48 名膝关节 OA 的女性随机分到 BFR 低强度训练组或不进行 BFR 的低强度训练组（训练强度为 30% 1RM）或高强度训练组（在 80% 1RM 下训练）。在为期 12 周的训练期间，负荷和训练量逐渐增加。低强度训练组最初在 20% 1RM 下进行 4 组，每组 15 次的重复训练，BFR 组的 LOP 设置为 70%。训练负荷在第 2 周增加到 30% 1RM，到第 5 周将每项训练增加到 5 组。高强度训练组的受试者在 50% 1RM 条件下进行每项 4 组，每组 10 次的重复训练。到第 2 周，训练强度设置为 80% 1RM，到第 5 周，他们每个训练调整为每项 5 组，每组 10 次的重复训练。每 4 周重新评估 1RM，并根据测试表现调整训练负荷。在 12 周的训练期间，所有受试者每周进行 2 次双侧蹬腿和伸膝运动。低强度 BFR 组和高强度组的蹬腿力量、伸膝力量和CSA均有显著增加[52]。最后，Takarada等[53]将18名年轻男性运动员随机分为3组：进行BFR的低强度运动组、不进行BFR的低强度运动组和无运动的BFR组。运动组每周进行2次坐姿双侧伸膝训练（90°～0°），持续8周，强度约为20% 1RM。训练5组以致力竭（每组平均重复次数16.8 ± 2.1次）。肢体阻断组双侧应用血流限制带，平均压力为218 ± 8.1 mmHg（与未进行运动的阻断组的压力相似）。BFR组的等长和等速肌力显著增加，而其他两组均无变化。在BFR训练组中，膝关节伸肌CSA也有显著增加。

近端血流限制带的应用可增加力量的疗效也被证明。Bowman等[54]将未经训练的个体随机分为BFR组或非BFR组。受试者进行了4项双侧运动：直腿抬高、侧卧位髋关节外展、股四头肌长弧伸直（图21–2）和站立位腘绳肌屈曲。受试者在训练负荷为30% 1RM下每周进行2次训练，持续8周。每项运动进行4组（重复次数为30/15/15/15），其中BFR组只在一条腿上施加血流限制（大腿近端）。研究发现，与非BRF训练组相比，BRF训练组的训练侧大腿和大腿围度、伸膝力矩和力量、髋关节外展和伸展力量、跖屈力量，以及水平地面上单侧提踵的次数都有显著增加。为了支持潜在的近端变化的研究，Abe等[13]证明，在施加BFR的情况下进行深蹲和腘绳肌屈曲时将血流限制带放置在大腿近端周围，可以使深蹲力量和臀大肌CSA得到改善。而对照组没

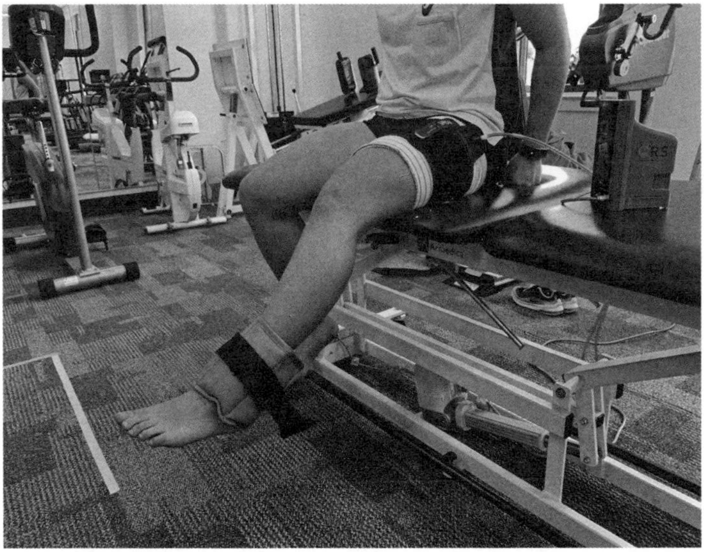

图21–2　应用BFR时的长弧形股四头肌伸展

有表现出改善。这种对近端力量的改善作用与此病例中高度相关，因为加强髋关节肌肉的训练被广泛认为是针对 PFP 患者的治疗性运动训练计划的一个重要组成部分[38, 43, 55–57]。

迄今为止，有 3 项研究调查了 BFR 训练对 PFP 患者的益处。Giles 等[58]将 79 名 PFPS 患者（男性和女性）随机分为 BFR 组（平均年龄 28.5 岁）和非 BFR 组（平均年龄 26.7 岁）。两组均进行了 5 分钟的自行车热身，然后进行屈膝 0°～60° 的蹬腿训练（图 21–3），并进行 90°～45° 的伸膝训练。BFR 组在 30% 1RM 条件下进行 4 组不同重复次数（30/15/15/15）的运动，LOP 设置为 60%。经过 8 周的训练计划后，两组患者的股四头肌力量、疼痛评分和 Kujala 膝前疼痛量表评分均得到改善。然而，**与非 BFR 组相比，BFR 组在 ADL 中的疼痛减轻幅度增加了 93%**。此外，一项对在抗阻伸膝试验中出现疼痛的受试者进行的亚组分析显示，只有 BFR 组显著增加了他们的基线股四头肌强度。由此可见，对于临床检查中出现伸膝疼痛、不能耐受标准的股四头肌强化训练的患者，BFR 可能更合适[58]。

Korakakis 等[59]将 40 名膝前疼痛（即 PFP）的成年男性随机分为 BFR 和非 BFR 训练组。研究目标是确定**运用 BFR 的训练（LOP 设置为 80%）是否比单独的训练会产生更大的痛觉减退反应**。训练计划包括一次进行 4 组不同重

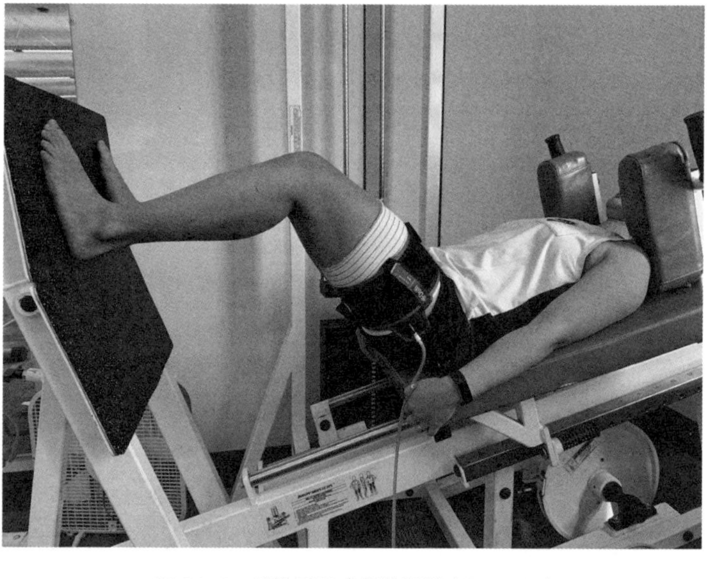

图 21–3 单腿 BFR 应用的蹬腿（0°～60°）

复次数的（30/15/15/15）90°～0° 伸膝训练。在训练结束即时和结束 45 分钟后，BFR 组在疼痛减轻方面有了更显著的改善。相比之下，非 BFR 组只在某一个测试体位时疼痛才明显减轻，而且只在训练后期间（即训练后 45 分钟）。运用 BFR 后的疼痛减轻反应可能是内源性阿片类药物表达上调的结果[60]。如果是这样，这可能是除增加肌肉力量和肥大之外的另一个好处。

Contantinou 等[61]将 PFP 患者（18～40 岁）随机分为试验组（BFR 和运动）和对照组（仅运动）。对照组进行开链和闭链运动，以增强股四头肌、腘绳肌、髋外展肌、髋伸展肌和髋外旋肌。每次训练在 70% 1RM 下进行 3 组 10 次[61]。这个锻炼计划每周进行 3 次，共 4 周，每次持续 45 分钟。试验组进行了相同治疗次数和频率的训练，但每次治疗持续 60 分钟。试验组进行了开链和闭链运动，以加强股四头肌、髋伸肌和髋外展肌。每个动作进行四组（第一组重复 30 次，然后剩余 3 组重复 15 次），每次运动强度为 30% 1RM，LOP 设为 70%。在运动期间和休息期间保持阻断压力；但在每次运动之间，血流限制带放气 2 分钟。两组患者均对股四头肌、腘绳肌、腓肠肌－比目鱼肌复合体和髂胫束进行拉伸练习（每次拉伸 3 次；每次保持 30 秒）[61]。在治疗结束时和 2 个月的随访中，两组患者在疼痛、运动恐惧症、灾难化思维和膝关节伸肌、髋外展肌和髋伸展肌的等长收缩肌力方面均有显著改善。然而，**在 4 周的研究之后，只有试验组的最大痛感显著减轻了**。在 2 个月的随访中，试验组伸肌等长肌力的增加明显高于对照组[61]。

对于 PFPS 患者，目前还没有理想的 BFR 运动方案。一个计划应该包括多种运动，可以是 OKC 或 CKC（取决于症状的激发），作用于血流限制带近端（即髋部）或远端（即大腿）的肌肉[43, 47, 48, 54–57]。推荐的强度和训练量应在 20%～30% 1RM 负荷下进行多组多次结合 BFR 的重复运动（4 组，30/15/15/15 次），LOP 设置为 60%～80%。

循证医学建议

证据推荐强度分级（SORT）

A 级：一致的、高质量的以患者为导向的证据。

B 级：不一致或质量有限的以患者为导向的证据。

C 级：共识、以疾病为导向的证据、惯例、专家意见或病例系列。

1. 在未接受训练的个体中，进行有 BFR 的下肢运动比没有 BFR 的训练更能增加大腿和臀部肌肉的力量。**（A 级）**
2. 对于有 PFP 的患者，与没有 BFR 的患者相比，使用 BFR 的运动计划显著减少

了运动后即刻疼痛、最大疼痛（4 周后）和 ADL 中的疼痛（8 周后）。（B 级）

复习题

21.1 当进行下肢 BFR 训练时，LOP 应设置为完全阻塞压的百分比为多少？

A. 30%　B. 50%　C. 60%～80%　D. 100%

21.2 以下哪一项不是 BFR 训练的禁忌证？

A. 高血压危象（如 180/130 mmHg）

B. 1 期高血压（如 135/89 mmHg）

C. 癌症

D. 开放性骨折

参考答案

21.1 C。在下肢应用 BFR 时，建议 LOP 为 60%～80%。这个范围与力量的增加和（或）肌肉横截面面积的增加有关[42, 54, 58, 59]。

21.2 B。

髌腱病

Patellar Tendinopathy

Luke T. O'Brien
Thomas J. Olson
Marcey Keefer Hutchison

病例 22

男性，17 岁，篮球运动员，因膝前疼痛被家庭医生转诊到物理治疗诊所。去年夏天，他的疼痛断断续续，然而，自秋季开始，疼痛的程度有所增加，并持续存在。现在疼痛已经严重影响到他的训练和比赛，以及久坐后上下楼梯和长时间站立的能力。他的教练认为，他有“跳跃者膝”，应该“戴上护膝，就会没事的”。平片检查未见骨骼异常，但发现胫骨和股骨骺板几乎完全骨化。患者的病史没有其他异常。该病例体征和症状符合髌腱病。患者希望能完成这个篮球赛季，并准备好参加春季的全明星赛。

- ▶ 根据患者的症状和病史，哪些检查测试最适合帮助确认髌骨肌腱病的诊断？
- ▶ 最合适的物理治疗干预措施是什么？
- ▶ 患者的康复预后效果如何？

关键术语

- **细胞凋亡：** 特定刺激诱发的程序性细胞死亡方式。
- **离心收缩：** 肌肉受到大于其收缩力的外力时，有控制地延长。
- **黏液样变性：** 胶原纤维变质成无功能的凝胶状或黏液状物质。
- **新生血管：** 在通常不含血管的组织内形成新的微血管网络，或组织内包含不同类型的血管。
- **蛋白聚糖：** 黏多糖在结缔组织的细胞外基质中与蛋白质链结合。
- **肌腱炎：** 肌腱急性炎症，通常影响其骨性肌腱附着部位[1]。
- **肌腱病：** 临床术语，包括存在或不存在炎症反应的情况下影响肌腱（近端、远端或中端）的所有过度使用情况，包括肌腱炎[2]。
- **肌腱变性：** 肌腱内慢性变性和愈合反应失败，但没有特征性炎症标志物的存在[3]。

学习目标

1. 解释肌腱炎、肌腱变性和肌腱病的区别。
2. 描述导致髌腱病发展的病理生理学。
3. 描述髌腱病的鉴别诊断。
4. 根据检查结果，制订对髌腱病最适当的训练干预方案。
5. 描述对保守治疗效果不佳的髌腱病患者的治疗方案。

物理治疗考虑事项

对诊断为髌腱病的患者进行治疗时，物理治疗应考虑以下事项。

- **治疗计划与目标：** 减轻疼痛，增强功能；增加下肢力量；防止或尽量减少有氧运动能力受限。
- **治疗措施：** 对患者进行相关功能解剖学和病理生理学方面的宣教；物理治疗和手法治疗减轻疼痛；训练容量管理；重负荷或离心集中抗阻训练结合，促进肌腱重塑；抗阻训练增强下肢稳定性和力量；有氧运动训练；髌腱带或解压贴扎带。
- **注意事项：** 监测生命体征；根据患者既往情况确定运动的注意事项或禁忌证。
- **影响因素：** 治疗师和患者都要理解在慢性髌腱病治疗性训练中，疼痛是可接受的。

疾病概要

跳跃者膝被错误地称为髌骨肌腱炎，在20世纪70年代早期首次被描述为膝关节过度使用综合征，其特征是髌骨下极和髌骨近端肌腱交界处疼痛[4]。虽然“跳跃者膝”似乎是这种情况的一个可接受的通用名称，但将其标记为“tendinitis”是误导，因为后缀“-itis”指的是炎症过程。然而，与持久的髌腱症状相关的病理生理学和病理解剖学表明，跳跃者膝几乎不存在炎症，因此，临床上应被称为肌腱病，退行性过程应被称为肌腱变性[3, 5, 6]。在本病例中，术语将以这种方式使用。髌腱病常见于参与需要剧烈的膝关节伸展和（或）重复离心膝关节屈曲的运动的运动员中[3, 4]。疼痛最常发生在髌骨下极[7]，约1/5的职业运动员会因此影响正常的训练和比赛。男性运动员比女性运动员更容易出现髌腱病症状，该特征可能有助于鉴别诊断，因为一般类型的前膝关节疼痛，如髌股疼痛，在女性运动员中更常见。据估计，跳跃者膝的发生率在经常需要跳跃的篮球和排球运动员中高达30%～50%，但在足球运动员和越野跑运动员中也很常见，这与他们转向、极快地加速/减速、股四头肌重复吸收冲击有关[7-10]。尽管髌腱病最常被描述为因过度使用导致的损伤，但一次直接的创伤也可能导致具有相同临床表现的肌腱病理变化[4, 11, 12]。髌骨肌腱是股四头肌肌腱的延续。它有助于力量从股四头肌传递到下肢骨骼，从而使髋关节和膝关节运动（图22-1）。由于其是骨与骨的连接，通常被称为髌韧带，但该结构的组织学外观和功能是腱状的，因此应称为髌

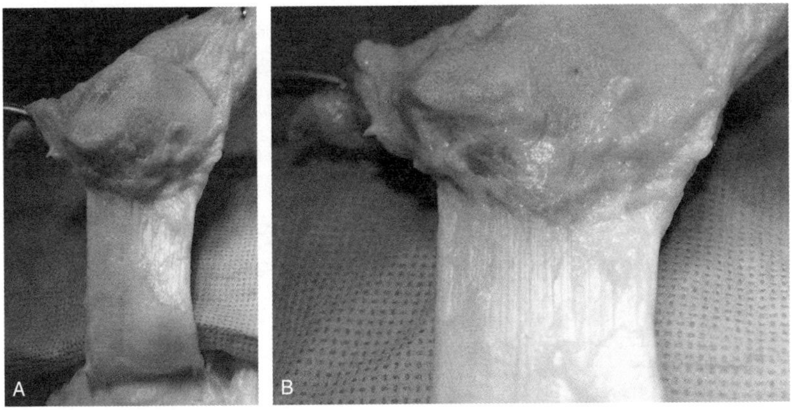

图22-1　A. 髌骨肌腱后侧视图，显示其起源于髌骨止于胫骨粗隆的平均长度；B. 正常髌骨肌腱的后侧面。注意后表面没有纤维，在髌下极顶端有短纤维呈新月形纤维排列

腱[2]。一般来说，肌腱主要由Ⅰ型胶原纤维组成，这些胶原纤维按层次排列成束，被结缔组织鞘包围。肌腱束表面被称为腱旁组织的两层膜包围并分组。除胶原蛋白外，肌腱还含有细胞外基质和肌腱细胞。细胞外基质或细胞间质是一种富含蛋白聚糖的黏性物质，它为胶原纤维提供支持并调节其成熟。肌腱细胞是扁平、细长的细胞，在肌腱中少量发现。肌腱细胞负责控制基质和胶原蛋白的合成[3, 13]。

Basso 等[6]研究了近 20 具人体尸体膝关节中的髌骨肌腱的正常细胞结构。他们证明了髌腱束以新月形的方式附着在髌骨远端 2/3 的地方，在前侧密度最集中。前束比后束长。髌腱的血液供应起源于膝动脉和胫前动脉，通常终止于从腱旁组织穿过更深结缔组织鞘的小动脉网络[2, 13]。感觉和交感神经纤维终止于腱旁组织[3]。在光学显微镜下，健康的髌骨肌腱呈白色，有光泽且可以反光。它由密集排列的平行胶原蛋白束、少量可见的细胞基质和稀疏分布的肌腱细胞组成[5]。相比之下，在髌骨肌腱病患者中，**肌腱的外观则大不相同**。手术切除后的病变组织在偏光显微镜下观察，会发现肌腱反光丧失，髌下极附近的后近端组织呈黄色且排列紊乱[2, 5, 12]。这种表现被称为“黏液样变性”[5, 12, 14]。胶原束因异常基质的浸润而出现分离，胶原纤维本身发生微撕裂和坏死[2, 5, 13, 15, 16]。肌腱细胞核变化及细胞凋亡明显，成纤维细胞浸润，新生血管形成[2, 5, 8, 13, 14, 16]。与炎症相关的白细胞（如中性粒细胞、巨噬细胞）明显缺失。虽然在肌腱过度使用损伤的早期阶段不能排除短暂的肌腱炎，但当患者出现症状并寻求治疗时，他们的状况可能已经是肌腱病的慢性状态[13]。通过了解肌腱炎和肌腱病之间的差异，物理治疗师可以认识到需要设计合适的干预措施来解决与肌腱病相关的退行性变化。髌腱病的确切发病机制尚不清楚，但可能是机械和生化因素共同导致的退行性变[6, 8, 14, 17]。退行性变似乎最常影响髌腱的后束，这可能与髌骨下极周围的肌腱束在冠状和纵向呈新月形排列有关。髌腱后束通常比前束短，当股四头肌收缩和膝关节屈曲时，髌腱拉长，使得较短的后腱束承受更大的拉力。过度或反复的负荷可能会超出肌腱的自我修复能力。Lian 等[8]证实，与没有髌骨肌腱病史的对照组相比，被诊断为跳跃者膝的运动员髌骨肌腱中的肌腱细胞凋亡增加。在动物模型中，Zhang 和 Wang[14]发现常见炎症介质前列腺素 E2（prostaglandin E2, PGE2）的浓度随着重复机械负荷刺激的增加而升高。当他们在体外将肌腱干细胞暴露于 PGE2 浓度增加的实验室环境中时，干细胞产量减少，细胞分化发生改变：与肌腱细胞相比，脂肪细胞和破骨细胞的产生增加。当过度使用伸肌时，肌腱修复需要细胞池，重复性机械应力诱导局部 PGE2 升高可能会减少肌腱修复所需的肌腱细胞池[14]。此外，与髌腱病相关的新血管形成伴随着p-感受性感觉神经纤维在肌腱本身和腱旁组织的增殖增加[16, 17]。肌腱中P物质浓度和伤害性活动的增加，加剧了对疼痛的感知，并可能抑制生长因子的合成，影响肌腱修复[16, 17]。这些过程共同导致髌腱的退化。

使运动员易患髌腱病的危险因素的具体组合尚不清楚。确定的内在因素包括男性、股四头肌无力、股四头肌和腘绳肌柔韧性下降[2, 3, 16, 18, 19]。外部风险因素包括训练量和（或）强度的增加，由于活动或训练表面而增加的地面反作用力，以及不良的着陆机制[2, 3, 16, 18]。在检查前膝关节疼痛的运动员时，必须考虑并调查这些因素，以协助诊断髌腱病。

物理治疗患者管理

传统的髌腱病治疗强调减少炎症，这基于前提是肌腱炎的错误假设。因此也不奇怪一些常见的干预措施，如超声、交叉摩擦按摩、冷疗、口服NSAID和甾体抗炎注射，都没有被证明是有效的[2, 4, 12, 13, 20–22]。有研究表明，使用NSAID和糖皮质激素注射是禁忌的，因为它们可能会掩盖症状，患者会继续活动，从而加剧髌腱病，导致额外的肌腱损伤或者增加细胞退变和削弱肌腱强度[2, 3, 13, 20, 22]。越来越多的证据表明，髌腱病是一种失败的愈合反应，初步治疗计划的基石应该是针对股四头肌和髌骨肌腱单位的干预措施，如活动调整和肌肉力量强化。

检查、评估和诊断

在急性和亚急性期，表现出髌腱病症状的患者通常主诉因运动而加重的膝关节前侧疼痛。随着病情的发展，疼痛可能在ADL中出现，如爬楼梯和下坡行走。由于许多病症可以导致膝关节前侧疼痛，因此一个完整的病史对鉴别诊断非常有价值。表22-1列出了在主观检查中应该阐明的患者病史的具体组成部分[23, 24]。

表22-1　主观检查中应包含的问题内容

问题内容	临床相关性
膝关节手术史	前间隙和脂肪垫的瘢痕可引起前膝关节疼痛[23]
髌骨不稳史	髌股内侧韧带断裂可能改变髌股生物力学
损伤机制	髌腱病通常是一种过度使用损伤；也可能是髌骨肌腱受到直接打击的结果[11]

续　表

问题内容	临床相关性
职业	有些职业可能使髌骨肌腱容易承受过大的负荷（如在滑雪场工作的专业人员）
既往伤病	膝关节、髋关节和踝关节的既往损伤（可能影响生物力学）
既往治疗	与使用非甾体抗炎药未能改善的运动员相比，使用离心负荷训练未能改善的运动员将有不同的治疗过程
刺激性的运动和活动	识别疼痛的运动模式有助于诊断和制定训练修改计划
负载、容量、强度和持续时间	训练变量控制不当会使肌腱超负荷，从而导致肌腱病进展[24]

全面的身体评估，包括对肌腱的诊断性超声检查对髌腱病的确诊非常必要。由于髌骨肌腱与其他潜在的膝关节前侧疼痛来源有密切的解剖关系，物理治疗师必须仔细检查周围骨骼和软组织来排除其他疾病。鉴别诊断包括髌股疼痛、髌骨不稳、撕脱性骨折、Sinding－Larsen－Johansson 综合征、Osgood－Schlatter 病、前间隔瘢痕、脂肪垫卡压、半月板撕裂、髌骨肌腱撕裂和髌下皱襞。

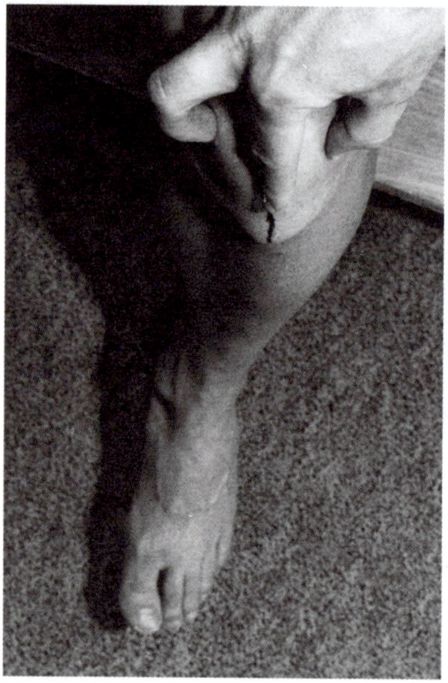

图 22－2　膝关节坐位检查观察髌骨肌腱对准和胫骨结节。注意继发于 Osgood－Schlatter 病的胫骨结节肥大

四种不同检查体位（仰卧位、坐位、坐式四和俯卧位）的客观结果有助于准确诊断髌腱病。仰卧时，观察股四头肌对称性的明显差异可能为病情的慢性和严重程度提供线索。在这个位置，也可以进行粗略的观察，如突出的胫骨结节，以确定是否存在其他促成疾病的条件。当患者处于坐位时，物理治疗师可以从正上方观察膝关节，以评估髌骨倾斜和髌骨肌腱对位。图 22－2 显示患者坐位，膝关节处于非负重位，悬垂于治疗床边缘。保持中立位，沿着髌腱中间画一条垂

直线，平分第 2 和第 3 个脚趾。由于肌腱处于张力状态，这是一个触诊与髌腱撕裂或断裂相关的肌腱缺损的好位置。胫骨结节压痛伴患者症状重现可能提示 Osgood-Schlatter 病。坐式四体位，患者将被检查肢体的踝关节置于对侧腿的大腿上方，使肢体进行最大的外旋（图 22-3）。在这个位置，内侧副韧带向后移动，暴露内侧半月板，使其成为触诊内侧半月板和支持韧带的绝佳位置。从膝关节内侧开始，由后向前移动，物理治疗师触诊内侧副韧带、内侧髌股韧带（图 22-3A）、内侧半月板前角（图 22-3B）和髌骨肌腱。然后可以按照类似的从后到前的顺序检查外侧膝关节。触诊到髌腱以外结构的压痛可以指导治疗师考虑其他鉴别诊断。最后，物理治疗师让患者俯卧，患侧膝关节悬挂在治疗床的边缘（图 22-4）。治疗床边缘施加的压迫限制了股四头肌，使治疗师能够在没有无意识保护的情况下评估前膝。在俯卧位时，治疗师首先评估髌骨移位和恐惧症。然后，通过将手指放在髌骨肌腱的内侧和外侧并向下移动，物理治疗师可以评估髌下脂肪垫的大小、压痛和矢状向活动度（图 22-5）。通过被动地将膝关节屈曲至 90°，可以进一步评估脂肪垫的运动。脂肪部分应该被“吸

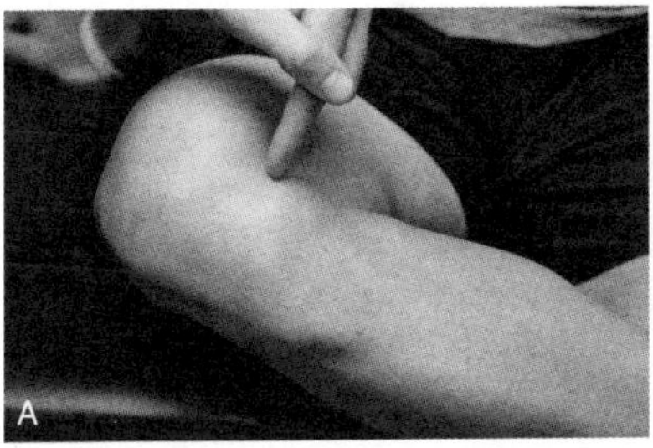

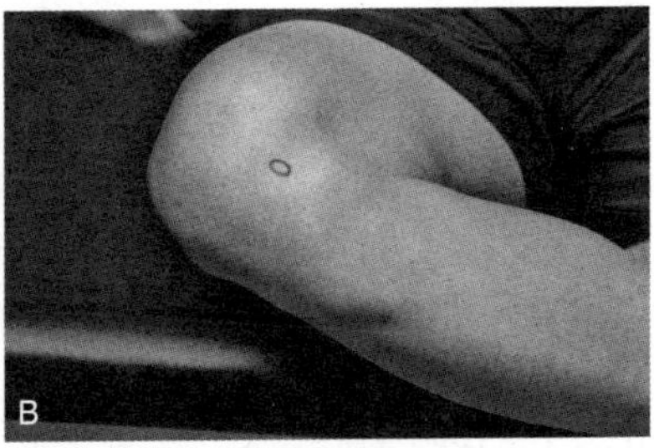

图 22-3　膝关节检查体位

A. 治疗师触诊髌股内侧韧带的起点；B. 在膝关节上画的圆圈表示内侧半月板的前角

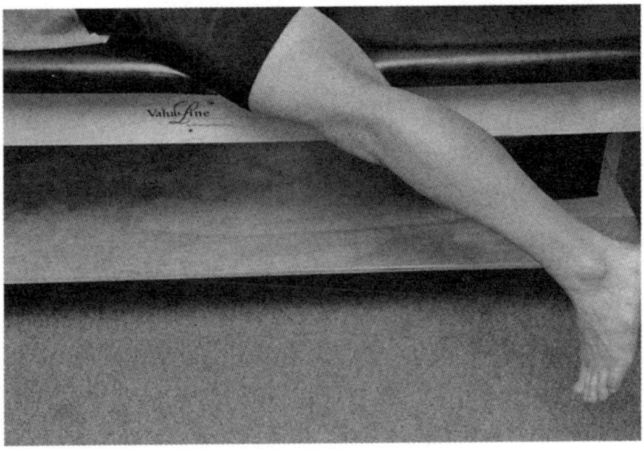

图 22-4　患者取俯卧检查位，肢体在治疗床边缘上方，以消除股四头肌的保护

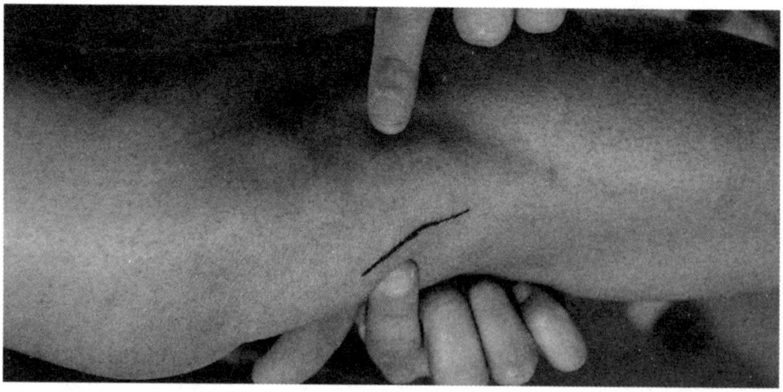

图 22-5 患者取俯卧位，治疗师触诊髌下脂肪垫的内侧和外侧边界

进去”或者从治疗师的手指下消失[23]。最后，治疗师触诊髌腱是否增厚和压痛，这些都是与髌腱病一致的体征。患者通常表示在髌骨下极肌腱止点处触诊出现最大限度的疼痛[25]。然而，在跳跃运动员（如排球运动员、篮球运动员、跳高运动员）中，触诊到轻微压痛是正常现象。因此，触诊髌腱时出现疼痛不应作为诊断髌腱病的唯一依据；其作为一项孤立的临床测试，触诊疼痛的敏感性（56%）和特异性（47%）较差[25]。

很少有针对髌腱病的特殊检查。一项测试是屈伸征，在患者仰卧位时进行。随着膝关节的伸展，治疗师触诊肌腱最大压痛点，然后被动地将膝关节屈曲至 90°。屈膝位置压痛明显减轻为测试阳性，提示髌骨肌腱病。虽然屈伸征缺乏已公布的诊断准确性，但尸体解剖表明，在膝关节屈曲 90° 处施加向前的压力不会使髌骨肌腱的深层纤维变形[26]。在屈膝时，被拉伸的前纤维会保护后纤维，这为屈膝位压痛减少提供了解剖学依据。髌骨肌腱病的明确诊断主要是基于体格检查。虽然 MRI 和超声检查可以证实髌骨肌腱病，但物理治疗师应牢记，影像学上出现异常解剖结构并不一定意味着肌腱是疼痛的来源[19, 27]。相反，如果物理治疗师有资质进行超声诊断，那有症状性的髌骨肌腱的超声成像可以确诊髌骨肌腱病[28-30]。为了评估髌骨肌腱，患者取仰卧位，膝关节屈曲至约 110°。影像应采集横向肌腱和从髌骨远端至胫骨结节的纵向肌腱的图像。横向图像应在三个点采集：近端（髌骨顶点附近）、肌腱中点和远端胫骨结节附近。图 22-6 显示异常肌腱的超声图像，明显表现为低回声区和（或）与健侧相比肌腱增厚[31-33]。为获得最佳的诊断准确性，阳性的临床检查与阳性的影像学结果应相一致[19, 27]。结果测量对于评估临床结果或治疗目标的进展是有用的。维多利亚运动评估研究所髌腱病评分（Victorian Institute of Sport

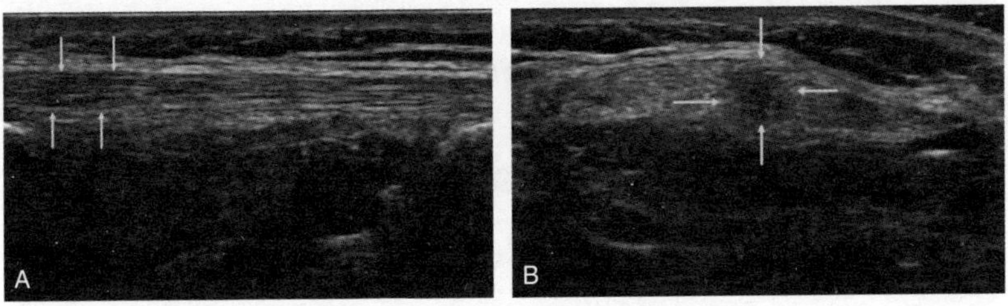

图 22-6 A. 髌腱低回声区（纵视图）；B. 髌腱低回声区（横切面），箭头表示低回声区

Assessment-Patellar Tendinopathy, VISA-P）是一种可靠的结果测量方法，旨在测量髌腱病患者的临床结果。该评分包含 8 个项目，评估症状、功能和运动能力。总分 100 分，100 分代表不受限制、无痛的表现。一般在初次评估建立基线时、每隔 6 周重新评估一次和疗程结束时使用。

治疗计划与干预措施

使用离心训练治疗髌腱病源于支持跟腱炎使用离心训练治疗的文献。虽然离心运动对肌腱的确切影响尚不清楚，但有观点认为离心负荷可以刺激胶原纤维交联形成，并帮助肌腱重塑，从而克服了肌腱病的标志——失败的愈合反应。**许多研究评估了离心运动治疗髌腱病的有效性。**Purdam 等[37]在 17 例疼痛性髌腱病患者中研究了两种不同离心训练计划的作用。第一组中的 9 名受试者以标准足平放位置进行单侧深蹲，第二组中的 8 名受试者在 25° 斜板上进行相同的练习。两组均做 3 组，每组 15 次重复，每天 2 次，连续 12 周。训练过程中的疼痛是可以预料和被允许的。当受试者能够在没有疼痛的情况下完成规定的重复次数时，就会通过加重背包的方式增加负荷，以达到疼痛训练的效果。与基线相比，斜板训练组在 12 周和 15 个月的随访中疼痛明显减轻。相比之下，标准足平放位置训练组在基线和 12 周随访期间没有明显的疼痛改善。

Jonsson 等[38]比较了离心训练计划和向心训练计划对 15 名疼痛性髌腱病运动员的有效性。离心和向心负荷采用 Purdam 等描述的训练参数[37]，并提示所有受试者在前 6 周停止体育活动。在 12 周时，与向心训练组相比，离心训练组报告疼痛评分显著降低，VISA-P 结果评分显著增加。Visnes 等[39]对 29 名 19～35 岁的职业男女排球运动员进行了离心运动的有效性评估，这些运动员在此过程中继续进行常规训练和比赛。运动组每天在 25° 斜板上进行离心单腿深蹲（3 组，每组重复 15 次，每日 2 次）。当单腿深蹲疼痛减轻时，增加负重。对照组继续他们的常规训练，但不进行离心训练项目。在 6 周或 6 个月的随访中，两组的 VISA-P 评分均无差异。在进行离心运动项目的运动员中，缺乏改善表明可能存在对肌腱负荷的剂量反应。传统的锻炼可能不会对肌腱施加足够的负荷来刺激重塑（如 Purdam 等[37]所做的向心深蹲或足平放位离心深蹲），但过大的负荷可能会导致肌腱疼痛增加（这可能在 Visnes 等[39]的研究中发生过）。

高强度和慢速抗阻训练在髌腱病的治疗中显示出良好前景。一项随机对照试验表明，高强度和慢速抗阻训练与离心训练一样有效，并且比糖皮质激素注射更有效[34]。虽然抗阻训练在中长期减轻髌骨肌腱症状方面是有效的，但这些训练也会带来疼痛，并且在运动员赛季期间可能难以进行[39]。然而，结合等长收缩训练可能有助于运动员在赛季中坚持执行疼痛性肌腱病的治疗。等长收缩训练已被证明能镇痛并提升最大自主等长收缩的历力量。Rio 等[41]对患有髌腱病的排球运动员进行了调查，结果表明，在膝关节屈曲 60° 时进行 5 次 45 秒等长收缩，可以减少至少 45 分钟的髌骨肌腱疼痛。运动员可以在比赛前立即使用等长收缩来减轻比赛中的疼痛。此外，临床医生可能会在患者进行以髌骨肌腱为目标的肌力训练之前，开具等长收缩的运动处方，以减轻训练过程中的疼痛和相关的肌肉抑制。

表 22-2 治疗髌腱病的两种不同的肌力训练方案

训练类型	训　练	频　率	负　荷	疼　痛
离心负荷训练[33]	25° 斜板单腿深蹲（图 23-7）	每天 2 次， 7 天 / 周 12 周	3 组，每组 15 次；负重增加，运动时总是不舒服	可预料
高强度和慢速抗阻训练[36]	1. 双侧腿按压 2. 蹲 3. 雪橇蹲	3 次 / 周 12 周 两组之间休息 2～3 分钟	第 1 周：4 组，每组 15 次，重复量逐渐增加（RM） 第 2～3 周：12 RM 第 4～5 周：10 RM 第 6～8 周：8 RM 第 9～12 周：6 RM	可以接受，在训练结束后 24 小时疼痛不能增加

表 22-2 显示了治疗髌腱病的肌力训练方案。图 22-7 为患侧膝关节单腿下降深蹲从起始位置（图 22-7A）到结束位置（图 22-7B）。

强化训练旨在积极影响肌腱重塑，以解决与肌腱病相关的退行性变化。过度的训练量是运动相关髌腱病发展的关键因素[26]。因此，物理治疗师应该调整和监测导致病情发展的训练量。建议在症状首次出现时确定训练阈值（时

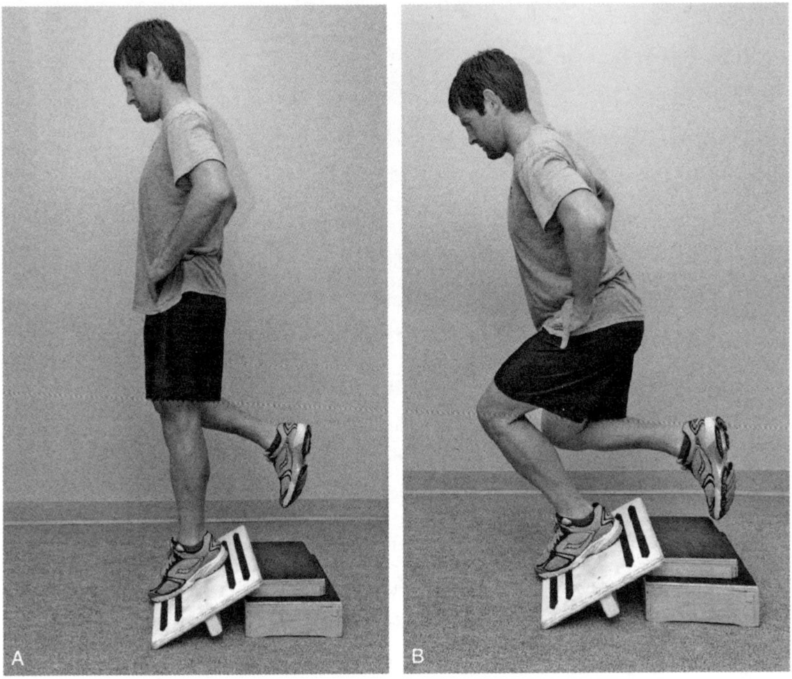

图 22-7　A. 在 25° 斜板上单腿深蹲的起始姿势；B. 在 25° 斜板上单腿深蹲的最终姿势

间、负荷等）。然后应将训练量设置在这个确定的症状阈值以下，并定期增加训练量。虽然在运动过程中疼痛是意料之中的，但在负荷活动后 24 小时基线肌腱疼痛的增加可能表明肌腱过载。在这种情况下，应将负载减少到先前可耐受的程度。许多非运动疗法已被用于治疗髌腱病。髌腱带或解压贴扎带被假设可以减少髌骨肌腱的拉力。虽然一些临床报告表明这些设备可能有助于减轻症状，但支持这种治疗的证据有限。**针刺疗法**被看作是肌腱病的辅助治疗，使用率越来越高。干针是一种针刺疗法，它包括反复将针（大小从 0.20 mm × 40 mm 到 0.30 mm × 60 mm）穿过异常肌腱，目的是刺激炎症反应，促进正常肌腱修复。由于该技术的侵入性，其作为物理治疗的组成部分因各州监管委员会的规定而有所不同。截至 2022 年，37 个州和哥伦比亚特区已经确认，干针疗法应该被纳入物理治疗师的执业范围。然而，美国物理治疗协会对干针的描述强调的是通过释放或钝化触痛点来治疗肌筋膜疼痛 [44]。干针单独使用或结合其他针刺疗法以促进肌腱愈合，应由有执业执照的医生核准和监督。James 等 [45] 报道，干针疗法联合在肌腱病部位注射自体血液的治疗，再结合离心训练和下肢拉伸运动的标准化方案（一些患者进行长达 6 个月）可使 VISA-P 评分提高 86%（平均随访 14.8 个月）。在随访中，对大约一半的患者进行了超声成像。大多数肌腱显示低回声区域和肌腱厚度减少，表明肌腱健康状况的改善。遗憾的是，在这项研究中使用的联合治疗使得无法确定是哪种技术或技术组合导致了报告中提到的改善效果。然而，另一项研究表明，在难治性肌腱病患者中，干针结合自体血液注射可以减轻疼痛，提高功能[46]。Connell 等[47]发现，超声引导下的单独使用干针治疗 35 例外上髁痛患者中，对 2/3 的患者产生了积极效果。未来需要进一步的研究来确定在肌腱炎中，肌腱部位干针和自体血液注射联合离心训练效果是否优于单独的离心训练。

其他需要转诊给医生的针刺疗法在治疗髌腱病方面展现出了潜力。这些方法包括超声引导下沿髌腱背侧向新生血管集中的区域注射聚多醇（一种硬化剂）[48]和富蛋白血浆，随后进行离心训练[20]。将惰性物质（如葡萄糖），注射到肌腱病部位的增生疗法也在研究中[49]。

体外冲击波治疗（extracorporeal shockwave therapy, ESWT）被发现可以作为退行性肌腱的辅助治疗。ESWT 是一种无创技术，广泛为欧洲和亚洲的物理治疗师和医生使用。ESWT 利用声波在目标组织中产生高应力。这些波由电液、电磁或压电产生，可能刺激组织自身的修复过程[51-53]。体外冲击波的特点是高压—比超声波产生的压力高出近 1 000 倍[51, 53]。因此，治疗过程可能会引起疼痛，必要时可通过局部麻醉减轻疼痛。ESWT 如何影响退变的肌腱尚不清楚，但已有假设包括使 P 物质阳性神经纤维浓度降低和血流量增加，以促进组织再生[42, 52, 53]。关于 ESWT 治疗髌腱病疗效的证据是矛盾的。在一篇系统综述中，van Leeuwen 等[4]得出结论，ESWT 对髌腱病有效，但警告说，现有研究的方法学质量多变，因大多数研究使用小样本人群和短期随访限制了结果的可信度。Zwerver 等[55]最近进行的一项盲法随机对照试验表明，在赛季对有症状的 18～35 岁的排球、篮球和手球运动员的髌骨肌腱应用 ESWT 治疗，没有获得比安慰剂更好的疗效[55]。人们普遍认为非手术治疗是髌腱病的首选治疗方法。然而，只有 50% 的重症患者在接受康复治疗后能够恢复无痛活动[20]。如果 6 个月的保守治疗（如离心运动）未能消除症状和恢复功能，则可能需要转诊手术干预。从开放或关节镜下的近端肌腱清创到髌骨下极的钻孔和切除术，几种不同的手术技术已被提出用于治疗难治性髌腱病。术后约 80% 能够在 4～6 个月内恢复到以前或更低的运动水平，且症状轻微甚至完全无症状[7, 56, 57]。Pascarella 等提倡在手术后的第 1 天就开始康复，并在前两周强调逐步增加活动范围。这包括在第 1 周每天使用连续被动运动机4小时。在术后建议进行股四头肌等长训练，同时从部分负重过渡到完全负重。术后第3周引入水疗和低阻力闭链运动训练，在无痛活动的基础上逐步增加负重。术后第6周开始允许进行跑步训练，预计在第12周恢复专项运动训练[57]。尽管关于术后康复更多细节的研究是有限的，但早期活动似乎可以改善临床结果[56]。

循证医学建议

证据推荐强度分级（SORT）

A级：一致的、高质量的以患者为导向的证据。

B级：不一致或质量有限的以患者为导向的证据。

C级：共识、以疾病为导向的证据、惯例、专家意见或病例系列。

1. 跳跃者膝是一种髌腱病，其特征是肌腱变性，而不是细胞炎症反应。（A级）
2. 离心力训练可减轻运动员髌腱病疼痛并恢复功能。（B级）
3. 针刺疗法可减少与髌腱病相关的症状。（B级）
4. 手术干预是运动员难治性髌腱病的有效治疗选择。（A级）

复习题

22.1　下列哪一种训练处方已被证明对治疗髌腱病有效？

A. 下蹲，3组×15次重复，每天1次，连续6周，无痛

B. 下蹲，3组×15次重复，每天1次，连续12周，无痛

C. 下蹲，3组×10次重复，每天2次，连续6周，允许疼痛

D. 下蹲，3组×15次重复，每天2次，连续12周，允许疼痛

22.2　下列哪项不能准确描述与髌腱病症状相关的肌腱病理表现？

A. 黏液样变性

B. 巨噬细胞浓度升高

C. 细胞增殖与凋亡

D. 胶原纤维方向紊乱

参考答案

22.1　D。Purdam等[37]比较了平放足姿势下使用斜板离心训练股四头肌的效果。他们的结果表明，连续12周，每天2次的下蹲（允许运动时疼痛）在减轻疼痛和提高功能水平方面优于其他测试条件。

22.2 B。与肌腱病相关的病理可以描述为黏液样变性（选项 A）[5, 12, 14]。大体外观特征为黄色和杂乱无章。显微镜下，异常基质浸润增加导致胶原束分离，胶原纤维微撕裂和坏死（选项 D）[2, 5, 13, 15, 16]。可观察到肌腱细胞细胞核的变化和凋亡，成纤维细胞浸润和新生血管形成（选项 C）。中性粒细胞和巨噬细胞等炎症细胞缺失。

前交叉韧带损伤：诊断

Anterior Cruciate Ligament (ACL) Sprain: Diagnosis

Mark V. Paterno

病例 23

女性，17 岁，竞技运动员，在一场足球比赛中膝关节受伤。在场上，当她打算转向时，与一名对手的躯干相撞，失去了平衡。她感觉到右膝发出声响，并立即感到膝关节“失稳”。她因无法继续比赛而离场。在场边，负责比赛的物理治疗师观察到髌骨上部有明显的积液。患者报告由于疼痛和对肌肉缺乏控制能力，右下肢难以负重。

- ▶ 根据对患者的疑似诊断，您认为导致其病情的因素可能是什么？
- ▶ 哪些检查体征可能与该诊断有关？

关键术语

- **功能性不稳**：由膝关节内过度运动和（或）位移或下肢神经肌肉稳定性不足导致的膝关节有“失稳”的感觉。
- **机械性不稳**：由韧带稳定性不足导致膝关节的位移增加。

学习目标

1. 描述前交叉韧带（anterior cruciate ligament, ACL）的解剖结构和功能。
2. 确定 ACL 损伤时可能发生的潜在继发性损伤，以及这些损伤如何影响康复预后。
3. 描述可识别 ACL 松弛的具有一定诊断准确性的临床测试。

物理治疗考虑事项

在检查疑似急性 ACL 损伤的个体时，物理治疗应考虑以下事项。

- **治疗计划与目标**：减轻疼痛和积液；增加肌肉力量；增加下肢力量；改善功能稳定性；预防或减少有氧运动能力的损失。
- **治疗措施**：Lachman 试验，轴移试验。
- **鉴别诊断**：髌骨脱位，骨软骨损伤。

疾病概要

ACL 的急性损伤常在旋转和转向动作中发生。在美国，每年有多达 20 万～30 万例 ACL 损伤发生[1, 2]。全面的临床评估和诊断对于早期治疗方案的制订至关重要。ACL 的主要作用是维持膝关节的稳定性。ACL 在膝关节的远端附着于胫骨平台上，位于内侧胫骨棘的前方[3, 4]。ACL 沿着后外侧方向上行，附着于股骨外侧髁后缘内内侧面（图 23-1）[3, 4]。功能上，ACL 由两个功能束组成，为完整的运动弧提供机械稳定性[1]。前内侧束（anterior medial bundle, AMB）在屈曲位置时拉紧，而后外侧束（posterior lateral bundle, PLB）在完全伸直时趋于拉紧[2]。一些作者提出了第三中间束的存在，但其功能贡献远小于 AMB 和 PLB[2]。这些功能束共同作用，为膝关节提供机械稳定性。ACL 最主要的作用是限制胫骨前移，并为膝关节的旋转提供稳定性[3]。ACL 损伤会导致胫骨相对股骨上的过度前移，通常被称为机械性不稳。由于多种并发因素，包括膝关节的过度位移、膝关节神经肌肉控制缺陷和本体感觉改变，患者可能会出现膝关节失稳的情况，这种情况通常被称为功能性不稳。

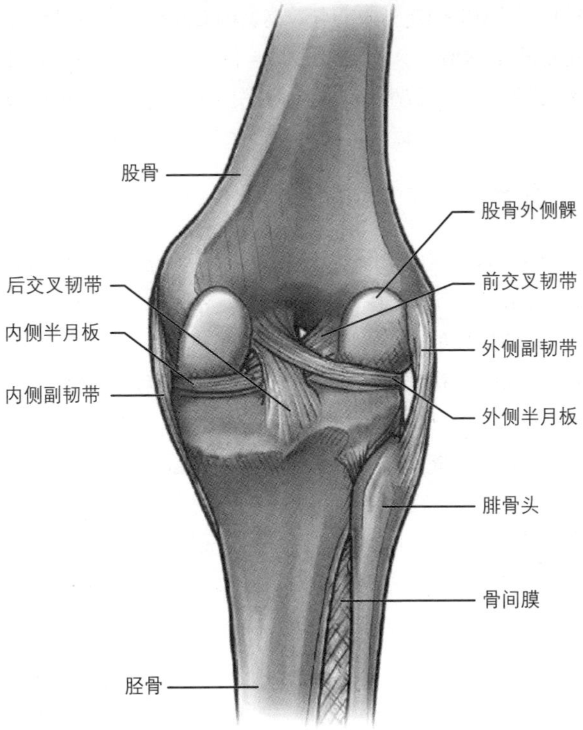

图 23-1　下肢的后视图，显示 ACL 沿股骨外侧髁后缘内侧面的附着点（经允许引自 Morton DA, Foreman KB, Albertine KH, eds. The Big Picture: Gross Anatomy. New York, NY: McGraw-Hill; 2011. Figure 36-5B）

ACL 损伤后的治疗方案通常分为手术和非手术两种途径。通常建议患者进行 ACL 重建手术，从而恢复正常的解剖结构，使患者能够恢复膝关节旋转和转向的活动能力[4]。非手术治疗将在病例 24 中讨论。选择手术或非手术的治疗方式可能取决于损伤时的继发病理情况。膝关节次级稳定结构（如侧副韧带和半月板）的损伤可能会更进一步导致膝关节不稳[5]。半月板或关节软骨的损伤可能会对关节表面造成一定破坏，尤其是在过度位移的关节中[6, 7]。这些附加的病理因素可能会增加手术治疗的可能。ACL 损伤后的短期和长期结果各有不同。尽管许多患者在 ACL 损伤后能够恢复到先前的功能水平，但也有报告指出 ACL 损伤后可能会遗留功能性不稳、疼痛及高复发率等问题[8, 9]。最近的证据表明，能恢复到损伤之前的运动水平的运动员比例可能低于最初的研究[10-12]。当前有关 ACL 损伤后的长期结果的证据表明，ACL 损伤后在短短 10 年内会导致高发的 OA[9, 13, 14]。这些报道指出，无论是手术还是非手术治疗 ACL 损伤，OA 的发病率都接近。ACL 损伤后的短期和长期结果进一步强调了实施和改进损伤预防计划及损伤后治疗的重要性。

检查、评估和诊断

对潜在 ACL 损伤的临床评估已经取得了一定进展。早期的膝关节临床评估主要集中在量化膝关节的前后向位移，以评估 ACL 的完整性。第一个量化这种前后向位移的检查是前抽屉试验（图 23-2）。这项试验需要治疗师在患者膝关节屈曲 90° 和髋关节屈曲 45° 的情况下将胫骨平台向前拉[15]。然而，前抽屉试验有两个主要的局限性。首先，在该试验时的位置摆放下，膝关节的次级稳定结构（如侧副韧带和半月板）能够提供一定的稳定性[3]。其次，在膝关节屈曲 90° 时，腘绳肌具有一定的机械优势能够抵抗前移，这可能会在测试过程中减少膝关节的前移。除此之外，Lachman 试验（图 23-3）也能够评估前移，但这种评估是在膝关节屈曲 20°～30° 时进行的。因为，此时膝关节的次级稳定结构处于松弛状态，ACL 作为限制前后向位移的主要因素，几乎没有辅助结构的参与[3]。

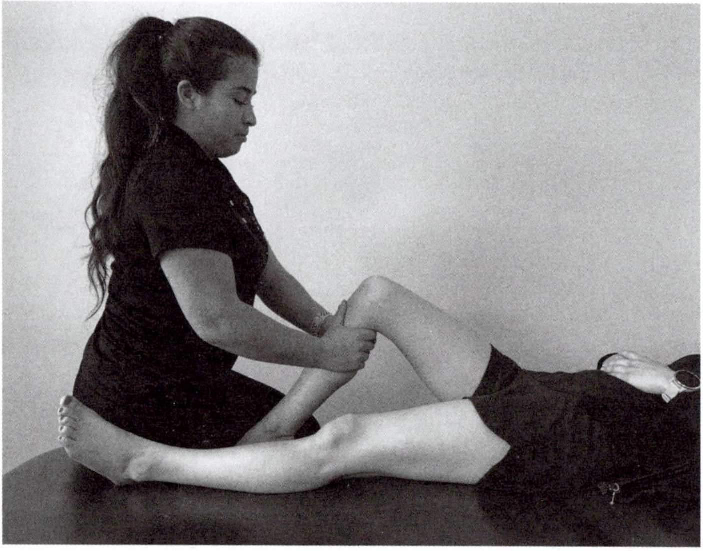

图 23-2 前抽屉试验

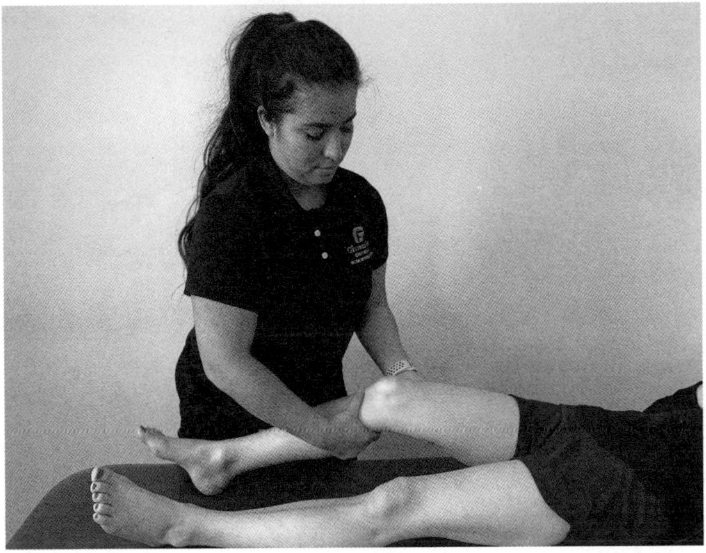

图 23-3　Lachman 试验

评估膝关节稳定性的第三种临床试验是**轴移试验**。轴移试验不仅评估膝关节前后向位移，还能够模拟膝关节“失稳”的机制。评估时，患者呈仰卧位，物理治疗师将受累的膝关节内旋，在施加外翻力的同时将膝关节从屈曲移动至完全伸直（图 23-4）。这一动作在前后向、内外侧和旋转平面上施加压力。在 ACL 受损的膝关节中，由于髂胫束变紧，这一动作会导致之前前向半脱位的膝关节外侧腔室突然复位，从而模拟“失稳”的机制[15, 16]。与前抽屉试验和 Lachman 试验不同，轴移试验与 ACL 重建后的功能结果（如“失稳”、活动限制、运动参与）有很强的相关性[17]。生物力学证据表明，轴移试验可能比单一的前后向位移评估更能检测 ACL 重建后正常膝关节运动学的恢复情况。然而，轴移试验的一个常见局限性是执行试验的技术难度较高，以及患者在检查过程中可能无法完全放松。如果患者担心在轴移试验中重现**失稳现象**，身体可能会募集神经肌肉稳定结构来防止这种感觉的发生，从而显著降低了检查的诊断准确性。

一项对 28 项研究的荟萃分析报道了临床试验在评估 ACL 损伤时相对于关节镜、关节切开术或 MRI 等金标准的诊断准确性[15]。Benjaminse 等[15]报道称，Lachman 试验是确定 ACL 功能不足最准确的试验，综合特异性为 94%，综合敏感性为 85%。轴移试验的特异性更高（98%），但敏感性较低（24%）。

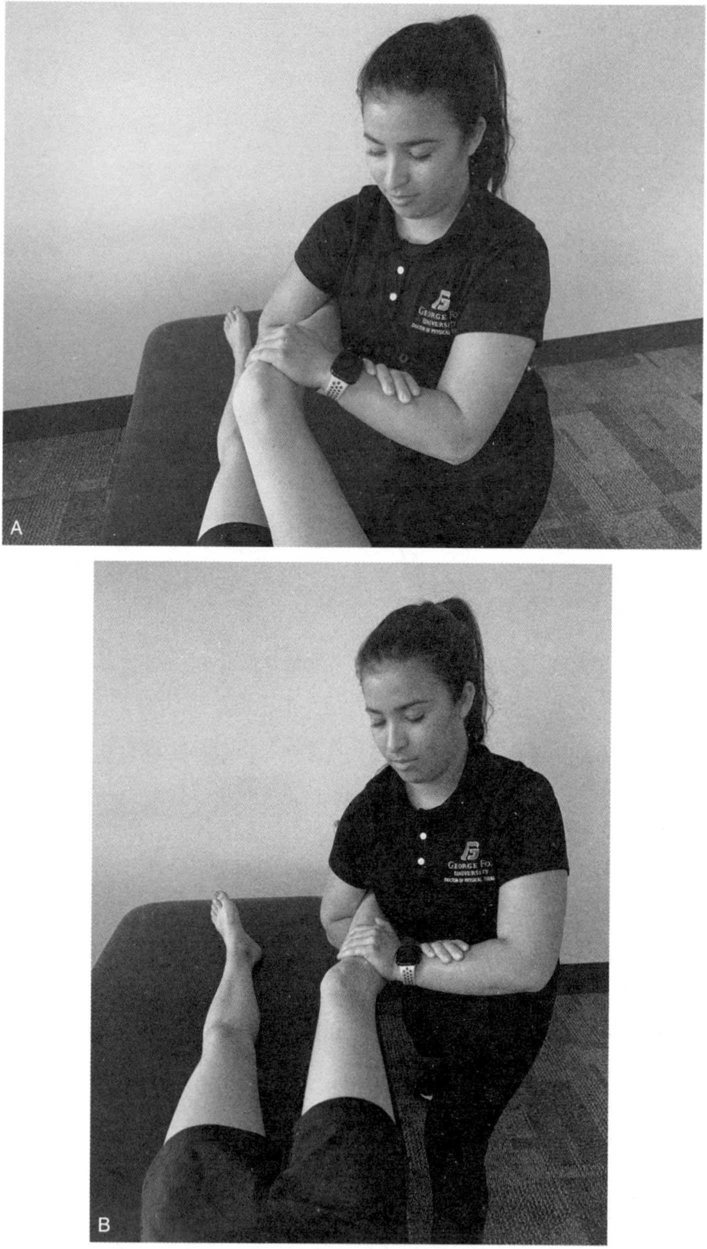

图 23-4　轴移试验
A. 起始位置；B. 终末位置

此外，前抽屉试验在慢性 ACL 功能不足的患者中具有良好的特异性（91%）和敏感性（92%），但在急性 ACL 损伤患者中则不然。轴移试验的低敏感性可能是因为检查的技术难度，以及患者在检查过程中难以放松导致的。急性 ACL 损伤后，前抽屉试验的诊断准确性低也可能归因于患者无法放松腘绳肌，从而影响治疗师对真实前后向位移的准确评估。

治疗计划与干预措施

如果患者疑似 ACL 损伤，应该在将患者转诊给骨科医生的同时继续开展物理治疗。针对 ACL 损伤的非手术治疗，物理治疗计划与干预措施将在病例 24 中讨论。

循证医学建议

证据推荐强度分级（SORT）

A 级：一致的、高质量的以患者为导向的证据。

B 级：不一致或质量有限的以患者为导向的证据。

C 级：共识、以疾病为导向的证据、惯例、专家意见或病例系列。

1. 从长期来看，ACL 损伤通常会导致 OA 的发生。（B 级）
2. Lachman 试验是识别急性和慢性 ACL 不稳患者最敏感和特异的临床评估方法。（A 级）
3. 轴移试验在诊断 ACL 断裂时具有高特异性，但敏感性较低。（A 级）
4. 非接触性膝关节旋转 / 扭转机制的病史，以及患者报告的膝关节弹响或“失稳”现象通常指向潜在的 ACL 损伤。（C 级）

复习题

23.1　以下哪项准确描述了 Lachman 试验诊断急性 ACL 断裂的敏感性和特异性？

A. 高敏感性和高特异性

B. 低敏感性和高特异性

C. 低敏感性和低特异性

D. 高敏感性和低特异性

23.2　哪项临床试验对慢性 ACL 损伤的诊断准确性最高，但对急性 ACL 损伤诊断准确性低？

A. Lachman 试验

B. 前抽屉试验

C. 轴移试验

D. 以上都不是

参考答案

23.1 A。Lachman 试验在评估急性 ACL 断裂时具有高敏感性（85%）和高特异性（94%）[15]。

23.2 B。前抽屉试验在诊断慢性 ACL 损伤患者的 ACL 不稳时，具有最高的敏感性（92%）和特异性（91%）[15]。

前交叉韧带损伤：非手术治疗

Anterior Cruciate Ligament Sprain: Nonoperative Management

Mark V. Paterno

病例 24

患者，17 岁，女足球运动员。因被诊断出右急性前交叉韧带（anterior cruciate ligament, ACL）撕裂而前来进行物理治疗。患者表示她在 1 周前参加一场足球比赛时膝关节受伤。当时，她正在球场上奔跑并试图完成一个转向动作，这时场上一名球员与她发生碰撞，使她失去了平衡。她感到膝关节内发出响声，立刻感到膝关节“失稳”。她无法继续比赛并立即寻求医疗救助。比赛结束后进行右膝关节 MRI 检查提示急性 ACL 完全撕裂，没有伴随半月板或关节软骨损伤。她是一名高三学生，这次受伤发生在她本赛季的第一场比赛。

- 根据该患者的诊断，您认为选择非手术治疗方案前应考虑哪些因素？
- 如果实施非手术治疗计划，最合适的物理治疗干预措施是什么？
- 哪些可能的并发症会影响物理治疗的效果？

关键术语

- **适应者：**前交叉韧带损伤患者，能够恢复损伤前的活动水平，且至少 1 年内没有任何膝关节失去稳定性的情况[1]。
- **非适应者（noncoper）：**前交叉韧带损伤患者，恢复活动后出现膝关节失去稳定性的现象[1]。
- **干扰训练（perturbation training）：**ACL 损伤患者的非手术治疗干预。训练包括在不稳定的平面上对个体的平衡进行渐进式干扰，试图在恢复活动之前增强受影响膝关节的动态神经肌肉稳定性并恢复运动[2]。

学习目标

1. 描述一种确定 ACL 损伤个体是否适合进行 ACL 损伤的非手术治疗的决策方法。
2. 确定非手术治疗对 ACL 损伤患者的适当的干预措施。
3. 确定适当的经过保守治疗的 ACL 损伤患者恢复运动的标准。

物理治疗考虑事项

对诊断为急性 ACL 撕裂的患者进行非手术治疗时，物理治疗应考虑以下事项。

- **治疗计划与目标：**减轻急性疼痛和关节内积液；增强肌肉力量；增强下半身的肌肉力量；提高功能稳定性，预防或减少有氧运动能力的降低。
- **治疗措施：**对患者进行功能解剖和损伤病理机制方面的宣教；使用物理因子治疗和手法治疗以减轻疼痛和关节内积液；进行柔韧性训练；抗阻训练以增加力量、激活和耐力，重点放在下肢和核心肌群；进行平衡和本体感觉训练；进行干扰训练。
- **注意事项：**监测所有训练；避免在运动过程中发生膝关节失稳的情况。根据患者的机械性不稳情况，提出运动时的注意事项或者禁忌证（例如，将膝关节的开链运动范围限制在 30° 到完全伸直的范围，以减少胫股关节受到的前向剪切力）。
- **影响因素：**ADL 或者运动时会出现膝关节不稳。

疾病概要

ACL 断裂是一种严重的损伤。ACL 的主要作用是使膝关节保持稳定。ACL 韧带斜向走行于膝关节内，连接胫骨平台前侧到股骨外侧髁内侧面的后

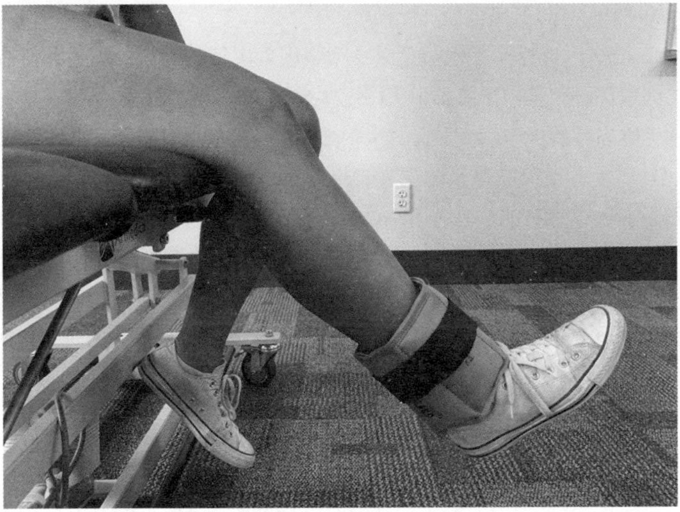

图 24-1　膝关节坐位状态下伸直角度范围从 90° 到 45°

部分（图 24-1）[3]。在这种体位下，ACL 的主要作用是限制胫骨前移，并协助膝关节的旋转稳定性 [4]。因此，ACL 损伤会导致胫骨相对于股骨过度前移，随之而来的是机械性不稳。膝关节“打软腿”的感觉通常是一系列损害的产物，包括机械性不稳、神经肌肉控制改变和本体感觉改变，被称为功能性不稳。在美国，ACL 损伤的典型治疗方法是手术重建，90% 的 ACL 撕裂患者遵循这一治疗过程 [5]。尽管多数患者选择手术治疗，但部分患者无须手术重建也能维持可接受的功能水平。

一旦没有完好的 ACL 为膝关节提供稳定，此时若运动员试图进行转身和变向动作的运动，对康复专业人员来说是一个临床挑战。20 世纪 80 年代初，Noyes 等 [6] 讨论了他们的“三分法”理论。作者假设，大约 1/3 ACL 损伤的患者可以进行轻度娱乐活动，而不会出现膝关节反复失稳现象。最近，来自特拉华大学的研究人员开发了一种决策方案，以更客观地识别能够参与转身和变向运动而不发生膝关节失稳情况的（适应者）和不通过手术干预就能完成这个级别活动的个体（非适应者）[2, 7]。确定不需要手术干预就有可能成功恢复的个体，具体和客观的标准至关重要。伴有 ACL 损伤的膝关节反复发生失稳的后果可能是灾难性的。由机械性和功能性不稳导致的反复膝关节失稳，常伴有半月板损伤、关节软骨损伤和进一步的关节退变 [8, 9]。考虑到目前的证据提示 ACL 损伤后骨关节炎的发生率为 50%～100% [10–12]，因此任何有可能加速这种负面影响的活动都应极其谨慎地进行。

ACL 损伤后选择非手术治疗是一个多因素决策的结果。最终，所有需要考虑的因素都必须集中于能够最大限度减少膝关节反复失稳的方案。首先，患者必须无继发性膝关节病变[2]。其次，必须通过客观的评估程序识别出最有可能成功且反复失稳风险最小的患者。患者对治疗方案的偏好通常受生活方式的影响。有些患者可能会选择在 ACL 损伤后限制转身或变向的活动，以减少反复失稳的风险。由于工作需要或短期运动目标，有些患者可能会选择推迟 ACL 重建手术，试图在有限的基础上恢复转身或变向活动，例如，一名即将结束竞技运动生涯的高三学生，在选择治疗方案之前，必须考虑包括长期关节健康和短期目标在内的诸多因素。

物理治疗患者管理

对于选择 ACL 损伤非手术治疗的患者，根据其表现可能有一种或多种合适的干预措施。一旦被确定为非手术治疗的潜在候选人，物理治疗干预措施可能包括解决常见的损伤和功能障碍，如急性关节积液、ROM 和活动能力受限，以及力量下降。此外，在尝试恢复运动等功能性活动之前，必须强调将下肢本体感觉作为建立动态稳定性的重要组成部分。Fitzgerald[2] 等描述的干扰训练是一种特定的干预措施，已被证明可以提高目标人群恢复运动的能力。大多数受伤的运动员 / 个人的主要目标是尽快且尽可能安全地以一种优化膝关节的功能稳定性，并限制膝关节失稳发生的可能性的方式，恢复无痛的运动或活动。

检查、评估和诊断

ACL 急性损伤的临床诊断在病例 23 中有所概述。这种损伤常表现为标志性的损害。在 ACL 撕裂后常见的表现包括，膝关节内急性出血[13] 及股四头肌反射性抑制[14]。这些患者还可能表现为 ROM 受限[15] 和下肢肌肉激活不足伴功能性肌无力[16]。总之，这些损伤可能导致步态的改变[17]。与 ACL 损伤同时发生的是膝关节本体感觉输入的缺失[18]。完整的 ACL 具有丰富的机械感受器神经分布，可以为膝关节持续提供本体感觉输入[14, 19]。因此，该结构的损伤破坏了这种反馈，并降低了肢体的关节位置感。在恢复活动之前，必须对这些损害进行客观评估和充分处理。有证据表明，损伤前的功能水平和前后相对位移程度（机械稳定性）等因素并*不能*预测 ACL 损伤后的功能结果[1, 20]。相反，在这类人群中，功能性动作的评估可能是预测 ACL 损伤更准确的指标。

最终，适合非手术治疗的患者选择应该经过客观的评估，该评估可以识别出那些最可能保守治疗成功且反复膝关节失稳风险最低的患者。对于急性单侧ACL撕裂的患者，Fitzgerald[2, 7]等提出了一种评估方式，**用于识别潜在的“适应者”，即有可能通过保守治疗恢复高水平功能活动且不会再次发生关节不稳的患者**。筛选评估失败的患者被描述为“非适应者”，适合接受重建手术。该方法首先确定膝关节的损伤程度，如果有证据表明有多条韧带损伤、可修复的半月板病变或软骨缺损，则该患者已被排除在非手术治疗的候选人群之外。非手术患者的筛选评估包括4次单腿跳跃试验[21]，自我报告膝关节不稳的次数，膝关节ADL调查量表[22]和膝关节功能的总体评分[2]。所有跳跃测试中肢体对称性评分达80%、自初次受伤以来没有超过1次关节不稳、膝关节日常生活活动能力评分≥80%，以及总体评分≥60%的患者适合接受非手术康复治疗[2]。在对800多例ACL损伤患者进行的10年随访中，17.5%最初被确定为潜在的适应者。约10%的患者选择保守治疗。在这一组中，75%的人能够在不进行ACL重建的情况下恢复运动。然而，在最初的ACL损伤患者群体中，这一比例不到8%[1, 20]。

治疗计划与干预措施

物理治疗干预必须解决肌肉骨骼检查的发现问题，急性损伤包括积液、疼痛、ROM受限和步态改变，应在康复的早期阶段首先解决，以建立适当的康复基础。物理因子治疗可能有助于减轻急性的症状和体征。**中等到强有力的证据支持在监督下进行针对性的抗阻训练、神经肌肉电刺激和神经肌肉再教育对膝关节稳定性改变有积极作用**[23]。使用任务导向性训练和干扰训练可以解决本体感觉受损的问题[24, 25]。应使用运动功能的逐步进阶计划以确保患者恢复到先前的功能水平。

充分的肌肉性能的提升对于能完成更高水平的功能测试及最终过渡到恢复功能，甚至是恢复运动都是至关重要的。由于反射性肌抑制[14]及损伤后的失用性肌肉萎缩，股四头肌力量不足和激活时间延迟在损伤后是常见的。目前的证据表明，使用神经肌肉电刺激可以改善前交叉韧带损伤患者的股四头肌力量[26]。有针对性的渐进式抗阻训练对于增加下肢力量也很关键，应该包括开链运动和闭链运动的结合训练。然而，物理治疗师必须谨慎选择强化股四头肌的活动范围，以最大限度地*减少*ACL受限后的胫股关节产生的前向剪切力。开链运动能够提供一个相对孤立地训练特定肌肉的机会，以解决可能存在的特定肌肉力量不足的情况。在开链运动中强化股四头肌（如非负重坐位的伸膝训练）是增加肌肉力量的有效方法。在有限范围内（屈曲45°～90°，图24-1）

进行伸膝训练，可使胫股关节受到的前向剪切力最小化。而将膝关节从 45° 伸展到完全伸直会导致膝关节受到过大的前向剪切力[27, 28]。在开链运动中膝关节抗阻屈曲也能提高腘绳肌的力量，这有助于膝关节功能稳定性的建立。闭链运动适用于在功能位置中训练受损的肌肉群，如腿部推举训练、下蹲训练、靠墙静蹲训练（图 24–2）、上下台阶训练（图 24–3），通过限制膝关节活动范围（0°～60°），减少胫股关节的过度剪切力，可以在 ACL 损伤的情况下逐步加强下肢肌力[28]。因此，理想的膝关节范围是，在进行胫股关节前向剪切力最小的力量训练时，开链运动为 45°～90°，闭链运动为 0°～60°。

平衡和本体感觉障碍在 ACL 损伤后很常见[29–31]，这些损伤是导致功能性不稳的原因[32]。目前用于评估本体感觉障碍的方法可能无法提供足够的临床相关信息[33]。尽管评估存在局限性，但文献中一致认为，对 ACL 损伤的膝关

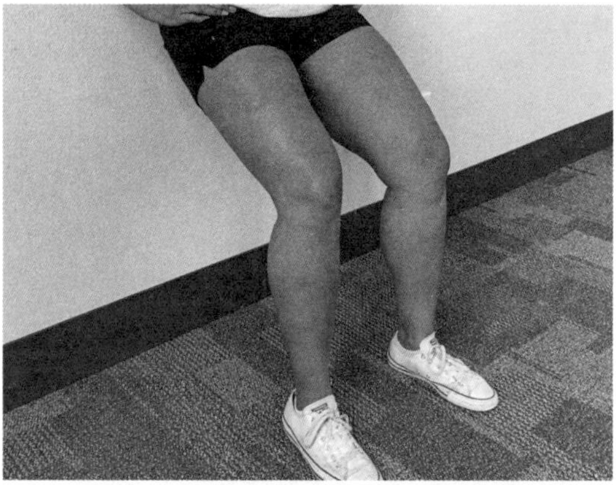

图 24–2　靠墙静蹲训练

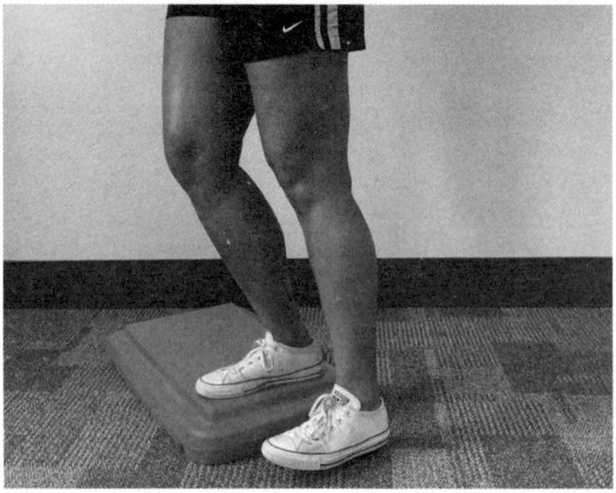

图 24–3　上下台阶训练。患者用 ACL 损伤的肢体放在台阶上，对侧肢体缓慢下降到地面，仅轻触足跟，然后回到初始位置

节进行本体感觉功能恢复对增强动态稳定性是必要的。例如，单腿站立于稳定和不稳定的平面上（如滚轴板和斜板）等干预措施，可以作为ACL损伤患者的平衡和本体感觉训练的第一步。这些训练可以从单平面运动逐步过渡到更动态的训练，挑战关节在三个平面的运动[34]。干扰训练是一种用于ACL损伤患者群体的非常结构化的本体感觉训练。干扰训练是平衡训练的一种进阶形式，患者会站在不稳定的平面上（如滚轴板和斜板）。在ACL损伤的患者中，这种增强动态稳定性的训练是必需的[2]。随着各种作用于不稳定平面的干扰训练，患者在不稳定平面上保持单腿平衡的能力逐渐受到挑战。随着患者在控制运动方面变得更加熟练，并表现出更高的稳定性，干扰运动的任务挑战难度也随之增加。理论上，在缺乏机械稳定性的情况下，这些干预措施通过发展适当的神经肌肉对外部压力的反应，可以提高关节的机械稳定性。根据适当选择非手术治疗且日常活动水平较高的ACL损伤患者的临床研究结果，Fitzgerald等[2]建议在康复计划中加入扰动训练，每周2～3次，共10次，以促进成功恢复到先前的功能水平。

在ACL损伤非手术治疗的初期阶段之后，患者需要证明有能力成功地达到一些恢复运动的特定标准。为了参与动态功能性训练的进阶（在恢复运动之前），患者必须能够证明膝关节活动范围正常和足够的力量（＞90%肢体对称指数），以及平衡、本体感觉和神经肌肉控制[35]。在功能重新恢复原本水平之前，患者未达到以上目标可能会出现代偿和异常的运动模式[25, 26]。一旦达到以上这些目标，建议在开始特定运动相关活动之前，进行功能性活动和（或）运动的逐步恢复计划[35, 37]。**在恢复运动之前，应该制订一个功能整合计划，以满足每个患者独特的、特定活动的训练目标。**重点应放在逐步重新融入社会的发展上，最初的干预应减慢速度和（或）增加强度。对于该病例中的年轻女足球运动员，在解决了功能障碍（即获得正常的膝关节ROM和力量），成功完成干扰训练，并且没有任何活动后膝关节不稳的情况后，应从轻微的旋转和变向活动开始功能性恢复，模拟在足球场上可能经历的动作。这些训练可能包括足球专项训练、运球训练和轻度增强式训练。通常，这些训练应该在单个平面上以次最大速度（50%）开始。当她可以成功完成这些训练时，训练强度可以增加到多个平面的运动，更多地关注单腿运动，将速度逐步提高到75%，最终达到100%。如果她能够成功地执行这些练习，那么应该在模拟比赛或实战演练中执行最终的“实战（livegame）”训练。如果她成功地完成了这一阶段的康复，没有出现关节失稳的情况，就可以考虑重返赛场。评估准备恢复运动的客观标准可能包括患者自主报告的结果，如国际膝关节文献委员会（International Knee

Documentation Committee, IKDC）自我报告量表和单腿跳跃测试[21]，以及功能性运动评估，如垂直跳跃测试[38]。

循证医学建议

证据推荐强度分级（SORT）

A 级：一致的、高质量的以患者为导向的证据。

B 级：不一致或质量有限的以患者为导向的证据。

C 级：共识、以疾病为导向的证据、惯例、专家意见或病例系列。

1. 一种客观的算法评估可以用来识别“适应者”——那些 ACL 损伤的个体，他们可以在不进行 ACL 重建手术的情况下恢复高水平的功能活动，也不会出现反复的退行性发作。（A 级）
2. 参与包括神经肌肉再教育和改善下肢力量、平衡和本体感觉的干预措施，增加了 ACL 损伤患者在不进行 ACL 重建的情况下成功恢复旋转和变向活动的可能性。（B 级）
3. 选择非手术治疗的 ACL 损伤患者应在恢复运动之前参加一个有组织的、功能性的重返社会计划。（C 级）

复习题

24.1 以下哪项不是 ACL 撕裂患者被分类为潜在“适应者”的标准？

A. 在所有单腿跳跃测试中，双侧肢体对称性得分达到 80% 或更高

B. 膝关节 ADL 评分≥ 80%

C. 受伤之后没有超过一次失稳的现象

D. 在垂直跳跃的评估中，没有不对称的运动模式出现

24.2 ACL 损伤患者开链的膝关节伸直训练应该在以下哪个活动度范围内进行，以最大限度减少前向剪切力？

A. 屈曲 90° 到完全伸直　　B. 屈曲 90° 到屈曲 10°

C. 屈曲 90° 到屈曲 45°　　D. 屈曲 90° 到屈曲 60°

参考答案

24.1 D。垂直跳跃的评估不是适应者的标准，所有的答案都包含在 Fitzgerald 等的定义中[2, 7]。

24.2 C。ACL 损伤时进行开链的膝关节伸直的安全范围为 90° 至 45°，可最大限度地减少胫股关节的前向剪切力。

前交叉韧带重建：康复和恢复运动

ACL Reconstruction: Rehabilitation and Return to Play

Pedro Zabala　Michael R. Conway
Charles Nathan Vannatta
Sadie J. Zabell　George J. Davies

病例 25

一名 20 岁的女性在前交叉韧带（anterior cruciate ligament, ACL）重建术（使用骨－髌腱－骨复合体）术后 3 个月到访物理治疗诊所。她在滑雪时摔倒，导致她的右侧（非优势侧）ACL 撕裂。患者表示她的膝关节在当时出现“屈曲和扭转”，并且她在当时感觉到膝关节发出一声闷响。尽管她还是可以滑雪下山，但是当她第二天再次尝试滑雪时，她感到自己的膝关节“不稳”，因此放弃继续滑雪。由于膝关节持续的肿胀和不稳，她选择了求医。她接受了运动医学科的外科医生的评估，MRI 影像确认为 ACL 撕裂，但并未伴有其他损伤。医生建议患者在接受修复手术之前先进行术前的预康复训练。术前预康复训练包括运动物理治疗师的门诊治疗及全面的居家康复训练计划。患者在术后的前三个月接受同一个运动物理治疗师的治疗，但因为一些意外情况，患者被转诊给了另一位运动物理治疗师。患者的目标是解决所有还未完全解决的功能障碍并确定她是否可以参与恢复跑步的训练计划。

- 最优先考虑的检查是什么？
- 在 ACL 损伤后，除了生物力学方面的限制，有哪些神经可塑性的负面影响？
- 哪些功能领域需要纳入恢复运动计划的一部分？

关键术语

- **关节源性肌肉抑制**：在损伤后因关节周围肌肉（群）的反射性抑制导致肌肉无法自主收缩[1]。
- **Cyclops 病变**：髁间沟的前侧因被纤维组织填充而出现膝关节伸直受限[2]。
- **运动恐惧症**：创伤性损伤后激发的不真实的，解释不清的对于体育活动的恐惧[3]。
- **周期化训练**：有计划地调整训练参数（如负荷、组数、次数）以最大化训练适应性并预防训练过度综合征的发生[4]。
- **创伤后骨关节炎（post-traumatic osteoarthritis, PTOA）**：在关节内出现损伤后继发的关节炎[5]。
- **重新参与运动**：通过训练在一定程度上参与所从事的运动，但是运动水平低于目标并伴有一定程度的限制[6]。
- **恢复竞技水平**：达到运动员所从事运动的最高竞技水平[6]。
- **恢复运动**：参与活动且无任何限制，但并没有达到所从事运动所需的竞技水平[6]。
- **恢复运动过程**：这一概念允许临床医生将伤情恢复与康复训练两种方式并行，作为运动员恢复运动的进程的一部分[6]。

学习目标

1. 理解前交叉韧带损伤的流行病学及其影响。
2. 通过患者的病史找出可能会影响再次受伤风险的相关因素及后续的康复策略。
3. 根据患者的阶段性进展，设计对应的康复干预措施，使运动员能够达到其期望的运动参与水平。
4. 在临床决策中利用推荐的参考参数，帮助运动员进入下一阶段的康复训练。
5. 实施共享决策过程，指导运动员重新参与竞技活动。

物理治疗考虑事项

在治疗前交叉韧带重建术后的患者时，物理治疗应考虑以下事项。

- **治疗计划与目标**：在早期愈合阶段需保护膝关节；减少疼痛；治疗功能障碍；纠正步态；增强核心和下肢力量；改善功能性运动，并通过基于标准的方法逐步进阶至专项训练。

- **治疗措施**：对患者进行宣教并在康复计划初期建立合理的预期；进行适当和渐进性的治疗性锻炼（如早期阶段的基础性锻炼逐步过渡到负重功能性训练）；在早期阶段进行生物反馈和血流限制训练以增强肌肉功能；核心及下肢的开链和闭链抗阻训练，从肌肉的激活及运动控制，进阶到负荷耐受性、增强力量、爆发力及发力率，最终进阶到功能专项训练，以满足在其特定运动领域中恢复到竞技水平的需求。
- **注意事项**：识别并强化早期阶段关于负重的注意事项，以保护愈合中的移植物；减少疼痛和积液，以促进膝关节运动（可能预防 Cyclops 病变）；依从漫长的康复计划，不能因患者“感觉没问题”就急于进阶；确保在多个领域进行彻底评估，帮助确定恢复运动的准备状态，减少再受伤的风险。
- **影响因素**：术后并发症，如深静脉血栓形成、感染和关节纤维化；患者未按照康复计划执行，这可能会导致其难以恢复 ROM、肌肉力量和（或）功能；患者出现忧虑情绪或运动恐惧症，可能需要转诊至运动心理学家。

疾病概要

ACL 损伤或进行重建后，安全并成功地恢复活动是患者和医务人员的最终目标。这一目标的实现程度在运动医学界引起了广泛讨论[7]。大约 81% 的运动员在一定程度上重新参与了运动。然而，只有 65% 的人恢复到受伤前的运动水平，而在那些参与竞技运动的人中，只有 55% 能够重返赛场[8]。这些统计数据使许多医务人员采用了“恢复运动过程”的方法。该过程会从运动员刚刚开始重新参与体育活动，即“重新参与运动”这一阶段开始[6]。在此阶段之后，运动员可以开始恢复一定程度的训练或比赛，即“恢复运动”。“恢复运动过程”的最后阶段是“恢复竞技水平”，即运动员恢复到他们受伤之前的功能水平[6, 9]。参与高水平运动增加了恢复运动的可能性（OR=2.5）[8]。也许是因为高水平运动员有附加的动机及驱动力使他们“恢复竞技水平”，其中 83% 的高水平运动员能够恢复到他们以前的运动水平[10]。

除了动机，还有许多其他因素与成功恢复运动相关。包括对称跳跃测试的表现差异、更小的年龄、男性、心理准备状态、受伤后更早的手术时间、移植物类型、术后时间及受伤并未伴随软骨损伤[8, 11, 12]。在决定一个运动员是否准备好恢复运动时，应该考虑每一个因素[6]。

恢复运动的决策还必须考虑再次受伤的风险。对于任何一位选择恢复运动的运动员来说，第二次 ACL 损伤都是一个非常现实的担忧。虽然超过 90% 的儿童和青少年在 ACL 重建术后恢复到*某种*程度的运动，但有 13% 发生了移植物断裂，14% 的对侧 ACL 出现损伤[13]。出现第二次 ACL 损伤的总发生率预计高达 15%[14]，其中年龄较小的运动员的发生率更高，占 23%～35% 不等[14, 15]。第二次 ACL 损伤似乎大多发生在对侧肢体[14, 16]。第二次 ACL 损伤相对较高的发生率已经引起一些人对当前恢复运动测试的预后有效性提出质疑[17, 18]。**尽管通过一系列恢复运动测试可以减少*移植物断裂*的风险[18, 19]，但通过恢复运动测试标准的运动员的*对侧 ACL* 仍然存在较高的*损伤*风险**[18]。因此，**在恢复运动过程中，对运动重新整合和其他定性和心理社会变量的细致关注也至关重要。**

除了减少第二次 ACL 损伤的风险，物理治疗师还必须与患者讨论 ACL 损伤或重建后的膝关节长期健康问题。关节受伤后常常会发展为 PTOA。具体来说，50%～90% 的 ACL 损伤会进展为 PTOA[5]。多种因素会增加 PTOA 的风险，包括性别为女、年龄较大、较高的身体质量指数、较低的体育活动水平、吸烟、受教育水平低、受伤后到接受手术之间的时间较长以及健侧膝关节内翻[5]。

物理治疗患者管理

初步诊断 ACL 撕裂要基于患者的受伤机制、其主观病史和临床检查。通常会进行影像学检查来确认这一诊断并检查关节是否还存在其他病变。一旦确认 ACL 撕裂，**预康复（手术前）的主要目标是减轻疼痛、减少膝关节积液、增加 ROM、改善股四头肌功能、减少术后并发症，并对患者就术后治疗计划和长期预后进行宣教**[2]。在运动员和活动水平高的人群中，急性 ACL 损伤后的 ACL 重建术是治疗金标准。手术干预主要通过膝关节镜进行。移植物类型的选择取决于多种因素，并由外科医生和患者共同决定。**无论 ACL 重建术所用的移植物类型如何，术后康复都应按照基于标准的阶段分期进行，患者通常需要 9～15 个月的时间。**ACL 重建术后恢复运动是一个漫长而复杂的过程，旨在恢复受伤前的膝关节功能。

检查、评估和诊断

详细的患者病史是临床检查的关键组成部分。它为临床医生提供了关于受伤机制、受伤位置及症状性质（例如，膝关节是否有绞索或打软腿）、缓解及加重症状的因素、其他系统检查等的信息，同时这些信息也可以帮助制订治疗计划。

术后体格检查首先观察患者肢体是否存在膝关节广泛性积液、膝关节表皮变色及股四头肌萎缩的迹象。测试和评估包括常规触诊、体格测量指标、ROM（如关节活动度测量）、柔韧性、关节松动程度、肌肉力量、特殊测试、姿势控制和功能性运动（如果患者能够完成）。体格测量的指标，例如，在胫股关节线周围和往近端 10 cm 处进行环绕围度测量，可以客观跟踪记录膝关节积液和股四头肌萎缩。在接受另一项膝关节手术（全膝关节置换术）的患者群体中，1.0～1.63 cm 的变化为最小的可检测变化[21]。

评估 ROM、关节松动程度和柔韧性，以量化活动受限、关节松弛和软组织整体的活动性。在 ROM 的评估过程中，应评估患侧及健侧肢体的关节活动范围和其运动质量，以及终末感觉。ROM 的对称性在康复的初始阶段（术前和术后）都非常重要[2]。Cyclops 病变是指髁间窝前部形成纤维组织，导致伸膝功能受限，这可能需要手术干预来解决。如果治疗过程中发现很难改善 ROM，则应考虑 Cyclops 病变的可能性[2]。应评估并恢复腘绳肌、腓肠肌和股四头肌（如果可耐受）的柔韧性，直至患侧与健侧达到一致。

肌力评估，特别是患侧的股四头肌肌力，是评估的一个关键组成部分。Hart 等[22]报道，在 ACL 损伤后的前 8 周内，健侧和患侧的股四头肌激活分别仅为 85% 和 82%，这被归因于关节源性肌肉抑制。这种现象影响了感觉和运动神经通路，导致患者难以激活股四头肌并且很难避免萎缩的发生。在 ACL 损伤后，股四头肌的横截面积也会减少[23]。神经通路的受损和股四头肌横截面积的减少共同导致了股四头肌的无力。我们建议在 ACL 重建术后 12 周使用等速或等长肌力测试仪对股四头肌进行正式的力量评估，因为此时生物学愈合的程度提供了可以安全测试的机会。在进行力量评估后，建议在 ACL 康复的后期阶段再评估更高水平的功能活动，包括动态平衡、跳跃、单脚跳、敏捷性测试和特定的运动动作。

在 ACL 重建术后的早期阶段，临床医生评估韧带松弛度、静态和动态姿势稳定性，并进行功能性动作分析非常重要。对患者进行 Lachman 试验可以提供关于手术修复完整性的信息，以确保在参与康复计划之前不需要进一步的手术干预[24]。常见的早期姿势控制评估是在睁眼和闭眼的情况下评估双腿静态平衡。在 4～6 周后，应进行单腿平衡的评估[25]。在 ACL 重建术后的前 4 周内可以进行双腿深蹲测试。这种功能性评估可以显示出改变的运动模式，比如双腿负重分配不均，或者是当手术侧的下肢负重时患者变得紧张。单腿深蹲测试在临床上已被用于评估近端髋部肌肉和膝关节伸肌的动态力量，以及神经肌肉控制和协调性[26, 27]。

在制订管理策略时，了解使用的移植物类型非常重要。表 25-1 概述了 ACL 重建手术中可能影响治疗计划的移植物来源的优缺点。

表 25-1　ACL 重建的移植物来源的优缺点

移植物类型	优　点	缺　点
骨-髌腱-骨复合体	移植物强度高[28, 29] 在每一端都有骨性固定[30, 31]	股四头肌无力 发生膝前痛的风险较高[28]
腘绳肌（半膜肌或股薄肌）	发生膝前痛的风险较低[28, 29] 强度较高的多股移植物选择[28]	缺乏骨性固定[28] 腘绳肌无力[30]
股四头肌肌腱	强度较高的移植物选择[28] 供体部位疼痛较轻[28]	缺乏骨性固定[32]

治疗计划与干预措施

术后 ACL 重建的康复应遵循阶段性和渐进性的原则，分为多个阶段，逐步增加对患者的要求，从而帮助患者为其恢复到先前的活动水平做好充分的准备。目前尚无关于最佳康复进阶的共识[6, 7]。根据阶段性训练的原则（逐步增加负荷并根据需求进行特定的适应性调整），康复计划可以分为几个阶段。本病例介绍的是基于标准与时间的阶段性目标，指导患者根据以下 5 个阶段进阶：① 保护和恢复（0～6 周）；② 基础的肌力训练、神经肌肉控制和负荷耐受性训练（6～16 周）；③ 强度更大的肌力训练、增强式训练和跑步进阶性训练（16～24 周）；④ 爆发力和专项运动训练（6～9 个月）；⑤ 运动整合并恢复竞技水平（9 个月及以上）[6, 7]。每个阶段的预期时间线及特定干预的实施取决于术后并发症、移植物愈合的预计时间，以及患者在康复过程中达到客观阶段性目标的能力。本病例重点讨论第二～四阶段，但对第一阶段也会进行简要总结。

第一阶段（保护和恢复）的目标是保护手术固定和移植物完整性，减少疼痛和关节积液，增加 ROM，改善股四头肌激活，并恢复正常步态。在进行初次术后治疗时，关于预后和治疗计划的宣教有助于引导患者对术后预期并缓解其忧虑情绪。以下标准应用于评估患者是否准备好进入第二阶段：关节线周围围度测量与健侧膝关节的差异不超过 1.0 cm；膝关节达到完全伸直的角度（0°），或者过伸，与健侧膝关节几乎一致；膝关节屈曲 > 120°；股四头肌自主收缩（可见髌骨在股骨滑车沟内向上滑动）时无肌肉颤动；能完成直腿抬高动作并无伸肌迟滞；步态恢复正常。通常可以在术后 4～6 周内实现这些阶段性目标[7]。

第二阶段（第6～16周）的目标是改善神经肌肉控制，增强下肢和核心肌群的强化强度，提高患者对膝关节负荷的耐受能力。

在ACL损伤后，患者倾向于更多地依赖视觉输入而非本体感觉来维持姿势控制[33]。这种感觉重置是由胫股关节内的机械感受器破坏，以及包括小脑和额叶、顶叶和枕叶在内的高级脑中枢的改变所致。康复过程中观察到的神经肌肉功能缺陷归因于与损伤相关的多种不良的神经可塑性改变。

利用运动学习原理增强运动控制模式的自主性可能有助于解决ACL重建后发生的感觉－视觉运动控制和运动皮质改变。介入方式如本体感觉神经肌肉促进技术（PNF）、引入外部提示和双重任务可能会改善运动控制和运动学习[33, 34]。例如，有效刺激机械感受器的一种方法是通过关节挤压并结合交替等长收缩[35–37]。这些干预措施的目的在于减少患者对正确的股四头肌激活和神经肌肉稳定性的有意识关注，以确定患者是否能够在完成双重任务时保持适当的神经肌肉控制。因为竞技场景通常不可预测，并且需要运动员的注意力集中在任务上，这种训练出来的自主性可能有助于保护运动员免受再伤害。

为了康复成功，渐进性抗阻训练，特别是针对股四头肌和腘绳肌，在每个阶段中至关重要。随着目标从肌肉肥大、肌力、耐力开始转变，物理治疗师应适当应用抗阻训练和阶段性训练的原则。建议读者参考美国运动医学学院（American College of Sports Medicine, ACSM）的指南获取更多详情[38]。

如果患者计划恢复含有跳跃、快速转向和（或）转身等动作的运动，应当在恢复足够的力量后开始进行增强式训练（即需要在较高速度下通过移动各种重量完成一系列动作，从而促进肌肉爆发力量的训练）。目前对于什么时候可以开始增强式训练尚无具体的最低肌力要求。多位作者报道，在股四头肌力量的肢体对称指数（leg symmetry index, LSI）低于80%～85%时，跳跃任务中会出现生物力学改变，这表明在开始增强式训练之前，可能至少需要80%的力量对称性[39, 40]。然而，绝对力量（如峰值扭矩与体重比率）和训练的强度也是重要的考虑因素[41]。通常情况下，当患者达到LSI＞70%～80%并且具备了在双腿和单腿深蹲中离心控制的能力时，可以引入增强式训练。

建议适时加入增强式训练，因为这种训练方式通过刺激快肌纤维来提高运动表现，从而改善肌肉力量、爆发力、敏捷性、速度和协调性[42, 43]。增强式训练还增强了离心力的产生，发展出高效的伸长－缩短周期，并改善神经肌肉表现和动作的质量[42–44]。最后，据推测，增强式训练可能会提高运动员的自信心水平，而自信心水平是影响恢复运动的心理因素之一[45]。

在 ACL 重建术后 3～4 个月，生物愈合的程度可能足够开始进行恢复跑步计划[46]。除了外科医生批准跑步，还建议使用额外的标准来为这一决策提供依据。应对髋关节周围肌肉、股四头肌、腘绳肌、腓肠肌和比目鱼肌的肌力进行全面的肌肉力量评估。可以通过手持式测力计（hand-held dynamometry, HHD）评估髋部肌群（外展肌、伸展肌、外旋肌和内旋肌）的力量，该方法具有良好信效度[47]。由于近端髋部肌力不足与非接触性的 ACL 损伤风险的增加有关，因此应通过开链和闭链运动来解决这些缺陷[48]。可以使用提踵测试来评估腓肠肌和比目鱼肌的力量[49]。至于股四头肌和腘绳肌的力量评估，最好使用等速肌力测定仪。然而，如果没有可用的设备，应使用 HHD。Hirano 等[50]发现，在男性中，HHD 与等速肌力测试所测量出的等长收缩时的伸膝力量呈正相关。如果可以通过等速肌力测试进行力量评估，则研究变量包括伸肌峰值扭矩、伸肌峰值扭矩与体重的比值，以及腘绳肌与股四头肌的比值。运动员在开始恢复跑步计划之前，膝关节伸直的 LSI 应达到 70%～75%[51]。LSI 应结合峰值扭矩与体重的比值，以及肌力功能性评估（比如单腿深蹲）一起解释。

在开始恢复跑步计划之前，运动员还必须展示足够的动态平衡能力。Y 平衡测试和星形平衡测试（star excursion balance test, SEBT）是可靠且简便的工具，提供关于动态姿势控制的定性和定量信息[52]。SEBT 的目标是运动员向前伸腿时，两侧肢体相差*不超过* 4 cm。相差大于 4 cm 已经证明与运动员的某些下肢损伤相关[52, 53]。需要考虑到的其他评估还包括次最大跳跃和单腿跳跃的定性评估。

如果运动员在一次跑步试验中展示了足够的肌肉力量、神经肌肉控制能力，并且在整个过程中几乎没有表现出紧张的情绪，那么患者可能可以安全地开始跑步计划。De Fontenay 等[54]发现，使用腘绳肌移植的患者，如果其国际膝关节文献委员会（International Knee Documentation Committee, IKDC）主观评估表的评分较高（≥ 64 分），那么其成功完成恢复跑步计划的可能性是其他人的 3 倍，并且在跑步过程中和之后几乎没有膝关节肿胀和疼痛。使用跑步机和高速摄像机完成跑步评估是评估跑步运动学和早期识别代偿的可行方法。Knurr 等[55]发现，即使是 ACL 重建术后一年，步态运动学和动力学也可能无法恢复到术前水平。因此，可能需要专门进行步态训练来尝试规范化跑步运动学。如果运动员对初次跑步测试能够耐受良好，则可以开始进行跑步计划，同时需要密切观察出现的症状，并时刻关注患者的跑步步态是否正常，或者是否需要额外的干预。

第二阶段的主要目标是确保患侧肢体具有足够的力量，以便能够承受增强式训练的强度。研究表明，从次最大强度的增强式训练开始是安全的，并且可以改善肌肉力量、爆发力、敏捷性、速度和协调能力[44, 45]。专注于恢复神经肌肉控制并整合不同感觉系统，可能有助于克服由 ACL 损伤引起的神经肌肉缺陷和感觉重分布。尽管 ACL 重建后的时间线可以灵活调整，但每个阶段的进展都应基于标准。要进入第三阶段，膝关节积液必须保持在与未患侧相差 1.0 cm 的范围内；关节活动度必须两侧对称（与健侧相差不超过 5°）；股四头肌和腘绳肌 LSI 必须接近 70%～80%；并且运动员在双腿和单腿任务中不得表现出运动学异常（例如，在深蹲时体重向健侧偏移，或在完成次最大强度的增强式训练的动作中着地时膝关节僵硬）。在确定未来的治疗计划时，包括骨科医生、物理治疗师、教练和患者在内的团队合作非常重要。

第三阶段的康复（第 16～24 周）涵盖了之前进行的练习和活动，但进阶到了高强度的肌力训练、增强式训练和跑步训练。这一阶段的目标是继续给运动员增加挑战，帮助运动员逐步适应其将要重返的体育项目的要求。当运动员参与更激烈的动态运动，继续自主肌力训练至关重要，因为治疗性训练会专注于神经肌肉控制和康复的其他方面。

平衡和本体感觉训练应包括单腿平衡训练（图 25－1）和在添加干扰的情况下进行反应性姿势稳定训练（图 25－2），可以使用 SEBT 的地标（图 25－1）进行单腿平衡训练。干扰训练通过刺激传入通路，增强神经肌肉控制，提高肌肉应对破坏性力量的反应准备，并改善关节稳定性[56]。高强度的增强式训练有助于神经肌肉控制，因此可以帮助运动员改善在动态运动中的双腿和单腿控制能力。神经肌肉控制结合双腿和单腿的动作训练，包括从原地跳进阶到前方和侧方跳，并最终加入旋转和双重任务训练，从而改善单腿落地时的膝关节生物力学和神经肌肉缺陷[57, 58]。

因为目标是在存在干扰的情况下，使每项技能能够过渡至自主性且表现良好，所以在每项活动中都应继续锻炼完成双重任务的能力。双重任务可以包括认知和运动任务，并且要在进阶神经肌肉训练时使用。此时应鼓励进行多方向的运动（跳跃之外的其他训练），因为这些活动对于运动参与至关重要。

在第三阶段，作为跑步计划的进阶，运动员开始进行敏捷训练，并从低强度的训练项目逐渐过渡到高强度的训练项目。在 ACL 重建术后的 4～6 个月，Souissi 等[59]发现，为了增加神经肌肉控制、肌肉力量和爆发力、本体感觉、速度和敏捷性而设计的更激烈和复杂的训练，相比标准化的康复计划，能显著

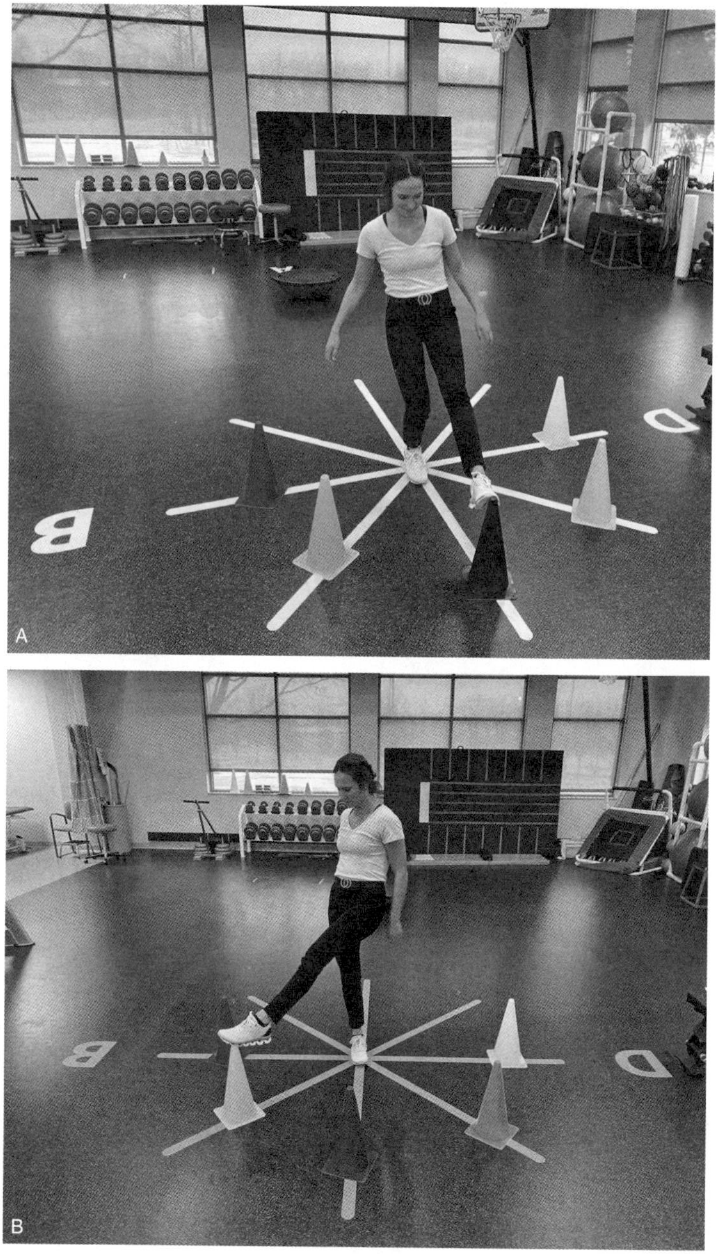

图 25-1　通过 SEBT 进行单腿平衡和本体感觉训练

A. 患侧单腿支撑，健侧向前伸腿；B. 向前外侧伸腿以触碰障碍物

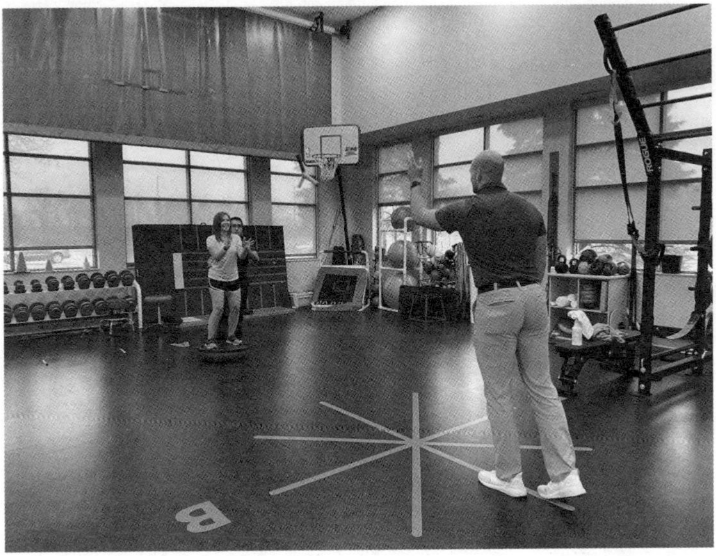

图 25-2　在 BOSU® 球上进行反应性姿势稳定训练：双脚支撑准备接重物（此时需有一名治疗师站在患者一侧以保障患者的安全）

提高功能性测试的表现。这些速度和敏捷性训练的进阶如下：中等速度下的前进跑和后退跑；向前跑转为单腿向前和向后跳跃；高速快跑；后退跑转为单腿向前跳跃；绕桩高速快跑；冲刺跑转为侧向快速移动，以及 8 字形快跑[59]。临床工作者可以根据患者的耐受水平，使用这个框架来指导多向快跑、转向和转身的训练进阶。

当患者能够以更高强度完成敏捷性和增强式训练时，应观察其肌肉力量增益。在开始最大强度的敏捷性和增强式训练之前，建议患者达到近 90% 的股四头肌 LSI [39, 40, 60]，并表现出对敏捷性和增强式训练任务的良好的耐受性和定性控制。一旦达到这些标准，就可以在第四阶段进行更多的专项运动训练。

第四阶段（6～9 个月）侧重于锻炼爆发力，为专项运动训练做准备。尽管可能仍存在肌肉力量的不足，但通过增强训练、跑步、跳跃和敏捷性训练的强度已经建立了逐渐增加负荷的基础。肌力训练应以增加爆发力为目标，并且敏捷性和增强式训练可以达到最大强度。随着运动员完成这些训练时表现出定性控制，治疗师可以添加一些挑战，以备运动员在临床以外的更开放的场景中运动。

力量和功能性跳跃测试通常将通过的标准设置为 LSI ≥ 90% [7]。为确保可靠和准确的测量，应使用与第二阶段相同的测试方法评估力量。对于这一人群 [61]，应使用四种有效可靠的单脚跳跃测试来评估功能：单腿跳远测试（single-leg hop test for distance, SLHT）、6 米计时测试、三连跳测试和交叉跳跃测试。尽管跳跃测试提供了定量评估，但其在决定是否可以恢复运动上的应用尚不明确。越来越多人认识到，临床工作者应注意训练过程中任何运动学特征的改变。然而，目前对于应实施何种运动学标准来决定是否恢复运动尚无共识。

似乎达到 90% 的 LSI 并不一定表示膝关节功能的恢复，也不能消除再次受伤的风险。Wellsandt 等 [63] 对 ACL 损伤患者进行了力量和功能性跳跃测试的比较研究。他们在 ACL 重建术前对健侧的肢体进行了测试，并在术后 6 个月对健侧和患侧的肢体进行了测试。他们发现，与在术后 6 个月对健侧进行测试相比，对于确定恢复运动和再次受伤的风险，使用术前健侧的测试结果作为基线值可能是更好的参考。最近的研究调查了在 ACL 重建术后 8 个月使用等速肌力测试和跳跃测试等不同方法测量出的肌肉力量 [64]。他们发现，60°/s 和 180°/s 等速肌力测试得到的 LSI（分别为 72.8% 和 84.8%）显著低于单次跳跃测试和三连跳测试的 LSI（分别为 92.7% 和 94.0%）。这些发现表明，LSI 的测试结果可能会高估膝关节功能，并且可能受训练动作的影响。因此，应结合与身高相关的距离跳跃，或峰值扭矩与体重的比值等其他测量结果对 LSI 进行解释。

最后的功能性评估有助于确定是否可以恢复运动，包括敏捷性测试和（或）专项运动的评估 [6, 7]。图 25-3 展示了下肢功能测试（lower extremity functional test, LEFT），这是一个有效且可靠的测试，包括 8 种多方向技能，包括针对膝关节的加速和减速动作，以及逐步转向和转身动作。LEFT 的正常值为女性≤ 120 秒，男性≤ 100 秒。其他敏捷性测试包括改良左右移动跑、改良敏捷 T 测试、折返跑和 505 测试 [6, 66, 67]。这些测试均未被验证是否可作为确定恢复运动的标准，并且关于哪种测试更可取也尚无共识。在确定是否可以恢复运动之前，适当地在可控场景中加入专项运动的训练项目可能也是合适的。

患者主观评分量表的结果也是衡量术后康复进展的工具。患者主观评分量表的结果会提供一些关于缺乏心理准备等的额外信息，而这些因素也可能会延迟恢复运动的时间，如前交叉韧带损伤后恢复运动量表（anterior cruciate ligament-return to sport after injury scale, ACL-RSI）、IKDC 主观评估量表、膝关节损伤和骨关节炎结果评分（knee injury and osteoarthritis outcome score, KOOS）、Tegner 活动量表、Lysholm 量表和 Tampa 运动恐惧指数。

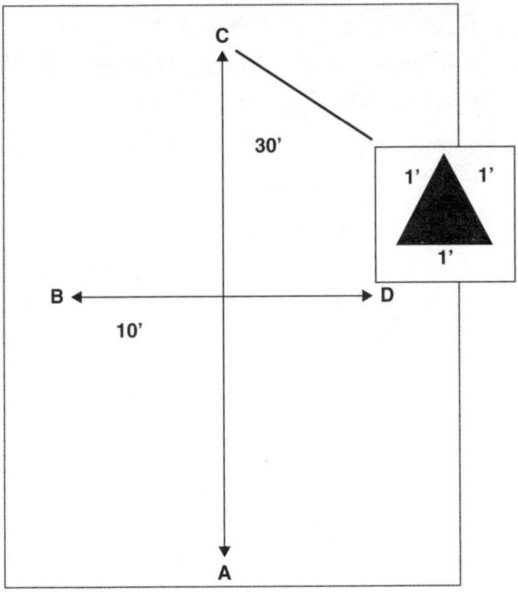

图 25-3　LEFT 图表。LEFT 测量的距离是：朝南北方向各划出 9.14 m，朝东西方向各划 3.05 m（A= 南，B= 东，C= 北，D= 西）。在每个轴的末端用 0.305 m 的运动胶带标出三角形。测试开始时，患者站在最南端的三角形（A）。测试步骤包括：① 前进跑；② 后退跑；③ 侧向移动跑；④ 侧向交叉跑；⑤ 8 字跑；⑥ 45° 转向跑；⑦ 90° 转向跑；⑧ 90° 转向交叉跑；⑨ 前进跑；⑩ 后退跑。前进跑和后退跑都从南边的三角区域（A）开始，跑到北边的三角区域（C），然后跑回起点（A）。其他训练项目先沿逆时针方向（A—D—C—B—A）完成，再沿顺时针方向（A—B—C—D—A）完成

帮助 ACL 重建术后的运动员回归其所从事的体育项目的过程很长。整个康复过程的目标是恢复膝关节功能以恢复受伤前的状态，并尽可能最小化进一步受伤的风险。尽管使用了基于标准的评估方法，但对于何种标准可以作为恢复运动的依据，依然存在一些限制且几乎没有共识。不幸的是，通过恢复运动标准的患者，仍存在较高的风险发生第二次 ACL 断裂，并且对侧 ACL 损伤的风险也会增加（235%）。因此，一旦满足了所有上述临床标准，或许有必要加入一个额外的阶段。

第五阶段（9 个月及以上）包括通过分阶段的方法逐步将运动员重新引入团队运动的场景[7]。在 ACL 重建术后至少等 9 个月，第二次 ACL 损伤的风险就会显著降低，因此建议此阶段应该至少 9 个月后开始，并且必须在满足上述临床标准之后进行[69]。运动员可以通过非接触性训练开始团队参与期，然后在教练和运动防护员的密切监督下在可控场景下逐步过渡到接触性训练，以观

察运动员是否会有忧虑情绪或出现一些膝关节症状。

一旦运动员在开放的团队场景中表现出合格的竞技状态（如在进行专项运动的动作时几乎没有忧虑情绪），就可以参与实战演练，并逐步进阶到更接近其体育项目的场景的训练。此时需要继续密切观察是否存在忧虑情绪、运动恐惧症或其他症状的出现。当运动员能够在团队训练中参与实战演练时，可以在参与正式比赛之前先进行一系列“友谊赛”。国际奥林匹克委员会主张按照重新参与运动、恢复运动、然后恢复竞技水平这一过程进行持续训练[6]。尽管没有明确的指导方针来精准地引导这一过程，但通过教练组和医疗团队对运动员的密切监督，可以共同决定运动员是否为参加比赛做好了准备。

循证医学建议

证据推荐强度分级（SORT）

A 级：一致的、高质量的以患者为导向的证据。

B 级：不一致或质量有限的以患者为导向的证据。

C 级：共识、以疾病为导向的证据、惯例、专家意见或病例系列。

1. 通过一系列的恢复运动测试可以降低 ACL 移植物断裂的风险，并确定患者是否准备好恢复训练、比赛和高水平竞技。（B 级）
2. 进行 ACL 重建手术前参与预康复计划的患者可能会减少术后并发症。（C 级）
3. 无论 ACL 重建所用的移植物类型如何，术后康复都是基于标准的阶段性进行，通常需要 9～15 个月的时间。（C 级）

复习题

25.1 以下哪个标准是在患者开始恢复跑步计划前不需要达到的？

A. 术后 16 周

B. 股四头肌力量的 LSI 至少为 70%

C. SEBT 中向前伸腿时，两侧相差＞ 4 cm

D. IKDC 评分≥ 64 分

25.2 ACL 重建术后已被发现的不良神经可塑效应有哪些？

A. 本体感觉信息增加

B. 静态和动态姿势控制的视觉依赖增加

C. 伴随脊髓反射和皮质脊髓通路兴奋性的单侧缺损

D. 完成双重任务的能力提高

参考答案

25.1　A。在 ACL 重建术后 3～4 个月，生物学愈合的程度可能使患者有机会开始进行恢复跑步的计划。除了这个时间线和外科医生批准可以跑步以外，建议使用特定的标准来帮助做出决定。全面的肌肉力量评估包括评估髋部近端肌群、股四头肌、腘绳肌、腓肠肌和比目鱼肌。开始恢复跑步计划的常见目标是膝关节伸直的 LSI 达到 70%～75%[51]。还需要有足够的动态平衡能力。在 SEBT 中，运动员前伸距离与对侧肢体的差异性在 4 cm *以内*。De Fontenay 等[54]发现，使用腘绳肌移植的患者，如果其 IKDC 主观评估量表的评分较高（≥ 64 分），那么成功完成恢复跑步计划的可能性是其他人的 3 倍，并且在跑步过程中和之后几乎没有膝关节肿胀和疼痛。

25.2　B。在 ACL 重建术后，患者倾向于更多地依赖视觉输入来维持姿势控制，减少了本体感觉的使用。此外，脊髓反射和皮质脊髓通路兴奋性的变化导致需要*更多*的神经输入来达到运动阈值，并且在双重任务训练中出现姿势控制和步态缺陷。

内侧副韧带损伤

Medial Collateral Ligament Sprain

病例 26

Christy Sweeney

男性，16 岁，高中橄榄球运动员，在带球跑动时因右膝外侧被撞击而受伤。他立刻倒在了草坪上，右腿无法承重，无法重返赛场。经过一次场边检查后，队医诊断他为二级内侧副韧带（medial collateral ligament, MCL）损伤。该橄榄球运动员的目标是尽快重返赛场。

- ▶ 哪些检查体征可能与此诊断有关？
- ▶ 最合适的检查是什么？
- ▶ 根据诊断，您认为什么导致了活动受限？
- ▶ 最合适的物理治疗干预措施是什么？
- ▶ 对于恢复运动来说，最合适的物理治疗结果指标是什么？
- ▶ 他的康复预后如何？

关键术语

- **Ⅱ级韧带损伤：** 韧带损伤，涉及25%～75%的韧带撕裂；体征和症状包括疼痛、肿胀、活动受限，还可能合并关节不稳。
- **MCL：** 膝关节中维持内侧稳定的重要韧带。
- **外翻应力：** 施加于关节外侧的力，对内侧关节产生拉伸应力。

学习目标

1. 描述膝关节 MCL 的解剖结构。
2. 明确评估 MCL 损伤的最准确的临床检查。
3. 区分 MCL 损伤的三个等级。
4. 为Ⅱ级 MCL 损伤患者制订适当的治疗性训练。
5. 确定 MCL 损伤后恢复运动所需的最合适的功能测试。

物理治疗考虑事项

在治疗诊断为Ⅱ级 MCL 损伤的患者时，物理治疗应考虑以下事项。

- **治疗计划与目标：** 减轻疼痛；增加 ROM；增加下肢力量；防止或最小化有氧运动能力的损失。
- **治疗措施：** 对患者进行功能解剖和损伤病理机制的教育；减少疼痛的物理因子治疗和手法治疗；肌肉柔韧性练习；进行抗阻运动以增加核心肌肉耐力和下肢肌肉力量；有氧运动计划；使用膝关节护具。
- **注意事项：** 监测生命体征；根据愈合的阶段，考虑锻炼的注意事项或禁忌证。
- **影响因素：** 过度肿胀；过度瘢痕形成导致 ROM 受限。

疾病概要

膝关节损伤在体育活动中很常见，其中膝关节韧带损伤约占这些损伤的40%[1]。在这些韧带损伤中，MCL 是最常见的损伤[2, 3]。从解剖学上讲，MCL 复合体包含三个组成部分：浅层 MCL（superficial MCL, sMCL）、深层 MCL（deep MCL, dMCL）和后斜韧带（posterior oblique ligament, POL）。这三个部分融合在一起，形成一条连续的组织带（图 26－1）。sMCL 是一条扁平的束带，起自股骨、内侧髁的近端和后端，以及内收肌结节的远端。其胫骨附着点有两个组成部分，近端部分与半膜肌腱前部混合，远端部分位于胫骨后内

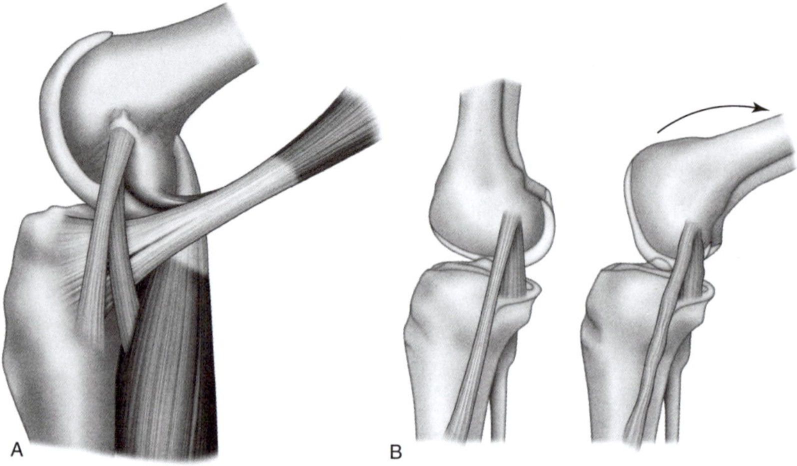

图 26-1 A. 膝关节内侧，显示 MCL 的浅部和深部；B. 在膝关节伸展时，MCL 的后纤维相对紧张。在膝关节屈曲时，后纤维的张力降低（经允许引自 Cole BJ, Sekiya JK. *Surgical Techniques of the Shoulder, Elbow, and Knee in Sports Medicine.* Philadelphia, PA: Saunders; 2008. Figure 4-55）

侧嵴的前部[5]。sMCL 呈杠铃状，长度为 6～12 cm 不等，存在个体差异[4, 6]。sMCL 位于关节囊外，并通过一个滑囊与 dMCL 分隔开。dMCL 也被称为内侧囊韧带，可进一步分为半月股骨部和半月胫骨部。MCL 的深层纤维起于 sMCL 股骨附着的稍前端和远端。dMCL 由垂直排列的短条带组成，直接附着于内侧半月板和膝关节囊。这种解剖关系解释了内侧半月板撕裂与 MCL 损伤的高度相关性。MCL 复合体的第三部分是位于 sMCL 后方的纤维束，被称为 POL[7]。POL 与后内侧关节囊、内侧半月板和半膜肌腱鞘混合。一些学者将这个解剖区域称为后内侧角[5, 7]。MCL 复合体的详细解剖结构见表 26-1。

表 26-1 MCL 复合体的解剖学

结 构	解剖结构附着点
sMCL	起自股骨远端，位于内侧上髁的近端和后端，以及位于内收肌结节的远端 远端附着在胫骨内侧，最终与骨膜和半膜肌融合
dMCL	较 sMCL 更宽、更短、更深 附着于关节囊和内侧半月板
POL	起自 sMCL 的后方 与后内侧关节囊、内侧半月板和半膜肌腱鞘融合

MCL 复合体是膝关节内侧应对直接外翻应力的主要稳定结构[6]。Grood 等[8]表明，在膝关节屈曲 5°（解剖限制的 57%）和 25°（解剖限制的 78%）时，MCL 是外翻的主要限制结构。MCL 复合体的一部分在膝关节 ROM 中全程保持绷紧（图 26-1B）。sMCL 的前部纤维在屈曲时绷紧，后部纤维在伸直时绷紧。当膝关节伸直时，MCL 被鹅足肌和半膜肌动态增强[9]。

dMCL 的股骨半月板韧带在所有膝关节活动角度下都是对抗外翻应力的次级稳定结构[6]。除了应对外翻应力，MCL 复合体还在限制旋转运动（胫骨外旋）和前-后平移中发挥积极作用[10]。

MCL 的损伤机制包括直接接触和非接触，其中外翻应力作用于屈曲的膝关节。孤立的 MCL 损伤通常发生在足部站定时大腿外侧受到直接撞击，从而产生直接外翻力矩。这种类型的伤害在橄榄球和英式橄榄球中很常见。dMCL 纤维较短，在承受外翻应力时拉伸比例更大[6]。因此，dMCL 比 sMCL 更容易撕裂。此外，大多数 MCL 损伤发生在股骨起点或关节线正上方的中间部位。

第二种导致 MCL 损伤的机制是伴随胫骨外旋的外翻应力。这种旋转动作在滑雪、篮球和足球等运动中非常常见。这种类型的损伤首先损伤 POL，然后是 MCL 的深层和浅层纤维[7]。其他结构，如 ACL 和内侧半月板也经常受损。韧带损伤通常是根据从临床检查中收集到的体征和症状进行分级的。物理治疗师需要认识到，患者可能存在膝关节松弛，但功能活动仍然正常且无关节不稳。韧带损伤的程度根据与稳定肢体相比的松弛程度（以毫米为单位）来确定。Ⅰ级损伤涉及 sMCL 和 dMCL 的微观撕裂，施加外翻应力未见不稳定或松弛。Ⅱ级 MCL 损伤是一种不完全撕裂，伴 sMCL 和 dMCL 微观和明显的纤维断裂。在此级别中，膝关节屈曲 30° 时有 5°～15° 的外翻不稳，并有明确的终点。在膝关节完全伸直时，没有外翻或旋转不稳。Ⅲ级 MCL 损伤是 MCL 复合体的完全撕裂，在膝关节屈曲 30° 和膝关节完全伸直时可能存在位移超过 15 mm 的不稳。旋转不稳现象较为常见。在发生Ⅲ级 MCL 损伤的患者中，78% 伴 ACL 等相关结构的损伤[5]。表 26-2 概述了 MCL 损伤的分级。

表 26-2 MCL 损伤的分级

分级	损 伤	临 床 检 查	松弛度（mm）	MRI 表现
Ⅰ	sMCL 和 dMCL 的微观撕裂	在膝关节屈曲 30° 时，内侧关节线开口没有增加 韧带触诊有压痛 僵硬	0～5	韧带大致完整，韧带周围水肿

续 表

分级	损伤	临床检查	松弛度（mm）	MRI 表现
Ⅱ	sMCL 和 dMCL 的微观和明显的撕裂	膝关节屈曲 30° 时松弛程度增加，但终末感坚韧 肿胀 触诊疼痛限制了膝关节 ROM，尤其是伸直时 疼痛步态	6～10	sMCL 部分撕裂并伴有周围水肿
Ⅲ	MCL 复合体的完全撕裂	膝关节屈曲和全伸 30° 时不稳定 终末感空虚 膝关节 ROM 全范围受限 疼痛和肿胀 负重受限	＞10	sMCL 全层撕裂和不同程度的 dMCL 撕裂，韧带周围水肿

物理治疗患者管理

大多数 MCL 损伤可以进行非手术治疗。由于Ⅰ级和Ⅱ级损伤通常会自行且完全愈合，非手术治疗已成为治疗选择。然而，胶原纤维的重塑需要数年的时间，愈合后的 MCL 的力学性能仍然低于正常的 MCL [13]。完整的正常 MCL 沿其纵向的应变率比其横向高 30 倍 [14]。物理治疗干预包括治疗性运动和超声波 [15]。对于大多数受伤的运动员或个人来说，主要目标是在不对愈合组织造成过度负担的情况下，尽快并安全地恢复无痛的运动或活动。

检查、评估和诊断

进行全面的肌肉骨骼检查，以排除其他潜在的膝关节疼痛原因，包括 ACL 或半月板损伤、青少年骨骺骨折和（或）髌股关节疼痛。在主观检查中，物理治疗师要明确损伤的机制、疼痛部位、膝关节内侧是否出现撕裂或弹响现象，以及运动员的功能受限情况。

客观检查包括触诊、特殊测试的表现和 ROM、肿胀、肌肉力量和功能的评估。在损伤后的急性期，膝关节 ROM 通常由于肿胀而受限。膝关节内侧的肿胀与孤立的 MCL 复合体损伤相一致，因为 MCL 位于关节外，很少导致关节内肿胀。明显的创伤性积液是前交叉韧带撕裂的标志 [10]。由于疼痛和肿胀，肌肉力量——尤其是股四头肌的力量——可能会有所不足。触诊应包括 MCL 复合体的所有部分。压痛，特别是在一个附着点上的压痛，表明损伤可能发生在该部位。中段撕裂可引起内侧关节线附近的压痛。疼痛、肿胀和肌肉抑制的共同作用可能导致疼痛步态的出现。

MCL 复合体的特殊试验包括两部分**外翻应力**试验和 Swain 试验（表 26-3）。外翻应力试验采用膝关节屈曲 30°（图 26-2A）和膝关节完全伸直（图 26-2B）两种体位。在膝关节屈曲 30° 时，与健侧肢体相比，患侧松弛度为 0～5 mm，表明 sMCL 撕裂（Ⅰ级损伤）[16]。松弛度大于 5 mm 的则为Ⅱ级损伤，提示 dMCL、POL 和后内侧角的进一步损伤[17]。当膝关节完全伸直时，如果损伤是孤立的浅层Ⅰ级或Ⅱ级 MCL 损伤，外翻应力测试的结果是阴性。如果膝关节完全伸直时外翻应力测试阳性，则整个 MCL 复合体和后交叉韧带（posterior cruciate ligament, PCL）都会受损。屈曲 30° 时的外翻应力试验的敏感性非常好（91%）[18, 19]。

表 26-3　与 MCL 复合体相关的特殊测试

测试	患者体位	结果	敏感性	特异性
膝关节 30° 屈曲外翻应力试验（图 26-2）	患者取仰卧位，试验腿略高于治疗床。治疗师用升高治疗床以支撑股骨。治疗师将膝关节屈曲至 30°，然后对膝关节施加外翻应力	与健侧相比，松弛度增加	91% [20]	49% [20]
膝关节完全伸直时外翻应力试验（图 26-3）	患者取仰卧位，试验腿略高于治疗床。治疗师升高治疗床以支撑股骨。治疗师保持膝关节的完全伸直状态，然后对膝关节施加外翻应力	与健侧相比，松弛度增加	NA	NA
Swain 试验（图 26-4）	患者坐在治疗床边。治疗师将胫骨被动外旋	关节内侧疼痛提示 MCL 复合体损伤	NA	NA

缩写：NA，不可用。

Swain 试验是一种检测慢性 MCL 损伤和旋转不稳的检查[20]。该测试是在膝关节屈曲至 90° 时将胫骨被动地向外旋转（图 26-3）。沿关节内侧的疼痛和胫骨过度旋转表明了 MCL 复合体的损伤。

对于青少年，应进行应力 X 线检查以排除骨骺损伤。虽然 MRI 是识别韧带损伤的金标准，但诊断性超声作为一种较便宜的替代方法，在识别损伤位置和严重程度方面的准确率也高达 94%[5]。

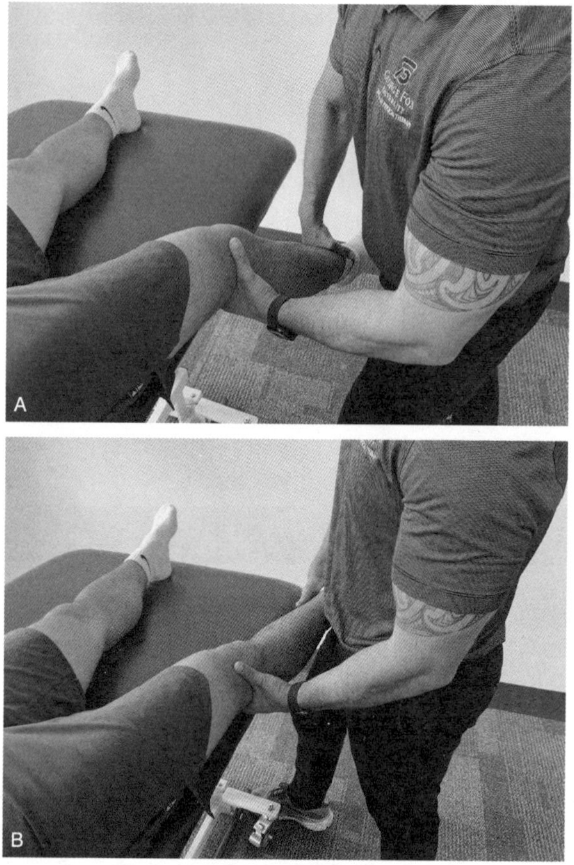

图 26-2 A. 30° 膝关节屈曲；B. 膝关节完全伸直时的外翻应力试验

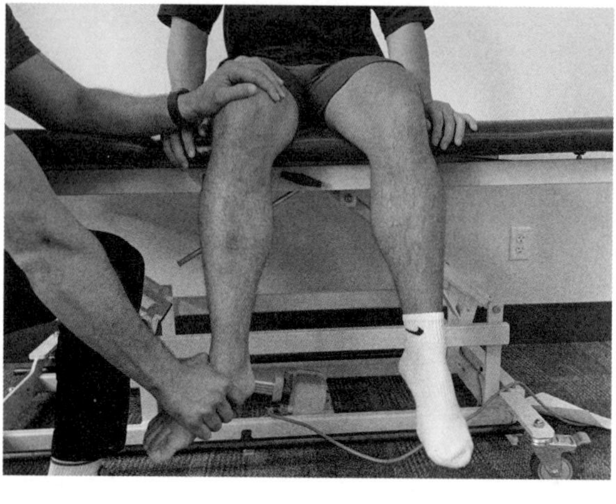

图 26-3 Swain 试验

治疗计划与干预措施

Ⅰ级和Ⅱ级 MCL 损伤的治疗方法相似，区别在于Ⅰ级损伤患者在负重、ROM 和力量训练方面的恢复速度较快。Ⅲ级损伤可以采取保守治疗或手术治疗。**非手术治疗的孤立性Ⅲ级 MCL 损伤预后良好**[7]。

当患者出现功能受限和慢性外翻不稳，或保守治疗无效时，通常会考虑手术干预[21, 22]。MCL 损伤的手术治疗的其他适应证包括：大块骨性撕脱；伴随胫骨平台骨折和（或）伴随交叉韧带损伤。约 80% Ⅲ级 MCL 损伤伴 ACL 或半月板损伤，因此对这一级别的损伤进行手术并不少见[23]。骨科医生可以通过初次修复或使用自体移植或同种异体移植重建来实现手术固定。最常见的手术是 Sloucm 手术，涉及半膜肌腱重建。**Varelas 等的一项系统综述得出结论，MCL 重建后的患者预后较基线有显著改善**[24]。具体来说，患者的 IKDC 评分和 Lysholm 膝关节活动评分均有所提高。此外，患者术后的外翻松弛度明显减少[24]。

MCL 损伤后的非手术康复计划可分为 4 个阶段（表 26-4）。每个阶段的持续时间取决于损伤的程度。例如，Ⅰ级 MCL 损伤的患者可以在 10～14 天内恢复运动，而Ⅱ级损伤的人预计康复期可能需要长达 6 周[25]。

表 26-4　MCL 损伤康复[26, 28]

第一阶段（1 周）*	康复支具（限制运动） 部分负重与拐杖 MCL 的低强度超声治疗 支具保护下运动（每天 3 次） • 直腿提高（限制髋关节内收） • 主动脚踝 ROM • 主动膝关节屈曲 90° • 主动髋伸展 • 上肢主动运动 • 膝关节冰敷、加压 无阻力固定自行车
第二阶段（2 周）*	进阶至完全负重 有氧运动 无痛的膝关节 ROM MCL 的超声治疗 部分深蹲 上下台阶训练 固定自行车

续 表

第三阶段（3 周）*	良好姿势的闭链运动（无外翻负荷） 膝关节屈伸活动的进阶（无痛） 若无积液并可全范围活动 • 功能性练习，包括直线前进的水平跑步 • 平衡性训练
第四阶段（3 周后）*	敏捷性训练

注：* 时间区间取决于 MCL 的损伤程度。

第一阶段从受伤后开始，持续 1 周。MCL 损伤的最佳治疗方法是早期活动和肌力训练。与肢体制动相比，主动运动显著减少了愈合中的 sMCL 的松弛度，并增加了抗拉强度[26, 27]。尽管如此，可能会有短暂的膝关节制动期，以及冰敷、抬高和加压的治疗阶段。Ⅱ / Ⅲ级损伤需要较长的制动时间，并限制 ROM。在这种情况下，患者佩戴长腿康复支具，限制膝关节 ROM 的过度伸直和屈曲。**在康复的第一阶段，低强度超声可能有益。**在动物实验中，超声改善了 MCL 横断后Ⅰ型胶原（成熟瘢痕组织的主要成分）的比例[15]。运动员可能需要使用拐杖，且允许根据疼痛耐受情况负重。对于更严重的损伤，拐杖可能需要使用更长的时间（Ⅲ级最多 3 个月）[28]。膝关节的主动屈曲应在这一阶段开始，但需限制在屈曲 90° 的范围内，且需要无痛。虽然髋关节内收最初应该被限制，但应该进行基础的直腿抬高训练。可在固定式自行车上可以进行无痛且无阻力的活动。

第二阶段在损伤后大约 2 周开始。Ⅱ级或Ⅲ级损伤的患者开始治疗的时间较晚。在这一阶段，运动员将进阶到完全负重。ROM 应该逐渐增加直至达到全范围。继续加强下肢力量，并进行负重练习，例如部分深蹲和上下台阶练习。应该强调有氧交叉训练，可能包括骑自行车、上肢测力计训练或游泳。

第三阶段的特点是功能性训练，并在 3 周左右开始。继续进行闭链练习，重点是控制外翻负荷。该阶段适合进行弓步训练（图 26-4）。运动员必须能够在避免膝关节内扣的情况下完成弓步训练。平衡训练也被包括在内。当运动员有良好的腿部控制、完整的 ROM，且无膝关节积液时，即可开始跑步计划。

第四阶段是运动员努力恢复运动。强调敏捷性练习和专项运动技能。恢复运动时需佩戴功能性支具，特别是接触性运动（图 26-5）。支具可佩戴 6 个月。支具应为轻型铰链式膝关节支具，具有内侧和外侧直立支撑，以控制冠状面的应力。**大多数 MCL 损伤的运动员可以在 8 周内恢复运动。**关于恢复运动的标准列于表 26-5。

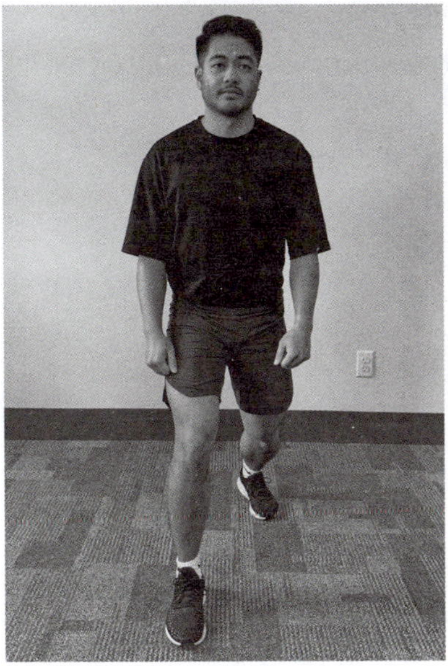

图 26-4　通过弓步来评估患者避免右膝外翻的能力

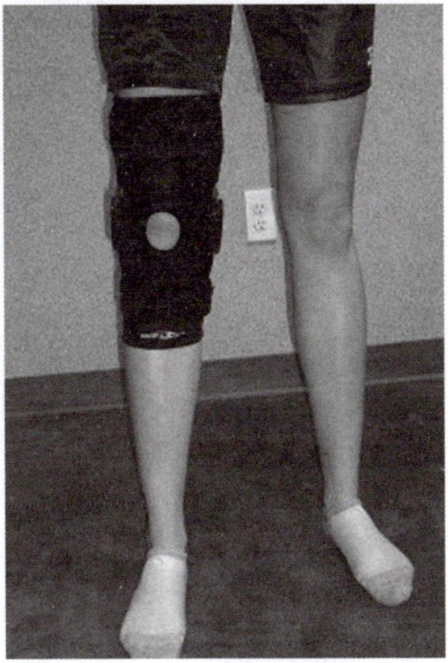

图 26-5　功能性支具［经允许引自 De Carlo M, Armstrong B. Rehabilitation of the knee following sports injury. *Clin Sports Med.* 2010 Jan; 29(1): 81–106］

表 26-5　完全恢复运动的标准 [26]

无肿胀
sMCL 无痛或有轻微疼痛
膝关节 ROM 达全范围
在完全伸直时进行测试，膝关节稳定
膝关节屈曲 30° 时，外翻轻微且具有明确的终末点
股四头肌和腘绳肌的力量达到健侧的 90%
功能测试中表现良好（如变向时无膝关节外翻力矩，跳跃落地时无异常）

循证医学建议

推荐强度分级的术语（SORT）

A 级：一致的、高质量的以患者为导向的证据。

B 级：不一致或质量有限的以患者为导向的证据。

C 级：共识、以疾病为导向的证据、惯例、专家意见或病例系列。

1. 外翻应力测试对于诊断 MCL 损伤具有高敏感性。（A 级）

2. 对于非手术孤立的Ⅲ级 MCL 损伤的患者，患者功能预后良好。(B 级)
3. MCL 重建可改善患者的功能结果，如改善 IKDC 和 Lysholm 预后评分，减少外翻松弛。(A 级)
4. 低强度超声能改善受损 MCL 的胶原蛋白合成和强度。(B 级)
5. 大多数运动员在 MCL 损伤后 8 周就能够恢复运动。(C 级)

复习题

26.1 负重时膝关节受到外翻应力是 MCL 损伤最常见的机制。第二大最常见的损伤机制是什么?

A. 胫骨外旋

B. 胫骨内旋

C. 膝关节过伸

D. 减速

26.2 MCL 复合体有三个组成部分，包括浅层带、深层带和________。

A. 内侧半月板

B. PCL

C. POL

D. 股骨半月板韧带

26.3 关于 MCL 损伤后的康复，以下哪项是正确的?

A. 并发症和再断裂是很常见的

B. 维持Ⅰ级或Ⅱ级 MCL 损伤的患者可接受保守治疗

C. 约 50% 运动员可以恢复运动

D. 保守治疗通常无效，需要进行手术

参考答案

26.1 A。根据 MCL 的起止点，胫骨外旋会导致 MCL 拉紧，从而有更高的损伤风险。

26.2 C。位于 sMCL 后方的纤维束 POL[6]。POL 与后内侧关节囊、内侧半月板和半膜肌腱鞘融合。一些学者将这个解剖区域称为后内侧角[5, 7]。

26.3 B。Ⅰ级和Ⅱ级 MCL 损伤对包括早期活动范围和逐步增强大腿力量的保守治疗反应良好。如果对韧带施加渐进性压力，MCL 的纤维往往能够愈合[5, 12, 21, 26]。

后交叉韧带损伤

Posterior Collateral Ligament (PCL) Sprain

Matt Mymern Laurie Griffin

病例 27

男性，24 岁，6 天前因踢足球时右膝受伤被转诊至物理治疗门诊。患者称，他在被另一名球员铲倒时受伤。他将这种撞击描述为作用于胫骨内侧的后外向应力。受伤以来，他称长时间行走会感到疼痛，并且下楼梯困难。患者表示膝关节几乎没有不稳定感。抗炎药物减轻了疼痛，并且让他可以毫无困难地下楼梯。患者有右膝髌腱炎史，其他病史无显著异常。

- ▶ 哪些体征可能与该疑似诊断相关？
- ▶ 最合适的查体试验是什么？
- ▶ 最合适的物理治疗措施是什么？
- ▶ 可以使用哪些客观标准来确定是否可以恢复体育运动？

关键术语

- **后交叉韧带（posterior cruciate ligament, PCL）**：限制胫骨后移的膝关节囊内韧带。
- **后外侧角（posterolateral corner, PLC）**：由腘腓韧带、腓侧副韧带和腘肌组成的膝关节区域。
- **内翻应力**：施加到肢体导致肢体远端向身体中线移动的应力。

学习目标

1. 描述 PCL 损伤的病理力学机制。
2. 确定合适的临床特殊检查来评估潜在 PCL 损伤的患者。
3. 对 PCL 损伤实施循证康复治疗。

物理治疗考虑事项

对于诊断为 PCL 损伤患者的物理治疗需考虑以下几项。

- **治疗计划与目标**：减轻疼痛和肿胀；防止肌源性抑制；纠正异常步态；恢复 ROM；维持心血管健康。
- **治疗措施**：患者教育；制定居家训练计划（home exercise program, HEP）；物理因子治疗；手法治疗以减轻疼痛、肿胀并增加 ROM；髌骨松动；步态训练。
- **注意事项**：评估生命体征，监测神经血管状态（如远端脉搏、感觉和运动功能）；减少胫骨后向剪切力。
- **影响因素**：腓神经功能障碍可能进展为足下垂，可能需要踝足矫形器。

疾病概要

PCL 的厚度和强度大约是前交叉韧带（anterior cruciate ligament, ACL）的 2 倍[1, 2]。PCL 宽约 13 mm，长约 38 mm[1, 2]，起自髁间窝附近股骨内侧髁的前外侧。PCL 止于胫骨平台后侧关节线远端约 1 cm。虽然 PCL 是在囊内，它与 ACL 一起被滑膜腔分隔。PCL 可进一步分为前外侧束和后内侧束。前外侧束较大，占结构的 65%。膝关节屈曲时，前外侧束拉紧，后内侧束松弛。后内侧束构成 PCL 剩余结构的 35%，在膝关节伸直时拉紧，而前内侧束松弛[1-3]。

文献中已经描述了几种 PCL 的损伤机制。一种常见的机制是对胫骨直接施加向后应力，这会对 PCL 产生超生理负荷。典型的病例是橄榄球运动员的肩垫或头盔在铲球时直接撞击另一名球员的胫骨；另一病例是发生在机动车事故时乘客的胫骨撞击仪表板，产生的巨大向后应力。膝关节创伤性过伸也可能导致 PCL 损伤（例如，足球比赛中，当球员的脚牢牢踩在草坪上时铲球）。如果损伤机制还涉及暴力扭转，其他结构可能会受到损害，导致多韧带损伤[3–5]。

PCL 损伤根据损伤程度分为三个等级[5]。Ⅰ度损伤，韧带被拉伸仅轻度受损（不超过 25% 的韧带被撕裂）。胫骨相较于股骨的后移可能比健侧大 5 mm。Ⅱ度损伤，韧带为中度损伤（25%～50% 的韧带被撕裂）。与健侧相比，后移差异为 6～10 mm。Ⅲ度损伤是指韧带完全撕裂，可能发生在 PCL 的任何部分。Ⅲ度撕裂的后移差异＞ 10 mm[6]。PCL 损伤可能单独发生，也可能与其他软组织损伤合并发生。孤立性 PCL 损伤意味着只有 PCL 受损。PCL 的复合韧带损伤可能涉及多个结构，最常见的是膝关节的后外侧结构[3–5]，包括腘腓韧带、腓侧副韧带和腘肌[7]。

物理治疗患者管理

在非手术和有手术指征的膝关节损伤管理中，可采用多种方法。据报道，对于Ⅰ度和Ⅱ度孤立性 PCL 损伤，保守治疗能取得良好的结果[8]。对于急性Ⅲ度损伤或在尝试保守治疗后出现持续性疼痛和损伤的个体，可能会建议手术治疗[9]。已发布的术后管理方案在支具佩戴、负重、活动范围限制、开始腘绳肌训练的时机，以及恢复运动方面各不相同。由于这种损伤的创伤性质，干预措施和治疗计划是个体化的，并且取决于 PCL 损伤机制和合并的韧带损伤。对于无法满足日常、职业或运动需求的患者，考虑进行手术咨询。

检查、评估和诊断

PCL 的孤立损伤或复合韧带损伤的发生率低于膝关节其他区域的损伤。因此，针对膝关节后外侧结构的研究较少。据报道，PCL 损伤占急性损伤的 1%～40%[10, 11]，但在创伤性膝关节损伤中，PCL 损伤的比例高达 40%[12]。PCL 急性损伤通常是非接触机制造成的（如工伤、运动损伤、低能量或低速损伤）。创伤性 PCL 损伤最常见的原因是机动车碰撞，其次是高能量或高速运动损伤[13]。

为了进行全面检查，应暴露双下肢，比较肢体的对位对线、关节积液和以前的瘢痕。应专门检查步态是否有内翻推力或过伸推力，这两种情况都表明 PCL 和 PLC 存在慢性损伤[14–16]。内翻推力步态常见于慢性后外侧结构缺陷，表明当膝关节在足部着地时出现内翻，导致外侧间隙打开[16]。如果不处理，继发于膝关节慢性后外侧结构缺陷的异常步态可能会导致退行性改变。

神经血管筛查应特别明确腓总神经是否受累，这种情况并不少见，因为腓总神经和腘动脉的位置与外侧室相关，且 PCL 损伤时会发生内翻应力。应评估反映腓总神经及其分支支配的感觉或肌力改变。如果患者出现足背（不包括第一趾蹼背侧间隙）麻木或感觉异常，或者踝关节背屈、外翻或大踇趾背伸肌无力，则应怀疑有神经损伤[16]。腘动脉损伤可通过踝肱指数（ankle-brachial index, ABI）进行评估。据报道，ABI ＜ 0.9 在检测需要手术干预的动脉损伤方面具有 95%～100% 的敏感性和 80%～100% 的特异性[17]。

触诊和特殊检查提供额外的客观数据，便于在检查过程中进一步完善或反驳假设。患者仰卧，膝关节屈曲 90°，双脚平放在检查台上，可触诊前关节线。对于完好的 PCL，胫骨平台的内侧前缘位于股骨内侧髁前方约 1 cm。胫骨平台相较于股骨髁后向半脱位可以怀疑 PCL 损伤[16]。表 27-1 描述了可以进行的特殊检查，以进一步确认或排除 PCL 损伤和（或）复合韧带损伤。

表 27-1　确定或排除 PCL 和（或）复合韧带损伤的特殊测试

特殊测试	测试方法	阳性结果
Godfrey 试验 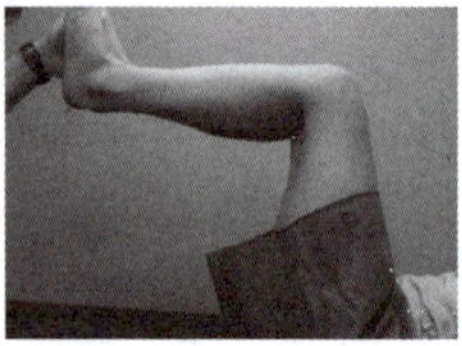	患者取仰卧位，治疗师抬起患者的小腿，使其与检查台平行，屈髋、屈膝 90° 治疗师侧面观察患者的膝关节	以胫骨结节为标志，治疗师侧面观察患者的膝关节 如果 PCL 松弛（或撕裂），重力会使胫骨后向半脱位，这可以看作是后坠[14]
股四头肌主动收缩测试 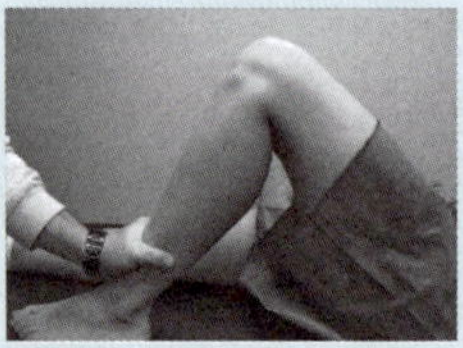	患者取仰卧位，屈髋屈膝 90° 治疗师将脚固定在检查台上，要求患者收缩股四头肌	如果 PCL 撕裂，治疗师会观察到随着股四头肌收缩，胫骨后向脱位减少[16]。对于 PCL 损伤[18]：敏感性为 54%，特异性为 97%
后抽屉试验 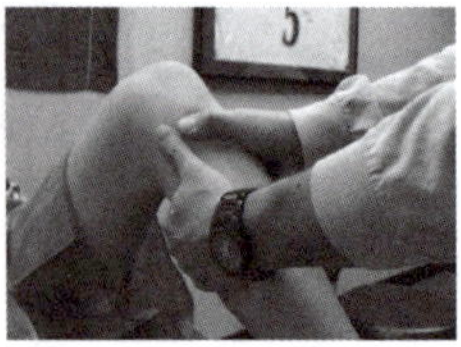	患者取仰卧位，屈髋 45°，患侧膝关节屈曲 90° 治疗师向后推近端胫骨	治疗师通过感受胫骨运动评估胫骨平台后移 • Ⅰ度损伤：平移 0～5 mm • Ⅱ度损伤：平移 6～10 mm • Ⅲ度损伤：≥ 11 mm[6]

续 表

特殊测试	测试方法	阳性结果
反向轴移试验 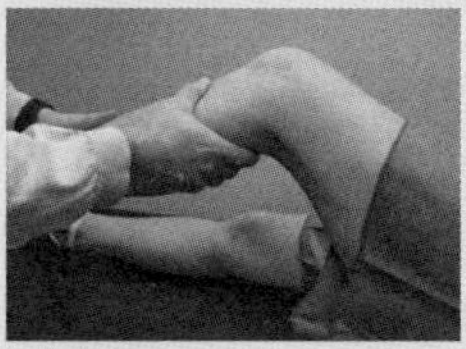 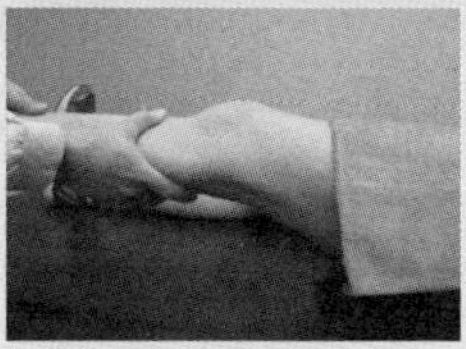	患者取仰卧位，屈髋 90°，胫骨在足部外旋，同时膝关节屈曲 70°～80° 治疗师在伸膝的同时对膝关节施加外翻应力	如果 PCL 损伤，膝关节接近完全伸直时，后半脱位的胫骨突然回位，患者和治疗师会听到明显的声响 对于 PLC 损伤[15]：阳性预测值 68%；阴性预测值 89%
外旋反屈征 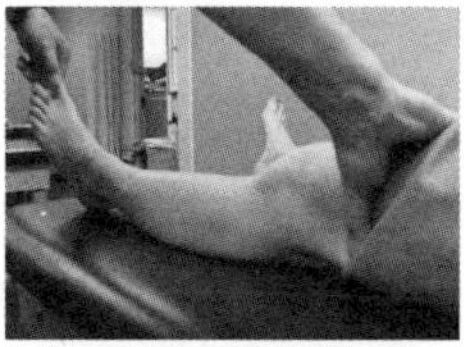 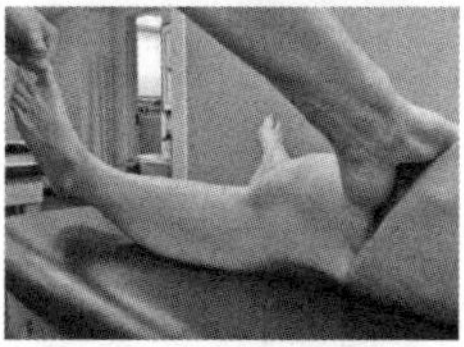	患者取仰卧位，伸膝 治疗师将患者的大拇趾提离检查台面并双侧比较	阳性结果被定义为膝关节过伸、内翻或胫骨外旋增加，可能是由关节后外侧间隙打开所致[14]。阳性结果可能表明 ACL 和 PCL 同时发生损伤
胫骨外旋试验 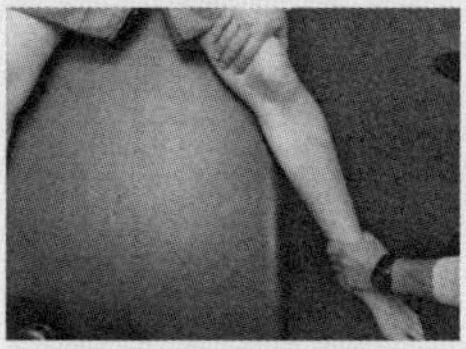 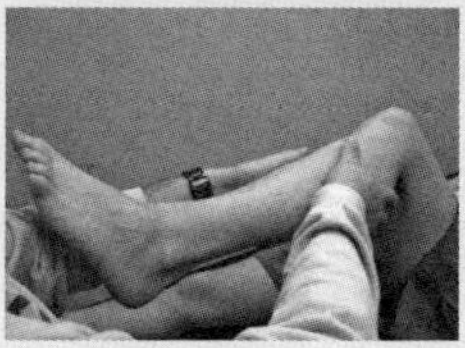	患者取仰卧位（或俯卧位）。治疗师在足部将胫骨外旋，并检查屈膝 30° 和 90° 时外旋的差异 治疗师比较屈膝 30° 和 90° 时双侧胫骨外旋的差异	如果患侧与对侧膝关节之间存在 10°～15° 的差异，则可能怀疑 PCL 和 PLC 损伤。如果仅在屈膝 30° 时发现差异，则可能是 PLC 损伤[15] 如果与健侧相比，在屈膝 30° 和 90° 胫骨外旋增加，则 PLC 和 PCL 都可能受累[15, 16, 18]

为了确定 PCL 损伤的程度，通常在损伤后和患者转诊进行物理治疗之前进行影像学检查。如果有影像学资料，物理治疗师应该仔细阅片。前后位、侧位和斜位片可以确定胫骨平台、股骨髁或髌骨是否存在骨折[14]。对于 PCL 慢性损伤的患者，站立前后位片和日出视位片（仰卧或俯卧屈膝位）可能会显示关节间隙变窄[19]。如果存在膝关节严重不稳，侧位片可能会发现明显的胫骨后向半脱位[15]。可以进行跪位应力片来量化后向不稳定。拍片时要求患者屈膝 90° 跪在不透射线的垫上，该垫在胫骨结节处支撑腿部，而股骨髁不受力[20]。Schulz 等[13]报道称，跪位应力片双侧胫骨向后位移 5～12 mm 的差异则表明存在孤立的 PCL 损伤，而超过 12 mm 的后移则表明存在合并其他损伤的后向不稳定。然而，应力位片区分完全和部分 PCL 撕裂并不可靠。MRI 已成为检查 PCL 完整性的金标准[21]。由于 MRI 可以检查关节内结构和其他骨软骨损伤，因此，当诊断不明确或当膝关节发生了复杂损伤时，应完善 MRI 检查。

治疗计划与干预措施

为了制订治疗计划，物理治疗师必须考虑患者的主诉、活动水平、职业需求、合并症，以及 PCL 是急性还是慢性损伤。

对于像本例患者这样的急性 PCL 损伤，保守治疗的效果尚未得到充分研究。Ⅰ度或Ⅱ度孤立性 PCL 损伤无须手术干预即可处理。主要目标之一是保持膝关节在最佳的解剖位置。为了限制重力对 PCL 前外侧束产生的拉力，Cosgarea、Jay[22] 和 LaPrade[16] 建议使用膝关节固定支具伸直位固定患者的膝关节 2～4 周。这些作者还建议减少炎症，通过被动活动维持膝关节 ROM，并**在康复早期避免腘绳肌过度激活（即孤立的腘绳肌抗阻训练）**[16, 22–24]。推荐的干预措施还包括俯卧位的膝关节被动活动训练（以最大限度地减少后向应力）、髌骨松动、**股四头肌等长激活（即股四头肌等长收缩）**和冰敷。表 27-2 描述了从受伤开始到受伤后大约 6 周应重点关注的练习。PCL 损伤的膝关节佩戴支具可能有助于将后半脱位的胫骨保持在更中立的位置，以减少对愈合组织应力，并允许在更符合解剖学的位置愈合。然而，缺乏证据支持 PCL 专用支具固定对改善膝关节长期稳定性的有效性。

对于Ⅲ度 PCL 损伤及保守治疗失败的Ⅱ度 PCL 损伤患者，应考虑手术治疗。尽管已有很多 PCL 重建术式，但采用同种异体移植物重建双束的新方法理论上会提高稳定性[3, 25]。然而，关于能够产生最佳结果的确切手术方式，目前尚无定论。

表 27-2　PCL 损伤后急性期膝关节运动疗法以保持 ROM 并减少炎症

治疗性运动	姿　势	运动技术
俯卧 PROM 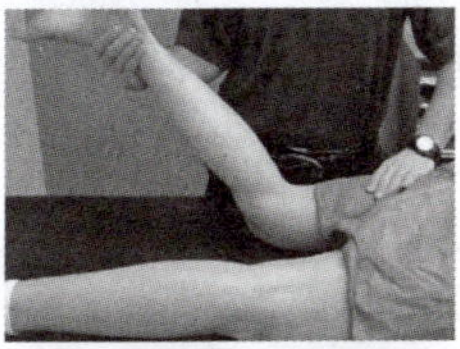 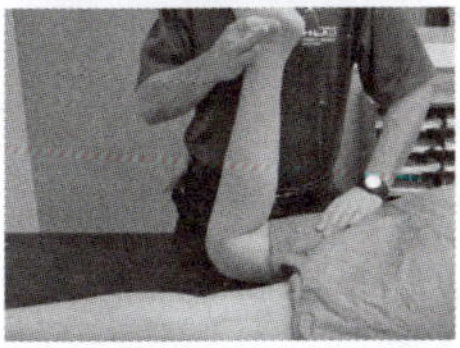	患者俯卧在治疗床上，以减少重力和胫骨后向移位	治疗师或护理人员屈曲患者的膝关节至患者可以忍受的极限范围。指导患者完全被动活动关节范围，避免激活腘绳肌
髌骨松动 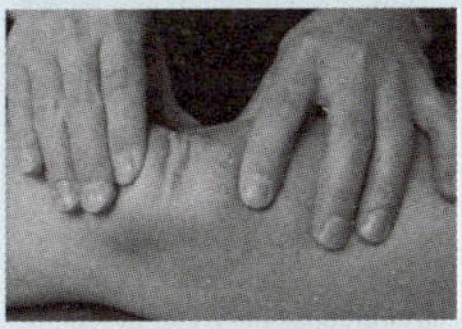 上—下 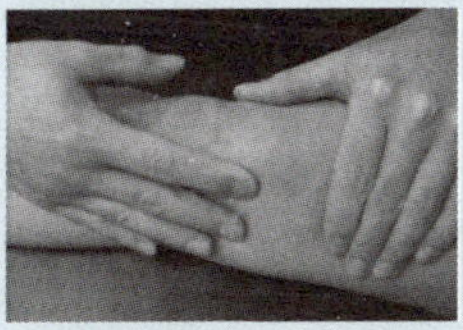 内侧—外侧	患者取长坐位，膝关节伸直，股四头肌放松	指导患者沿上下和内外方向活动髌骨
股四头肌等长收缩 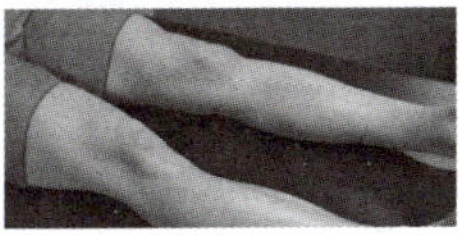	患者取仰卧位或长坐位	指导患者主动收缩股四头肌并向上推动髌骨。保持 5 秒，重复 20 次

手术干预后的问题之一是如何保持 PCL 在合适位置，避免由于重力作用使胫骨后坠，导致随着时间的推移牵拉移植物。由于孤立性 PCL 损伤的发生率较低且手术方式不同，因而没有标准的术后康复方案。孤立 PCL 损伤重建术后的负重建议从 2～8 周不负重到术后立即完全负重不等[9, 25-27]。同样，**佩**

戴支具的方案也有所不同，包括将膝关节固定在完全伸直位或使用 PCL 专用支具，时间范围从术后 8 周到 6 个月不等[26, 27]。

对于术后活动度限制也有不同的方案，一些作者建议患者最初以俯卧位进行活动度练习。一些作者建议在 2 周内实现膝关节屈曲 90°，长期目标是在 2～3 个月内实现 120°～130°[28, 29]。需要注意的是，不必要地限制活动范围可能会导致以后难以获得全角度活动范围，并增加关节纤维化的风险。

已证实 PCL 重建术后长达 2 年内仍存在股四头肌和腘绳肌力量不足[30]。一些证据推荐在康复计划的早期（从术后 6 周到 3～4 个月）避免激活腘绳肌[30, 31]，因为该肌群的收缩会增加胫股关节向后的剪切力，从而影响 PCL 移植物的愈合。然而，未进行膝关节屈曲练习可能是术后 2 年仍然观察到腘绳肌力量不足的原因。为了在保护移植物和尽量减少肌萎缩之间达到平衡，推荐患者在保护范围内（PCL 移植物应力最小即 0°～50°）对股四头肌和腘绳肌进行开链和闭链联合收缩练习[32]。

尽管 PCL 重建康复方案存在差异，但每个方案都侧重于功能重建、最大限度地减少残疾、减轻疼痛和肿胀、改善活动度，增强力量和本体感觉。由于指导 PCL 术后康复的证据水平较低，活动进展的标准仍然基于手术后的时间。最初，应在防止膝关节过度伸直和胫骨向后移位的前提下进行渐进性 ROM 训练。康复治疗通过渐进式负重和适当的运动训练，增加肌肉耐力和力量。例如，患者可以进行上台阶 / 下台阶练习，以帮助患者实现交替性上下楼梯的功能性任务。Quelard 等[33]建议实施**术后康复计划**，允许在术后第 10 周渐进性负重，5 个月内避免腘绳肌开链运动，并计划在 8 个月时恢复训练。Quelard 等发现采用该方案[33]**平均 5 年后随访，关节松弛度、IKDC 评分和 Tegner Lysholm 膝关节量表评分均显著改善**。大多数患者预计在 PCL 术后 9 个月即可恢复运动和重体力劳动[12, 25]。

文献中关于 PCL 恢复体育运动的共识仍然有限且未明确。作为指导，我们推荐基于标准制定恢复运动计划。表 27-3 列出了用于反映各项膝关节控制功能的示例标准。表 27-3 中测试的实施应基于外科医生术后制订的康复方案。应在整个康复过程中的多个时间点进行一系列经过验证的测试，包括主观问卷和客观测试。

单腿下蹲和 Y 平衡测试——下肢等功能性测试已用于评估代偿策略、神经肌肉控制和动态平衡[34–36]。单腿下蹲测试要求患者站在 20 cm 高的盒子上进行。指导患者以每 2 秒 1 次的下蹲速度蹲至屈膝 60°，同时将手臂放在前面，保持躯干直立，并对侧腿保持在稍伸直的位置。3 次练习后，患者进行 3

次测试。表现不佳（即技术错误）包括同侧躯干倾斜、骨盆倾斜、髋关节内收或内旋、失去平衡和（或）动态膝外翻（膝关节内侧塌陷）[34, 35]。如果患者能够在3次中完成2次下蹲且没有出现任何上述五种技术错误，则患者将获得“良好”分数[34, 35]。

表27-3 恢复运动的标准

试 验	通 过 标 准
ROM	对称性主动膝关节伸直 被动屈曲＞125°
神经肌肉控制和动态平衡	单腿下蹲：测试成绩评定为“良好”[34, 35] Y平衡测试-下肢： • 左右对称性 • 与对侧肢体相比，前向距离≤4 cm[37]
力量（使用手持式测力计或等速仪测量）	与对侧肢体相比，股四头肌和腘绳肌的对称性指数≥90%[38]
爆发力（跳跃测试：单腿跳跃距离、三步跳跃距离、交叉跳跃距离）	与对侧肢体相比，跳跃测试系列＞90%[39]
敏捷性	T测试＜11秒[40]

动态平衡可以使用Y平衡测试-下肢（Y-balance test-lower quarter, YBT-LQ）进行评估。YBT-LQ是一款商用设备，有一个中央承重平台，延伸的3个部分形成Y形[36]。为了使用YBT-LQ评估动态平衡，患者使用一侧下肢保持平衡，同时使用另一侧下肢沿着3个延伸部分的任意一个轴，滑动可移动的平台。患者沿轴滑动可移动平台的距离用于跟踪康复进展，并与健侧肢体进行比较。通过平衡练习解决左右不对称问题可能有助于降低后续受伤的风险。例如，高中篮球运动员健康群体，星形平衡测试（YBT-LQ的前身）中前向不对称≥4 cm被报道与下肢损伤有关[37]。

应结合使用手持式测力计或等速测试来确定肢体力量的对称性。推荐恢复运动时，应达到股四头肌和腘绳肌的肢体对称性＞90%的目标[38]。下肢力量和表现可以通过跳跃测试和T测试进行评估[39, 40]。常采用跳跃测试来追踪康复进展，并评估一个人是否准备好恢复运动[39]。跳跃测试包括单腿跳跃、三步跳跃和交叉跳跃距离测试。跳跃测试应双侧进行，目标是患者肢体对称指数＞90%。T测试是在“T”形跑道上进行的敏捷性测试。四个锥体排列成

“T”：两个锥体排列在相距 10 yd（1 yd ≈ 9.144 m）的北（B）—南（A）方向，另外两个锥体（西锥体 =C，东锥体 =D）排列在锥体 B 两侧相距 5 yd 的位置。患者从锥体 A 开始，冲刺到锥体 B 并用右手触摸其底部。接下来，运动员侧移 C 锥体处并用左手触其底部，然后侧移到 D 锥体处并用右手触其底部。患者侧移回到 B 处，用左手触碰其底部，然后倒着跑回到锥体 A 处。对于大多数人，通过 T 测试的标准分数应在 11 秒内 [40]。在开始跑步、运动专项训练或爆发力训练之前，复查跪位应力 X 线片可能有益，来证实 PCL 移植物的愈合已足以承受训练进展。用于膝关节韧带术后长期管理的常见主观测试包括 IKDC、Tegner 和 Lysholm 量表 [41]。此外，ACL 损伤后恢复运动作为一项衡量恢复运动心理准备的测试已广泛使用。该工具仅证实针对 ACL 损伤个体有效，但临床医生可能会考虑将该工具用于评估其他膝关节韧带损伤患者的运动准备。

循证医学建议

证据推荐强度分级（SORT）

A 级：一致的、高质量的以患者为导向的证据。

B 级：不一致或质量有限的以患者为导向的证据。

C 级：共识、以疾病为导向的证据、惯例、专家意见或病例系列。

1. 限制孤立的腘绳肌肌力训练和增强股四头肌肌力可以提高 PCL 损伤后膝关节的稳定性并减少胫骨下坠。（**B 级**）
2. 防止胫骨进一步后向下坠的支具（例如，膝关节伸直位固定支具或在胫骨上提供前向支持力的支具）对于 PCL 损伤的个体是有益的。（**C 级**）
3. PCL 重建和康复后 5 年随访，个体膝关节松弛度、IKDC 评分，以及 Tegner 和 Lysholm 评分方面均有统计学显著意义的改善。（**B 级**）

复习题

27.1　一名患者被转诊至物理治疗诊所，诊断为 PCL 撕裂。他对手术修复表示担忧，并称他宁愿采用保守康复治疗。以下哪组干预措施是患者急性期**最合适**的康复计划？

A. 仰卧位活动度训练、膝下垫毛巾股四头肌等长收缩、髌骨松动、冰敷

B. 俯卧位膝关节 PROM 训练、腓肠肌－比目鱼肌长坐位毛巾拉伸时胫骨近端下垫毛巾、股四头肌等长收缩、髌骨松动、冰敷

C. 俯卧位膝关节 AROM 训练、腘绳肌等长收缩、髌骨松动、冰敷

D. 仰卧位被动活动度训练、腘绳肌等长收缩、髌骨松动、冰敷

27.2　患者主诉膝关节不稳。在物理治疗评估中，他的后抽屉和股四头肌主动收缩测试阳性。物理治疗师应该进行哪些额外的特殊测试来帮助判断后外侧角损伤或是孤立性 PCL 撕裂？

A. Godfrey 试验　　B. 前抽屉试验

C. 胫骨外旋试验　　D. 麦氏征

27.3　关于 PCL 的解剖结构，以下哪项描述是正确的？

A. 前内侧束是两个束中较大的一束，并且在伸展时拉紧

B. 前内侧束是两个束中较小的一束，并且在屈曲时松弛

C. 后内侧束是两个束中较大的一束，并且在伸展时拉紧

D. 后内侧束是两个束中较小的一束，并且在屈曲时松弛

27.4　在考虑评估患者恢复运动的客观标准时，以下哪一项提供了恢复运动较安全的最完整结果？

A. 对称性膝关节屈曲 AROM

B. 肢体对称性指数＞ 90%；YBT-LQ ＜ 4 cm；跳跃测试分数＞对侧的 90%；T 测试＜ 11 秒

C. 标准化步态；垂直跳跃＞对侧肢体的 90%

D. T 测试＞ 30 秒

参考答案

27.1　B。俯卧位 ROM 训练会降低重力的影响，以及 ROM 训练时胫骨后移。近端胫骨下的支撑同样有助于防止胫骨后向下坠，并减少长坐位腓肠肌拉伸对腘绳肌的影响。腘绳肌的激活将受到限制，因为俯卧位会促进胫骨进一步前移，从而减少对愈合中的后外侧结构的压力[12, 23, 26]。

27.2　C。如果在胫骨外旋试验中发现与对侧有 10° ～ 15° 的差异，则可能怀疑 PCL 和 PLC 损伤。如果仅在屈膝 30° 时发现差异，则 PLC 可能受伤[19]。如果在屈膝 30° 与 90° 时胫骨外旋均较对侧增加，PLC 和 PCL 可能同时受累[15]。Godfrey 试验中注意到的胫骨后坠表明 PCL 松弛（选项 A）。前抽屉试验通常用于评估 ACL 松弛（选项 B）。麦氏征用于诊断半月板撕裂（选项 D）。

27.3　D。

27.4　B。恢复运动的标准包括以下内容：肢体对称性指数＞ 90%、YBT-LQ 前向不对称性＜ 4 cm，跳跃测试分数＞对侧的 90%；T 测试＜ 11 秒[37–40]。

半月板损伤

Meniscus Sprain

病例 28

Jason Brumitt

女性，24 岁，在两天前的城市联赛篮球比赛中不幸右膝受伤。她无法继续比赛，而且需要队友的协助才能上车。第二天，初级保健医生评估了她的病情并且建议她使用非处方 NSAID 并将患者转诊至接受物理治疗。受伤 5 天后，患者向物理治疗师报告说，她是为了躲避防守球员时伸直右腿并向左转向时受伤的。她否认听到弹响声，但立即感到剧烈疼痛（视觉模拟量表评为 8/10 分）。目前疼痛等级为 5/10。患者的疼痛和受伤机制与半月板损伤一致。

- ▶ 哪些体征可能与这种疑似诊断相关？
- ▶ 最适当的体格检查有哪些？

关键术语

- **敏感性**：诊断测试正确识别患有目标疾病或健康状况的个体的能力（表28-1）。敏感性的计算方法是将真阳性测试结果的数量除以真阳性测试结果与假阴性测试结果的总和。SnNout 是高敏感性测试的有用助记符（高敏感度，high sensitivity；阴性，negative；排除，rules out）[1]。
- **特异性**：诊断测试正确识别不患有目标疾病或健康状况的个体的能力（表28-1）。特异性的计算方法是将真阴性测试结果的数量除以真阴性测试结果与假阳性测试结果的总和。SpPin 是高特异性测试的有用助记符（高特异性，high specificity；阳性，positive；纳入，rules in）[1]。

表 28-1 诊断测试 2×2 表格

	疾病 / 健康状况存在	疾病 / 健康状况不存在
测试阳性	真阳性（A）	假阳性（B）
测试阴性	假阴性（C）	真阴性（D）

注：敏感性 =A/（A+C）；特异性 =D/（B+D）。

学习目标

1. 描述半月板的解剖结构和功能。
2. 描述与半月板损伤相关的病理机制。
3. 识别与半月板损伤相关的症状。
4. 描述可能有助于诊断半月板损伤的临床检查。

物理治疗考虑事项

在处理疑似半月板损伤的患者时，物理治疗应考虑以下事项。

- **治疗计划与目标**：排除其他膝关节损伤；减轻疼痛；增加柔韧性；维持或恢复膝关节 ROM；增强下肢肌力；预防或最小化有氧运动能力的下降。
- **治疗措施**：物理因子治疗以减轻疼痛；改善 ROM 受限；恢复肌力和有氧运动的治疗性训练。
- **注意事项**：监测生命体征；在急性和亚急性愈合期避免进行对膝关节施加旋转力的运动。
- **影响因素**：膝关节其他结构损伤，如 ACL 或 MCL 损伤；关节软骨病理性改变；剥脱性骨软骨炎、骨折、肿瘤[2]、囊肿[3]。

疾病概要

半月板是位于胫骨近端（关节面）的楔形纤维软骨结构。每个膝关节都有一个外侧半月板和一个内侧半月板：外侧半月板（圆形）小于内侧半月板（C形；图 28-1）。半月板在胫骨上有多处附着点：前角后角通过附着韧带、关节囊、前半月板间韧带和冠状韧带。外侧半月板还附着于板股韧带和部分腘肌腱[4, 5]。内侧半月板附着于膝关节 MCL 的深部[5]。

半月板在膝关节中发挥多种功能。其主要功能是通过作为缓冲器来传递关节负荷，保护关节[4, 6]。半月板还有助于改善关节形态和整体稳定性[4, 6–9]。其他作用包括关节润滑和为软骨提供营养[6, 10]。

半月板损伤可能是由急性损伤或正常的与年龄相关的退行性变化引起的[11]。急性半月板撕裂通常由剧烈扭转运动造成，如篮球运动员试图通过固定腿然后快速旋转身体移向另一个方向来躲避防守球员。这种负荷下膝关节产生的旋转应力可能会导致半月板部分损伤或撕裂。膝外翻时半月板也有受伤的风险。半月板损伤通常与 ACL 或 MCL 损伤同时发生。事实上，82%～96% 的 ACL 损伤都伴有相关的半月板损伤[12]。孤立的半月板损伤也很常见。在一些骨科手术实践中，超过 20% 的膝关节手术都是针对半月板的[10]。

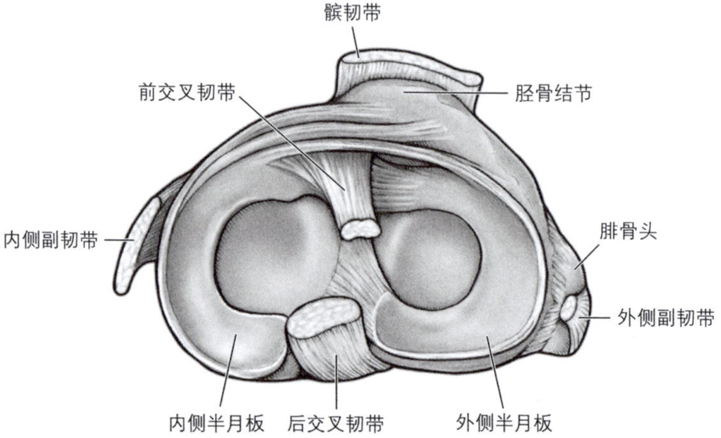

图 28-1 右膝半月板（经允许引自 Morton DA, Foreman KB, Albertine KH, eds. The Big Picture: Gross Anatomy. New York: McGraw-Hill; 2011）

检查、评估和诊断

诊断主要依据病史和临床检查。表 28-2 列出了应该在主观（患者病史）检查环节中询问的关键问题。患者可能会描述受伤发生在旋转或扭转时。受伤日期提供有关愈合阶段的信息，并可能有助于预后判断。听到的关节内发出声响通常与韧带撕裂有关（如 ACL）。但是，单纯半月板损伤通常不会有这种声响。肿胀很常见，可能会限制活动范围并加重疼痛（继发于机械感受器刺激）。半月板损伤的患者可能会报告“膝关节内”疼痛和（或）沿关节线疼痛。患者还可能描述膝关节“卡住”或“锁住”。相比之下，退行性半月板损伤的患者可能缺乏对损伤机制的回忆，并报告症状是逐渐出现的（如疼痛、铰锁、不稳定）[11]。

表 28-2　疑似半月板损伤应该询问以下问题

您是什么时候和如何伤到膝关节的？（即损伤机制）
您这种疼痛症状持续了多长时间？
您有听到关节内发出声响吗？
是否肿胀（伤后即刻出现或持续存在）？
您疼痛的位置在哪里？
您的膝关节有“锁住”或“卡住”的感觉吗？

表 28-3 列出了疑似膝关节病变患者的典型体格检查。主观检查的信息有助于决定应进行哪些检查。对半月板病变的特殊检查可以在站立、仰卧和俯卧位置进行（表 28-4）。

如果患者能够通过患侧肢体负重并在辅助下行走，此时可以进行 Thessaly 试验。其他评估半月板完整性的特殊检查是在仰卧位（McMurray 试验，关节线压痛试验）、俯卧位（Apley 研磨试验）或站立位（如 Ege 试验）进行的[13-16]。但是，单一特殊检查确诊半月板损伤的诊断价值较低[17-19]。2007 年一项关于半月板完整性常见的特殊检查的系统评价和荟萃分析得出的结论是，没有任何单一的体格检查能协助临床医生准确识别半月板损伤[17]。此后的一些研究报道了关节线压痛、Thessaly 试验和关节肿胀检查在诊断半月板损伤方面的诊断准确性统计数据[13-15, 20]。在某些情况下，尤其是评估同时进行两项测试的诊断效用时，敏感性和特异性值都较高[15, 20]。

表 28-5 列出了**一些用于确定半月板病理的特殊检查的敏感性和特异性**[13-15, 20, 21-25]。**这些特殊测试的诊断效用与关节镜检查（确定是否存在半月**

表 28-3 对疑似膝关节病变进行体格检查

站立位 • 一般观察（观察患者正面、后面、侧面的静态和动态姿势） • 步态 • 特殊和功能测试（表 28-4）
坐位 • AROM 和 PROM（角度测量） • 肌肉柔韧性测试 • 抗阻测试（如徒手肌力测试） • 神经血管测试
仰卧位 • 观察 • AROM 和 PROM（角度测量） • 肌肉柔韧性测试 • 抗阻测试（徒手肌力测试） • 特殊检查（表 28-4） • ROM • 触诊
侧卧位 • 抗阻测试
俯卧位 • 肌肉柔韧性测试 • 抗阻测试 • 特殊检查（表 28-4）

表 28-4 用于诊断半月板损伤的特殊检查

检　查	患者体位	测试表现	阳性测试
McMurray 试验 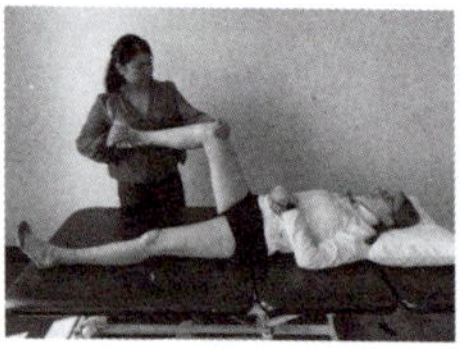	仰卧位	治疗师用一只手握住患者的脚后跟，另一只手握住患者的膝关节。同时用拇指和食指触诊胫股关节线时，治疗师先将膝关节充分屈曲，然后旋转小腿使其内旋或外旋。接下来，治疗师伸展膝关节。重复上述过程，从屈曲位开始伸展膝关节，同时将小腿向相反方向旋转	可听到或可触及的咔嗒声

续　表

检　　查	患者体位	测试表现	阳性测试
Thessaly 试验[13, 14] A：膝关节屈曲 5° B：膝关节屈曲 20° 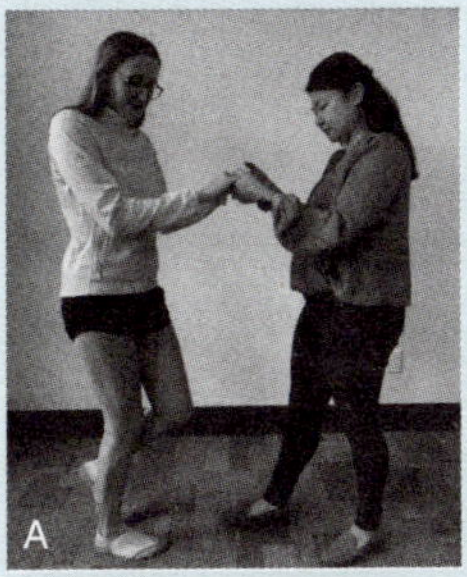 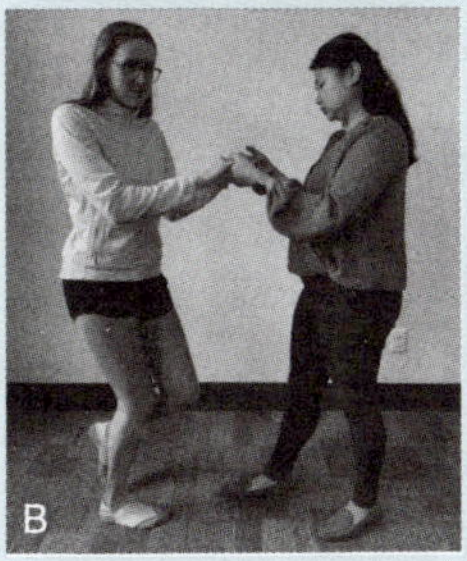 	患腿单腿站立，将手放在治疗师的手上以协助平衡	患者将患侧腿屈曲至 5°（A）或 20°（B） 指导患者将身体向左旋转，然后向右旋转，同时保持所需的膝关节屈曲程度。这个动作重复 3 次	再现疼痛或其他症状
膝关节回弹试验 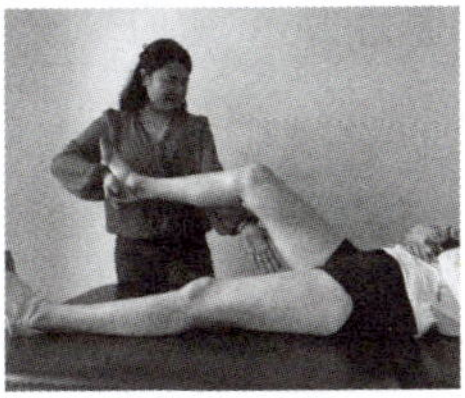	仰卧位	治疗师用一只手支撑患肢的膝关节后侧，另一只手托住脚部。被动屈曲髋关节约 45°，同时被动屈曲膝关节 25°～30°。治疗师在不提前告知患者的情况下迅速移开手掌从患者膝后撤出，使膝关节在重力的作用下被动伸直	再现疼痛，无法完全伸直
关节线压痛试验 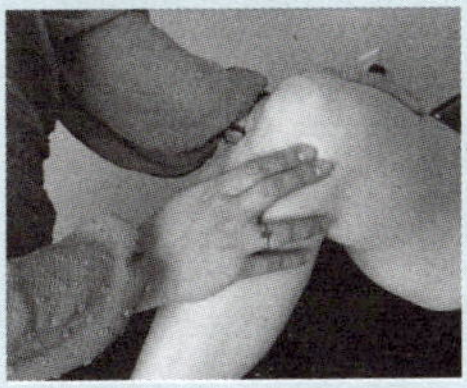	仰卧位，髋关节屈曲约 45°，膝关节屈曲约 90°	治疗师分别触诊每侧的胫股关节线	再现疼痛

续 表

检 查	患者体位	测试表现	阳性测试
关节线隆起	仰卧位，髋关节屈曲约45°，患侧膝关节屈曲70°～90°以评估内侧间隙；膝关节屈曲30°～45°以评估外侧间隙	治疗师触诊胫股关节线，评估是否存在“可触及的隆起感”[20]	触及限制了“正常关节压缩”的隆起[20]
Apley 研磨试验 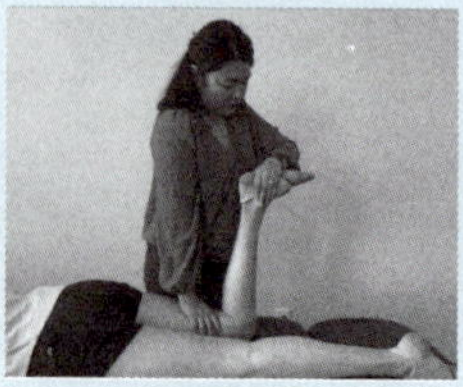	俯卧位，患侧膝关节屈曲至90°	牵拉部分（未示图）：治疗师用双手握患肢的足踝部，膝部固定住患者的大腿后侧。接下来，治疗师对胫骨进行牵拉，并旋转患肢。压迫部分（示图）：治疗师用一只手抓握患肢的足踝部，另一只手对患者的大腿后侧施加轻柔的稳定压力（也可以使用与牵拉部分相同的手和膝部姿势）。治疗师通过足部对膝关节施加压力，同时对患肢进行内外旋转	疼痛再现或出现其他症状

板损伤的金标准）进行比较[26]。检查的敏感性和特异性越高，临床工作者对其结果就越有信心。早期研究表明，Thessaly 试验在膝屈曲 20° 位置时呈阳性（敏感性：89%～92%；特异性：96%～97%），可以有效确诊半月板损伤，因为其存在高度特异性（SpPin）。而 Thessaly 试验阴性，因为其存在高度敏感性（SnNout），可以有效排除半月板损伤[1, 14]。但是，治疗师需要及时了解评估特殊测试诊断准确性的最新研究。例如，后续研究质疑了单独使用 20° 膝屈曲位的 Thessaly 试验准确诊断半月板损伤的效用。2015 年 Goossens 等[24]报道了明显较低的敏感性（内外侧半月板均为 64%）和特异性（内侧半月板 45%，外侧半月板 40%），与之前的研究不符[13, 14]。Konan 等[15]也报道了 20° Thessaly 试验对内侧半月板的低敏感性（59%）和低特异性（31%），以及对外侧半月板的低敏感性（67%）但高特异性（95%）。但是，当 Konan 等[15]将 20° Thessaly 试验与关节线压痛结合使用时，发现两者都具有高敏感性（内侧半月板 93%，外侧半月板 78%）和高特异性（内侧半月板 92%，外侧半月板

表 28-5 识别半月板病变的各种特殊检查的敏感性和特异性

作者（年份）	人　群	检　查	敏感性（%）	特异性（%）
Kocher 等[21]（2001）	113 名患者（64 名女孩；平均年龄：11.9 岁）	1. 临床检查 2. MRI	1. 62.1[a]，50.0[b] 2. 79.3[a]，66.7[b]	1. 80.7[a]，89.2[b] 2. 92.0[a]，82.8[b]
Kocabey 等[22]（2004）	50 名患者（平均年龄：22 岁；范围：12～42 岁）	1. 临床检查包括 4 项测试：McMurray 试验、关节线压痛试验、Steinmann 试验、改良 Apley 试验 2. MRI	1. 87[a]，75[b] 2. 80[a]，85[b]	1. 68[a]，95[b] 2. 79[a]，97[b]
Karachalios 等[14]（2005）	213 名患者（56 名女性；平均年龄：29.4 岁）和 197 名志愿者（53 名女性；平均年龄：31.1 岁）	1. McMurray 试验 2. Apley 试验 3. 关节线压痛试验 4. 5° Thessaly 试验 5. 20° Thessaly 试验	1. 48[a]，65[b] 2. 41[a]，41[b] 3. 71[a]，78[b] 4. 66[a]，81[b] 5. 89[a]，92[b]	1. 94[a]，86[b] 2. 93[a]，86[b] 3. 87[a]，90[b] 4. 96[a]，91[b] 5. 97[a]，96[b]
Harrison 等[13]（2009）	116 名疑似半月板损伤患者（57 名女性）	1. Thessaly 试验	1. 90.3	1. 97.7
Konan 等[15]（2009）	109 名患者（29 名女性；平均年龄：39 岁）	1. McMurray 试验 2. 关节线压痛试验 3. 20° Thessaly 试验 4. McMurray 试验和关节线压痛试验 5. 20° Thessaly 试验和关节线压痛试验	1. 50[a]，21[b] 2. 83[a]，68[b] 3. 59[a]，32[b] 4. 91[a]，75[b] 5. 93[a]，78[b]	1. 77[a]，94[b] 2. 76[a]，97[b] 3. 67[a]，95[b] 4. 91[a]，99[b] 5. 92[a]，99[b]
Couture 等[20]（2011）	100 名患者（43 名女性；平均年龄：46.1 岁）接受膝关节镜手术	1. 关节线压痛试验 2. McMurray 试验 3. 关节线隆起	1. 90[a]，87[c] 2. 28[a]，32[c] 3. 73[a]，70[c]	1. 0[a]，30[c] 2. 87[a]，78[c] 3. 73[a]，82[c]

续 表

作者（年份）	人　　群	检　　查	敏感性（%）	特异性（%）
Gobbo 等[23] （2015）	117 名男性和 45 名女性患者（平均年龄：39 岁）安排接受视频关节镜检查	临床检查包括五项测试： 1. McMurray 试验 2. Apley 试验 3. Childress 试验 4. Steinmann Ⅰ试验 5. Steinmann Ⅱ试验	89.02[a] 85.71[b]	31.25[a] 24.17[b]
Goossens 等[24] （2015）	593 名疑似半月板损伤的患者（252 名女性）；平均年龄：49.4 岁	1. 20° Thessaly 试验 2. McMurray 试验 3. 组合分析	1. 1.64[a]，64[b]，64[c] 2. 2.69[a]，72[b]，70[c] 3. 3.52[a]，55[b]，53[c]	1. 45[a]，40[b]，53[c] 2. 37[a]，34[b]，45[c] 3. 54[a]，52[b]，62[c]
Hashemi 等[25] （2020）	86 名符合接受关节镜手术适应证的患者（平均年龄：27 岁；范围：15～45 岁）	1. 20° Thessaly 试验 2. McMurray 试验 3. Apley 研磨试验	1. 90.7 2. 72.2 3. 70.4	1. 90.6 2. 71.9 3. 68.7

注：[a] 内侧半月板；[b] 外侧半月板；[c] 内侧和外侧半月板的综合结果。

99%)。随着研究证据表明单项检查难以准确诊断半月板损伤，许多作者建议通过进行多项检查来提高诊断的准确性[15, 20, 22, 23]。

治疗计划与干预措施

物理治疗计划的制订取决于半月板损伤的严重程度，以及患者进入医疗保健系统的时间点。物理治疗可能包括减轻疼痛的物理因子治疗（如电刺激、冷疗、低强度激光疗法）、恢复活动范围的干预措施（治疗性训练、关节松动术、手法治疗），以及恢复力量和有氧运动能力的治疗性训练[27–29]。患者的病情进展可能会受到撕裂位置（半月板内2/3无血供）、撕裂程度，以及合并症的限制。无论患者是由PCP转诊还是自行就诊，物理治疗师都可以对疑似半月板损伤的患者开始治疗。如果患者在治疗过程中无明显改善，应建议行膝关节镜检查以确定半月板损伤的存在及程度。

循证医学建议

证据推荐强度分级（SORT）

A级：一致的、高质量的以患者为导向的证据。

B级：不一致或质量有限的以患者为导向的证据。

C级：共识、以疾病为导向的证据、惯例、专家意见或病例系列。

1. 为识别半月板病理而进行的特殊临床检查具有中等到高的敏感性和特异性，特别是当结合不止一项检查的结果时。（B级）
2. 确认或排除半月板损伤的金标准检查是关节镜检查。（A级）

复习题

28.1　Thessaly测试是在患者膝关节屈曲________°和________°的情况下进行的。

A. 5，10　　B. 10，20　　C. 5，20　　D. 20，30

28.2　根据Couture等[20]的说法，McMurray试验对于检测内侧半月板病理的敏感性较差（28%）；然而，该试验具有很高的特异性（87%）。如果疑似半月板损伤的患者McMurray试验呈阳性，以下哪一项是正确的？

A. 患者没有内侧半月板损伤

B. McMurray试验呈阳性将有助于诊断半月板损伤

C. McMurray试验呈阳性将有助于排除半月板损伤

D. 患者有内侧半月板损伤

参考答案

28.1 C。

28.2 B。如果一个高特异性的检查结果呈阳性，则该检查可能有助于诊断目标疾病（SpPin）。在本例中，McMurray 试验呈阳性有助于诊断内侧半月板损伤，因为该试验具有很高的特异性（87%）。选项 D 是不正确的，因为尽管可以基于该试验的高特异性怀疑存在半月板损伤，但不能断言患者就一定有该损伤。由于关节镜检查是确认是否存在半月板损伤的金标准，因此只有在试验结果呈阳性且具有高特异性的情况下，半月板撕裂的测试后*概率*更高才是准确的。

胫骨应力性骨折

Tibial Stress Fracture

Michael D. Rosenthal　Shane A. Vath

病例 29

当地一名没有丰富跑步经验的消防员，他计划在 7 个月内参加马拉松。他有 28 周的训练时间，开始时每隔一天跑 1 mi（1 mi ≈ 1.609 3 km），然后每周增加 1 mi，以确保在比赛时达到 26 mi 的目标。在跑步 3 周后，患者注意到在跑步接近结束时或在放松步行期间出现胫骨内侧疼痛。该疼痛在坐着休息几小时后消失，并且在醒来时或第二天没有出现。消防员继续进行训练，导致疼痛逐渐加重，并且疼痛的发生时间提前。消防员在跑步开始时即感到腿痛，但随着继续跑步疼痛有所缓解。经过 6 周的训练后，腿部疼痛发生在开始和整个跑步过程中，并且不再随着跑步的停止而消失。疼痛程度的增加导致患者无法继续跑步。他开始服用 NSAID，这使他得以勉强再完成一周的艰难训练。现在，患者在休息时也有胫骨疼痛，随着站立和行走活动而增加。早晨醒来时，他感到中度不适，并且在长时间站立和行走期间及之后疼痛增加。久坐后，症状缓解，但仍然存在。患者感到沮丧，并担心可能无法参加当地的马拉松，因此他自行前往物理治疗诊所门诊就诊。在评估时，患者已 2 天未跑步。当他步行进入治疗室时，他行走时呈明显的躯干向疼痛更严重侧倾斜的疼痛步态。肌力测试、ROM 和视诊均正常。通过 ROM 和肌力测试再现了弥漫性胫骨内侧疼痛。检查中最显著的发现是在胫骨中远端 1/3 的交界处，沿胫骨内侧约 2 cm 长的局部触诊压痛（右腿较左腿症状更明显）。在双侧胫骨内侧的中央 1/3 处也有轻度的压痛。除了最近增加了训练量，患者的既往病史无殊。体征、症状和病史都符合胫骨应力性骨折。消防员的主要目标是无痛地恢复训练计划，以便能够完成当地的马拉松。

- ▶ 根据该患者的疑似诊断，您认为导致其病情的因素可能是什么？
- ▶ 该诊断可能与哪些检查体征有关？
- ▶ 哪些辅助检查（如影像学）对于诊断胫骨应力性骨折的敏感性和特异性最高？

关键术语

- **骨应力损伤（bone stress injury, BSI）**：过度使用损伤导致骨骼无法承受重复机械负荷，导致微观或宏观结构失效、皮质内孔隙率增加和局部机械性能降低；症状表现为进行性局部疼痛和压痛。
- **外部风险因素**：可能影响应力性骨折的个人训练或比赛日程的特征（如训练方案、鞋的选择、训练场地地面或地形、运动类型）。
- **内在风险因素**：可能影响应力性骨折的个体特征（如性别、膝关节力线、腿长差异、营养因素、激素因素）。
- **成骨细胞**：产生骨基质的细胞，最终导致骨强度增加并促进（应力性）骨折愈合。
- **破骨细胞**：吸收骨组织的细胞，最终可产生吸收腔并降低骨强度。
- **胫骨应力性骨折**：过度使用性损伤，主要由于训练强度和（或）训练量显著增加（通常是跑步）；表现为沿胫骨内侧沿着 2～3 cm 的局部压痛；休息时和夜间疼痛常见。

学习目标

1. 描述胫骨应力性骨折的症状，以及与此诊断相关的潜在内在和外在风险因素。
2. 明确转诊进行进一步评估和影像学检查的理由。
3. 明确诊断胫骨应力性骨折的常用临床试验。
4. 区分高风险和低风险的应力性骨折，并提供适当的保护以促进应力性骨折愈合。
5. 设计一个康复计划，以确保治愈，同时帮助快速恢复日常活动和包括跑步在内的运动。

物理治疗考虑事项

疑似诊断为胫骨内侧应力性骨折的患者在物理治疗期间应注意以下事项。

- **治疗计划与目标**：鉴别诊断；与骨科 / 肌肉骨骼专家会诊；减轻疼痛；通过固定和（或）适当的辅助器械防止进一步损伤，以使步态恢复正常并减少胫骨负荷；解决任何潜在的医疗问题；提供有关诊断和预后的教育；在不中断愈合的情况下最大限度地减少下肢功能退化；对患者进行训练变量（如频率、强度、类型、持续时间）宣教，帮助管理跑步的恢复进展；逐渐增加活动时评估疼痛和功能，以减少进一步损伤的可能性。

- **治疗措施**：对患者进行功能解剖学和损伤病理机制方面的宣教；物理因子治疗；肌肉肌腱柔韧性和关节活动度练习；抗阻训练，以促进肌肉耐力和力量的维持和恢复；交替低冲击有氧训练，以维持体能；渐进式冲击负荷训练；矫形器制作；持续与患者沟通，尽量减少因受伤而产生的挫折感对心理健康的影响。
- **注意事项**：区分低风险与高风险应力性骨折；避免对下肢施加可能导致骨不连、畸形愈合或骨折愈合的压缩、拉伸或扭转应力；监测腿部疼痛对规定运动计划的反应，如果患者在训练期间或次日出现症状加重，则减少组织负荷；根据患者的既往病史解释运动的注意事项或禁忌证；监测对活动减少的反应，以及对个人职业、体育或休闲活动的影响；监测患者使用NSAID的情况。
- **影响因素**：不愿意或不能改变训练方案的患者；工作日程；合并症（如激素状况、营养状况、骨质减少、骨质疏松症、放射治疗和其他癌症治疗）。

疾病概要

胫骨是腿部的主要承重骨，也是人体中仅次于股骨的第二大骨。90%的下肢负荷由胫骨承担，腓骨承担剩余的10%[2]。胫骨呈棱柱形，近端有一个宽阔的扁平骨小梁骨骺平台，与股骨髁连接。在胫骨平台下方，骨过渡为骨皮质骨干。胫骨的直径在骨长度的中间1/3和远端1/3之间最小。在踝关节附近，胫骨再次膨大，形成一个与距骨滑车面连接的凹形致密骨小梁区。胫骨的皮质骨干由三个面组成：内侧、后侧和外侧。多块肌肉附着在胫骨上，并包含在四个筋膜间室中：前、外、浅后和深后。每个腔室的边界由不同比例的坚韧筋膜、软组织和骨构成。边界的可变性使得一些间室或多或少具有顺应性，并且能够耐受由于肌肉肥大、骨痂、水肿或其他占位病变而导致的体积增加，这可能导致间室内压力增加。前室筋膜附着于胫骨前缘。腓骨通过坚韧的骨间膜、近端和远端骨关节，以及相关韧带与胫骨相连。胫骨在整个步态周期中承受不同的负荷，其大小受多种因素的影响（如骨骼解剖学、肌肉耐力、跑步方式）。在冲击负荷过程中，前皮质承受拉伸应力，而后皮质承受压缩应力[3]。跑步时，胫骨周期性地承受2.5～2.8倍体重的垂直力[4]。微损伤的形成取决于骨应变周期的数量、应力大小和应变引入速度之间（即应变率）的相互作用。一旦超过微损伤的阈值，骨应变周期的进一步增加可能导致额外的结构损伤[1]。为了减缓BSI进展，需要降低骨负荷以减缓破骨细胞活性，并使骨重塑能够“赶上”而不会进一步累积损伤。破骨细胞在皮质骨中的活化和吸收大约需 4 周，新骨的替换需 3 个月，完全矿化需要长达一年的时间 [5]。

胫骨内侧疼痛占所有跑步损伤的 13%～17% [6]。应力性骨折通常是最常见的 5 种跑步损伤之一，占所有跑步相关的肌肉骨骼损伤的 5%～50% [7, 8]。虽然应力性骨折的部位因运动和活动而异，超过 80% 的应力性骨折发生在下肢 [9–11]。BSI 在长跑运动员中很常见，影响 1/3～2/3 的竞技越野跑和长跑运动员，而田径运动员的发病率为 4.9%～21.1% [11, 12]。该病复发率很高，田径运动员高达 50%，越野跑运动员为 10.3%～12.6%，既往应力性骨折史是最能预测未来发生应力性骨折的因素 [13]。胫骨是应力性骨折最常见的部位 [14, 15]，占所有应力性骨折的 24%～55% [9, 10, 16]。腓骨应力性损伤（占所有应力性损伤的 7%～12% [10, 12]）由于靠近胫骨且临床病史和症状表现相似，因此在鉴别诊断中也应被纳入。大多数胫骨应力性骨折为“低风险”——发生在胫骨中段至远端 1/3 交界处的后内侧 [17]。该区域为低风险应力性骨折，因为通过保护和活动调整通常可以愈合 [18]。胫骨应力性骨折也可能发生在胫骨内侧髁区域（图 29-1）和胫骨前中骨干皮质，具体位置取决于胫骨产生的应力组合 [1, 17]。对于胫骨前皮质应力性骨折的患者（被称为“可怕的黑线”；图 29-2），由于血液差、拉伸而非压缩的应力，以及对受伤区域的作用力的组合，这种骨折被视为高风险的应力性骨折 [17]。这些高风险的应力性骨折与延迟愈合、骨不连进展为完全骨折、无法恢复运动有关。

应力性骨折是一种过度使用损伤，主要发生在快速增加跑步或其他高冲击活动训练量的人身上。应力性骨折通常发生在训练量增加后的第 2 周和第 3 周，但也有报道称发生在训练的后期 [20]。应力性骨折的发生是由重复负荷、持续负荷及休息和修复不足导致的骨稳态丧失而造成的微创伤累积的结果 [1, 21]。在稳态失调后，皮质骨达到新的平衡所需的时间为 3～4 个月 [1]。如果没有足够的时间来适应新的机械刺激，则会发生更多的骨损伤。对骨负荷的反应是一个连续的过程——从正常重塑开始，到加速重塑、应力反应、应力损伤、应力骨折，再到没有充分休息时持续过度负荷而发展为完全骨折 [1, 19]。应力性骨折有两种类型：疲劳性骨折和不完全性骨折 [22]。疲劳性骨折是由于对正常骨反复施加次最大应力而发生的，导致骨重建加速从而形成骨折区域。不完全性骨折是由于当骨的微观结构和（或）矿化不足（即骨质减少或骨质疏松症）时进行正常负荷而发生的 [23]。

有效的训练计划包括精心规划的负重和休息期，可促进骨适应性和随后的

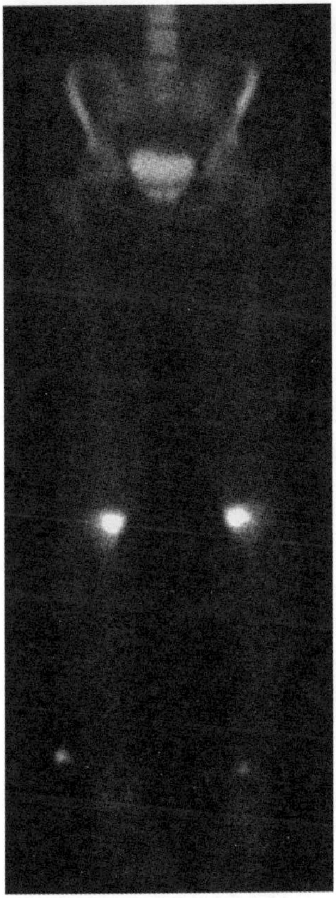

图 29-1 双侧胫骨内侧髁应力性骨折患者的骨扫描图像。较亮的区域表明骨转换率增加（成骨细胞吸收更多的放射性锝）

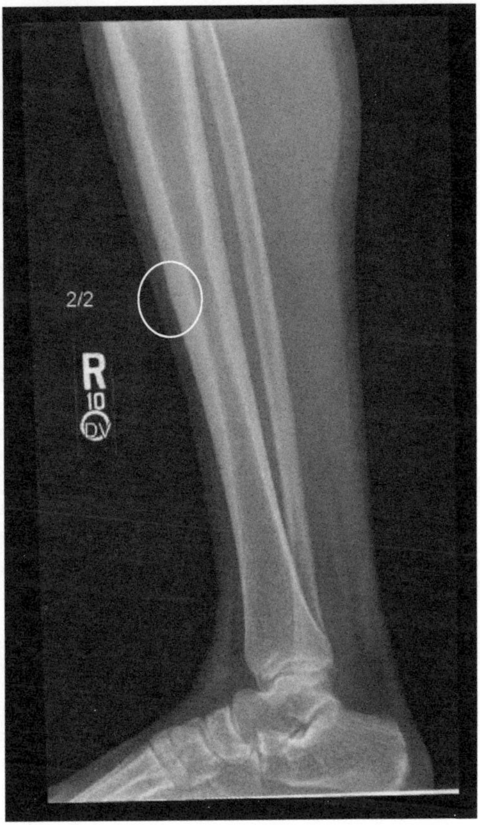

图 29-2 胫骨侧位片显示胫骨前皮质应力性骨折和“可怕的黑线”（圆圈内）

骨量增加（即强度）。骨是一种动态组织，其不断经历破骨细胞吸收骨和成骨细胞形成新骨的重塑。破骨细胞活动在骨内形成隧道，削弱其结构，并可在重复负荷下产生疼痛。如果负荷持续并中断愈合，破骨细胞的活性超过了成骨细胞，这可能导致微骨小梁破坏（应力损伤）。持续负荷可导致皮质断裂（应力性骨折）[1]。不管疲劳应力性骨折的病因是什么，相对的休息和适当的营养可以让身体恢复骨重塑的平衡，并促进愈合。然而，持续的训练、周期性冲击负荷和不充分的恢复期可能会使胫骨疼痛持续存在，并使应力性骨折发展为完全骨折[24, 25]。

肌肉力量、耐力和爆发力可以减轻地面反作用力并防止应力性骨折的发展[19, 25]。随着肌肉疲劳的发展，肌肉减震能力下降，骨骼承受的负荷明显增加，研究显示地面反作用力和剪切应力增加了10%～35%[26, 27]。跑步者在跑步过程中经历高地面反作用力和速率，以及加速度或扭转的异常负荷可能会增加BSI的风险。

应力性骨折可能是外在和（或）内在因素的结果。导致应力性骨折发生的**外在因素**包括：训练（强度、频率和持续时间）的快速增加，旧的或不合适的鞋类，近期跑步地面的变化（如山坡）和近期跑步技术的变化[30]。**内在风险因素**包括：BSI的既往史、性别、种族、骨骼大小、解剖因素（如脚形、腿长差异、膝关节力线）、肌肉力量下降、下肢生物力学不佳和营养因素[19, 30–32]。有BSI病史的女性青少年跑步者未来患BSI的可能性是普通人的6倍。女性跑步者无BSI病史，但有其他危险因素，如BMI $< 19.0\ kg/m^2$、月经初潮延迟、年龄≥15岁、或月经不调，患BSI的风险是没有这些内在因素的同龄人的2倍[25, 33, 34]。女性运动员三联征：骨密度降低、能量摄入不足（即进食障碍）和激素因素（如月经周期不规律）也会增加应激性骨折的风险[19, 34]。如果在康复过程中发现任何与女性运动员三联征相关的问题，治疗师应将患者转诊给初级保健医生进行进一步的评估和治疗。相比之下，具有较高的身体素质和既往从事冲击性负荷运动的经历似乎能够保护个体免受过度使用性损伤[35]。未经训练的人发生过度使用性损伤的可能性是身体素质较好的人的10倍[36]。

检查、评估和诊断

了解详尽的病史有助于物理治疗师在开始体格检查之前进行潜在的鉴别诊断。治疗师应收集以下信息：创伤史、损伤机制、既往病史、类似症状史、既往就诊史、是否已确诊、既往影像学研究和结果、缓解和加重因素，以及当前症状状态（改善、恶化或保持不变）。此外，物理治疗师应询问患者的具体训练安排，包括频率、强度、训练类型（短跑、爬坡）、距离、跑步地面、跑鞋的类型和使用时间，以及再现症状的姿势或活动。治疗师还应探讨促使患者执行当前的锻炼计划的动机（如工作要求或训练要求、运动、娱乐、健康）。

疑似胫骨应力性骨折的患者最有可能报告近期跑步强度和（或）量增加所致的伴随负重活动出现的非创伤性胫骨疼痛。然而，鉴于BSI的范围广泛，可能难以完全基于临床检查进行诊断。此外，物理治疗师必须记住，患者有可能同时存在其他病症（如骨膜炎）。胫骨应力性骨折的早期症状可能与胫骨内侧应力综合征（medial tibial stress syndrome, MTSS）相似。胫骨应力性骨折的鉴别诊断包括：MTSS、由筋膜附着点与骨膜之间张力引起的慢性骨膜痛、慢性劳累性筋膜室综合征、肌腱炎、骨膜炎、腓骨应力性骨折、肌疝、间歇性跛行、静脉功能不全、骨样骨瘤、韧带损伤、软骨病变、半月板撕裂、骨髓炎（多见于年轻患者）和转移（多见于老年患者）[37]。胫骨内侧髁或内踝的骨应力性损伤虽然较为少见，但可能表现为类似半月板撕裂、韧带损伤或软骨病变的症状[38]。

与胫骨应力性骨折相关的主要症状是非创伤性局部压痛、肿胀，偶尔伴有发热和疼痛，并随运动而加重[38–40]。初始症状通常较轻，久坐或睡觉即可缓解。如果继续增加活动量，症状往往会恶化，疼痛限制了患者进行所需活动的能力。如果患者没有参与有组织的运动或缺乏具体的训练目标，他们通常会因为疼痛而停止进一步的训练，症状会随着时间的推移而消退。然而，若持续训练，病情通常会恶化。症状变得更加频繁，发作更早，干扰训练能力，并在停止活动后持续更长时间。在许多情况下，患者在休息时会感到疼痛，长时间站立后疼痛加剧，久坐后疼痛减轻。休息时的疼痛，尤其是夜间疼痛，也是应力性骨折的常见症状[41]。

疼痛最初可能是弥漫性的。然而，在从产生疼痛的活动中相对休息一段时间后，疼痛变得更加局部化。体格检查的一个关键发现是 2～3 cm 区域内的局部压痛，通常伴有可触及的骨增厚[1, 38]。这与＞ 5 cm 区域的弥漫性疼痛形成对比，后者更提示 MTSS[42]。**许多特殊检查可能有助于胫骨应力性骨折的临床诊断**（表 29–1）。然而，没有一种检查能持续地显示出高诊断价值[43, 44]。

表 29–1　与胫骨应力性骨折相关的特殊测试

测　试	患　者　体　位	结　　果
杠杆测试[43, 44]	坐在治疗床边。治疗师用一只手抓住踝关节，并向症状区域的胫骨施加内侧 / 外侧应力	患者疼痛再现或增加是潜在胫骨应力性骨折的信号
冲击测试	仰卧在治疗床上。治疗师被动地将直腿抬离检查台，并通过脚跟沿着腿 / 胫骨的长轴施加快速的挤压力	患者疼痛的再现或增加是潜在胫骨应力性骨折的信号
音叉测试[43, 44]	仰卧在治疗床上，膝关节屈曲约 90°，以放松腿部后侧肌群。治疗师敲击 128 Hz 音叉，并将其应用于胫骨压痛区域。音叉可以保持静止或缓慢地移动穿过压痛区域	患者疼痛的再现或增加是潜在胫骨应力性骨折的信号

续 表

测 试	患 者 体 位	结 果
超声波测试[43]	仰卧在治疗床上，膝关节屈曲约 90°，以放松腿部后侧肌群。对触诊最痛的区域应用 1 MHz 的连续治疗超声 3～5 分钟。超声头在 0.5～3.0 W/cm² 的强度下在约 3 倍于声头大小的区域内移动	患者疼痛的再现或增加是潜在胫骨应力性骨折的信号
单腿跳[44]	单腿站立，患者进行垂直跳跃。只有在先前的测试没有再现症状或用力确定患者是否具备恢复冲击活动的能力时，才应进行这种更具挑战性的测试	患者疼痛的再现是潜在胫骨应力性骨折的信号

由于影像学检查是最便宜和最广泛使用的成像方式，当怀疑应力性骨折时，建议首选 X 线检查[45]。在 BSI 的早期阶段，X 线检查的敏感性只有 15%～35%。如果初次 X 线检查结果为阴性，应在 10～14 天后重复检查，这可以提高敏感性，但仍不及 MRI。X 线平片上的变化通常在症状发作后至少 2～3 周内不明显，最多可持续 3 个月，有时甚至完全无异常[46, 47]。X 线平片上显示应力性骨折的结果通常缺乏特异性，可能包括骨膜增厚、轻微的骨膜反应“灰色皮质”征或明显的透亮带（图 29-3 和图 29-4）[47]。骨膜增厚是最常见的发现。然而，这种非特异性的发现通常存在于具有大量体能训练背景的患者中。

诊断胫骨应力性骨折的金标准是 MRI[39-41]。美国放射学会适当标准® 建议在大多数 X 线片阴性的疑似应力性骨折病例中使用 MRI[45]。出于某些原因，骨扫描和 CT 可替代 MRI 使用，但这些成像方式会让患者暴露于较高水平的电离辐射中[45]。BSI 的 MRI 分级量表可能有助于确定损伤的严重程度和恢复跑步的潜在时间[40, 48]。低风险 / 低分级 BSI 预后较好并更快恢复运动（平均 9 周）。低风险 / 高分级 BSI 和所有高风险 BSI 都需更长的恢复时间，大约 20 周后恢复运动[1, 48]。BSI 后恢复活动的时间差异很大，康复必须以疼痛为指导，根据每位患者的愈合反应进行[25]。

治疗计划与干预措施

物理治疗干预应解决从病史和肌肉骨骼检查得到的结果。如果物理治疗师怀疑是应力性骨折，应建议患者使用拐杖减轻患侧肢体的负重，并转诊至骨科或肌肉骨骼专科医生进行进一步评估和治疗。如果胫骨应力性骨折的诊断通过

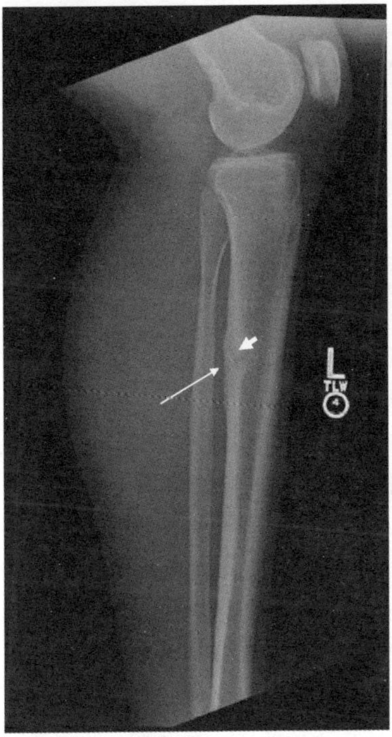

图 29-3 胫骨侧位X线片显示骨膜反应（长箭头）和胫骨近端后皮质线性透亮（短箭头），与愈合的应力性骨折一致

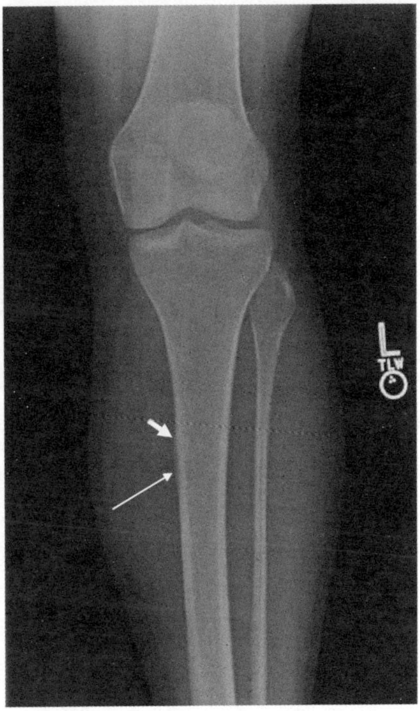

图 29-4 胫骨前后位X线片显示胫骨内侧皮质增厚或骨膜反应（长箭头）和骨折线（短箭头）

影像学检查得到证实，治疗师可以制订一个全面的康复计划，以尽量减少功能退化，优化恢复到损伤前的活动水平，并解决内在和外在因素，以降低再损伤的可能性，同时确保BSI不会进展，特别是在高风险的前皮质应力性骨折。

高风险前胫骨应力性骨折的患者被允许开始康复治疗后，就可以像低风险应力性骨折患者一样逐步恢复活动[1]。NSAID只能短期使用，因为它们可能会掩盖过度负荷（疼痛）的症状并可能减少骨愈合期间的骨形成[24]。康复的目标是在不中断或延迟骨愈合的情况下，在尽可能短的时间内使患者恢复到损伤前的功能和体能水平。首先要有意识地减少活动，以减少负荷，促进愈合。疼痛是愈合的关键指标，患者仅被允许参与无痛的ADL[25]。活动期间、活动后或活动次日出现疼痛表明受伤的骨骼需要进一步减轻负荷。后足或腿部BSI患者可以使用带衬垫的鞋和（或）鞋垫来分散ADL期间的冲击力。如果患者无法恢复正常步态或日常行走时疼痛，则应使用辅助器械来减轻负重。气动腿部支具或控制踝关节运动（controlled ankle motion, CAM）的靴子也可以减轻负荷，但应谨慎使用CAM靴，因为它们可能会改变步态力学并导致继发性肌肉骨骼过度使用损伤。低风险应力性骨折的患者应在出现正常无痛步态后尽快恢复无辅助行走。患者应缓慢恢复正常活动，同时监测休息时、夜间疼痛的复发，或活动/负荷增加期间、之后或次日疼痛的增加。对疼痛的密切监测和宣教至关重要。如果疼痛增加，这表明骨骼受到机械或化学刺激，必须减少负荷，以避免延迟愈合或再次损伤。对于有反复BSI病史的患者，尤其是同一区域反复受伤的患者，物理治疗师必须进行彻底的重新检查，以识别和解决任何先前被忽视的内在或外在风险因素，这些因素可能导致对骨骼的有害负荷。

对于低风险胫骨后内侧BSI，可根据疼痛反应安全地开始渐进性抗阻训练，但对于高风险的胫骨前皮质BSI，训练应延后进行[25]。只要疼痛没有增加，低冲击活动（如固定自行车、游泳、深水跑、椭圆机和反重力跑步机训练）应该进行并逐步进阶，以保持心血管健康。一旦患者连续5～7天能够无痛地进行无辅助的日常活动，可以开始低强度和低速度的渐进式步行-跑步计划[1, 25]。如果疼痛复发，运动员应休息直到疼痛消退。渐进式跑步的目的是增加骨骼负荷，而不是改善有氧能力。通过每周仅增加一个训练变量（频率、强度、类型或时间）的5%～10%来安全增加骨负荷，同时继续密切监测疼痛[25]。当患者恢复跑步时，治疗师应继续识别和解决任何可能增加骨负荷的力学缺陷。帮助患者保持跑步速度、减少骨应变和减少BSI复发的技术包括增加步频（变速）、减少步幅和改变脚的着地模式[49, 50]。物理治疗师必须意识到失用会影响所有下肢骨骼，并在12周左右达到峰值，这可能是与患者恢复跑步计划相对应的时间范围[51]。因此，应鼓励交叉训练和跳跃训练，在多个方向上对骨骼施加负荷，并有计划地休息，以支持持续的肌肉骨骼健康。

循证医学建议

证据推荐强度分级（SORT）

A级：一致的、高质量的以患者为导向的证据。

B级：不一致或质量有限的以患者为导向的证据。

C级：共识、以疾病为导向的证据、惯例、专家意见或病例系列。

1. 外在风险因素与胫骨应力性骨折的发生有关。（A级）
2. 内在风险因素与胫骨应力性骨折的发生有关。（B级）
3. 特殊临床检查可帮助诊断胫骨应力性骨折。（B级）

4. MRI 是诊断胫骨应力性骨折的特异性和敏感性最高的工具。（A 级）

复习题

29.1 胫骨应力性骨折的最常见原因是什么？

A. 训练错误（外在风险因素）

B. 扁平足（内在危险因素）

C. 不正确的鞋类选择（外在风险因素）

D. BMI 较高（内在风险因素）

29.2 诊断胫骨应力性骨折最敏感和最特异的成像方式是什么？

A. 骨密度测定　　B. MRI

C. 骨扫描　　D. 标准（平片）X 线片

29.3 目前美国放射学会对疑似胫骨应力性骨折的影像学建议是什么？

A. 骨扫描；如果异常，则进行 MRI

B. X 线片；如果正常，则在 7 天内进行 MRI 检查

C. X 线片；如果正常，则在 10～14 天内重复，并考虑 MRI 以排除高风险应力性骨折和（或）做出恢复运动 / 工作的决定

D. X 线片；如果正常，则在 21 天内重复检查，如果仍然正常，则 95% 的可能性没有应力性骨折

29.4 哪种内在风险因素与 BSI 的发生最密切相关？

A. 腿长差异　　B. 陈旧有磨损的鞋子

C. 扁平足　　D. 既往 BSI 史

29.5 女运动员三联征的组成部分是什么？

A. 高加索人种、能量摄入不足、月经正常

B. 骨密度降低、能量摄入不足、月经不调

C. 每周里程超过 20（约 32 km）、跑步高步频、鞋子磨损

D. 22 岁以下、竞技运动员、营养良好

参考答案

29.1 A。胫骨应力性骨折最常见的原因是训练错误[1, 13, 21]。

29.2 B。MRI 是诊断胫骨应力性骨折的金标准。在评估骨应力性损伤时，它提供了敏感性和特异性最高的信息[40, 41]。虽然骨扫描提供了高水平的敏感性，但特异性不如 MRI。

29.3 C。根据美国放射学会适当性标准®，胫骨应力性骨折最初应使用放射

学成像，尽管放射学成像缺乏敏感性。如果腿部（胫骨和腓骨）的初始X线片为阴性，则应在10～14天内重复X线片，这会增加敏感性，但不如MRI敏感。如果担心高风险胫骨前骨干应力性骨折，或者需要立即了解高水平运动员重返运动场或军队和体力劳动者恢复工作，则可以考虑无对比剂MRI[44]。

29.4 D。与BSI发展最密切相关的内在风险因素是既往有BSI病史[1, 33]。

29.5 B。女性运动员三联征的组成部分是骨密度降低（骨质减少或骨质疏松症）、能量摄入不足（饮食失调）和激素因素（月经周期不规则）[34]。

免责声明

本文所表达的观点仅为作者个人观点，并不一定反映海军部、国防部或美国政府的官方政策或立场。

胫骨内侧应力综合征

Medial Tibial Stress Syndrome

Michael D. Rosenthal　Shane A. Vath

病例 30

男性，25 岁，年轻白领，为了保持身材和减肥，开始了一项跑步计划。这个计划包括每周跑 4～5 次，每次 2 mi（约 3 km），他坚持了 4 周。他最初在跑步 2 周后发现胫骨内侧疼痛，这种疼痛发生在他跑步快结束时或进行放松步行时。当疼痛开始影响到他的锻炼计划时，他来到物理治疗诊所门诊进行评估和治疗。该患者的主要体征、症状和病史符合胫骨内侧应力综合征（medial tibial stress syndrome，MTSS）的表现。他的主要康复目标是恢复无痛跑步及改善体能。

- 根据该患者的诊断，您认为导致其病情的因素可能是什么？
- 该诊断可能与哪些检查体征有关？
- 最合适的物理治疗干预措施是什么？
- 哪些可能的并发症会影响物理治疗的效果？

关键术语

- **外在风险因素：**可能影响发生 MTSS 可能性的个人训练或比赛时间表的特征（如训练方案、鞋的选择、训练地面或地形、运动类型）。
- **内在风险因素：**可能影响发生 MTSS 可能性的个体特征（如性别、下肢力量不足、髋关节过度旋转活动、BMI 过高、足舟骨塌陷）。
- **MTSS：**过度使用损伤，主要发生在冲击性活动（通常是跑步）的频率、强度和（或）持续时间的快速增加；表现为弥漫性压痛，长度＞5 cm，沿 1 条或 2 条腿胫骨后内侧边界，最常见于胫骨中部至远端 1/3。

学习目标

1. 阐明 MTSS，并确定可能导致这种情况的潜在危险因素。
2. 提供合适的 MTSS 患者健康教育。
3. 设计和规定合适的阻力运动来治疗 MTSS。
4. 明确可替代的有氧运动，旨在提高体能，最大限度地减少下肢负荷，降低进一步受伤的风险。
5. 讨论恰当的增加活动和恢复体能活动的康复计划，同时防止病情复发。

物理治疗考虑事项

在治疗诊断为 MTSS 的患者时，物理治疗应考虑以下事项。

- **治疗计划与目标：**减轻疼痛；防止损伤恶化；提供有关诊断和预后的教育；增加肌肉柔韧性和下肢力量；在不中断愈合的情况下尽量减少下肢退行性损伤；鼓励低冲击有氧训练，以维持或增加有氧健身；教育患者有关训练变量（频率、强度、类型、持续时间）和推荐的运动量，以减少进一步损伤的可能性。
- **治疗措施：**对患者进行功能解剖学和损伤病理机制方面的教育；通过手法治疗减轻疼痛；肌肉肌腱和关节活动 / 灵活性练习；抗阻训练，增加下肢和核心力量及肌肉耐力；低强度有氧运动项目；步态再训练和生物力学分析；试用足部矫形器。
- **注意事项：**在规定的运动计划中监测胫骨疼痛，如果患者感到疼痛增加，则减少组织负荷；根据患者已有的疾病说明运动的注意事项或禁忌证；监测活动减少对个人职业、体育或休闲活动的影响；在治疗期间，与患者保持开放的沟通，以确保身心健康。

▶ **影响因素**：患者不愿意或不能改变训练方案；工作安排；合并症（如结缔组织紊乱、营养状况、整体健康状况）。

疾病概要

胫骨内侧疼痛占所有跑步损伤的 13%～19%[1–4]，应力性损伤占所有肌肉骨骼跑步损伤的 15%～20%[5, 6]。“胫痛综合征”一词经常在文献中被患者和医疗专业人员用来描述与运动相关的腿部疼痛。虽然胫骨痛经常用于指代 MTSS，但胫骨痛是一种非特异性诊断，物理治疗师应该在腿部疼痛患者的鉴别诊断中使用更合适的诊断术语。虽然根据临床检查可以较容易做出 MTSS 的诊断，但据报道，多达 1/3 的病例同时出现下肢病理变化[6–8]。据报道，在 15% 的病例中，MTSS 合并后外侧肌室综合征。胫骨内侧疼痛的鉴别诊断包括：胫骨 BSI（包括胫骨应力性骨折，参见病例 29）、继发于骨膜附着的肌肉和筋膜之间张力的慢性骨膜痛、肌筋膜室综合征、肌腱炎、骨膜炎、肌肉疝、间歇性跛行、静脉功能不全、慢性深层后筋膜室综合征、感染、周围神经病变、腰骶神经根病和肿瘤[9–11]。

解剖中与 MTSS 相关的肌肉、脉管系统和腿内的神经包含在四个腔室中（图 30–1）：前方腔室（胫前肌、趾长伸肌、踇长伸肌、第三腓骨肌、胫前动脉和胫前静脉、腓骨深神经）、外侧（腓骨长肌、短腓骨肌、胫前动脉和腓骨动脉和静脉的穿支、腓浅神经）、后侧浅层腔室（腓肠肌、比目鱼肌、足底肌、腘动脉、腓肠动脉、腘静脉、腓肠肌静脉、胫神经）和后侧深层腔室（腘肌、胫后肌、趾长屈肌、踇长屈肌、胫后动静脉、胫神经）。每个腔室的边界由不同比例的筋膜、软组织和骨骼确定。由于一些腔室不能承受体积大小的增加（无论是由于肌肉肥大还是水肿），这可能导致腔室内压力增加。

MTSS 的病因通常归因于 BSI，尽管有证据表明这种情况可能是由筋膜牵拉引起的，而不是骨膜炎症[12–15]。MTSS 代表了 BSI 连续体的早期阶段[16]。正常情况下，当胫骨承受较高负荷时，破骨细胞活动（骨吸收）会在胫骨内产生通道，这种通道在胫骨后内侧的凹侧（受压侧）更为明显。其次，成骨细胞活动（骨形成）产生骨膜增厚，从而使骨骼更强壮，能够承受增加的负荷。然而，如果在骨重塑过程中，破骨细胞的活性超过成骨细胞的活性，骨内就会产生隧道状结构，导致骨质结构脆弱，从而在反复负荷下可能引发疼痛。如果持续重复的高冲击载荷，愈合过程会进一步中断，微骨折线会在骨骼中传播，从而导致应力性骨折。骨活检显示骨膜附着物（肌腱和深层筋膜与骨的连接）的骨代谢变化和炎症变化[17]。

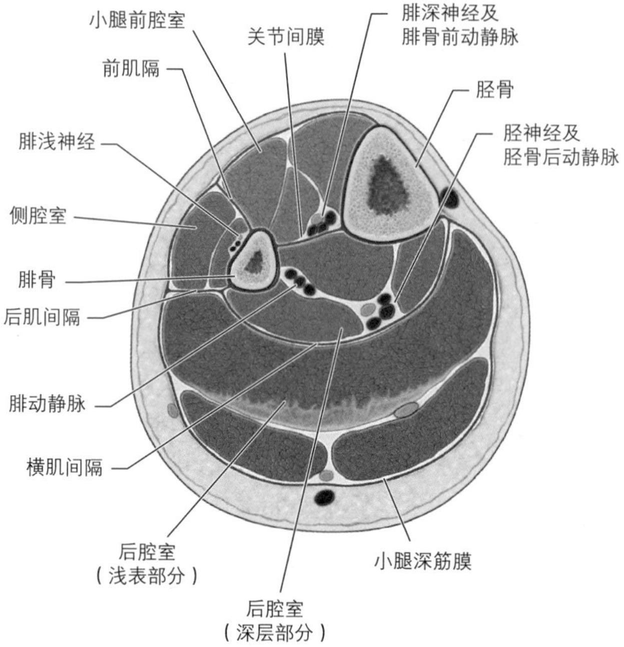

图 30-1 右大腿横切面（经允许引自 Morton DA, Foreman KB, Albertine KH, eds. The Big Picture: Gross Anatomy. 2nd Ed. New York: McGraw-Hill; 2019）

MTSS 患者骨密度降低，胫骨骨结构改变[18]。在没有 MTSS 的个体中，X 线平片显示清晰、一致的胫骨皮质厚度（图 30-2A）。相反，非急性 MTSS 患者的 X 线片可能显示成骨细胞活动导致胫骨后内侧皮质增厚（图 30-2B）[19]。Magnusson 等[20]指出，在 18 名患有长期 MTSS 的成年男性运动员中，胫骨后内侧骨皮质厚度比非运动对照组多 15%，比运动对照组多 23%。这些结果表明，尽管皮质增厚，MTSS 与骨矿物质密度较低的区域有关。MTSS 患者的骨扫描显示沿胫骨后内侧垂直方向弥漫性摄取（图 30-3），表明该区域骨代谢增加。这种模式不同于胫骨应力性骨折患者的局部摄取（图 29-1）。

虽然对 MTSS 的病理解剖学仍存在争议，但人们对其病理机制已日趋一致。其中一个可能的原因是胫骨屈曲，这是由反复的冲击载荷导致胫骨后内侧受压和前内侧张力。另一个潜在的原因是胫骨后内侧肌肉和筋膜的插入所产生的牵引力。Stickley 等[15]提出牵拉引起的损伤是由小腿深筋膜牵拉引起的，而不是由后部深层和浅层的肌肉间隔引起的。相反，Bouche 和 Johnson 报道[21]，胫骨远端筋膜上的深层后筋室肌肉产生的张力增加了胫骨内侧嵴的张力。其他

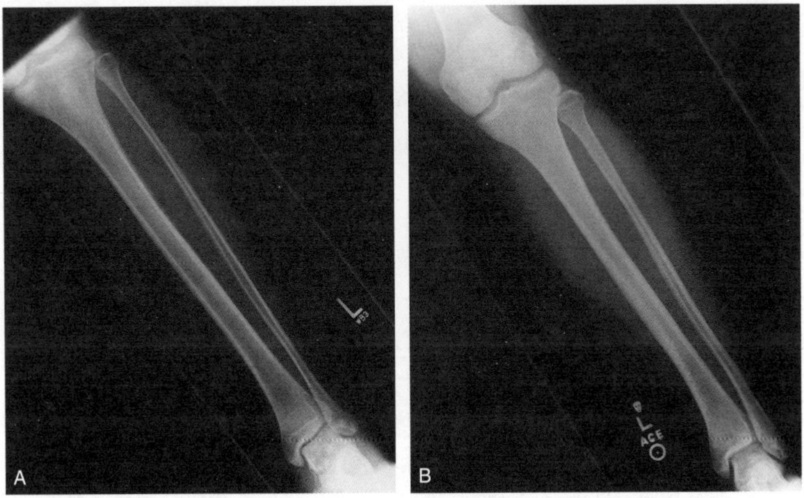

图 30-2　A. 健康人群小腿正位 X 线平片（注意胫骨内侧干骺端骨皮质厚度清晰一致）；B. MTSS 患者的腿（注意胫骨中部远端 1/3 处的骨皮质增厚）

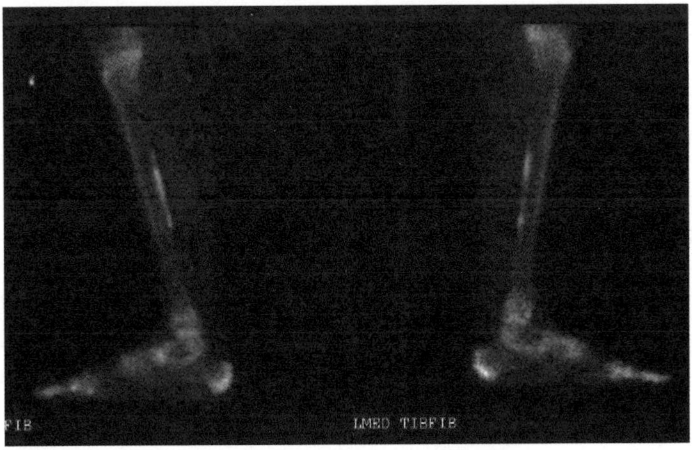

图 30-3　骨扫描显示垂直定向、非局灶性放射性同位素摄取，与 MTSS 的诊断一致

作者将 MTSS 症状归因于胫骨后肌腱过短或比目鱼肌和（或）趾长屈肌在胫骨上的牵引，这与典型的压痛区域相吻合[22-25]。当肌肉因跑步而疲劳时，对胫骨的压力也会增加，这会减少肌肉的冲击吸收，并产生错误的生物力学，从而增加对胫骨的负荷[4, 20, 26-29]。无论 MTSS 的原因是什么，相对休息都可以让

身体恢复平衡并适当地愈合。

与 MTSS 相关的主要症状是沿胫骨后内侧边界的弥漫性疼痛，最常影响胫骨中部至远端 1/3 [30–32]。大于 5 cm 的弥漫性疼痛提示 MTSS，而较小的 2～3 cm 的局部压痛可能伴有肿胀更提示胫骨应力性骨折 [32, 33]。最初的症状通常是轻微的，并在一段时间的不负重（如坐着或睡觉）后消退。如果高负荷活动持续进行，症状往往会恶化，并且由于疼痛而出现活动限制。如果个人没有参加有组织的运动或缺乏特定的训练目标，他们通常会避免进一步的训练，这使得疼痛随着时间的推移而消退。假如持续训练，这种情况通常会恶化，疼痛变得更频繁，发作更早，影响训练能力，并在停止活动后持续更长时间。在许多情况下，患者会因长时间站立而感到疼痛。在长时间的非负重姿势下发生疼痛往往是不太常见的。

众多研究提出了导致 MTSS 发生和发展的内在和外在危险因素，虽然这些研究大多是回顾性的，但 MTSS 可能是这些因素综合作用的结果。据报道，增加发生 MTSS 可能性的外在因素包括：每周训练的快速增加（增加强度似乎比增加频率和距离更重要），鞋子偏小，跑步史＜ 5 年，既往 MTSS 或应力性骨折史，以及使用矫形器 [16, 34–37]。其内在危险因素包括：性别（女性风险更大）、BMI 较高、足的动态内旋和内侧负荷持续时间增加、女性运动员三联征（译者注：低能量可用性、月经功能紊乱、骨密度降低）、营养缺乏、髋关节内外旋活动范围增加、髋关节和小腿肌肉力量和耐力不足，以及跑步时步频降低 [16, 25–31, 34–40]。

物理治疗患者管理

物理治疗师可能是患者寻求评估和治疗的第一个医疗专业人员，也可能由其他评估肌肉骨骼疾病的医疗保健专业人员转诊。如果向物理治疗师求助，患者通常会以“腿痛”或“胫骨疼痛”等非特异性诊断前来就诊。患者在转诊前可能已经进行了影像学检查，如 X 线片、MRI 和（或）骨扫描，但治疗师可能没有条件来查阅图像或获得影像学检查报告。当进行物理治疗时，运动员通常希望立即缓解症状，并有能力继续进行无痛的高强度活动。物理治疗师必须进行彻底的主观和客观检查，并且必须清楚地了解运动员的训练方案，以便就训练变量和逐步恢复高强度活动提供适当的教育。对于大多数受伤的个体来说，首要目标是尽可能保持最大的体能水平，同时尽可能快和安全地恢复无痛运动或活动。在整个愈合过程中，应采用系统的负荷计划，为各系统（如心血管系统）和组织（如肌肉骨骼）提供适当的应力。

检查、评估和诊断

出现与 MTSS 相符症状的个人可能参与了高冲击性活动，并且近期训练量迅速增加。患者经常报告在进行高强度活动后，单腿或双腿出现弥漫性胫骨后内侧疼痛。通常情况下，疼痛会以以下方式进展：运动后疼痛，休息后疼痛缓解；运动时疼痛，继续训练后疼痛减轻，但在活动结束后又会复发，需较长时间休息才能缓解；疼痛在日常生活活动中存在，并导致训练中断。

详尽的病史通常使物理治疗师能够在开始体检之前做出合理的鉴别诊断。如果患者报告之前有类似症状的病史，物理治疗师必须了解他们是否就医、就医的医疗机构类型、是否有确定的诊断，以及之前的影像学检查结果。对患者的询问包括诱发或缓解因素和症状状态（改善、恶化或稳定）。物理治疗师应该特别询问有关患者日常训练的具体问题，包括训练频率、强度、距离、训练类型（短跑、爬坡）、跑步地面类型、跑鞋类型（包括最近是否更换）、跑鞋鞋龄，以及在日常活动中哪些体位或活动会引起疼痛。其他问题应包括与饮食摄入、习惯和月经周期频率（女性）有关的信息。治疗师应该了解个人进行锻炼的动机（如工作资格或培训、运动或休闲 / 健康所需的训练）。

疑似 MTSS 的患者可能报告最近运动量增加的病史。然而，鉴于 BSI 的范围很广，因此很难仅凭临床检查就做出诊断。此外，物理治疗师必须记住，有可能有伴随的症状。MTSS 的早期症状可能与胫骨应力性骨折相似（病例 29）。有助于鉴别 MTSS 和胫骨应力性骨折的一个关键体格检查结果是 5 cm 或更大范围的弥漫性压痛 [25, 32]。尽管有报道称许多特殊的检查有助于 MTSS 和胫骨应力性骨折的鉴别诊断，但始终没有一项检查具有很高的诊断价值。

如果患者遵循了规定的保守治疗方案，但 3～4 周后胫骨疼痛没有减轻，则应考虑进行影像学检查。如果患者在遵循治疗后疼痛加重，治疗师应考虑更早地要求患者进行影像学检查。然而，X 线检查通常益处甚微，因为它们通常在 14～21 天后才开始显示异常。在某些情况下，X 线检查结果可能始终显示正常 [19, 41]。虽然与 MTSS X 线照片上最常见的异常表现是骨膜增厚 [20]，但这是一种非特异性发现，通常出现在具有大量体育训练背景的人身上。因此，骨扫描、CT 和 MRI 被用于提高诊断胫骨疼痛病因的敏感性和特异性 [42–44]。MRI 检查结果可提供预后信息，为患者恢复高水平活动提供依据 [45]。

治疗计划与干预措施

很少有干预研究可指导治疗师选择循证疗法，以加速从 MTSS 中恢复。

目前仅有 4 项关于治疗 MTSS 的随机对照试验（其中 3 项是在军队人群中进行）[14, 46]。物理治疗干预必须针对过度使用综合征的病因，这种综合征最常见的原因是训练进展过于激进。相对休息与其他治疗方案一样有效，甚至更好。相对休息意味着减少胫骨和软组织的周期性负荷，尤其是在负重期间。在相对休息期间，可以采用水疗、骑自行车、划船、减重步行 / 慢跑（如背带支撑的跑步机活动或反重力跑步机）和椭圆机来促进体能训练，前提是患者坚持无痛活动。有时，可能需要辅助装置（如腋杖）来充分减少负荷，以确保无痛行走。在恢复跑步之前，患者应能在日常生活活动中无痛且完全负重行走 [47]。如果没有适当的休息，病情通常会恶化。

冰敷有助于减轻 MTSS 相关的疼痛 [48, 49]，NSAID 也可用于缓解疼痛。然而，服用非甾体抗炎药来减轻疼痛，将增加对日常过度活动或运动的耐受性，可能会延迟组织稳态的恢复并导致损伤进展，延长症状持续时间 [47, 51]。在相对休息期间，患者应感到疼痛逐渐减轻，同时功能水平有所提高。活动期间、之后或次日出现疼痛，表明受伤的骨骼需要减轻负荷。如果患者无法恢复正常步态或行走时疼痛，治疗师应开具辅助装置，以适当的部分负重来减轻疼痛。一旦患者可以连续 5 ～ 7 天进行无疼痛的无辅助日常生活活动，就可以开始进行低速度和强度的渐进式步行 – 跑步计划 [47, 52]。如果疼痛增加，功能下降，或患者症状改善不明显，治疗师应重新评估日常活动并适当调整。

虽然有文献记载矫形器的使用与 MTSS 风险增加之间存在关联，但矫形器已被证明有助于减轻与 MTSS 相关的症状 [53–55]。患者对矫形器的反应因人而异，有的会立即缓解，有的则会在数天至数周内得到改善 [56]。虽然长期以来一直提倡根据脚型选择鞋子，但有证据表明，在军人中，选择鞋子对预防腿部受伤没有显著效果。拉伸腿后部肌肉（如腓肠肌 – 比目鱼肌、胫骨后肌）一直被主张临床应用，主要基于肌肉的牵拉有时缓解 MTSS 相关区域的疼痛 [15, 21, 24]。一项针对 23 名有 MTSS 症状的成人的前瞻性研究中，Loudon 和 Dolphino 发现 [57]，在为期 3 周的小腿拉伸和使用现成鞋垫的干预措施结束后，65% 的受试者疼痛减少了 50%。由于研究设计没有将拉伸作为一项独立干预措施，也没有包括对照组，因此这些结果仅支持将小腿拉伸作为治疗 MTSS 的一个组成部分。这一点应该特别注意，因为有限的被动踝背屈并没有被一致认为是 MTSS 的一个危险因素 [35–37]。有趣的是，与步频较低的跑步者相比，步频较高的跑步者 MTSS 的发病率较低 [4, 28]。因此，治疗师可以考虑跑步再训练，强调增加步频（即缩短步长），这是另一种有助于恢复无痛跑步的干预措施。最后，治疗师必须了解那些对治疗 MTSS 没有得到很好的循证医学支持的干预措施。超声治疗、声波透入疗法、可的松注射、骨电刺激器、体外冲击波疗法和针灸在治疗运动引起的腿部疼痛（包括 MTSS）方面并未显示出一致的疗效[58–61]。如果在 4 周的物理治疗干预后病情仍未改善，我们建议将患者转到其他专门治疗肌肉骨骼损伤的医疗机构（如骨科医生）进行进一步评估，以确保患者的症状不是由其他疾病引起的。在顽固性 MTSS 病例中，据患者报告，浅层和深层后区筋膜切开术后，症状改善率高达 78%[61–63]。胫骨骨膜烧灼术在 6 个月的随访中成功率达 90%[9]。手术干预可使骨膜失神经[64]。尽管有报道称这类手术后疼痛明显改善，但恢复到症状前活动水平的比例却低于 50%[65]。

循证医学建议

证据推荐强度分级（SORT）

A 级：一致的、高质量的以患者为导向的证据。

B 级：不一致或质量有限的以患者为导向的证据。

C 级：共识、以疾病为导向的证据、惯例、专家意见或病例系列。

1. 外部危险因素与 MTSS 的发展有关。（C 级）
2. 内在危险因素与 MTSS 的发展有关。（B 级）
3. 在 MTSS 的治疗中，冰敷和拉伸等干预措施比相对休息具有更好的患者预后。（C 级）

复习题

30.1 文献表明 MTSS 的内在危险因素是什么？

A. BMI 较高　　B. Q 角增大

C. 踝关节背屈 ROM 受限　　D. 髋关节内旋 ROM 受限

30.2 在治疗 MTSS 方面，哪种治疗方法被证明是最有效的？

A. 针灸　　B. 激光治疗

C. 相对休息　　D. 声波透入疗法

30.3 提示 MTSS 存在的关键临床检查结果是什么？

A. 胫骨后内侧缘弥漫性触痛 ≥ 5 cm

B. 沿胫骨后内侧边界约 2.5 cm 处触诊有局灶性压痛

C. 反复单腿提踵时症状再现

D. 单腿垂直跳跃时症状再现

参考答案

30.1 A。从提供的选项来看，BMI 较高是 MTSS 发展的内在风险因素 [35, 36]。

30.2 C。目前还缺乏指导 MTSS 治疗的干预研究。目前已有 4 项关于 MTSS 治疗的随机对照试验。休息与其他治疗方案一样有效，甚至更好 [46, 48]。

30.3 A。触诊时的弥漫性触痛是区分 MTSS 与应力性骨折的关键，后者可能有更多局灶性（2.5 cm 区域）压痛 [31]。

跟腱炎

Achilles Tendinosis

Tyler Cuddeford
Lyndsay Stutzenberger

病例 31

男性，30 岁，因右侧中段跟腱炎被转诊至门诊物理治疗诊所。他的疼痛在过去 5 年中逐渐加重。他不断恶化的症状限制了他进行休闲性跑步、打篮球和打排球。既往的治疗（NSAID、离心运动、手法治疗）未能改善症状。他的骨科医生建议他进行手术。然而，患者希望再次尝试物理治疗。

- 根据该患者的诊断，您认为导致其病情的可能原因是什么？
- 最合适的物理治疗干预措施是什么？

关键术语

- **离心运动**：在施加负荷的情况下，肌肉逐渐伸长的运动形式。
- **微透析**：实验室技术，将透析导管插入疑似退行性改变的肌腱中，研究肌腱内的代谢。
- **血管新生**：新血管的生长。
- **肌腱病**：肌腱疾病状态的总称；肌腱炎是慢性肌腱病。
- **肌腱炎**：肌腱的慢性、出现疼痛的退行性病变，其特点表现为无炎症反应、有功能受限，并伴有增厚的区域（即痛性结节）。

学习目标

1. 描述肌腱炎和肌腱病之间的区别。
2. 描述与跟腱中段病变相关的病理生理学。
3. 为跟腱中段病变患者制订有循证依据的抗阻训练计划。

物理治疗考虑事项

在治疗跟腱炎的患者时，物理治疗应考虑以下事项。

- **治疗计划与目标**：增加下肢力量；减轻疼痛；增加肌肉弹性。
- **治疗措施**：抗阻训练以增强腓肠肌和比目鱼肌的力量；对患者进行有关活动量的宣教；牵伸运动；有氧运动计划。
- **注意事项**：监测生命体征；内在危险因素（踝关节 ROM 减小、跖屈肌力下降、足旋前增加、肌腱结构异常）；外在危险因素（肥胖、高血压、高脂血症、糖尿病）。
- **影响因素**：缺乏对运动计划的依从性。

疾病概要

跟腱是腓肠肌和比目鱼肌的远端延伸，附着于跟骨，是人体最强的肌腱。在离心收缩过程中，跟腱能够承受高负荷的能力非常显著。Cuddeford 等[1] 证明，正常个体能够承受远超过其体重 200% 的单腿离心负荷，这提示了康复计划可能无法给肌腱提供充分负荷，以进行胶原蛋白的重塑。

跟腱有急性损伤（肌腱炎）、退变（肌腱病）和（或）断裂的风险[2-4]。肌腱病是由过度使用和与年龄相关的退化导致，伴随着组织重塑功能的失效[3, 5]。de Mos 等[6] 在一项针对 10 名接受跟腱炎手术的成年人的研究中发现，这些成年人的跟腱存在含水量增加、基质变性、胶原蛋白周转率增加、变性或受损的胶原蛋白浓度增高及酶活性增加。跟腱病的发病机制是多因素的，与身体无法适应增加的压力有关。这种情况影响运动新手、休闲和高水平跑步者、足球运动员、攀岩者、羽毛球运动员、探险赛车手，以及许多其他中等量活动和久坐的人群[4, 7–14]。

肌腱病不同于急性肌腱损伤（肌腱炎），因为它不伴有局部化学介导的炎症[15, 16]。肌腱内微透析研究观察了肌腱病内的代谢，发现与化学炎症相关的前列腺素不存在，这表明如果存在任何肿胀，可能是神经源性炎症的结果[15, 16]。事实上，在跟腱炎患者体内已经发现了可能导致神经源性炎症的神经肽（P 物质和降钙素基因相关肽）[16–18]。在跟腱炎患者中，血管新生（利用灰阶超声和彩色多普勒技术观察）主要发生在跟腱中部的腹侧（增厚的痛性结节区域）。重要的是，在没有跟腱炎的个体中不存在这些血管[19]。跟腱区域的新生血管可能是对缺氧环境和（或）谷氨酸浓度增加的反应。伴随新生血管形成的还有感觉神经和交感神经[19–22]。

物理治疗患者管理

保守治疗的主要内容仍然是相对低负荷和高重复次数的离心运动[5, 16, 23, 24]。缓慢、重负荷的向心运动也能有效减轻疼痛和改善功能[25]。理疗、软组织松解术、鞋子评估和（或）矫形器、贴扎、干针和手法治疗，这些干预措施的有效性没有得到足够的证据支持[24]。在最新的跟腱病临床实践指南中，**有证据支持对患者进行针对积极休息（如游泳、深水跑步或骑自行车）和活动调整的教育是有效的**[24]。对保守治疗未能改善的患者，骨科医生可采用侵入性治疗，如硬化剂注射或手术[5, 16]。

检查、评估和诊断

肌腱炎的诊断基于临床检查结果，并可能通过影像学检查得到证实[5, 24]。医生使用影像诊断技术（超声、MRI）或活检来确认诊断[5]。疑似或确诊跟腱炎的患者通常会主诉疼痛、无法无痛地参加运动和（或）有功能损失。维多利亚运动评估研究所跟腱评分（Victorian Institute of Sport Assessment–Achilles, VISA–A）可用于评估病情的临床严重程度，该评分可用于治疗前后，评估疼痛和僵硬随着时间和治疗的变化[24]。患者在徒手肌力测试期间可能会出现力量下降和（或）疼痛，因此，也建议在患侧进行提踵等功能性运动测试[24]。高水平运动员可能需要进行单腿垂直跳跃或向前跳跃来诱发症状。触诊肌腱可能会有压痛和结节，通常位于肌腱中部（距离正点 2～6 cm）。为了排除跟腱断裂的可能性，物理治疗师应确认患者的汤普森测试为阴性（若跟腱完整，在治疗师捏提小腿后侧时，非承重情况下，受累的脚踝应被动跖屈）。

治疗计划与干预措施

跟腱炎的主要干预措施是进行高负荷的离心或向心训练。大多数研究集中在运动治疗跟腱中段病变上。不建议使用理疗、矫形器、低强度激光治疗和手法治疗技术进行干预[24]。

几位研究人员发现，10～12 周的腓肠肌和比目鱼肌离心运动方案显著减轻了跟腱炎患者的疼痛，增加了小腿力量[1, 23, 24, 26]。在 Alfredson 等[26]的研究中，纳入了 30 名在之前的物理治疗和其他保守治疗中未能改善的业余运动员，分为试验组（平均年龄 44.3 ± 7.0 岁），和对照组（平均年龄 39.6 ± 7.9 岁）。仅试验组进行了两项运动；每项运动每天进行 2 次，每次 3 组，每组 15 次。进行每项运动时，患者首先采取直立姿势，前脚支撑在台阶或楼梯上；然后，患者通过双踝跖屈来抬高身体（图 31-1A）；接下来，患者将重心转移到患肢；最后，患者通过将患肢的脚跟降低到台阶平面以下来完成运动的离心部分（图 31-1B）。要求受试者即使出现疼痛也要完成所有规定的重复次数。一旦每个

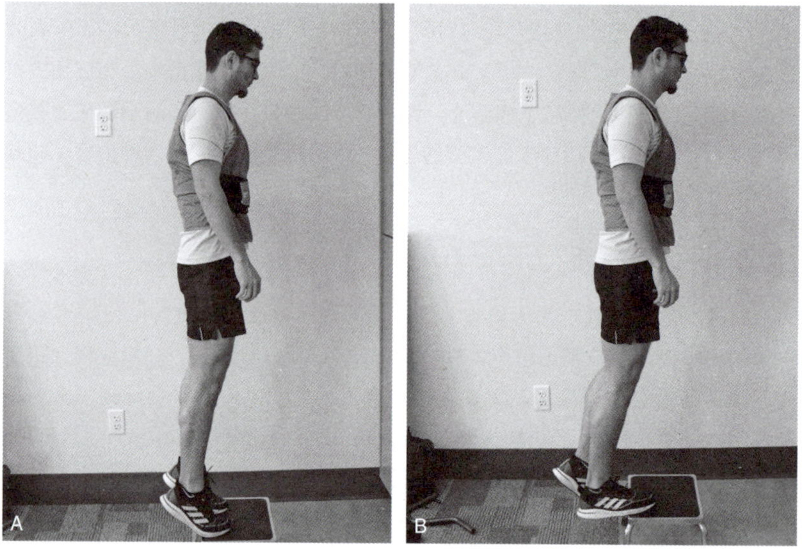

图 31-1 负重离心运动（使用负重背心），训练重点在腓肠肌
A. 患者站在楼梯或凳子上时双脚踝跖屈；B. 患者将重心转移到受累的右下肢，通过脚踝背屈来降低身体，并保持右膝完全伸直

受试者能够无痛地进行练习，要求他们用负重背包，或者用立式小腿训练机或负重雪橇进行练习。在 12 周的训练期结束时，试验组的所有患者都能够恢复到受伤前的训练水平，而对照组（没有接受任何治疗）的患者选择接受手术，手术后平均需要 24 周才能恢复跑步 [26]。

在一项随机对照试验中，Beyer 等 [25] 将传统的负重及不负重离心运动，与缓慢、重负荷的向心抗阻运动进行比较，结果表明，在 12 周运动结束时及在 52 周随访评估时，两种运动模式之间没有差异。图 31-2 展示了使用下肢推蹬机来让跟腱施加负荷。

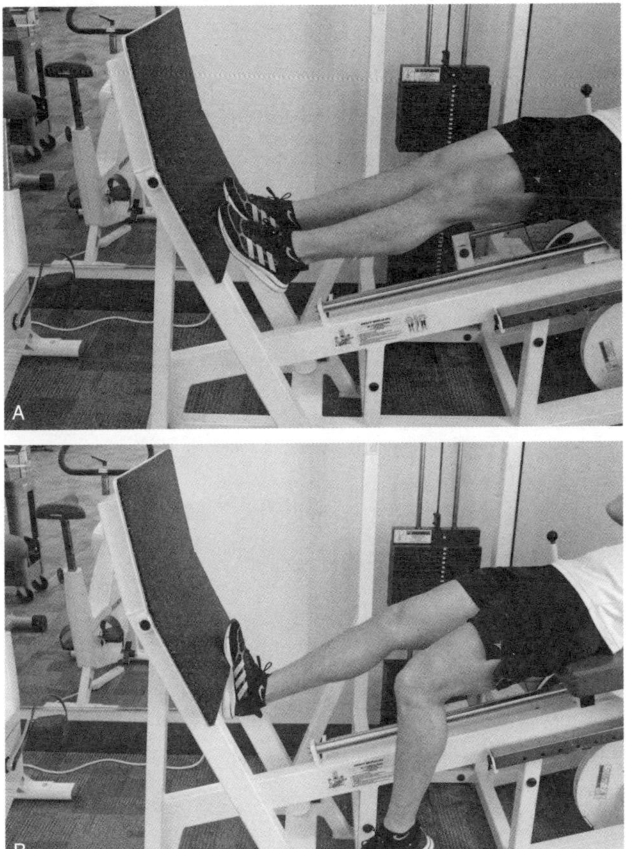

图 31-2 使用负重雪橇或小腿推蹬机

A. 患者通过双踝跖屈来抬高身体；B. 在动作极限（完全跖屈时），患者将所有的重心转移到受累的右腿上，通过缓慢地使脚踝背屈来离心地降低重心

离心训练方案可能会减小（即恢复正常）肌腱体积[27, 28]。在离心运动后观察到的新血管和相关神经的破坏可能是患者疼痛减轻的原因，离心运动期间产生的力会破坏这些结构[5, 29]。肌腱适应似乎也需要精确的负荷来改变其特性[30–33]。进行低负荷和高重复的踝关节背屈和跖屈，可能不会对肌腱产生足够的负荷来合成用于肌腱重塑的胶原蛋白。同样，胶原蛋白合成可能与施加负荷的特性密切相关[33, 34]。在高应力和低应力等长跖屈运动的比较研究中，Arampatzis 等[33]发现了一个触发肌腱适应的应力阈值。较高负荷的运动为跖屈肌群提供了必要的胶原蛋白重构，而较低的负荷不足以产生足够的肌腱变化[33]。此外，本研究中使用的低负荷运动相当于日常活动，这表明抗自身体重的运动不足以造成肌腱重塑。肌腱需要承受极大载荷（最大自主收缩的80%～90%），然后休息，才能使肌腱厚度和硬度发生积极变化。

Silbernagel 等[35]对跟腱炎患者应用了四阶段运动方案。第一阶段从向心提踵（单腿和双腿站姿和坐姿足尖抬高）和站立的离心性足尖抬高（脚踝离心负重；类似于 Alfredson 等所述[26]）开始。后三个阶段包括 Alfredson 等[26]所述的离心性小腿肌肉训练（增加负重）、在楼梯边缘进行双腿和单腿提踵、快速往复足尖抬高和肌力增强训练[35]。与基线相比，受试者的疼痛、力量和肌肉耐力有了显著改善。在 5 年的随访中，大多数受试者已经完全康复[36]。未来有必要进一步研究，以确定上述哪种方案为患者带来最佳效果。

循证医学建议

证据推荐强度分级（SORT）

A 级：一致的、高质量的以患者为导向的证据。

B 级：不一致或质量有限的以患者为导向的证据。

C 级：共识、以疾病为导向的证据、惯例、专家意见或病例系列。

1. 跟腱炎的康复应对患者进行教育，包括活动量的调整和积极休息的建议（游泳、深水跑步和骑自行车）。（A 级）
2. 运动计划包括腓肠肌和比目鱼肌的离心和（或）向心运动，有助于减轻中段跟腱炎患者的疼痛并恢复其功能。（A 级）

复习题

31.1 完成为期 12 周的中段跟腱炎的离心运动计划后，患者疼痛的减轻被认为是由于以下哪种结构的破坏？

A. 新血管和相关神经　　B. 肌腱鞘

C. 胶原纤维　　　　D. 瘢痕组织

31.2 在对中段跟腱炎进行运动干预时，以下哪项陈述是准确的?

A. 脚踝应背屈 10°

B. 患者在运动时不应感到疼痛

C. 练习可以是向心的，也可以是离心的

D. 患者只应进行离心运动

参考答案

31.1 A。完成训练计划后进行的影像学研究显示，正常肌腱结构有新血管和相关神经减少。

31.2 C。Alfredson 等[5, 26]、Silbernagel 等[23]和 Beycr 等[25]都证明了各种形式的离心和（或）向心运动的显著益处。在进行这些练习的过程中，允许出现疼痛。

外踝扭伤

Lateral Ankle Sprain

病例 32

Charles Greene

女性，17 岁，高中足球运动员，在比赛中右踝发生了非接触性损伤。她自述她立即摔倒在了球场上，右踝无法承重，无法继续比赛。在场边进行评估后，她被送往了队医处进行了 X 线检查。次日，队医在对运动员进行了重新评估并查看了 X 线片后，诊断为外侧踝关节扭伤，并将她转诊至物理治疗科进行评估与治疗。该运动员的诉求是能够尽快重返赛场，完成她的高中联赛。

- 有什么症状或体征是与该诊断相关的?
- 最合适的检查测试是什么?
- 最合适的物理治疗干预措施是什么?
- 运动员在重返赛场之前应该达到哪些客观标准?

关键术语

- **距腓前韧带（anterior talofibular ligament, ATFL）：** 是构成踝关节外侧副韧带（lateral collateral ligament, LCL）复合体三条韧带中的一条，ATFL 起于腓骨的外踝并且连接至距骨。
- **跟腓韧带（calcaneofibular ligament, CFL）：** 作为踝关节 LCL 复合体中间的部分，跟腓韧带以狭窄的束由腓骨的外踝连接至跟骨结节。
- **外踝扭伤（lateral ankle sprain, LAS）：** 当足部处于跖屈位时，外侧踝关节受到内翻力的作用，从而导致 ATFL 损伤。如果内翻的应力继续向后延伸，CFL 及距腓后韧带也有可能损伤。
- **距腓后韧带（posterior talofibular ligament, PTFL）：** 距腓后韧带作为踝关节 LCL 复合体偏后的一部分，起于腓骨的外踝并且连接至距骨的后侧面。

学习目标

1. 描述踝关节 LCL 复合体的解剖结构。
2. 描述与 LAS 相关的风险因素。
3. 确定评估 LCL 复合体损伤最准确的临床检查方法。
4. 比较不同程度踝关节扭伤的症状与体征。
5. 针对踝关节 LCL 复合体，实施循证为基础的康复治疗措施。

物理治疗考虑事项

在治疗诊断为 LCL 损伤的患者时，物理治疗应考虑以下事项。

- **治疗计划与目标：** 减轻疼痛；增加灵活性及 ROM；增加下肢肌力；恢复平衡；预防或减少有氧健身能力的下降。
- **治疗措施：** 教育患者认识功能解剖及损伤的病理机制；通过理疗及手法治疗减轻疼痛并增加 ROM；灵活性训练；抗阻训练以增加核心肌群及下肢肌群的耐力储备；平衡训练；有氧训练；预防性的贴扎或支具。
- **注意事项：** 监测生命体征；根据患者的原有病症确定运动注意事项或禁忌证。
- **影响因素：** 过度水肿；过度瘢痕限制了正常的踝关节 ROM。

疾病概要

自美国高中协会联合会开始记录数据以来，参加高中竞技体育的人数在逐年增加[1]。2005—2016 年，高中体育运动参与人数由 710 万增加至 1 110 万，其中女性参与者大约增加了 1 倍[1]。随着体育参与人数的增加，运动损伤的发生频率也随之增加。每年，美国高中运动员约有 807 222 例下肢运动相关损伤（lower extremity sports-related injuries, LESRI）[2]，LESRI 发生率最高的是橄榄球及女子足球[2]。在下肢中，最常损伤的部位为踝（40%）、膝（25%）及大腿（14%），最常见的损伤诊断为扭伤（50%）、拉伤（17%）、挫伤（12%）及骨折（5%）[2]。

在一项涵盖相同 11 年（2005—2016 年）的一项综合研究中，研究人员评估了来自“高中在线报告信息系统”的数据，这是一个面向八项性别可比体育项目（足球、排球、篮球、棒球 / 垒球、游泳和跳水、田径、越野和网球）的全国高中运动伤害监测系统，旨在确定 LESRI 的发生率和模式[3]。与上述研究类似，笔者发现女子足球 LESRI 比率最高，其次是篮球[2, 3]。在 2005 年 6 月至 2010 年 11 月，另一项使用“高中在线报告信息系统”描述了 20 种运动中的踝关节扭伤发生率，同样发现在性别可比的运动中，女性的踝扭伤率更高[2-4]。ATFL 是最常见的损伤（占 85.3%）[4]。

踝关节外侧由 LCL 复合体稳定，该复合体由三条韧带组成：ATFL、CFL 和 PTFL（图 32-1）。内踝则由内侧副韧带（也称为三角韧带）稳定。ATFL 起自腓骨外踝的前下缘，止于距骨颈。ATFL 的功能是防止在距小腿关节跖屈时，距骨前移和内旋[5]。ATFL 是组成 LCL 的三条韧带中最弱的一条。约 138.9 N 的负荷就会损伤 ATFL，这大约是损伤 PTFL 所需负荷的一半（261.2 N），也是损伤 CFL 所需负荷的 1/3（345.7 N）[6, 7]。由于其承载负荷能力低、解剖位置及在跖屈下不稳定等原因，ATFL 是 LCL 复合体中最常见的损伤部位[2-7]。

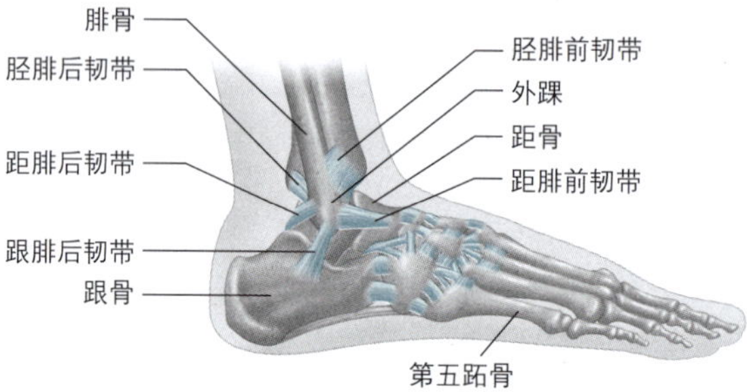

图 32-1 足部的韧带，外侧观（经允许引自 Mark H. Hankin, Dennis E. Morse, Carol A. Bennet-Clarke: Clinical Anatomy: A case-study approach. NY: McGraw Hill LLC, 2013）

LAS 的危险因素可以分为内在因素（源于体内）和外在因素（源于体外）[8-10]。内在因素包括年龄、性别、身体成分、既往病史（如既往的 LCL 损伤、脑震荡史）、解剖变异性（如足宽的增加或是高弓内翻足的畸形）、初学者技能水平、姿势控制不佳、反应时间延长、踝关节外翻内翻力量比的增加、韧带抗拉伸强度的降低、背屈 ROM 的受限及心理因素（如害怕再次受伤）[8-14]。使 LAS 风险增加的外在因素包括参加涉及急停变向的运动及所穿鞋子的类型（即高帮鞋与低帮鞋相比）。此外，不使用支具或护具也会增加再损伤的风险[8-14]。

LAS 损伤发生在运动员由非负重过渡到负重的过程中[15-17]。LAS 损伤的生物力学特征是在跖屈或非跖屈的情况下快速增加的内翻和内旋[15-17]。因此，LAS 损伤是突然内翻和内旋的负荷所引起的，与矢状面的位置无关[15-17]。此外，运动学研究表明，内翻的峰值通常在初次接触后迅速发生，通常在 0.09～0.13 秒[15-17]。踝关节外侧腓骨肌反应时间的延迟可能导致身体无法对抗快速发生的内翻应力，从而导致了 LAS 发生[18]。

有许多分级系统用于 LAS 损伤分类。最常用的是依据韧带的解剖结构将韧带损伤分为三个等级（Ⅰ、Ⅱ、Ⅲ）（表 32-1）[19-24]。还有一种专门反映 LAS 损伤程度的扩展分类系统，它包括临床试验、AROM 受限、双下肢水肿和应力下 X 线差异，以及完全康复的时间 / 恢复比赛的时间[25]。LAS 损伤扩展分类包含了：Ⅰ、Ⅱ、ⅢA 和ⅢB 四个损伤等级。Ⅰ级损伤特征是健侧与患侧 AROM 差异小于 5°，健患侧水肿相差 0.5 cm，恢复运动大约需要 7 天。Ⅱ级 LAS 损伤的特点是前抽屉试验呈阳性，AROM 差异＞5° 但＜10°，水肿差异＞0.5 cm 但＜2.0 cm，大约 15 天即可恢复运动。ⅢA 级的特征是前抽屉和距骨倾斜试验阳性，AROM 差异＞10°，水肿＞2.0 cm，应力下 X 线片正常，大约 3 周后恢复运动。ⅢB 级 LAS 损伤特征为前抽屉和距骨倾斜试验阳性，AROM 差异＞10°，水肿差异＞2.0 cm，健患侧应力 X 线片差异＞3.00 mm，大约 2 个月能够恢复运动[25]。完全康复时间是指运动员从最初受伤到能够恢复比赛的时间。

表 32-1　基于解剖结构对 LAS 损伤严重程度分类[19-24]

损伤级别	解剖结构损伤	疼痛	水肿	衰弱程度	开始康复时间	康复时间（天）
Ⅰ	仅有韧带的拉长 没有韧带的撕裂且无踝关节不稳	不适到轻微疼痛	轻度	几乎没有	可以立刻进行	0～7

续 表

损伤级别	解剖结构损伤	疼痛	水肿	衰弱程度	开始康复时间	康复时间（天）
Ⅱ	韧带纤维部分撕裂 踝关节中度不稳定	中等到剧烈疼痛	中度到重度	轻度	7～10天制动后进行	21～45
Ⅲ	韧带完全撕裂 踝关节重度不稳定	剧烈疼痛	重度	重度	几周，取决于干预的计划（手术或是保守干预）	恢复运动需要大量时间

物理治疗患者管理

大多数LAS损伤（Ⅰ～Ⅲ级）可通过非手术方法治疗[26-28]，包括使用半刚性支具进行短期制动、神经肌肉训练、平衡训练、关节松动术、治疗性训练、NSAID和有限制地选择理疗设备[10, 14, 26, 28-31]。然而，对于保守治疗无效的Ⅲ级LAS损伤患者，可能需要进行手术修复[28]。大多数LAS损伤的运动员主要的目标是尽快且安全地恢复到无痛的运动或活动状态，同时避免对愈合组织施加过度负荷，因为过度负荷可能导致慢性踝关节不稳（chronic ankle instability, CAI）。

检查、评估和诊断

全面的肌肉骨骼检查以排除其他可能导致下肢疼痛的原因是十分必要的。在体格检查中，表现出Ⅲ级LAS损伤、下胫腓联合韧带损伤（也称为踝关节高位损伤）或骺板区压痛的体征和症状的个体应转诊给骨科医生进行进一步评估和治疗[1]。疑似有Ⅲ级LAS的患者应该转诊至骨科医生，因为其有可能发展成为CAI的风险从而导致长期的功能障碍[31]。对于Ⅲ级LAS损伤患者是否应该进行手术或尝试进行康复治疗，文献中仍缺乏共识。大多数研究未能证明手术优于功能性康复[10, 26, 28, 32-34]。唯一例外的是，接受手术的患者报告感觉比未进行手术固定的患者更稳定[32]。如果物理治疗师怀疑运动员存在下胫腓联合韧带损伤，则建议转诊至骨科医生进行负重X线片的检查，以排除骨折或胫腓骨分离的可能，这常伴随着Ⅱ级、Ⅲ级或下胫腓联合韧带损伤[35]。MRI扫描可用于评估下胫腓联合韧带损伤的程度，以及有无移位性骨折或骨水肿[35, 36]。对下胫腓联合韧带的MRI扫描显示，损伤等级的增加是造成长期功能障碍的重要因素。最后，如果物理治疗师发现骨骼未发育成熟的患者有骨性压痛，应转诊进行X线检查，因为存在损伤生长板的风险[31]。

在主观检查时，物理治疗师要确认损伤机制（接触性还是非接触性）及疼痛的部位。在初次就诊期间使用如足踝关节功能障碍指数或足踝能力评估等工具完成结果的评估，使物理治疗师能够根据出院时评分的变化来评估治疗过程的进展[29]。

客观检查包括使用量角器对ROM的测量、水肿的评估、徒手肌力测试、触诊及特殊检查。在受伤后即刻，踝关节各方向活动度由于水肿而受到限制。为了测量踝关节周围的水肿，将卷尺以八字法缠绕踝关节。八字法对于评估水肿具有极好的信度［组内相关系数（intraclass correlation coefficient, ICC）为0.993～0.99］为0.80～0.99[37-39]。由于八字法比排水法更快捷、容易，且具有相似的信度（ICC=0.99），因此它可能是评估水肿的首选方法[37-39]。

由于疼痛和水肿，下肢肌肉力量通常比未受伤侧低。物理治疗师应触诊骨和韧带的结构，包括ATFL、CFL、PTFL及三角韧带。因为当踝关节内翻、旋后、小腿向外旋转时，三角韧带也可能在LAS中受伤[9, 33, 40, 41]。如果触诊时，三角韧带有压痛，则需要进一步检查以排除撕脱性骨折和（或）韧带断裂[9, 33, 40, 41]。

表32-2描述了可用于评估外侧韧带复合体完整性的三种特殊检查：前抽屉试验、距骨倾斜试验（也称倒置应力试验）和挤压试验[42-54]。前抽屉试验（图32-2）和距骨倾斜试验（图32-3）评估ATFL和CFL的完整性，在前抽屉试验中加入内翻也可以评估CFL的完整性。距骨倾斜试验主要评估CFL，在试验中加入踝关节跖屈可以评估ATFL[41-48, 53-56]。挤压试验（图32-4）用于评估骨间韧带、骨间膜及胫骨和腓骨的完整性[42, 49-52]。

表32-2 与外侧韧带复合体相关的特殊检查[42-54]

试 验	患者的体位与治疗师的动作	阳性检测结果	敏感性	特异性
前抽屉试验（图32-2）	患者取仰卧或坐位，膝关节屈曲90°，踝关节跖屈10°～20° 治疗师向距下关节施加柔和向前平移力 试验CFL的程序相同，除了置于中立位	与健侧相比，松弛性增加	33%～80%[43-48]	38%～74%[44, 45, 47]
距骨倾斜（也称为内翻压力试验）（图32-3）	患者坐位，踝关节置于中立，治疗师用一只手稳定小腿远端，另一只手抓住距骨和跟骨并提供内翻的力	与健侧相比，松弛性增加	50%～52%[43, 53]	68%～88%[53, 54]
挤压试验（图32-4）	治疗师用双手在小腿中部以上位置将腓骨向胫骨方向按压	骨间韧带或支撑结构的疼痛	30%～33%[49-52]	93%[50]

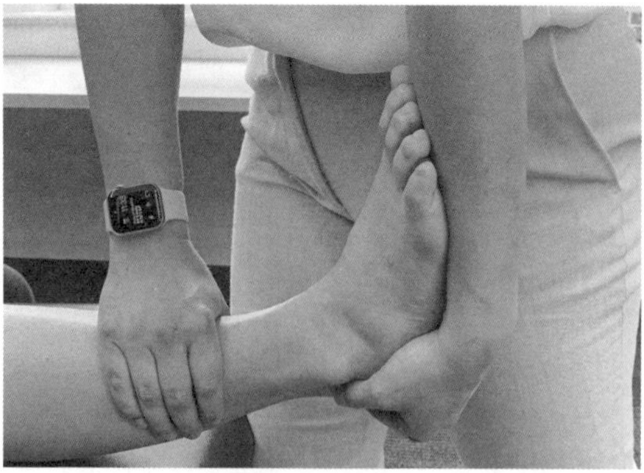

图 32-2　前抽屉试验

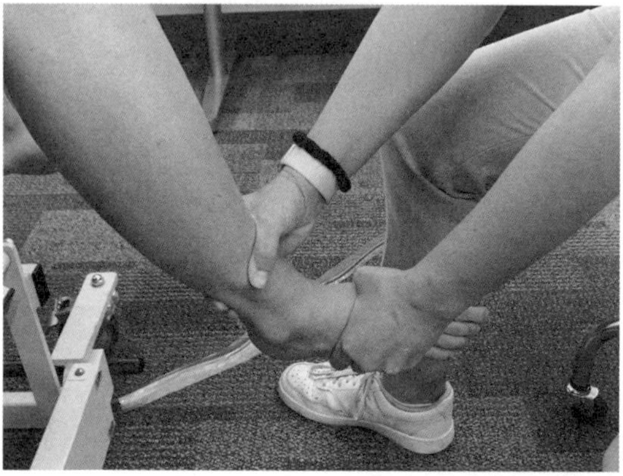

图 32-3　距骨倾斜试验

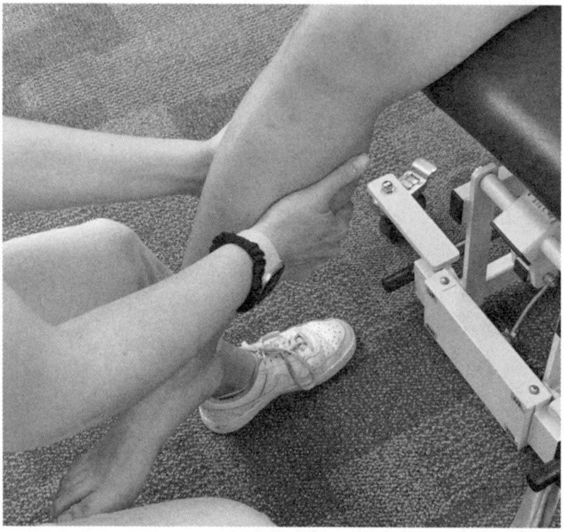

图 32-4　挤压试验

治疗计划与干预措施

Ⅰ级和Ⅱ级 LAS 损伤可以通过个性化的物理治疗方案进行治疗。干预措施的选择依据愈合阶段（炎症期、增殖期或重塑期）和检查结果而定[57–59]。在炎症期，目标是减少或控制水肿，预防韧带和踝关节进一步损伤。治疗方法包括使用踝关节支具或马镫支具减少内翻相关的运动来保护受伤的韧带；使用冷疗和其他治疗手段减少疼痛和水肿；手法治疗（如关节松动术或淋巴引流技术）以恢复无痛的 AROM，以及使用拐杖或步行靴以减轻受伤组织承重并使步态恢复正常[10, 26, 28, 33, 34, 60]。

传统上，医生和物理治疗师推荐患肢**休息、冰敷、加压包扎和抬高（rest, ice, compression, and elevation, RICE）**作为 LAS 损伤初步干预措施。然而，仅有微弱的证据（主要是轶事或个案研究）支持冷疗及其他的治疗能够改善疼痛和水肿[26, 28, 30, 34]。**在急性期和之后的阶段，与休息和制动相比，使用手法治疗可以更好地减少水肿、改善 ROM 并减轻疼痛，这得到了随机对照研究和系统综述的支持**[26, 28, 30, 34]。多项系统综述也支持使用处方和非处方抗炎药物改善疼痛和水肿[26, 28, 30, 34]。

在增殖期，愈合组织经历了血管生长和成纤维细胞增殖，导致了新的胶原纤维形成[33]。在这个阶段内，物理治疗师可继续采用炎症期的策略[26, 28, 30, 33]，并逐步进行治疗性活动以改善 ROM，开始肌力训练。**通过使用踝关节支具和马镫支具来保护关节在这个阶段可能更加重要，因为对愈合中组织过度的施压使得较弱的Ⅲ型胶原纤维过量形成，造成韧带延长，这可能会导致发展为 CAI**[33, 34, 61]。

在**重塑期（创伤后长达 1 年），应用治疗性干预以增加力量**（图 32–5）、**改善柔韧性、有氧适能和神经肌肉再教育**（图 32–6）[28, 30, 33, 34, 62–64]。所选的活动是渐进性的，并模拟运动员所从事运动的体能需求[32]。**为了减少 CAI 发生的风险，特别是在进行体育活动期间，运动员必须继续使用踝关节支具或踝部贴扎来保护韧带**[28, 30, 33, 34, 62–64]。

决定运动员何时能重返赛场是一件很复杂的事情，因为需要考虑多个因素[30, 32, 34, 61, 65]。运动员要恢复运动，所有的功能受限必须完全恢复。运动员应表现出：最小疼痛（视觉模拟评分 0～2 分）；足踝功能障碍指数达到 100%（即无功能障碍）；踝关节 AROM 和 PROM 等于或大于健侧；最少踝关节水肿（即 8 字测量法≤健侧的 10%）；LCL 复合体的应力试验阴性；力量（如徒手肌力测试、等速）和平衡 / 本体感觉评分（如 Y 平衡试验、平衡误差评分系

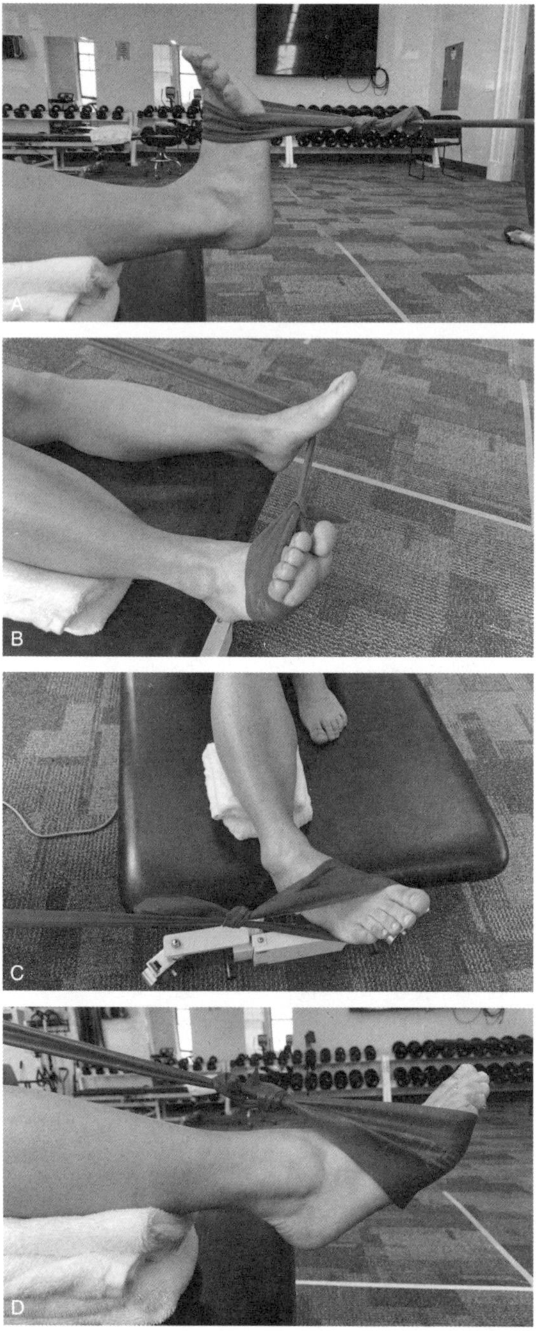

图 32-5 踝关节阻力带强化训练
A. 背屈；B. 外翻；C. 内翻；D. 跖屈

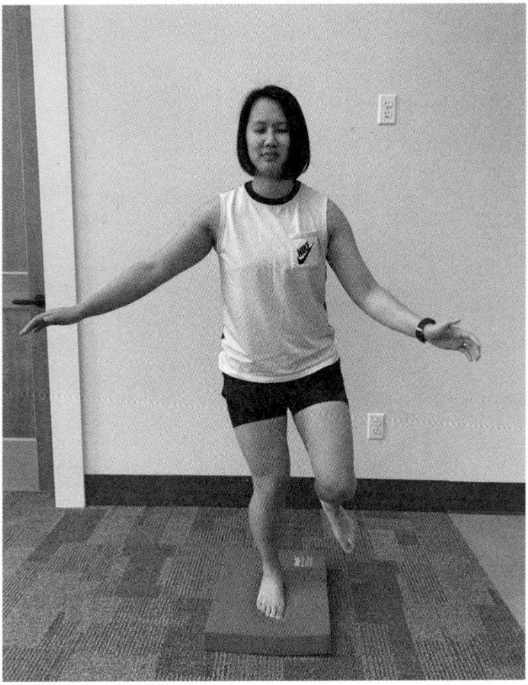

图 32-6　患者在闭眼情况下在不稳定的平面上进行单腿平衡练习

统）≥ 90% 未受伤侧水平；专项运动能力试验成绩≥ 90%（如单腿跳跃距离测试、6 米跳时间测试、跳跃敏捷性测试、8 字敏捷性测试）[30, 32, 34, 55, 61, 65]。

循证医学建议

证据推荐强度分级（SORT）

A 级：一致的、高质量的以患者为导向的证据。

B 级：不一致或质量有限的以患者为导向的证据。

C 级：共识、以疾病为导向的证据、惯例、专家意见或病例系列。

1. 在损伤初期的 24～48 小时应运用 RICE 原则以控制疼痛和水肿。（**C 级**）
2. 在 LAS 发生后，手法治疗例如关节松动术可以帮助增加 ROM 并减轻疼痛。（**A 级**）
3. 在炎症期、增殖期及重塑期使用踝关节护具（如马镫型支具、步行靴、踝关节护具）以减少慢性踝关节不稳的风险。（**A 级**）
4. 管理Ⅰ级和Ⅱ级踝关节扭伤时，治疗性训练比单纯制动和休息更有效。（**A 级**）

复习题

32.1 在内翻机制下，最常见外侧副韧带损伤是什么?

A. 三角韧带　　B. 距腓后韧带

C. 距腓前韧带　　D. 跟腓韧带

32.2 在 LAS 后，为了减少水肿，恢复 ROM 或增强功能表现，最有效的干预是什么?

A. 功能性训练　　B. 踝关节扭伤后的支具

C. NSAID　　D. 以上全部正确

参考答案

32.1 C。ATFL 是最常见的韧带损伤，因为它的解剖位置（起点与止点）使得它成为三条韧带中是最弱的一条。

32.2 D。可信的证据表明，推荐功能锻炼、踝关节支具和 NSAID 的组合治疗 LAS 损伤。

足跟痛

Plantar Heel Pain

Casey A. Unverzagt

病例 33

男性，45 岁，自行前往门诊物理治疗诊所，主诉左足跟疼痛数月。他否认了创伤史，否认右足疼痛。他表示布洛芬可以暂时缓解他的疼痛，但总体来说，疼痛并未明显改善，并且疼痛在早晨和晚上更为严重。这迫使他终止了自己的步行锻炼计划。他的目标是消除疼痛，恢复每天步行 1～2 mi（1.6～3.2 km），每周步行 4～5 次的习惯。

- ▶ 基于患者的主诉和现病史，您认为导致其病情的因素可能是什么?
- ▶ 哪些检查体征可能与该诊断有关?
- ▶ 评估其功能最适当的物理治疗结果指标是什么?
- ▶ 最合适的物理治疗干预措施是什么?

关键术语

- **足底筋膜炎：**一种影响足底筋膜及其足部周围结构的炎症性疾病。
- **足跟痛：**泛指脚后跟疼痛的非特异性术语；曾被称为足底筋膜炎。
- **绞盘机制：**描述了足底筋膜在负重时支撑足部的方式；为足底筋膜所承受的生物力学应力提供了一种模型[1]。

学习目标

1. 描述足跟痛相关的鉴别诊断。
2. 描述足跟痛，并识别与该疾病相关的潜在风险因素。
3. 为足跟痛患者选择适当的 ROM 和（或）柔韧性训练。
4. 讨论目前支持使用各种物理因子、贴扎和矫形器具治疗足跟痛患者的证据。

物理治疗考虑事项

在治疗足跟痛患者时，物理治疗应考虑以下事项。

- **治疗计划与目标：**减轻疼痛；增加柔韧度；预防或减少有氧运动能力受限。
- **治疗措施：**对患者进行相关解剖学和损伤机制的宣教；使用物理因子治疗缓解疼痛和炎症；采用手法治疗减轻疼痛并改善 ROM；针对紧张的比目鱼肌和足底筋膜进行拉伸；使用矫形器具。
- **注意事项：**根据患者的原有病症调整运动方案。
- **影响因素：**缺乏对运动计划的依从性。

疾病概要

足底筋膜是一层覆盖足底的纤维组织，起源于跟骨，通过复杂的网络结构，附着在前足底[2]。足底筋膜由胶原纤维和弹性纤维组成，其坚韧的结构能够帮助支撑体重[2]。它在横断面上分为两层，包括浅层足底筋膜和深层足底筋膜[3]。深层足底筋膜在冠状面上进一步分为 3 层，包括中央部分、外侧部分和内侧部分[2]。浅层筋膜在足底形成坚韧而厚实的衬垫，并有强大的腱鞘（皮肤韧带）将皮肤固定在下方的足底腱膜上[3]。深层筋膜与手部的结构类似。足底中央腱膜向前延伸并分成若干指状结构附着于各趾（图 33－1）[3]。

足底筋膜炎是一种影响足底筋膜和足部周围结构的炎症性疾病。以前物理治疗师将足底筋膜炎归因于不良的生物力学因素，如过度内翻或前足内旋畸

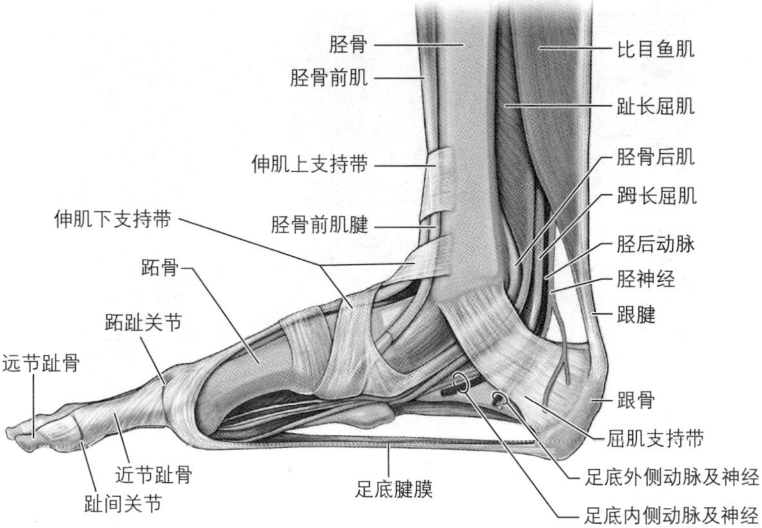

图 33-1　足底腱膜侧面图（经允许引自 Morton DA, Foreman KB, Albertine KH, eds. The Big Picture: Gross Anatomy. New York: McGraw-Hill; 2011）

形[1]。然而，文献回顾提示，无论是低足弓还是高足弓的人群，都可能患上足底筋膜炎[1]。有研究者推测，低足弓的人由于足中部和后部过度活动而出现功能障碍，而高足弓的人则由于活动不足而出现问题[1, 4, 5]。

“绞盘机制”是一种用于解释足部和足底筋膜所受生物力学因素和应力的模型[1]。绞盘是一种用于移动重物的装置，它由缠绕在水平圆筒上的绳索组成，通过转动曲柄或皮带来旋转。当前脚掌（即“踮脚尖”）站立时，可以直观地展现出足底筋膜的“绞盘效应”。绳索类似于足底筋膜，圆筒类似于跖趾关节[3]。在步行的加速蹬离阶段，背屈导致足底筋膜缩短，因为足底筋膜的缠绕缩短了距骨和跖骨之间的距离。足底筋膜的收紧有助于抬高内侧纵弓。这种绞盘机制还可以在步态周期的后半段（即支撑相）协助足外翻（图 33-2）。

足底筋膜炎的具体病因尚未完全清楚，但多种因素可导致该病症。Rome 等[6]报道足底筋膜炎占所有需要专业治疗的成人足部疾病的 15%，该病在非运动人群和运动人群中均很常见。Riddle 等[7]发现，非运动人群患足底筋膜炎的风险随着踝关节背屈活动度的减小而增加。其他独立的危险因素包括：工作时大部分时间站立，以及 BMI > 30 kg/m^2 [7]。一项慢性足跟痛相关危险因素的系统综述证实了 BMI 25～30 kg/m^2 与足底筋膜炎的发生存在独立关联[8]。该综述还发现，在非运动人群中，跟骨骨刺的存在是一个重要的危

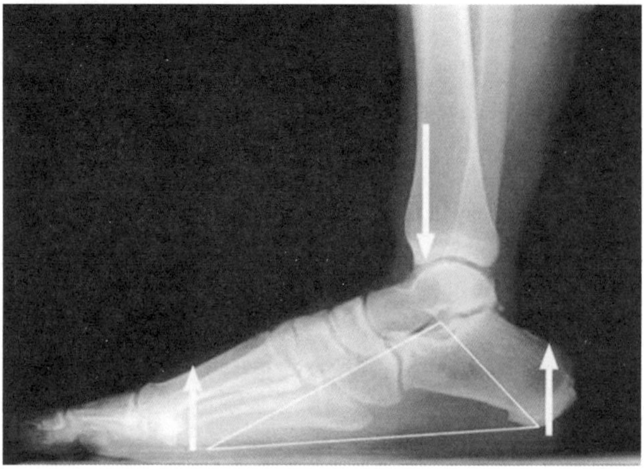

图 33-2 足踝部 X 线片。图中三角形表示由跟骨、跗骨间关节和跖骨组成的支撑结构。斜边（水平线）代表足底筋膜。向上的箭头表示地面反作用力。向下的箭头表示身体的垂直力。垂直力和地面反作用力的方向会导致支撑结构的塌陷；然而，在这些力的作用下，增加的足底筋膜张力维持了支撑结构的完整性（经允许引自 Bogla LA, Malone TR. Plantar fasciitis and the windlass mechanism: a biomechanical link to clinical practice. J Athl Train. 2004; 39:77–82）

险因素。2021 年的一项病例对照研究表明，慢性足跟痛不仅与局部足部因素有关，还与腰围、多部位疼痛及疼痛灾难化有关[9]。

“足底筋膜炎”这一术语指的是一种炎症性疾病。然而，这一术语受到了质疑，因为有证据表明足底筋膜炎患者体内缺乏炎症细胞[10]。因此，“足跟痛”这一术语可能更为合适，它在最近被频繁使用，未来也将继续使用。然而，在提及早期的研究时，仍会使用“足底筋膜炎”这一术语。在足跟痛的患者中，其他局部和区域性的诊断应被视为是伴随或独立的病变，包括足跟骨刺、骨挫伤、脂肪垫萎缩、踝管综合征、佩吉特病、Sever 病、足底筋膜病（筋膜增厚和不均匀）、足底筋膜撕裂、跟骨应力性骨折、跟骨内侧神经压迫、S1 神经根病和脊柱关节炎。尽管足跟痛的鉴别诊断存在一定的挑战，临床医生必须保持警惕，识别并治疗可能受影响的组织（如神经、肌腱、筋膜等）和功能障碍。

物理治疗患者管理

足跟痛患者可能从以下物理治疗中受益，包括但不限于：物理因子治疗、手法治疗、贴扎、夜间夹板、矫形装置和治疗性运动[11]。多数患者通过保守治疗可以得到改善；然而，高达10%的患者效果不佳，需要额外的治疗[12]，其他较常用的干预措施包括皮质类固醇注射、NSAID、内镜下足底筋膜切开术和体外冲击波疗法[11, 13–15]。

检查、评估和诊断

那些患足跟痛风险最高的人群，或者那些已经患有足跟痛的人群，通常表现为踝关节被动背屈活动度减少、肥胖，并且往往在工作中大部分时间需要站立[8, 11]。患者通常会描述一种隐匿性的剧烈疼痛，这种疼痛发生在足跟前内侧，有时也发生在足底中心。疼痛最明显是在一段时间不活动后的第一步（如起床后第一次下床），在长时间负重后（尤其是一天快结束时）可能会加重。在疼痛加剧时，患者可能会出现避痛步态[11]。与这种疾病相关的疼痛通常会随着近期负重活动增加（如增加步行或跑步距离）而出现。常见的临床表现还包括早晨起床后首次下床时立即出现疼痛，随着活动增加，疼痛可能会逐渐减轻。

物理治疗师会详细询问患者的病史和当前情况。患者通常会表示最近活动量的变化或工作的变化需要更多的站立或行走。足踝功能评估（the foot and ankle ability measure, FAAM）是一种可靠有效的自我报告问卷，用于评估与患者足跟痛相关的功能障碍、活动受限和参与受限[11, 16]。其他有效的自我报告量表包括足部健康状况问卷（foot health status questionnaire, FHSQ）、足部功能指数（foot function index, FFI）和计算机自适应下肢功能量表（computer-adaptive lower extremity functional scale, LEFS）[11]。对于足跟痛的患者，接下来要进行全面的肌肉骨骼检查，在此期间，当患者的活动受限和临床表现与足跟痛不一致时，治疗师必须考虑到其他诊断的可能性。检查还必须考虑到可能的神经、风湿、血管和中枢神经系统等因素的影响。

表33-1列出了根据国际疾病分类（international classification of diseases, ICD）诊断足底筋膜炎，或根据国际功能、残疾和健康分类（international classification of functioning, disability and health, ICF）诊断足跟痛的一系列标准[11]。表33-2描述了如何执行用于诊断该疾病的一些检查，以及它们的诊断准确性。

有研究表明，足跟痛/足底筋膜炎与膝关节伸展时踝关节被动背屈减少（腓肠肌-比目鱼肌复合体柔韧性下降）之间存在显著相关性[11, 17]。虽然腓肠肌-比目鱼肌复合体的拉伸运动是治疗足跟痛/足底筋膜炎的普遍干预措施，但建议也应评估腘绳肌的长度[18]。如果腘绳肌的长度受限，则应推荐拉伸训练，因为腘绳肌紧张可能导致前足负荷增加，从而导致足底筋膜张力增加[18]。对足底筋膜进行特定的拉伸有利于减轻足底筋膜炎患者的疼痛，无论该组织的初始长度如何[19]。在确定患者的疼痛和功能障碍是由足跟痛引起的之后，将实施循证治疗计划，物理治疗师将通过肌肉骨骼再评估和自我报告问卷（如FAAM）持续监测患者的进展。

表 33-1 足底筋膜炎的诊断标准[11]

足底内侧疼痛，尤其是在长时间不活动后
由最近负重活动增加而引起的足跟痛
触诊足底筋膜近端止点疼痛
绞盘试验阳性（表 33-2）
踝管试验阴性（表 33-2）
踝关节背屈 AROM 和 PROM 受限（表 33-2）
非运动人群的高 BMI

注：参考文献［11］的作者使用了足底筋膜炎的术语，然而根据 ICF，应命名为足跟痛。

表 33-2 足跟痛 / 足底筋膜炎的特殊检查[38]

检　查	患者体位	阳性表现	诊断准确性 / 可靠性
主动和被动踝关节背屈	患者仰卧在治疗床上，双脚悬于床边。患者主动背屈踝关节，然后治疗师被动背屈踝关节。治疗师用量角器测量患者踝关节的 AROM 和 PROM	被动背屈≤ 0°	评估者内信度 ICC： PROM：0.64～0.92 AROM：0.74～0.98 评估者间信度 ICC： 0.29～0.81 LR：23.3[7]（与被动背屈≥ 10° 的患者相比，被动背屈≤ 0° 患者诊断的可能性高 23.3 倍）
踝管综合征（背屈外翻）试验	患者坐着，脚不负重，治疗师最大限度地背屈、外翻患者的脚踝，并伸展所有脚趾 5～10 秒。然后，治疗师在踝管区域轻扣	Tinel 征阳性或主诉麻木提示踝管综合征	麻木： 敏感性 81% 特异性 99% +LR 82.73 −LR 0.19 Tinel 征（+）： 敏感性 92% 特异性 99% +LR 84.07 −LR 0.08

续　表

检　查	患者体位	阳性表现	诊断准确性 / 可靠性
绞盘试验	测试可以在两种位置进行： 1. 患者坐着，由治疗师保持踝关节中立（不负重）或 2. 患者站在踏板上，跖骨头放在踏板边缘（负重）。允许趾间关节屈曲，被动伸直第一跖趾关节至最大范围或直到患者感到疼痛	足跟前内侧或足中部疼痛表明足底筋膜炎	非负重： 敏感性 18% 特异性 99% +LR 16.21 −LR 0.83 负重： 敏感性 33% 特异性 99% +LR 28.70 −LR 0.68
足纵弓角	双脚站立，均匀负重。治疗师用笔在内踝、舟骨粗隆和跖骨头的中点处做标记，以舟骨粗隆为顶点，测量其构成的角度大小（图 33−3）	角度减小（＜130°）可能与足底筋膜炎 / 足跟痛有关	评估者内信度 ICC：0.98 评估者间信度 ICC：0.67

注：LR, likehood ratio，似然比；ICC, intraclass correlation coefticient，组内相关系数。

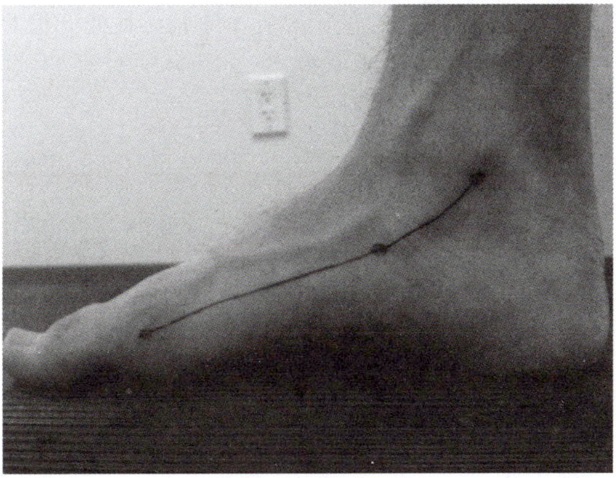

图 33−3　测量足纵弓角。在内踝、舟骨粗隆和跖骨头的中点处各做一点，用一条线将这些点连接起来。以舟骨结节为顶点，该角度即为纵弓角

治疗计划与干预措施

物理治疗干预应针对初次评估中的主观症状和客观体征。足跟痛的治疗计划应包括联合使用抗炎药（如 NSAID）、物理治疗和贴扎，使得短期内症状得到缓解（即少于 1 个月），而手法治疗、矫形装置和夜用夹板可提供更长期的症状缓解（即超过 1 个月）。腓肠肌−比目鱼复合体和足底筋膜的拉伸可以提

供短期和长期的缓解，并改善功能[11]。

处方和非处方类非甾体抗炎药及糖皮质激素注射常用于减轻足跟痛相关的疼痛和炎症。虽然这些药物的使用不在物理治疗的范围内，但患者经常向物理治疗师咨询其疗效。目前还没有随机对照试验评估非甾体抗炎药的单独疗效。有限的证据支持使用糖皮质激素注射在短期内症状得到缓解（2～4 周）[20]。最终，物理治疗师应将患者转诊给医生或药剂师，以解答有关药物使用、剂量和疗效的问题。

物理因子可以在短期内用于治疗足跟痛。将 **0.4% 的地塞米松或 5% 的醋酸进行离子导入治疗**，总共进行 6 次，每 2～3 周一次，可在治疗结束后 2～4 周内缓解疼痛并改善功能[11]。低强度激光及使用酮洛芬凝胶超声药物透入疗法也被证明可以减轻患者的疼痛和活动受限[11]。

一些研究，包括最近的系统综述，支持将**手法治疗（包括软组织和神经的松动）纳入治疗方案，以减轻足底筋膜炎患者的疼痛、改善 ROM 并促进功能恢复**[11, 21–23]。周边关节松动包括踝关节后向滑动、距下关节外侧滑动、第一跖趾关节前后向松动以及距下关节牵拉，虽然在减轻与足跟痛相关的疼痛和功能障碍方面似乎有效，但与仅针对软组织的治疗相比效果稍逊[22]。

多项研究表明，使用**贴扎（跟骨贴扎或低位 Dye 法贴扎）可以短期内使疼痛缓解和功能改善**[24–28]。然而，这些贴扎使用的最佳治疗时间尚未明确。患者报告的平均缓解时间在 7～10 天。

矫形装置通常被用来治疗和预防足跟痛的复发。矫形的主要目的是减少过度内翻，从而减轻足底筋膜的负担。预制和定制矫形器已被证明可以得到长达 3 个月的疼痛缓解和功能改善[11, 29]。目前尚无证据支持矫形装置长期治疗足跟痛的有效性。此外，软质和硬质定制矫形装置在疼痛改善方面似乎没有明显差异[30]。目前尚不清楚为什么矫形装置对治疗足跟痛有效，因为研究结果尚无定论[8]。

对于那些经常起床时感到疼痛的人群，临床医生应该考虑推荐使用夜用夹板进行 1～3 个月的试用[11]。前部、后部和袜型夜用夹板在患者连续佩戴 1～3 个月后，都被证明能够缓解疼痛[11]。最近的研究表明，夜间夹板在治疗持续时间超过 2 年的慢性足跟痛相关的疼痛和功能障碍方面可能效果较差[31]。

有足够的证据支持拉伸作为缓解疼痛和改善功能的短期和长期干预措施。许多研究表明，**增加小腿拉伸增加踝关节背屈与症状减轻相关**[11]。然而，作者并没有说明受试者在拉伸前是否存在背屈活动度受限的情况。Porter 等[32]研究表明，对于足跟痛综合征患者而言，背屈拉伸可改善疼痛和功能恢复长达4个月。然而，进行间歇性拉伸（每天2次，每次5组20秒的拉伸）的组别与进行持续性拉伸（每天进行3次3分钟的拉伸）的组别之间没有明显差异。Digiovanni 等[19]研究发现，**对足底筋膜进行特定的拉伸同样能够有效地提供长期（2年）的疼痛减轻和功能改善**。作者们推荐了一种自我拉伸方法，患者可以一边用一只手背屈踝关节并背伸脚趾，一边用另一只手触摸足底筋膜感受张力（图33-4）。建议患者保持拉伸10秒钟，重复10次为一组，每次1组，每天3次，在早晨迈出第一步前进行第一组训练。有中等质量的证据表明，与单独拉伸小腿相比，足底筋膜的自我拉伸对疼痛评分的降低更为显著[33]。同时拉伸跟腱和足底筋膜可能是减轻足底筋膜炎相关疼痛的最佳方法[34]。

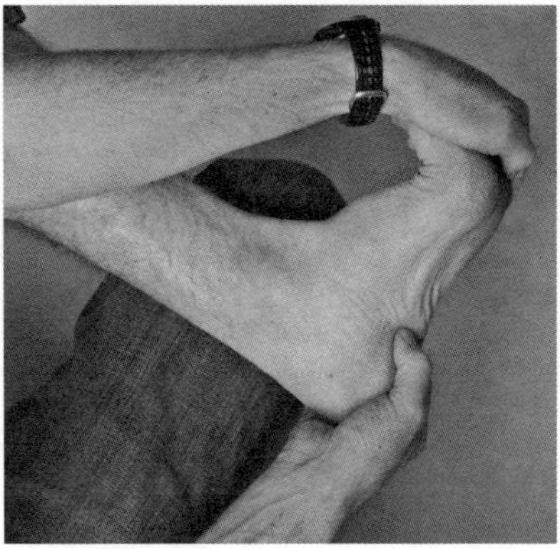

图33-4 足底筋膜拉伸运动。患者将患侧腿跨过对侧腿，将手指放在脚趾根部，将脚趾向后拉向胫骨，直到在足底筋膜上感觉到拉伸或紧绷感

最近的Meta分析和系统综述发现，与对照组（安慰剂或其他治疗）相比，**对局部（图33-5）和（或）周围组织进行干针疗法，可以显著改善短期和长期足跟痛/足底筋膜炎患者的疼痛和相关残疾**[35, 36]。在一项单盲随机试验中，Rastegar 等[37]比较了干针和类固醇注射治疗足底筋膜炎的效果。结果发现类固醇注射有立即的镇痛效果，但干针在干预12个月后可以产生更好的效果。在推荐干针作为独立干预之前，应该进行更大规模的、有充分证据的对照试验。

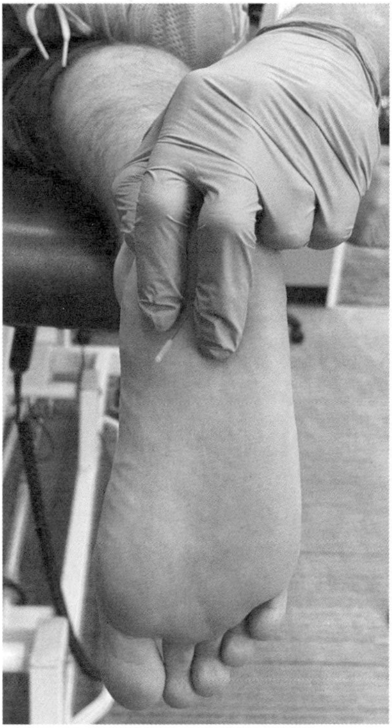

图33-5 跖方肌的干针治疗

循证医学建议

证据推荐强度分级（SORT）

A 级：一致的、高质量的以患者为导向的证据。

B 级：不一致或质量有限的以患者为导向的证据。

C 级：共识、以疾病为导向的证据、惯例、专家意见或病例系列。

1. 踝关节背屈受限、非运动人群的高 BMI（$> 30\ kg/m^2$）、跑步和与工作相关的负重活动是发生足跟痛 / 足底筋膜炎的内在危险因素。（B 级）
2. 0.4% 的地塞米松或 5% 的醋酸的离子导入治疗，可短期内（2～4 周）缓解疼痛并改善足跟痛 / 足底筋膜炎患者的功能。（B 级）
3. 针对足跟痛 / 足底筋膜炎患者，应采用软组织、神经和关节松动等手法治疗，以减轻疼痛，改善功能。（A 级）
4. 防止足内翻的贴扎可以在短期内（最长可达 3 周）为足跟痛患者提供疼痛缓解和功能改善。（A 级）
5. 预制或定制的足部矫形器旨在支撑足弓并减少异常足内翻，可为足跟痛 / 足底筋膜炎患者提供长达 3 个月的功能改善和疼痛缓解。（A 级）
6. 对于晨起第一步着地就感到足跟痛的足跟痛 / 足底筋膜炎患者，应开具夜间夹板作为干预措施，持续 1～3 个月。（B 级）
7. 每天进行拉伸运动，可以是持续性的（每次 1～3 分钟，每天 3 次），也可以是间歇性的（每天 2 次，每次做 5 组，每组 20 秒），针对腓肠肌－比目鱼肌复合体，可以为足跟痛 / 足底筋膜炎患者提供长达 4 个月的疼痛缓解和跟腱肌肉的灵活性改善。（B 级）
8. 拉伸足底筋膜可减轻足跟疼痛 / 足底筋膜炎患者的疼痛并改善其功能。（A 级）
9. 作为物理因子治疗计划的一部分，干针治疗足底筋膜和（或）周围组织可以减少足跟痛 / 足底筋膜炎患者短期和长期的疼痛相关残疾和疼痛强度。（A 级）

复习题

33.1 门诊物理治疗师对一名 40 岁男性进行评估，患者诉左足跟痛 6 个月，晨起时加重。以下哪种干预措施在提供症状的长期缓解（> 1 个月）方面效果最不明显？

A. 足部贴扎技术　　　　B. 0.4% 地塞米松离子导入

C. 佩戴 2 个月夜间夹板　　D. 预制矫形装置

33.2 女性，55 岁，患 2 型糖尿病，最近出现了脚后跟疼痛的症状，被诊断为足跟痛。最有可能导致患者疼痛的因素是什么？

A. 外翻的休息足姿

B. 内翻的休息足姿

C. BMI 24 kg/m^2

D. 与正常值和对侧的健侧下肢相比，踝关节主动背屈减少

参考答案

33.1 A。足部贴扎技术已被证明只能提供短期的疼痛缓解，平均缓解时间为 7～10 天 [24–28]。其余几种方法已被证明能为患有足跟痛症状的患者提供数月的疼痛缓解 [11]。

33.2 D。据 Riddle 等 [7] 的研究所示，足跟痛的最大风险因素是踝背屈减弱。虽然 BMI 增加已被确定为发展足跟疼痛的风险因素之一，但踝背屈减弱被证明是更大的风险因素。BMI $<$ 30 kg/m^2 尚未在文献中被一致证明会导致足跟疼痛（选项 C）。虽然历史上人们认为足弓高度降低会导致足跟痛，但这在文献中尚未得到一致证实。高足弓和低足弓的人可能都会出现足跟痛 / 足底筋膜炎（选项 A 和 B）[1]。